Illustrated Tips and Tricks in
Hip and Knee Reconstructive and Replacement Surgery

髋膝关节置换与翻修术
——手术要点与技巧图解

主编 [美] 丹尼尔·J. 贝里（Daniel J. Berry）

[美] 马克·W. 帕格纳诺（Mark W. Pagnano）

主译 孙水

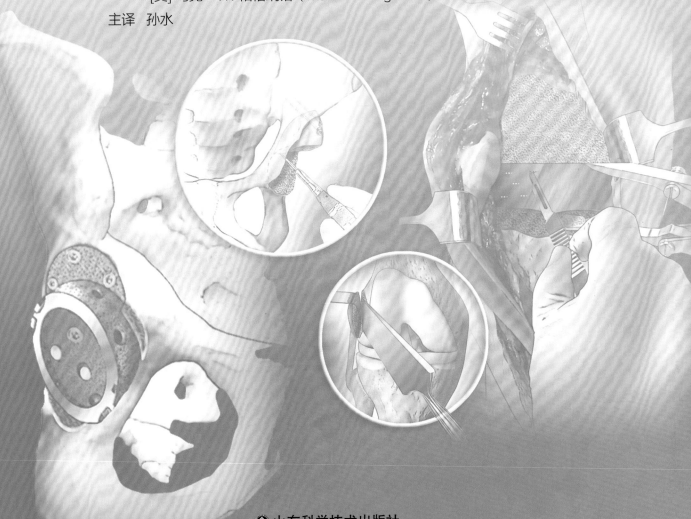

山东科学技术出版社
·济南·

图书在版编目（CIP）数据

髋膝关节置换与翻修术：手术要点与技巧图解 /
（美）丹尼尔·J. 贝里 (Daniel J. Berry)，（美）马克·W. 帕
格纳诺 (Mark W. Pagnano) 主编；孙水主译 . -- 济南：山
东科学技术出版社，2023.1（2024.1 重印）
ISBN 978-7-5723-1395-0

Ⅰ . ① 髋… 　Ⅱ . ① 丹… 　② 马… 　③ 孙… 　Ⅲ .
① 髋关节置换术 – 图解　② 人工关节 – 膝关节 – 置
换 – 图解　Ⅳ . ① R687.4-64

中国版本图书馆 CIP 数据核字 (2022) 第 201659 号

髋膝关节置换与翻修术：
手术要点与技巧图解
KUANXI GUANJIE ZHIHUAN YU FANXIU SHU:
SHOUSHU YAODIAN YU JIQIAO TUJIE

责任编辑：李志坚
装帧设计：孙小杰

主管单位：山东出版传媒股份有限公司
出 版 者：山东科学技术出版社
　　　　　地址：济南市市中区舜耕路 517 号
　　　　　邮编：250003　电话：（0531）82098088
　　　　　网址：www.lkj.com.cn
　　　　　电子邮件：sdkj@sdcbcm.com
发 行 者：山东科学技术出版社
　　　　　地址：济南市市中区舜耕路 517 号
　　　　　邮编：250003　电话：（0531）82098067
印 刷 者：山东彩峰印刷股份有限公司
　　　　　地址：潍坊市潍城区玉清西街7887号
　　　　　邮编：261031　电话：（0536）8216157

规格：大 16 开（210 mm×285 mm）
印张：36.75　字数：557 千
版次：2023 年 1 月第 1 版　印次：2024 年 1 月第 2 次印刷
定价：399.00 元

主编

Daniel J. Berry
L.Z. Gund Professor of Orthopedic Surgery
Chairman, Emeritus
Department of Orthopedic Surgery
Mayo Clinic
Rochester, Minnesota

Mark W. Pagnano
Professor and Chairman
Department of Orthopedic Surgery
Mayo Clinic
Rochester, Minnesota

作者

Matthew P. Abdel, MD
Professor
Department of Orthopedic Surgery
Mayo Clinic
Rochester, Minnesota

Daniel J. Berry, MD
L.Z. Gund Professor of Orthopedic Surgery
Chairman, Emeritus
Department of Orthopedic Surgery
Mayo Clinic
Rochester, Minnesota

Timothy B. Alton, MD
Previous Adult Reconstruction Fellow
Department of Orthopedic Surgery
Mayo Clinic
Rochester, Minnesota;
Currently Proliance Orthopedic Associates
Renton, Washington

Joshua S. Bingham, MD
Assistant Professor
Department of Orthopedic Surgery
Mayo Clinic
Scottsdale, Arizona

Nicholas A. Bedard, MD
Adult Reconstruction Fellow
Department of Orthopedic Surgery
Mayo Clinic
Rochester, Minnesota

Timothy S. Brown, MD
Previous Adult Reconstruction Fellow
Department of Orthopedic Surgery
Mayo Clinic
Rochester, Minnesota;
Currently Assistant Professor
Department of Orthopedics and
Rehabilitation
University of Iowa Hospitals and Clinics
Iowa City, Iowa

Brian P. Chalmers, MD
Orthopedic Surgery Resident
Department of Orthopedic Surgery
Mayo Clinic
Rochester, Minnesota

Cory G. Couch, MD
Adult Reconstruction Fellow
Department of Orthopedic Surgery
Mayo Clinic
Rochester, Minnesota

Diane L. Dahm, MD
Professor
Department of Orthopedic Surgery
Mayo Clinic
Rochester, Minnesota

Ashton H. Goldman, MD, LCDR, MC, USN
Previous Adult Reconstruction Fellow
Department of Orthopedic Surgery
Mayo Clinic
Rochester, Minnesota;
Currently Assistant Professor in Orthopaedic
Surgery
Department of Surgery
Uniformed Services University of Health Sciences
Portsmouth, Virginia

Arlen D. Hanssen, MD
Professor, Emeritus
Department of Orthopedic Surgery
Mayo Clinic
Rochester, Minnesota

Adam Hart, MD
Previous Adult Reconstruction Fellow
Department of Orthopedic Surgery
Mayo Clinic
Rochester, Minnesota;
Currently Assistant Professor
McGill University
Montreal, Quebec, Canada

Nicholas M. Hernandez, MD
Orthopedic Surgery Resident
Department of Orthopedic Surgery
Mayo Clinic
Rochester, Minnesota

David G. Lewallen, MD
Professor
Department of Orthopedic Surgery
Mayo Clinic
Rochester, Minnesota

Tad M. Mabry, MD
Associate Professor
Department of Orthopedic Surgery
Mayo Clinic
Rochester, Minnesota

R. Kyle Martin, MD, FRCSC
Adult Reconstruction Fellow
Department of Orthopedic Surgery
Mayo Clinic
Rochester, Minnesota

Kapil Mehrotra, MD
Previous Orthopedic Surgery Resident
Department of Orthopedic Surgery
Mayo Clinic
Rochester, Minnesota;
Currently Fellow
Hospital for Special Surgery
New York, New York

Heath P. Melugin, MD
Orthopedic Surgery Resident
Department of Orthopedic Surgery
Mayo Clinic
Rochester, Minnesota

Mark W. Pagnano, MD
Professor and Chairman
Department of Orthopedic Surgery
Mayo Clinic
Rochester, Minnesota

Graham D. Pallante, MD
Orthopedic Surgery Resident
Department of Orthopedic Surgery
Mayo Clinic
Rochester, Minnesota

Kevin I. Perry, MD
Assistant Professor
Department of Orthopedic Surgery
Mayo Clinic
Rochester, Minnesota

Stephen M. Petis, MD, MSc, FRCSC
Previous Adult Reconstruction Fellow
Department of Orthopedic Surgery
Mayo Clinic
Rochester, Minnesota;
Currently Department of Orthopaedic Surgery
Woodstock General Hospital
Woodstock, Ontario, Canada

Rafael J. Sierra, MD
Professor
Department of Orthopedic Surgery
Mayo Clinic
Rochester, Minnesota

Joseph M. Statz, MD
Orthopedic Surgery Resident
Department of Orthopedic Surgery
Mayo Clinic
Rochester, Minnesota

Alan K. Sutak, MD
Previous Orthopedic Surgery Resident
Department of Orthopedic Surgery
Mayo Clinic
Rochester, Minnesota;
Currently Fellow
Duke University Medical Center
Department of Orthopedic Surgery
Durham, North Carolina

Michael J. Taunton, MD
Associate Professor
Department of Orthopedic Surgery
Mayo Clinic
Rochester, Minnesota

Matthew W. Tetreault, MD
Adult Reconstruction Fellow
Department of Orthopedic Surgery
Mayo Clinic
Rochester, Minnesota

Robert T. Trousdale, MD
Professor
Department of Orthopedic Surgery
Mayo Clinic
Rochester, Minnesota

Brandon J. Yuan, MD
Assistant Professor
Department of Orthopedic Surgery
Mayo Clinic
Rochester, Minnesota

主　译：孙　水

副主译：王先泉　李　伟　王　健

译　者：姜　鹏　李　涛　李　毅　满振涛

　　　　田　雷　田周斌　王文昊　吴昌顺

　　　　吴　帅　杨　光　袁　林　张来波

谨以本书献给我们在 Mayo 医学中心的同事和导师，我们共享了进一步改善髋膝关节疾病的处理、提高患者生活质量的研究，以及培训世界各地的住院医师、研究员和执业整形外科医生的机会。希望这本书的出版能对髋膝关节外科医生有所裨益，同时也能使髋膝关节疾病患者从中获益。

在过去的 50 年里，髋关节和膝关节置换术经历了显著的发展并逐步成熟。髋关节和膝关节置换手术是迄今为止最成功的大型手术之一。对于实施这些手术的外科医生来说，成功的要素包括合适的患者选择、良好的临床判断和富有同情心的围术期护理、成功的内置物选择，以及最后——也是非常重要的——最佳的手术技术选择和应用。这本书主要集中在最后一个要素——手术技术。

本书各章节的资深作者都是 Mayo 医学中心的骨科专家。书中所描述的"技巧"代表了我们对于如何成功地进行各种相关手术所积累的共识。这些方法来自许多方面：我们在培训期间的导师（有些来自 Mayo 医学中心，有些来自其他机构），关节置换术方面的国际同道，以及从成千上万的初次髋膝关节置换和翻修手术中获得的个人经验（有时是经验，有时是教训）。我们的经验不仅来自大量的关节置换手术，而且来自高水平的复杂性病例。同样重要的是，我们以协作改进操作技术为自豪，就哪些方法有效、哪些方法无效充分交换意见和信息。我们努力将主观信念与严格的、客观的短期和长期结果的评估联系起来，这些评估记录在我们独特的资源——Mayo 医学中心关节注册系统（Mayo Clinic Joint Registry）并在经同行评议的文献中进行了报道。因为本书来自同一个骨科科室，它提供了一个连贯的方法来应对许多挑战，但读者应该认识到达到同一目标有很多方法，并且本书并没有试图面面俱到地描述每种技术。

在构思、书写、编辑本书时，我们试图把重点放在每种手术的基本方面，以及髋膝关节置换术的技术要点上。希望本书可以帮助读者成功进行这些手术，同时使手术更容易、更高效、更少出现并发症。

致　谢

衷心感谢参与本书编写的髋膝关节外科医生，他们在书中无私分享了各自的智慧、技术技巧和决策见解。

同时，感谢相关出版商和工作人员，包括 Brian Brown、Jeremiah Kiely 和 Sean McGuire。此外，还要感谢 Karen Fasbender 女士在本书编写过程中的杰出工作和行政支持。

最后，真诚地感谢我们的每一个家庭，感谢他们在我们整个职业生涯中提供的不可思议的支持，没有他们，我们不可能取得今天的成就。

目 录

第一篇 初次全髋关节置换术

第二篇 全髋关节翻修术

第三篇　初次全膝关节置换术

第四篇　全膝关节翻修术

第一篇
初次全髋关节置换术

第1章

初次髋关节置换的术前计划和模板测量

TIMOTHY B. ALTON，DANIEL J. BERRY

翻译：田周斌　　审校：李　伟

简介

- 术前计划能够让术者在术前预估术中需求和困难，制订手术计划，避免术中出现意外情况，从而精准、高效地完成手术。
- 术前计划能确保术中使用合适的无菌器械和内置物。
- 成功的全髋关节置换术需要精准安放股骨和髋臼假体，选择适合患者股骨和髋臼的假体型号，减少并发症，获得最佳的功能恢复和最长的假体使用寿命。仔细的术前计划和模板测量能帮助术者完成理想的髋关节功能重建。
- 数字化模板测量能够快速、精准地测量并保存于电子病历中，便于术中以及日后回顾时使用和检查。

病史

- 详细记录症状的演变。
  - 疼痛的位置、持续时间、能否缓解，以及导致逐渐加重的因素等。
- 之前的保守治疗。
  - 局部注射，物理治疗，减肥，非甾体药物的应用等。
- 详细的既往史，以确认患者可纠正和 / 或不可纠正的危险因素。
  - 腰椎疾病，疝，糖尿病，心肌梗死，血栓，患者本人或家庭成员的血栓病史，牙齿疾病等。
  - 若有手术指征，先进行术前相关问题纠正。
- 患侧髋关节和下肢的手术史。
  - 既往的关节镜检查手术史、感染史、截骨史、外伤史等。

体格检查

- 观察患者站立和行走。
  - 识别并记录步态异常，侧面畸形，足下垂等。

- 患侧髋关节查体。
  - 评估肢体长度并详细记录术前肢体长度差异。
    - 注意，脊柱侧凸和骨盆倾斜可能导致肢体实际和外观长度差异。
    - 下肢长度分为绝对长度和相对长度，作者通常在仰卧位测量相对长度。如果存在大的畸形或挛缩，就需要测量绝对长度。测量下肢时，需要将患者骨盆放平，置于舒适位置。
  - 评估活动度。
    - 屈曲 / 伸直（可以屈曲对侧髋关节来对比患侧髋关活动），内 / 外旋。
  - 仔细检查下肢感觉和运动功能。
  - 触诊足背和胫后动脉搏动。
  - 仔细检查皮肤有无开放性褥疮和之前的瘢痕，并相应调整手术计划。

影像学检查

- 获取三个角度的影像。
  - 站立位骨盆正位片、髋关节正位片和标准髋关节侧位片。
    - 之前存在股骨创伤或畸形时，确保 X 线片能包括股骨全长。
    - 标准侧位片有助于识别明显的前方或后方髋关节炎。
    - 注意术前的脊柱融合和骨盆倾斜，并据此制订手术计划。

模板测量

目标

- 重建"正常的"生物力学。
  - 平衡肢体长度和掌握术前骨盆倾斜程度。
  - 正常化股骨偏心距，以获得最佳的外展肌功能和髋关节稳定性。
- 确认假体型号。
  - 降低术中骨折风险，假体备货流程化，降低假体型号过小和松动风险。
- 评估骨质。
  - 股骨：评估骨骼形态和质量，确定假体类型、设计，选择能够提供最佳固定和髋关节功能恢复的固定方式。
  - 股骨：确认股骨近端有无畸形。
  - 髋臼：预测植骨的可能（如大的囊肿、髋臼内陷畸形、髋臼发育不良），识别可能需要特别处理的缺损。
- 确认髋臼侧和股骨侧有无残存的、需要取出的内置物。

步骤

- 放大率（图 1.1）。
  - 通过影像学资料上放置的标记（图 1.2）或之前置换的假体（如对侧已行 THA，采用其假体头直径）来确定放大率。
- 肢体长度（图 1.3）。

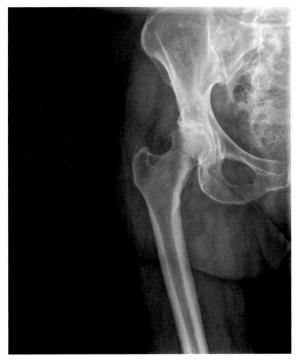

图 1.1 术前前后位片显示右髋关节重度关节炎。放大率标准化软件显示多种放大率纠正的选择

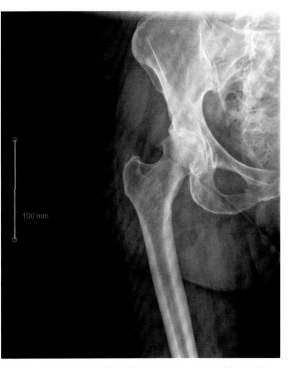

图 1.2 右髋关节术前正位片，通过已知放射标记物显示标准距离来计算放大率

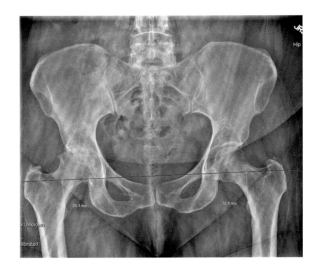

图 1.3 骨盆正位片显示了肢体长度评估的方法：从右侧泪滴下缘到左侧泪滴下缘画一条连线。通过这条线与左、右侧股骨小转子上缘的垂直距离来计算肢体长度差异［35.9–28.4 = 7.5（mm）］

- 通过固定的解剖标志（泪滴，坐骨结节）来确定骨盆位置。
- 从右侧泪滴下缘到左侧泪滴下缘画一条连线。测量这条线与每一侧股骨小转子上缘的垂直距离并根据放大率计算实际距离（图 1.3），双侧的差距即为下肢长度差。注意，一侧明显的髋关节屈曲挛缩会影响测量。这种测量方法无法评估股骨远端和小腿因素导致的肢体长度差异，也无法考查因为骨盆倾斜或其他的挛缩、畸形导致的肢体不等长。
- 髋臼假体安放位置（图 1.4）。
- 以骨性髋臼范围为中心，相对骨盆轴呈外展 40° ~45° 放置数字化测量模板。参考的标志包括 Kohler 线，由泪滴和髋臼外上缘确定髋臼上、下缘位置。

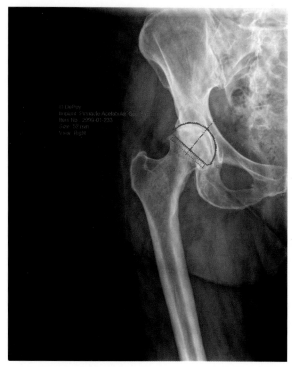

图1.4 术前右髋关节正位片，显示了根据修正后放大率髋臼假体模板的位置

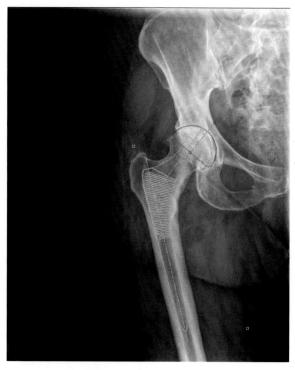

图1.5 术前右髋关节正位片，显示了放大率修正后股骨假体模板的位置

- 这将确定髋臼假体旋转中心。
- 股骨假体型号（图1.5）。
  - 假体型号取决于股骨骨干和干骺近端内径，假体选择取决于柄与股骨髓腔的匹配。
    - 股骨畸形（如外伤、既往手术、发育不良）可能影响假体的选择。
    - 注意，很多髋关节炎患者存在外旋挛缩畸形，可能导致股骨干髓腔看起来没有实际那样宽，假体型号需要据此进行调整。对特殊病例，应用对侧未患病的髋关节来测量股骨模板，可能有助于确定假体型号。
  - 选择合适假体偏心距来重建"正常"髋关节偏心距。
- 股骨假体位置（图1.5）。
  - 放置模板确定最佳股骨近端匹配（如上图所画轮廓），恢复肢体长度和偏心距。
    - 此时可以比较股骨假体旋转中心和髋臼假体旋转中心两者的关系，以确定术后肢体长度和偏心距。例如，如果模板上的股骨旋转中心在髋臼旋转中心近端，肢体长度将增加；而如果股骨旋转中心在髋臼旋转中心下方，肢体长度将减少。同样，如果股骨旋转中心在髋臼旋转中心内侧，髋关节外侧偏心距将增大；而如果股骨旋转中心在髋臼旋转中心外侧，髋关节外侧偏心距将减小。髋关节外侧偏心距基本上与股骨偏心距相同，除非通过改变髋臼假体的位置来改变髋关节偏心距。
    - 模板测量是一个反复的过程，以确定股骨颈截骨水平、股骨假体型号和偏心距，并通过可调节股骨颈长度的假体来恢复髋关节功能。
    - 注意，很多髋关节炎患者存在外旋挛缩，会导致股骨偏心距看起来比实际要小。如果对侧髋关节正常的话，可以通过测量对侧髋关节偏心距来修正这一点。

- 此时，股骨和髋臼假体的确切型号就已经知道了，包括股骨颈长度、头的直径、股骨头切除水平等，测量将确保恢复肢体长度和股骨偏心距。理想的术后影像可以看到假体与术前计划高度匹配（图1.6）。

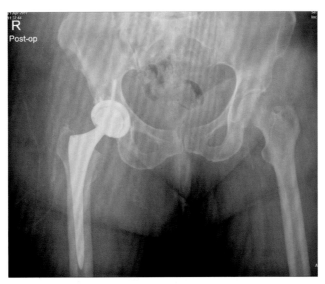

图1.6 术后骨盆正位片，显示了最终的股骨和髋臼假体的位置

第 2 章

后方入路

TIMOTHY S. BROWN，ROBERT T. TROUSDALE
翻译：田周斌　　审校：李　伟

关键概念

- 使患者取侧卧位并牢固固定骨盆，以防因骨盆倾斜影响髋臼假体的正确安放。
- 切口位于大转子外侧，大转子尖远端 2/3、近端 1/3 交界处。
- 仔细解剖梨状肌、短外旋肌与关节囊，以利于切口缝合。
- 用多把直 Hohmann 拉钩并将股骨牵向前方，完整显露髋臼。
- 使用宽的 Hohmann 拉钩和 Mueller 股骨颈拉钩显露股骨。
- 为防术后脱位，仔细缝合后关节囊和肌肉。

无菌器械和内置物

- 2 个自动拉钩。
- Charnley 拉钩。
- 5 个直的 Hohmann 拉钩。
- 1 个宽 Hohmann 拉钩。
- 1 个 Mueller 股骨颈拉钩。
- 6.0 mm 圆磨钻。

术前计划

- 术前计划包括：
  - 较低位置的骨盆正位片，以测量下肢长度和评估对侧情况。
  - 髋关节正位和穿桌位片，以行模板测量。

骨、内置物和软组织技术

简介

　　长期以来，髋关节后方入路是初次 THA 和翻修的标准入路。随着微创后方入路技术的改进和对关节囊固定的重视，通过后方入路可获得良好的功能恢复和临床预后，使其成为目前应用最广泛的髋关节置换手术入路。

手术技术

患者体位见图 2.1，于侧卧位下行后方入路。

- 切开前伸直膝关节和小腿，评估下肢长度。
- 皮肤切口（图 2.2）：
  - 于髋关节中立位和外展位触摸大转子。对于肥胖患者，髂前上棘是一个可靠的解剖标志。术者手部与患者垂直，将中指指尖置于髂前上棘位置，拇指的延长线则接近大转子尖位置。
  - 以大转子为中心，取直接外侧切口。

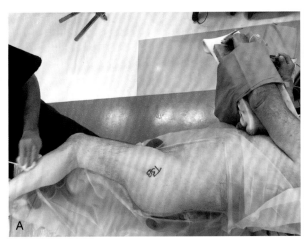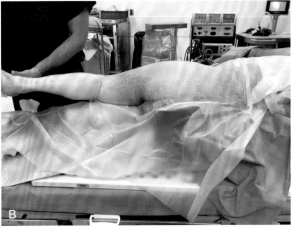

图 2.1　患者取侧卧位行后方入路

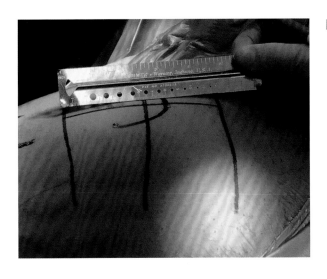

图 2.2　在皮肤上标记切口位置

- 切口从后上到前下呈 15° 角，大转子远端部分约 5 cm，近端部分约 3 cm，可根据需要延长显露。
- 筋膜切口（图 2.3）：筋膜层切口方向与皮肤切口一致，近端沿臀大肌纤维方向弯向后方。
  - 在臀大肌止点位置找到筋膜柔软部分（软点）。
  - 从软点位置沿皮肤切口方向切开筋膜。
  - 注意避免切割或电凝过深，以防损伤股外侧肌或臀中肌。
  - 在筋膜层做标记，以用于术后缝合。
  - 髋关节外展，向近端钝性分离臀大肌。
  - 切口近端放置弯头 Charnley 拉钩。
- 辨认梨状肌。
  - 臀大肌下方放置拉钩。
  - 用电刀纵行切开滑囊第一层，注意电凝止血。直接用纱布清理梨状肌和短外旋肌上的滑囊。
  - 用 Cobb 牵开器找到臀中肌和臀小肌之间的间隙，在这个间隙放置一个窄的 Dever 拉钩。
  - 在近端找到臀小肌和梨状肌（图 2.4）。
- 切开外旋肌和髋关节囊。
  - 在外旋肌和股方肌之间放置 Ava 拉钩。
  - 外旋肌和关节囊可以一起切开，也可以分别切开。作者多将其一起切开，这样在手术结束时缝合更加牢固。
  - 从股骨后方将梨状肌和外旋肌群联合腱止点切开。
  - 用缝线标记梨状肌和外旋肌群（图 2.5）。
  - 从近端向远端直接沿股骨止点完全切开关节囊，如果股骨止点残余关节囊，在关闭关节囊时可用于缝合的组织会太少（图 2.6）。
  - 显露上方盂唇。
  - 远端分离到股方肌或小转子水平。
  - 缓慢屈髋，内收，内旋，使髋关节脱位。在股骨颈部位放置拉钩可简化使关节脱位的过程，尤其当患者肥胖且圆韧带完整时。

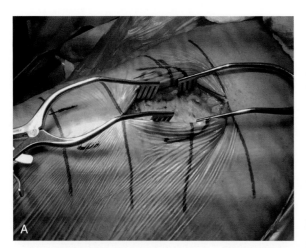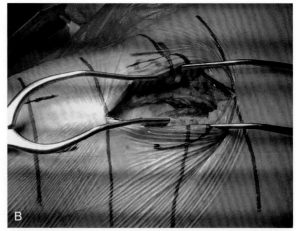

图 2.3 筋膜切口方向与皮肤切口一致，近端沿臀大肌纤维方向弯向后方

- 股骨截骨。
  - 髋关节脱位后，在小转子周围放置 Hohmann 拉钩以利于显露（图 2.7）。
  - 以小转子为参考点来测量股骨颈截骨长度。
  - 使用试模确定股骨颈截骨角度。
  - 使用大锯片行股骨颈截骨，注意在取出股骨头过程中不要撬动大转子，避免摆锯损伤大转子。
  - 根据显露需要，切除前关节囊和滑膜。
  - 在髋臼前柱放置拉钩，将股骨牵向前方。
- 髋臼显露。
  - 用大的骨拉钩将股骨牵向前方，然后切除前方的滑膜和前上方多余的关节囊，以避免在髋关节屈曲和内旋过程中发生撞击。在前方的关节囊和盂唇之间放置一个直的 Hohmann 拉钩。在髋臼髂骨部位放置一个拉钩，用此拉钩将股骨牵开。使患肢屈曲、内旋置于床外，以利于显露髋臼。足部可以放置于带软垫的架上。

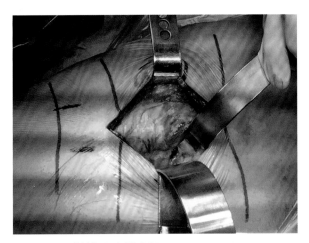

图 2.4　识别梨状肌和臀小肌

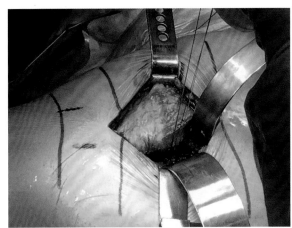

图 2.5　在梨状肌和外旋肌群上缝线标记

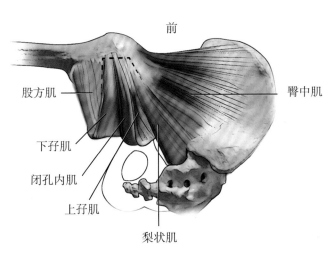

图 2.6　关节囊切开图示

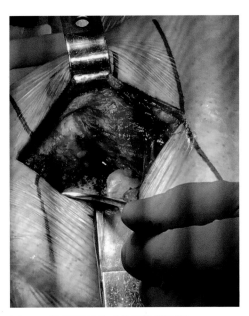

图 2.7　股骨颈截骨时显露股骨近端

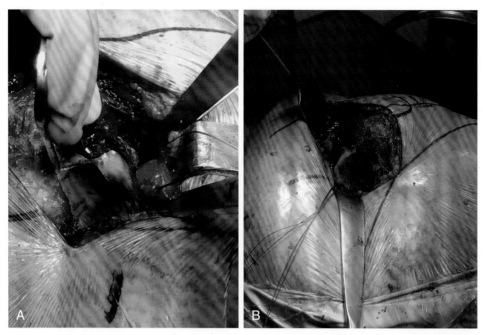

图 2.8　A. 使用 Hohmann 拉钩显露髋臼。B. 使用宽的 Hohmann 拉钩和 Muller 拉钩显露股骨

- 在后方，于髋臼坐骨部位、关节囊和盂唇之间放置一个直的 Hohmann 拉钩，用锤子将拉钩打入坐骨以确保牢固固定。
- 另外用一个直的 Hohmann 拉钩环形显露髋臼，拉钩放置在前上和后上位置有利于显露。
- 股骨显露。
  - 先将髋关节置于中立位，下肢内旋，在小转子下方放置一个宽的 Hohmann 拉钩，接着屈髋、内收。
  - 股骨颈前方内侧放置一个 Mueller 拉钩，显露股骨近端（图 2.8）。
  - 用电刀和大钳子清理梨状窝中的软组织。
  - 可以用 6 mm 圆形磨钻来清理股骨颈后方和外侧的骨质，以在股骨近端的后外象限清理出股骨开髓点。
- 闭合切口。
  - 首先修复关节囊。用粗的编织线将梨状肌、外旋肌和关节囊缝至大转子后方。作者使用的技术是应用锥形缝针和粗的钢丝持针器。因为我们发现多数病例这样做效果良好，避免了在大转子打孔相关的风险（图 2.9，2.10）。
  - 首先在筋膜层单独缝合一针，保留线并作为牵引，以避免筋膜层缝合过深（图 2.11）。
  - 接下来用倒刺线或粗的单线缝合筋膜层。
  - 皮下组织用 0 号或 2-0 线间断缝合。
  - 皮肤用单根 2-0 倒刺线缝合（图 2.12）。
  - 作者喜欢用 2- 辛基羟基丙烯酸酯和银离子浸润敷料覆盖切口。

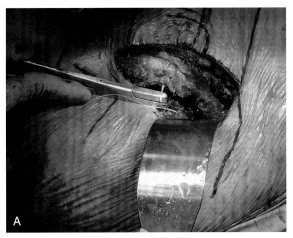 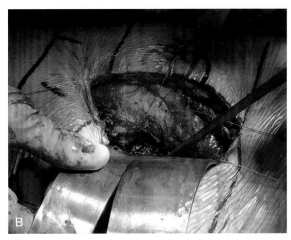

图 2.9　A.用粗的钢丝持针器夹住带线的钢针穿过大转子后方。B.缝线通过大转子后方

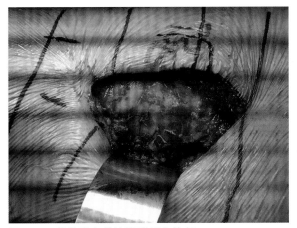

图 2.10　关节囊和外旋肌群后方修复

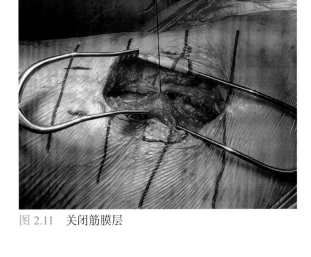

图 2.11　关闭筋膜层

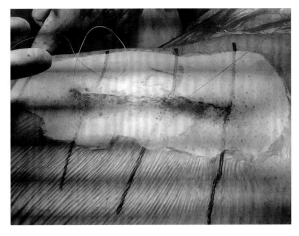

图 2.12　单线连续缝合皮肤

术后处理

- 术后 3 个月内建议对患髋采取一定的预防脱位的措施（屈髋超过 90° 时下肢外展）。
- 髋关节置换患者常规允许负重训练。
- 使用拐杖或助行器辅助，在术后 2 周开始尝试弃用拐杖或助行器。
- 对于常规置换患者，术后 2 周后可以回到健身房，在能耐受的情况下逐渐增加活动度。
- 术后 3 个月随访时，患者可以不采取预防脱位的措施，但是建议始终在弯腰触地时髋关节外展。

第 3 章
前外侧入路

STEPHEN M. PETIS, KEVIN I. PERRY

翻译：田周斌　　审校：李　伟

关键概念

- 髋关节前外侧入路也称改良 Hardinge 入路，是行髋关节置换手术时比较容易掌握的手术入路。
- 此入路能够提供重建时良好的髋臼和股骨近端显露。
- 采用该入路前，应当评估患者术前步态和外展肌功能，以预估可能出现并需要修复的髋外展肌无力。
- 仔细分离和修复髋外展肌很重要，以实现术后功能的最佳恢复和髋关节的生物学重建，并降低发生髋关节不稳的风险。
- 本书主要作者倾向于在术后有一个保护性负重的过程，以利于修复髋外展肌。

无菌器械和内置物

器械

- 常规髋关节器械，包括拉钩，各种不同型号的钝头和尖头的拉钩。
- 2.5 mm 或 3.2 mm 骨钻。
- 钝头和尖头的骨钩。

假体

- 骨水泥型或非骨水泥型全髋关节假体。

体位

- 侧卧位或平卧位——根据术者的习惯。
- 侧卧位时需要两个髋关节挡板。
- 患肢用无菌单包裹并可以自由活动，便于髋臼和股骨的显露。

手术入路（侧卧位，采用平卧位时需要调整）

- 患者取侧卧位，患侧髋关节在上（图 3.1）。在患者身后将一个髋关节挡板放置在臀裂近端，前方挡板置于耻骨联合位置，以在手术过程中固定骨盆。另外，还可以在上背部和胸骨部位用挡板加强固定。

- 为了能够满意显露髋臼和股骨，消毒铺单前需确保患肢能够各方向活动。

- 以大转子尖为中心，切口长 10~15 cm。切口从后上到前下，与股骨长轴呈一定角度，有利于股骨侧手术时显露股骨髓腔（图 3.1）。该入路特点为向近端延长切口有利于股骨侧显露，而向远端延长切口有利于髋臼侧显露。

- 显露阔筋膜（图 3.2）。沿着股骨干长轴先小口劈开阔筋膜。外展髋关节，清理下方粘连的滑囊。确定阔筋膜张肌与臀大肌的界限，沿着这个界限切开剩余的阔筋膜。

- 切开阔筋膜后，前后向置入 Charnley 拉钩以利于显露。

- 确定臀中肌（图 3.3），在近端自其股骨止点位置沿着肌纤维切开。通常通过钝性分离会形成一个间隙，表现为臀中肌约 35% 向前、65% 向后（图 3.4）。沿着这个间隙置入一把组织剪（图 3.5），接着替换为拉钩（图 3.6），以显露股骨颈上覆盖的臀小肌和关节囊。

- 显露臀中肌腱。有时需要切除表面的滑囊以改善显露。从大转子止点切开肌腱，远端止于股外侧肌起点（图 3.7，图 3.8）。向远端过度延长切口会进入股外侧肌，将导致出血增加。

- 在臀小肌和关节囊表面常有血管丛，需要电凝止血。在股骨颈表面可以沿着股骨颈方向将臀小肌和关节囊整层切开（图 3.9，图 3.10），也可以将臀小肌和关节囊分离后以同样方式切开。

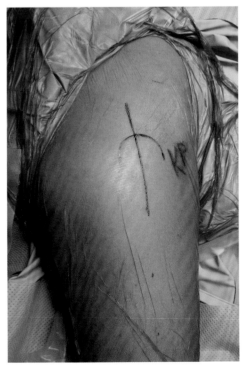

图 3.1 术前皮肤切口标记

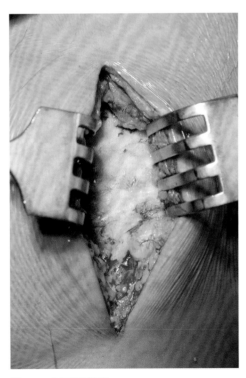

图 3.2 切开浅筋膜

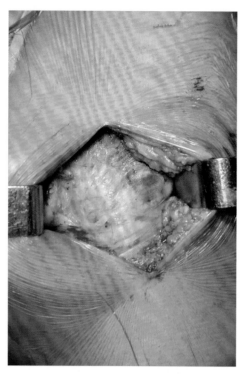

图 3.3　显露大转子、臀中肌、股外侧肌

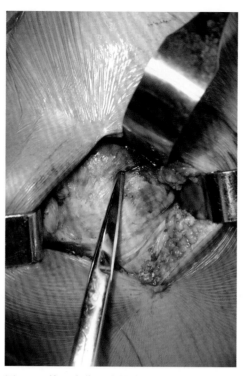

图 3.4　剪刀尖位置为臀中肌前份剥下的部分

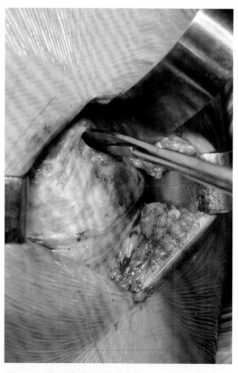

图 3.5　剪刀尖穿透臀中肌

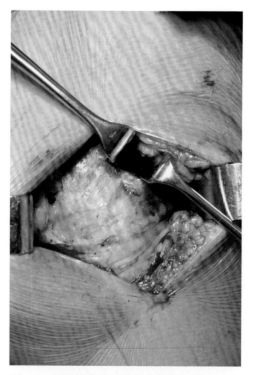

图 3.6　穿过臀中肌放置两个拉钩

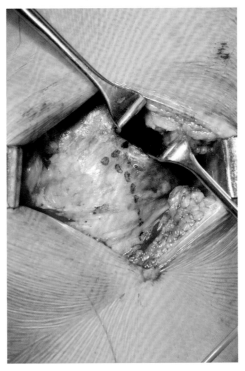

图3.7 切开臀中肌腱前用记号笔标记臀中肌在大转子止点处的切开位置

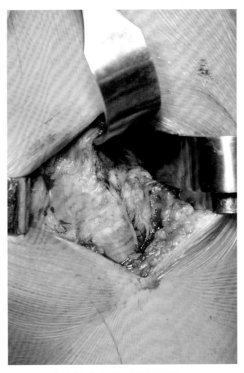

图3.8 分离臀中肌之后的臀小肌

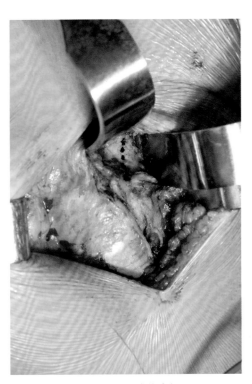

图3.9 计划的臀小肌和关节囊切口

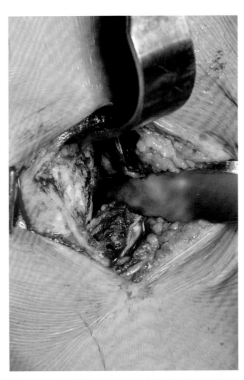

图3.10 切开臀小肌和关节囊后可见股骨头和股骨颈

- 从股骨前方将臀中肌、臀小肌和关节囊剥离到小转子水平。在股骨颈外下方放置一个钝头 Hohmann 拉钩，结合髋关节屈曲和外旋有利于深层显露。

- 沿着股骨颈方向放置一个钝头或尖头拉钩，由助手牵引外旋使髋关节脱位。如脱位困难，则需要检查确定关节囊近端切开到髋臼外上缘水平，远端到小转子水平。

- 在股骨颈周围放置钝头 Hohmann 拉钩，按照术前模板测量结果行股骨颈截骨（图 3.11~13）。确定肢体指向中立位，以保证股骨颈截骨的角度和长度精确。

- 显露髋臼时，患肢应置于中立位并微屈。在右髋关节的 3 点位置切开少许前关节囊和盂唇的连接。从前方小心地放置一个尖头 Hohmann 拉钩，以避免神经血管损伤。

- 用同样的方式在髋臼 8 点钟位置从后方放置一个弯的尖头 Hohmann 拉钩。位置合适的话，这个拉钩可以顶在股骨矩位置，将股骨近端顶向后方，从而提供足够的髋臼显露（图 3.14）。如果显露不充分，可以加用一个钝头或尖头拉钩将股骨拉向后方。另外，内旋或外旋股骨可以改善显露。

- 在 6 点钟位置松解下方关节囊到髋臼横韧带水平。注意不要切开髂腰肌腱或肌肉，不要超过髋臼下缘，因为这样可能导致出血。在髋臼下缘放置一个钝头 Hohmann 拉钩，可以用纱布缠绕这个拉钩并固定到拉钩上。

- 如果需要增加显露，可以在骨盆前上象限放置一个尖头 Hohmann 拉钩。接着进行髋臼重建。

- 对于股骨的显露和重建，在大转子后外侧放置一个钝头 Hohmann 拉钩。这个拉钩能够将股骨固定到前方以显露股骨髓腔入口。下肢呈"4"字形并放入一个袋子。保证膝和小腿垂直，以方便判断股骨侧的位置。

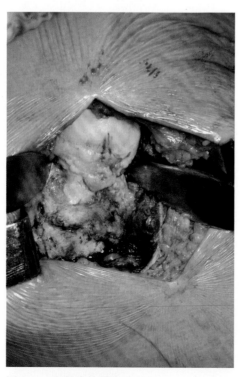 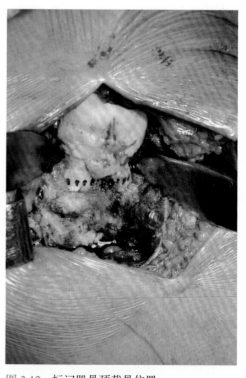

图 3.11　股骨头前脱位后　　　　　图 3.12　标记股骨颈截骨位置

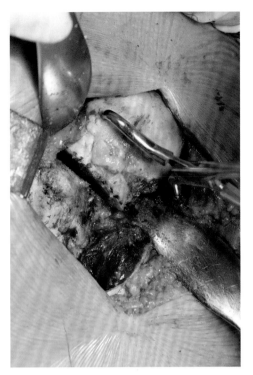
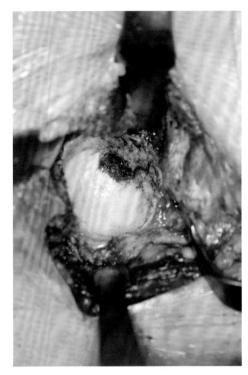

图 3.13 股骨颈截骨后　　　　　　　　图 3.14 显露髋臼

- 另外需要放置两个 Hohmann 拉钩以显露股骨髓腔。一个沿着股骨颈内侧，另一个放置在股骨矩后方顶住股骨，第二个拉钩可以在股骨髓腔准备过程中牵开外展肌群和皮肤。放置这个拉钩之前，可能需要沿着后方股骨皮质切掉后关节囊，以利于显露股骨髓腔的开髓点。股骨开髓点应靠后，以防止重建过程中股骨前方皮质过薄。完成股骨重建。
- 臀小肌和关节囊可以间断缝合，也可以连续缝合。
- 缝合前在患肢下方放置无菌手术巾，以外展患肢，方便完成外展肌重建。内旋患肢可以使外展肌重建更加容易。根据术者喜好，外展肌修复可以为肌腱对肌腱缝合，也可以在大转子打孔将肌腱与骨缝合。完美的、解剖复位的、牢固的肌肉修复对于这个入路的成功非常重要。不良的肌肉修复导致肌肉回缩，外展肌无力和跛行是该入路首要的并发症。所有的努力都必须以降低发生相关并发症的风险为目标。
- 常规缝合筋膜层和皮肤。

术后处理

- 术后数周内患者应保护下负重，以保护外展肌的修复。术后前 6 周内建议使用辅助器械如拐杖或助行器，以保护外展肌。术后前 6 周也应避免外展肌的力量锻炼。
- 髋关节保护应按照术者的决定和术中髋关节稳定性来确定。
- 采用该入路进行手术后 6~8 周开始进行外展肌力量锻炼。

第 4 章

直接前方入路

MICHAEL J. TAUNTON，TIMOTHY B. ALTON

翻译：田周斌　审校：李　伟

关键概念

- 直接前入路（DAA）提供了一个在不损伤外展肌的情况下，经过神经肌肉间隙的通道。
- 此入路最早由 Smith-Peterson 于 20 世纪 40 年代提出，由 Herter 在 50 年代进行了改良。此入路最近由于关节外科医生而变得流行起来，它可以获得更早期的功能恢复，脱位率更低。
- 该入路容易透视，患者可以取仰卧位，在标准手术床和手术房间或特殊手术床上进行手术。
- 仰卧位手术时骨盆处于中立位，有利于正确置入臼杯，并能够更精确地在术中评估患肢长度和稳定性。
- 与前外侧或后入路相比，采用 DAA 入路时患者的股骨侧显露和操作受限明显，也限制了能够用于该入路的股骨假体类型。有研究报道显示，使用 DAA 入路时有更高的股骨侧假体松动率和股骨骨折概率。
- 该入路可能损伤股外侧皮神经，对部分患者可能造成困扰。

指征

- 所有使用全髋关节置换经典入路的患者都可以使用该入路。
- 对于初学者而言，最佳的患者为体形较瘦、身体柔韧、肌肉不发达、骨质量良好且股骨偏距正常（无短髋畸形）者。
- 禁忌证：
  - 手术部位皮肤感染或损伤，过多的血管翳。
  - 取决于术者的经验，过于严重的髋臼或股骨畸形可能需要延长显露或截骨。

技术要点

- 肥胖患者。
  - 腹部周径过大可能导致手术困难，可以考虑收腹并用带子固定。

- 可能导致伤口愈合问题。
- 注意病理性肥胖患者的缝合。
- 在特制手术床上的操作。
  - 仰卧位，双上肢外展90°置于托手板上。
  - 确保足部包裹良好并固定在手术床上。
  - 两腿之间的会阴柱一定用软垫加以保护，起对抗牵引的作用。

无菌器械和内置物

器械

- 2个Ava拉钩，2个Mueller拉钩，2个Meyerding拉钩，1个尖头Hohmann拉钩，2个弯的眼镜蛇拉钩。
- 1个3.5 mm磨钻。
- 股骨牵开拉钩。

假体

- 骨水泥或非骨水泥型全髋关节系统。
- 对标准病例，行转子周围松解并使用扩髓股骨柄。

体位

- 仰卧位。
- 牵引床。
  - 包裹良好的会阴柱、足部牵引套，非手术侧下肢下方的支撑。
  - 准备范围近端到髂前上棘上5 cm，远端到膝关节上方，前方到髂前上棘内侧5 cm，后方到大腿后方。
- 标准手术床。
  - 双腿不固定，包裹弹力袜，可以摆"4"字体位。

手术入路

- 使用特制牵引床（图4.1）或标准手术床。如果需要的话，确保会阴柱和足部牵引靴包裹衬垫是非常重要的。在髂前上棘以远2 cm、外侧2 cm处向远端切开10~12 cm，以阔筋膜张肌腹为中心（图4.2），通常切口与髂前上棘和髌骨的连线呈15°角。需要延长显露的话，切口双侧都可以延长。向近端延长刀口并松解前方约1 cm的阔筋膜张肌，有利于股骨的显露。
- 继续切开皮下脂肪。如果显露了股外侧皮神经或其分支，应注意保护并牵向内侧。显露阔筋膜张肌表面的筋膜。注意阔肌膜张肌腹位为紫色（图4.3）。如未发现紫色的肌腹，则切口可能过于偏内。确认阔筋膜张肌后，切开其表面的筋膜，掀开阔筋膜张肌腹表面内侧的筋膜（图4.4）。

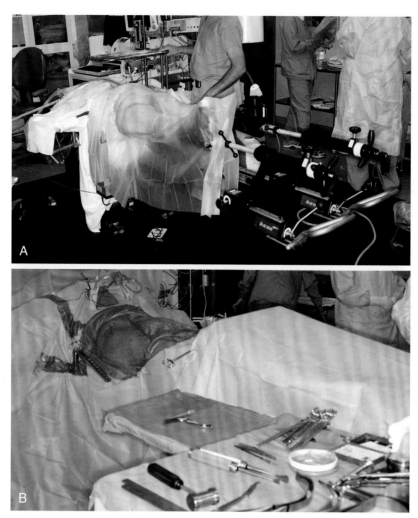

图 4.1 患者在特制手术床上取仰卧位

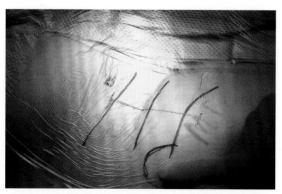

图 4.2 切口位置。切口通常位于髂前上棘外侧 1 横指，远端 1 横指，通常长 10~12 cm

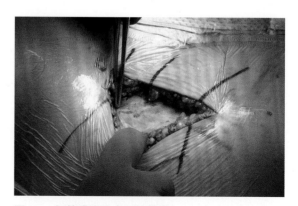

图 4.3 阔筋膜张肌表面的筋膜

- 伸入一根手指，从阔筋膜张肌腹内侧触及股骨颈上方。股骨颈上方放置一把 Ava 拉钩。用一把 Meyerding 拉钩将阔筋膜张肌牵向外侧（图 4.5）。用一把尖头 Hohmann 拉钩将股直肌从股骨颈下方牵开。显露旋股外侧动脉分支并电凝切断。可以切除股骨颈表面的阔筋膜张肌深层组织和脂肪组织。这时在股骨颈下方放置一把 Ava 拉钩，沿着股骨颈前方切开关节囊。接着沿转子间线切开关节囊，注意不要残留关节囊组织套袖，否则还需要将其切除进一步松解（图 4.6）。切开的关节囊下部可以置 5 号缝线作为识别标志，在处理髋臼时用于牵引。这时可以在关节囊内股骨颈上方和下方放置 Ava 拉钩。
- C 臂透视检查术前计划的股骨颈截骨平面，可以用一个不透射 X 线的标记物如长电刀头作为标记。不使用 C 臂的话，术者可以小转子作为参考标志。股骨颈截骨需要用标准的硬锯片，从前方皮质开始，在小转子上 6~9 mm 处完整锯断股骨颈。这会产生一个"餐巾纸环"样结构，使用取头器可以将股骨头取下。适度牵引患肢有助于股骨颈截骨。
- 此时，可以放置一个拉钩来保护皮缘和阔筋膜张肌。这个拉钩外侧放置在阔筋膜张肌深层下方，内侧放置在缝匠肌下方。
- 外旋患肢 40° ~ 80°，进一步松解前关节囊，以方便在需要时使股骨后移，有助于髋臼的显露。患肢置于外旋约 40° 位，在股骨头前方插入取头器取下股骨头（图 4.7）。
- 取下股骨头后，将患肢置于外旋 40° 中立位。于正前方将拉钩置于在髋臼前缘、髂腰肌腱下方，关节囊内。因此可以通过用拉钩牵开髂腰肌腱来保护血管神经丛。从髂骨分离后方关节囊，在关节囊内沿指向坐骨切迹的方向置入后方拉钩（图 4.8）。此时，切除盂唇和卵圆窝内组织以显露髋臼边缘。注意闭孔位置，防止闭孔动脉出血。
- 常规锉磨髋臼（图 4.9）。
- 如果使用直髋臼锉，应避免股骨将髋臼锉推向前方导致前壁过度锉磨。透视下磨锉可获得更理想的假体位置。如果透视的话，应注意球管的旋转和出口位 / 入口位，以拍摄正确的骨盆前后位。
  - 如透视显示髋臼假体开口处呈椭圆形，提示骨盆前倾。
  - 为了以更微创的方式放置锉和臼杯，可能有必要去除某些拉钩。

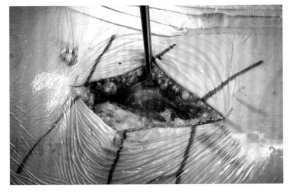

图 4.4 切开筋膜后，掀起阔筋膜张肌内侧的筋膜，有助于切开阔筋膜张肌内侧深面的筋膜

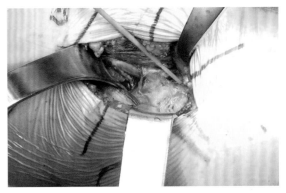

图 4.5 放置在股骨颈上方和下方的 Ava 拉钩，显露并电凝旋股内侧血管

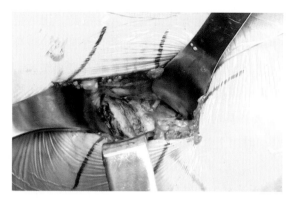

图 4.6　切开前上关节囊，接着沿转子间线切开

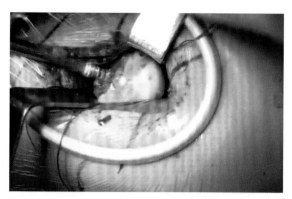

图 4.7　取下股骨头

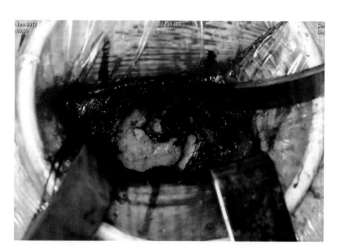

图 4.8　用前方拉钩和内侧关节囊松解来显露髋臼

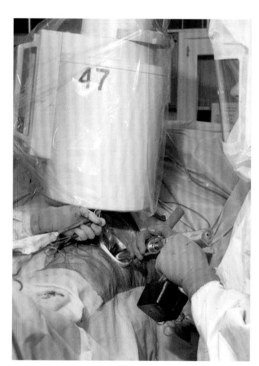

图 4.9　透视下锉磨髋臼

- 股骨显露——特殊骨科手术床技术。
  - 确保在股骨显露前对患肢无牵引。
  - 将髋关节外旋 120°，存在挛缩的病例可能达不到这个角度。
  - 在股骨矩后内侧置入一个 Mueller 拉钩，扩髓时将股骨牵向外侧。
  - 在扩髓过程中，在股骨近端后方、臀大肌止点近端放置一个特制的股骨拉钩，以抬起股骨。
  - 患肢过伸、内收，非手术侧肢体置于中立位。
  - 用 Meyerding 拉钩牵开阔筋膜张肌和外旋肌，可以显露并松解外侧关节囊，以将股骨抬起并移向外侧。松解关节囊后，去除 Meyerding 拉钩，在大转子上放置一个 Mueller 拉钩，以显露更多的股骨矩。
  - 提起股骨钩以完全显露股骨。

- 一般无须松解梨状肌和外旋肌群联合腱。但在某些病例中，这种处理有利于股骨侧显露。
  - Trendelenburg 位有利于股骨显露。
  - 极少情况下，可以松解阔筋膜张肌前部 1~2 cm（图 4.10）。
- 股骨显露：标准手术床技术。
  - 如果使用标准手术床，在手术侧骨盆下方放一个沙袋。患者躺在沙袋上，这样手术床连接处允许患肢相对骨盆过伸。手术床腿部向下倾斜 30°～45°。非手术侧肢体用 Mayo 踏板放置在中立位。这样手术侧肢体可以摆成"4"字形，内收、外旋并过伸到非手术侧肢体后方。
  - 用 Meyerding 拉钩拉开阔筋膜张肌和外旋肌，显露并松解外侧关节囊，进一步将股骨抬起并移向外侧。对关节囊过紧的患者，可行关节囊切开以利于显露。接着在大转子上方放置一个 Mueller 拉钩，以更好地显露股骨矩。有必要的话，助手可以用骨钩撬起股骨。
  - 一般无须松解梨状肌和外旋肌群联合腱。但在某些病例中，这种处理有利于股骨侧显露。
    - 可以松解阔筋膜张肌前部 1~2 cm。
- 股骨准备。
  - 显露股骨后，在进一步处理股骨前，用高速磨钻安全有效地将残余的外侧股骨颈磨掉。在开髓和探查髓腔时，用"鼠尾"锉刀对避免扩髓过程中穿透皮质很有效。对于直接前入路而言，使用扩髓柄最佳。另外，弯的髓腔锉把持器更易操作，尤其是对于腹部较大患者。髓腔锉的取出按照常规操作。扩髓过程注意髓腔锉要对抗内翻、屈曲和过度前倾（图 4.11）。
- 检查下肢长度、偏心距和稳定性。
  - 仰卧位的优点是容易透视。术中患髋截骨前的透视影像应当保留。透视时应调整机位以获取正常的骨盆前后位片，假体置入、髋关节复位后应在同样的放大率下再摄片。这些 X 线影像可以打印出来并重叠以进行比较。另外，某些软件也能实现此目的。评估下肢长度、偏心距、股骨假体位置和假体在股骨近端的匹配程度（图 4.12）。
  - 在股骨颈骨折或者股骨近端畸形的病例中，可以使用反转的对侧髋关节 X 线影像来评估髋关节解剖重建的效果。
  - 假体置入后，用可吸收线关闭关节囊。筋膜层用倒刺线连续缝合。
  - 皮肤切口通常使用皮内连续缝合关闭。术后 2 周内使用封闭敷料来保护切口。

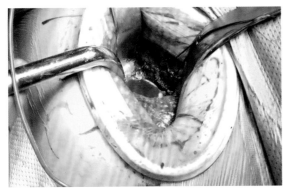

图 4.10 用特制股骨钩撬起股骨，患肢位于过伸、内收、外旋位

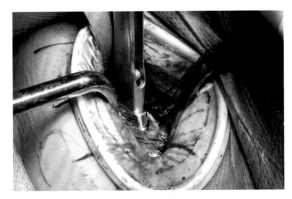

图 4.11 用弯曲的髓腔锉把持器扩髓

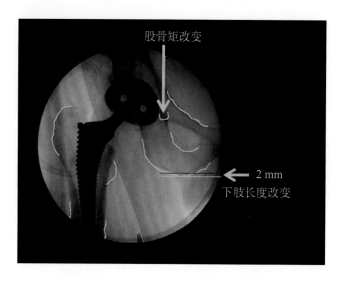

图4.12　重叠比较技术。将前、后两次摄取的同一肢体、同一投照位X线影像打印出来，画出骨盆和股骨近端结构，并将两张X线片重叠。通过比较泪滴的形状可发现股骨矩改变，而通过比较坐骨高度可发现下肢长度的改变

推荐阅读

1. Taunton MJ, Trousdale RT, Sierra RJ, Kaufman K, Pagnano MW. Randomized clinical trial of direct anterior and miniposterior approach THA: which provides better functional recovery? Clin Orthop Relat Res, 2018, 476(2):216-229.

2. Anterior Total Hip Arthroplasty Collaborative Investigators, Bhandari M, Matta JM, Dodgin D, et al. Outcomes following the single-incision anterior approach to total hip arthroplasty: a multicenter observational study. Orthop Clin North Am, 2009, 40(3):329-342. doi:10.1016/j.ocl.2009.03.001.

3. Taunton MJ, Mason JB, Odum SM, Springer BD. Direct anterior total hip arthroplasty yields more rapid voluntary cessation of all walking aids: a prospective, randomized clinical trial. J Arthroplasty, 2014, doi:10.1016/j.arth.2014.03.051. pii:S0883-5403(14)00340-4.

4. Poehling-Monaghan KL, Kamath AF, Taunton MJ, Pagnano MW. Direct anterior versus miniposterior THA with the same advanced perioperative protocols: surprising early clinical results. Clin Orthop Relat Res, 2014, 473(2):623-631.

第 5 章

经大转子入路

DANIEL J. BERRY

翻译：田周斌　　审校：李　伟

关键概念

- 多数初次髋关节置换并不需要使用经大转子入路。应用该入路可以非常好地显露髋关节，包括股骨和髋臼。
- 有多种经大转子入路，每一种都有支持者和反对者，不同的技术适合不同的情况。这些入路对髋关节的显露比常规的前、后、前外和直接外侧入路更好，但会有大转子截骨不愈合风险。
- 最主要的技术是传统的大转子截骨，将大转子和近端的外展肌掀起（图 5.1）；大转子滑移截骨时，外展肌、大转子和股外侧肌保持连续（图 5.2）。此外，还有大转子延长截骨（图 5.3），详细的大转子延长截骨技术见第 23 章。
- 传统的大转子截骨可以将大转子和外展肌向近端掀起，保护臀上神经并在需要显露外侧髂骨时提供广泛的显露（图 5.4）。大转子滑移截骨可以保持外展肌、大转子和股外侧肌连续，当发生截骨部位不愈合时，可以保持更好的外展肌功能。

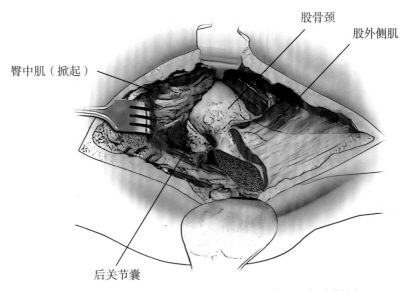

图 5.1　传统的大转子截骨，将大转子和外展肌向近端掀起

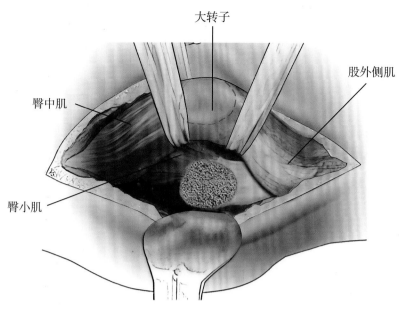

大转子

臀中肌

股外侧肌

臀小肌

图 5.2　大转子滑移截骨，外展肌 / 大转子和股外侧肌保持连续

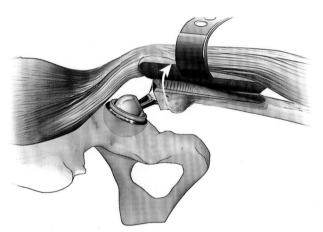

图 5.3　大转子延长截骨

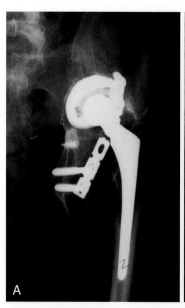
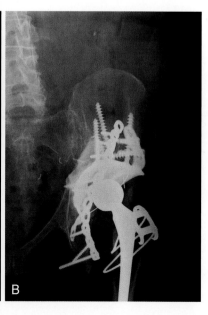

图 5.4　A. 失败的全髋关节置换术后 X 线片，可见髋臼骨大量丢失，翻修时需要广泛显露髋臼和外侧髂骨。B. 应用传统的大转子截骨行髋关节翻修术后 X 线片

- 传统的大转子截骨和大转子滑移截骨的应用指征包括：重度髋关节强直阻碍了髋关节常规显露、常规显露困难，或股骨颈原位截骨时（图5.5）；股骨近端畸形导致大转子位于股骨髓腔上方，无法在不损伤外展肌的情况下获得处理股骨髓腔的开口（图5.6）；在某些髋关节翻修中，尤其是当保留股骨假体但股骨假体较大，影响更广泛地显露髋臼。

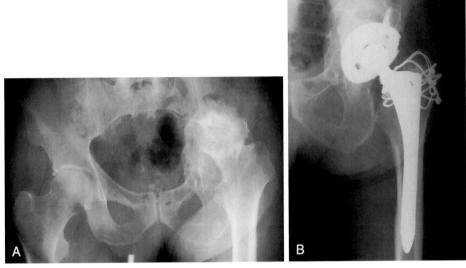

图5.5　A.股骨头严重内移的髋关节X线片。B.通过大转子截骨行髋关节置换的术后X线片

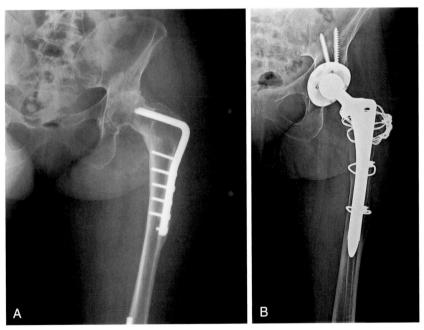

图5.6　A.髋关节X线片显示转子间截骨术后股骨近端内翻畸形，大转子在股骨髓腔上方。B.大转子截骨后行髋关节置换的术后X线片

无菌器械和内置物

- 常规髋关节置换器械。
- 摆据。
- 大转子固定器械：18 号钢丝，双股 Luque 钢丝，大转子爪或钛缆，大转子钩状接骨板和操作器械。
- 钢丝或钛缆张紧器。
- 钢丝或钛缆剪。

体位

- 根据术者的习惯选择平卧位或侧卧位。
- 选择侧卧位时，在髋关节向前脱位时可在患者腹侧放置一个容纳下肢的袋子。

手术入路

- 经大转子入路可以与髋关节前脱位或后脱位结合使用。但是，一般当需要行经大转子入路时应尽量避免切断外展肌（如髋关节前外侧入路和直接外侧入路），因为这会阻断大转子血运而且肌肉修复更困难。

术前计划

- 术前确认患者可能需要经大转子入路。
- 确定选择哪种类型的大转子截骨最有效。
- 常规行髋关节初次置换或翻修术的术前模板测量和术前计划。

骨、内置物和软组织技术

传统大转子截骨

- 以大转子为中心，做外侧直切口或 Kocher 切口。
- 纵向切开髂胫束，沿着臀大肌纤维方向切开臀大肌并向近端延长，或切开臀大肌与阔筋膜张肌之间的间隙。
- 确认股肌结节，将股外侧肌近端掀开若干厘米以显露股肌结节，作为截骨的入点（图 5.7）。
- 用器械（如弯钳）确认外展肌在大转子止点的厚度，截骨出点应恰好在外展肌止点深层（图 5.8）。
- 用摆锯进行截骨。这一步非常关键，必须小心确定截骨方向和截骨块厚度合适。理想的截骨块厚度既能够提供足够的厚度用于再固定，又不致使大转子截骨床太小，影响股骨操作。通常截骨块厚约 1 cm。
- 有不同的截骨方式，最简单的是单平面截骨（图 5.9），可为截骨块固定时调整位置留有余地；V 形截骨（Chevron 截骨；图 5.10）可以为截骨块提供更多的旋转稳定性，但在截骨时应注意避免将截骨块垂直劈开。V 形截骨时应注意截骨方向指向尖端外侧。用摆锯截完第一刀后放置一个锯片，作为截第二刀时的参照（图 5.11）。

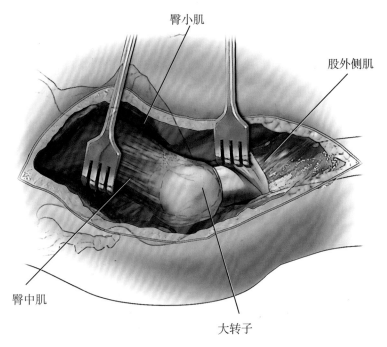

臀小肌

股外侧肌

臀中肌

大转子

图 5.7　掀开部分股外侧肌，显露传统大转子截骨的入点

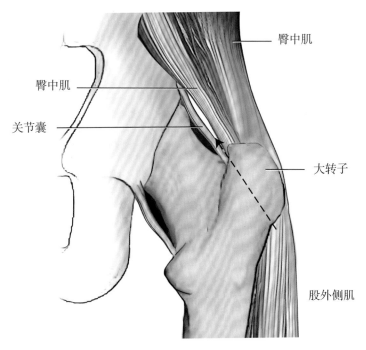

臀中肌

臀中肌

关节囊

大转子

股外侧肌

图 5.8　传统大转子截骨出点在臀小肌止点下方

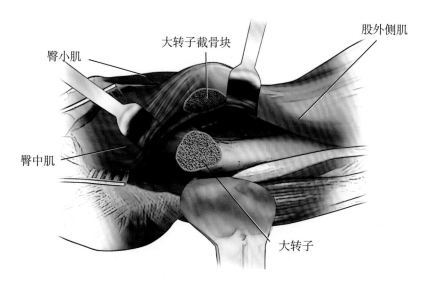

臀小肌
大转子截骨块
股外侧肌
臀中肌
大转子

图 5.9　大转子单平面截骨

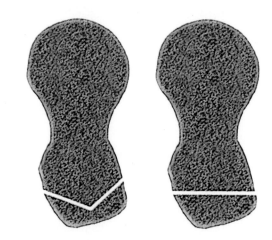

图 5.10　大转子 V 形截骨

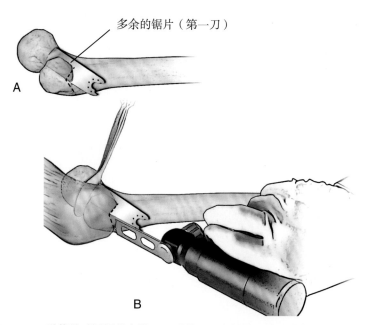

多余的锯片（第一刀）

A

B

图 5.11　V 形截骨时摆锯截完第一刀后放置一个锯片，作为截第二刀的参照

- 完成截骨后，分离外展肌与其下方的关节囊和外侧髂骨，将大转子和外展肌向近端翻转。

- 切开或切除关节囊，以实现髋关节前脱位（多数倾向于这样，以保持后方软组织完整和髋关节稳定）或后脱位。

- 进行初次置换或翻修。注意保留所有的自体骨（如髋臼锉里面的骨质和股骨头）用于大转子截骨部位的植骨，促进愈合。

- 固定截骨块。这是一个关键步骤，有多种不同的截骨块固定方式。可行的话，作者更喜欢采用所谓"四钢丝"技术。大转子爪和钢缆固定更确切，但是有钢缆微动磨损、碎屑形成和大转子激惹的风险。钩状接骨板比较笨重，可能影响骨的血运，使用较少。

- "四钢丝"技术固定使用两根垂直和两根水平钢丝（18号钢丝或双股Luque钢丝）（图5.12）。在股骨截骨位置远端约1 cm处的外侧皮质钻两个孔，置入垂直钢丝。对于水平钢丝，经常采用的是近端钢丝穿过小转子近端的钻孔，远端钢丝穿过小转子下方的钻孔。钢丝可以在大转子表面，也可以在大转子内钻孔穿过，多数病例在大转子表面穿过就能良好固定。外展髋关节，用锐持骨器将截骨块放在理想位置，分别收紧钢丝至固定牢固，将钢丝弯曲或打结。

- 用大转子爪固定时需要使用几种不同构型的钛缆（图5.13）。不要将钛缆垂直穿过大转子尖，这可能导致磨损和关节内碎屑。外展髋关节，用锐持骨器将截骨块小心置于理想位置，接着顺序收紧、固定钛缆。

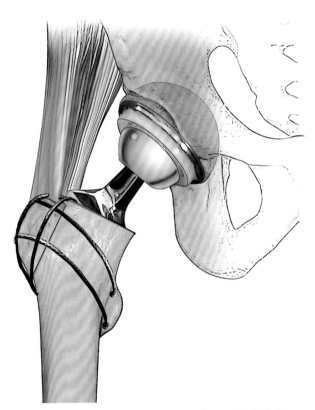

图5.12 传统大转子截骨的"四钢丝"固定技术

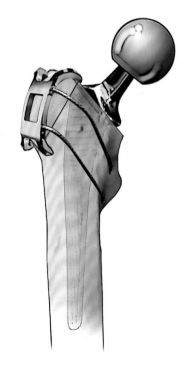

图5.13 大转子截骨的大转子爪和钛缆固定

- 为了保持外展肌的张力，可以适当调整截骨块在截骨床上的位置，但要确保截骨块与截骨床接触良好。必要时，用摆锯向远端延长截骨床（保持截骨床为一个平面，以与截骨块下表面结合良好）。
- 如果髋关节置换中的自体骨可用，可将其置于截骨处周围。
- 将股外侧肌牢固缝合固定在大转子下方残留的软组织上。

大转子滑移截骨

- 手术入路与传统大转子截骨一致，主要区别是股外侧肌仍与大转子下缘相连。
- 将一个撬板或骨膜剥离器于外展肌下方置入。
- 在股外侧肌止点下方、股外侧肌起点远端自后向前插入一个撬板或骨膜剥离器。
- 用摆锯自后向前截骨（图5.14）。截骨厚度与前文所述传统大转子截骨一样，应提供足够的厚度以用于再固定并保证外展肌和股外侧肌在截骨块上的附着，同时又不致使大转子截骨床太小，在髋关节置换股骨处理过程中被损伤。通常截骨块厚约1 cm。
- 将外展肌从深层的关节囊和外侧髂骨（如果有需要）处分离，股外侧肌从股骨近端外侧分离，然后将外展肌、大转子、股外侧肌向前掀起（图5.2）。
- 通常行髋关节前脱位（保证后方软组织附着，以维持髋关节后稳定性），后脱位也可以。
- 行初次髋关节置换或翻修，保留自体骨用于截骨处植骨。
- 通常用两根水平钢丝、大转子爪和钛缆来固定截骨块，应确保固定牢固，大转子与截骨床接触良好。
- 自体骨可用的话，将它们植入截骨处周围。
- 逐层关闭切口。

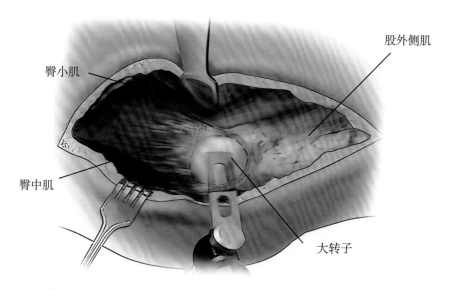

图5.14 大转子滑移截骨。由后向前截骨，保持外展肌、大转子和股外侧肌的连续性

大转子延长截骨

- 参见第 23 章。
- 如果在初次髋关节置换中使用大转子延长截骨，前、后纵向截骨都可以在髋关节脱位前用摆锯自后向前进行。

术后处理

- 截骨块愈合非常重要，在截骨块愈合前建议保护截骨位置。
- 术后 8 周内限制患肢负重，仅部分负重。
- 通常术后 8 周内用使髋关节外展 15° 的支具以防止患肢内收，避免在截骨位置形成张力，保护并促进截骨愈合。
- 随诊复查 X 线片，根据截骨块愈合情况逐渐增加负重和髋关节活动度。

第 6 章

非骨水泥髋臼假体

JOSEPH M. STATZ, RAFAEL J. SIERRA

翻译：田周斌　审校：李　伟

关键概念

- 在多数髋关节置换中，关节外科医生多倾向于选择非骨水泥髋臼假体而不是骨水泥假体。

- 在美国，绝大多数髋臼假体为非骨水泥型，这是因为非骨水泥假体临床效果良好，缩短了手术时间，可以打入螺钉以提高初始稳定性，并且有较多的股骨头直径和摩擦界面选择。

- 非骨水泥髋臼假体的优点：

  - 生存时间：临床病例和登记系统的数据显示了极好的长期生存时间。

  - 通用性：几乎能用于任何病例。

  - 缩短手术时间。

  - 髋臼假体置入后，可以通过改变臼杯位置或使用不同的内衬来改变髋臼角度和髋关节旋转中心。

  - 为了髋关节稳定性或其他原因，可以改变髋臼内衬类型。

- 非骨水泥髋臼假体的缺点：

  - 压配下打入髋臼假体，有导致髋臼骨折的风险。

  - 为了长期稳定性，需要骨质长入髋臼杯。

  - 传统的非骨水泥臼杯禁用于有放疗、骨坏死或同种异体骨移植史的患者，但此问题已经通过使用高孔隙率非骨水泥臼杯得以解决。

- 非骨水泥臼杯置入的目标是获得良好初始稳定性，并且随着骨长入获得长期的固定。

  - 为了获得初始稳定性，锉磨髋臼时，锉磨后的髋臼应比髋臼假体小 1~2 mm，从而在骨质与假体之间产生环状压配，以稳定假体。

  - 加用髋臼螺钉也可以提高髋臼假体的初始稳定性，在没有获得足够的压配时可以使用。

  - 几乎所有非骨水泥髋臼杯的外表面都被三维多孔材料涂层包裹，这些涂层可以诱导骨长入，和/或粗糙表面可诱导骨长上。资料显示，三维多孔涂层即使在发生骨溶解的情况下都可以抗松动。

- 对于初次髋关节置换和髋关节翻修来说，有两种类型的非骨水泥髋臼假体可供选择（图 6.1）。

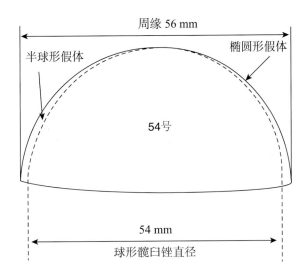

图 6.1　半球形髋臼杯假体的整体曲率半径相同，椭圆形臼杯的曲率半径从中心到边缘逐渐增加。该图中髋臼被锉磨到 54 mm，如果使用半球形假体则没有压配，而使用椭圆形假体，假体周围直径为 56 mm，有 2 mm 压配，而假体中心直径 54 mm 时没有压配［引自 Haidukewych GJ, Jacofsky DJ, Hanssen AD, Lewallen DJ. Intraoperative fractures of the acetabulumduringprimarytotalhiparthroplasty.J Bone Joint Surg Am., 2006, 88(9): 1 952–1 956］

- 半球形髋臼杯假体的曲率半径相同。使用半球形假体获得压配后，在骨和髋臼杯之间的所有接触点都产生相对均一的环形应力。
- 椭圆形臼杯的外表面曲率半径从中心到边缘逐渐增加。使用椭圆形臼杯获得压配后，臼杯周围的环状应力较大，而中心部位应力较小。使用这类假体时，通常使用和髋臼锉相同型号的假体，因为臼杯周缘通常比最后一个髋臼锉更厚。

无菌器械和内置物

- 常规髋关节拉钩。
- 非骨水泥髋臼假体（带器械）。

体位

- 取决于术者的习惯与爱好。作者在行髋关节置换和翻修时多采用后外侧入路，患者取侧卧位。

手术入路

- 非骨水泥髋臼假体可以使用任何全髋关节置换的手术入路置入，见第 2~5 章。

术前准备

- 模板测量髋臼杯大小和角度。除了前后位 X 线片，还应摄取穿桌位侧位 X 线片，有助于更好地测量髋臼直径（图 6.2，图 6.3）。非骨水泥臼杯的压配主要来自髋臼的前后壁，而前后壁在穿桌位侧位片上显示较佳。尤其是存在外上方缺损时，根据前后位片进行测量可能导致测量值过大。

在侧位片上行模板测量，有助于帮助术者判断能否在不用植骨的情况下达到合适的外侧覆盖，或需要上移髋臼杯。侧位片还能够测量患者术前的髋臼前倾角度，以帮助术者判断术中髋臼假体角度（图 6.4）。

- 模板测量结合临床查体判断下肢长度差异。
- 选择与模板测量合适的股骨假体，见第 1 章。

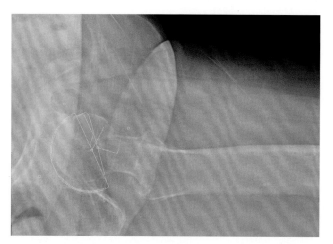

图 6.2　在穿桌位片上行术前模板测量，可以精确计算髋臼杯型号，因为这样可以良好显示髋臼前后壁，而髋臼前后壁是在获得压配时提供主要稳定性的部分

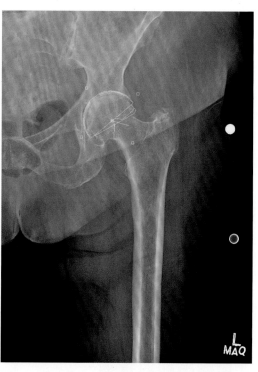

图 6.3　在正位片上也要进行模板测量，髋臼杯接近或坐于内壁，上方接触髋臼顶边缘

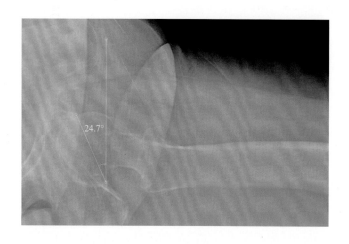

图 6.4　穿桌位片有助于判断髋臼的自然前倾。此病例的自然前倾为 24.7°

骨、内置物和软组织技术

- 进行需要的髋关节手术入路操作。

- 以术前模板测量为参照，行股骨颈截骨。

- 进行股骨准备，置入型号合适的股骨假体。根据术者习惯，也可以在髋臼处理完之后进行。

- 使用合适的拉钩显露髋臼，确保拉钩都在髋臼周缘以外，以防止影响或阻碍髋臼锉操作。在后方的坐骨部位或坐骨小切迹上方置入眼镜蛇拉钩，前方置入弯拉钩，将股骨拉向前方。这两个拉钩主要起到显露髋臼作用。如果需要的话，可以在髂骨部位放置直拉钩以挡住臀小肌。

- 切除髋臼周围的盂唇，通常由外到内、从臼外到臼内锐性切除盂唇最容易。

- 清理髋臼内的圆韧带和滑膜，显露卵圆窝底部。回顾术前影像片，注意股骨头位置、旋转中心，以及前、后、内侧的髋臼骨赘。

- 检查髋臼，注意髋臼自然前倾角度、髋臼中心，任何不对称情况，髋臼窝内有无骨赘，有无发育不良及其他异常等。髋臼的自然前倾可以通过术前模板测量确定，也可以通过术中检查髋臼横韧带确定。正常情况下，髋臼横韧带与理想的髋臼假体的前倾角接近平行。

- 确定髋臼窝内对称中心点，防止对髋臼进行磨锉时太靠前或靠后。

- 锉磨髋臼有几种不同的技术，但目的均为创造一个压配良好、有足量骨质支撑假体，髋臼环内点状出血良好以允许骨长入/骨长上的髋臼。要避免髋关节旋转中心上移、过度锉磨前壁或后壁以及过度内移，特定的解剖标志有助于避免此类情况。

- 作者锉磨髋臼的方法是开始时使用较模板测量的髋臼型号小 6 mm 的髋臼锉，向内垂直磨锉髋臼内壁（图 6.5）。对影像资料的模板测量和偏心距重建的要求，决定了髋臼杯向内侧放置的程度，但一般作者都是只锉磨到 Kohler 线内侧。对准髋臼窝锉磨而不是偏前、后、上是很重要的，偏移可能导致髋臼对假体没有足够的支撑，无法在解剖位置安放髋臼。

  - 向内锉磨时，应确保髋臼锉不偏离中心。最常见的错误是锉磨过于偏后。如果术者不认真考虑开始磨锉时的位置，接下来的锉磨可能不同程度地偏后，导致后壁不完整。确保髋臼锉贴紧前壁可以避免这个问题（图 6.6）。

  - 髋臼锉按照每次 2 mm 增加，术者应参照髋臼横韧带来确定髋臼锉的位置。如果髋臼锉高出横韧带时，需要内移磨锉或在上方增加锉磨深度。髋臼锉下缘恰好低于横韧带，说明位置良好。在多数病例中，锉磨的目标位置为卵圆窝的底部，这样可以重建髋关节旋转中心或使其略内移。真正的内壁比卵圆窝底略深几毫米。锉磨到真正的髋臼内壁，通常只在因特殊情况（如髋关节发育不良）需要内移以获得足够的髋臼覆盖时才需要。

- 每一个连续的髋臼锉都应与髋臼前、后和上壁同等接触，从这些位置锉磨下等量的骨质。当获得合适的髋臼环接触、髋臼周围均匀点状出血时，停止锉磨，通常此时髋臼锉比术前测量的髋臼小约 2 mm。术者这时应根据骨质情况确定保留 1 mm 或 2 mm 压配。多数情况下，1 mm 压配是比较合适的，但并非都如此。

- 进行最后磨锉时，髋臼中心和外周直径应该一致，以避免形成"沙漏"形髋臼，这种情况下髋臼中心的直径小于周围，会影响髋臼假体的压配。过度锉磨内壁可能导致髋臼穿透进入骨盆。深度应当根据术前的模板测量、术中髋臼锉导致的骨面内移、卵圆窝底以及部分病例中髋臼内壁的情况来确定。影像学发现髋臼内陷时应特别注意，此时锉磨髋臼不应当达到髋臼内壁，而是应该锉磨得浅一些。锉磨的深度可以通过观察髋臼锉内的骨质来判断。

- 必要的话，可以先安装髋臼试模来判断是否锉磨出半球形，并判断是否获得了适合真臼置入的位置和角度。如果使用髋臼试模，可以使用神经剥离子来确保髋臼半球形的所有象限都与试模接触良好。一般使用比最后一个髋臼锉小 1 mm 的髋臼试模。在最终真假体置入前，术者可以选择安装髋臼试模和股骨试模，通过测试髋关节稳定性来优化髋臼杯的角度。

- 髋臼准备完成后，用生理盐水和纱布清理髋臼窝。确保髋臼内没有纤维组织阻碍髋臼杯的安装非常重要，因为这些可能妨碍骨长入（图 6.7）。

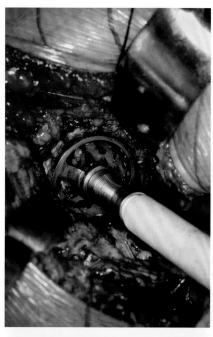

图 6.5　第一锉通常比模板测量的髋臼型号小 6 mm，用于锉磨髋臼窝的底部（内壁）

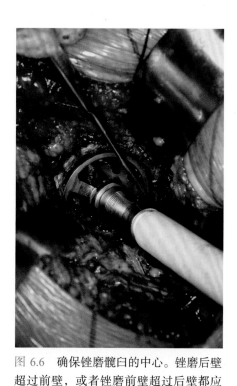

图 6.6　确保锉磨髋臼的中心。锉磨后壁超过前壁，或者锉磨前壁超过后壁都应避免

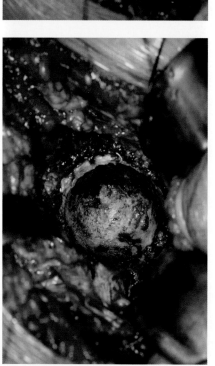

图 6.7　一旦获得了环形的、周围良好点状出血的骨质，就彻底冲洗髋臼，用纱布清理所有的纤维组织，这样髋臼杯可以与骨质完全接触，避免软组织嵌入

- 打开比最后一锉大 1~2 mm 的髋臼假体并置入髋臼内，置入臼杯过程包括提拉、倾斜、旋转臼杯。髋臼杯表面粗糙，置入过程中可能黏附组织。当将假体以合适的前倾和外展角度放置到髋臼缘后，用骨锤敲击髋臼把持器（图 6.8A）。髋臼假体应该在中心和周缘均接触骨面，这可以通过敲击时声音发生改变、髋臼假体不再继续前进，以及使用神经剥离子通过螺钉孔检查假体与骨面的接触来判断。使用全覆盖型击打器敲击假体周围，可以确定假体完全置入锉磨好的髋臼内。
- 应该使用解剖标志来检查髋臼假体的位置。一般包括：
  - 臼杯下缘不应该在髋臼横韧带外侧。如果在外侧，则为锉磨髋臼不够偏内和 / 或偏上，或臼杯过于垂直。
  - 用神经剥离子检查髋臼前壁（图 6.8B）。髋臼前壁和臼杯前缘应当平齐或臼杯略低。前方髋臼杯过大可能引起髂腰肌撞击；相反，如果髋臼前壁明显高于臼杯前缘，则表明髋臼假体前倾过大或髋臼锉磨过于偏上。检查髋臼后壁有助于确定是哪一种情况：如果后壁也明显高于臼杯缘，则证明髋臼锉磨偏上，髋关节中心上移。应注意防止这种情况的出现。
  - 清理前后方骨赘后，注意髋臼横韧带位置及其与髋臼开口的对应关系，多数病例中应与髋臼杯平行。例外的情况包括患者自然前倾过大，如髋关节发育不良、髋臼严重后倾等。术者注意股骨的前倾并根据股骨前倾来调整获得髋臼假体的最佳位置是很重要的。
  - 检查髋臼假体外上方未覆盖的区域并与术前模板比较（图 6.8C）。如果未覆盖区较术前模板过大，则髋臼杯过于水平；反之，如果没有未覆盖区，则假体安装过于垂直。如果假体在髋臼窝内固定良好牢固，一定大小的未覆盖区是可以接受的。
  - 最后检查髋臼杯前倾的方式，可以通过在坐骨切迹放一个手指，参考这个解剖标志来判断髋臼杯开口方向。髋臼后方的骨嵴与坐骨大切迹的连线应当与髋臼前后缘连线垂直。

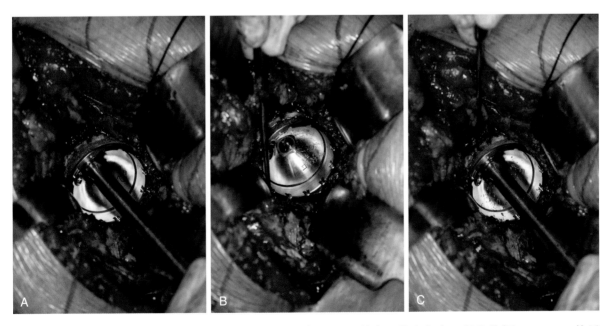

图 6.8　A. 髋臼杯按照需要的前倾和外展角度置入，使用骨锤敲击。髋臼角度一般为前倾 5°~25°，外展 30°~50°。髋臼前倾一般与髋臼横韧带平行。髋臼杯下部应在横韧带深处。B. 用神经剥离子检查前壁，确保与髋臼杯前缘平齐。C. 检查髋臼上缘未覆盖部分，如图所示用神经剥离子检查。与术前模板比较。如果较术前设计的未覆盖区更大，则髋臼假体置入较术前模板设计更加水平；而如果未覆盖区小，则臼杯较模板设计更趋垂直

- 需要的话，可以加用髋臼螺钉来加强固定（图 6.9）。通常在髂骨内、外面之间、髂前上棘和坐骨切迹之间置入 1~2 枚螺钉。髋臼螺钉通常为单皮质螺钉，螺钉尖接触髂骨的内侧皮质即可获得良好的固定。如果需要更多螺钉的话，其余的螺钉可以在坐骨和耻骨内置入。在这些位置置入螺钉时必须注意钻孔要轻柔，因为向这些方向置钉损伤血管神经的可能性很大。髋臼螺钉的位置存在安全区，术者一定要熟悉其位置。
- 可以使用股骨头和髋臼内衬试模来检查肌张力、髋关节活动度、稳定性以及下肢长度。必要的话，可以术中透视来确定假体位置是否良好。
- 将真髋臼内衬打入髋臼假体，安装股骨头假体。检查确保髋臼内衬位置良好并牢固锁定到金属髋臼内。
- 彻底冲洗切口。
- 关闭关节囊，按照手术入路选择常规关闭切口。
- 无菌敷料包扎。
- 术后摄片作为将来随访的参考（图 6.10），记录合适的假体位置和髋关节复位情况。

术后处理

与常规全髋关节置换采用一样的负重方式。

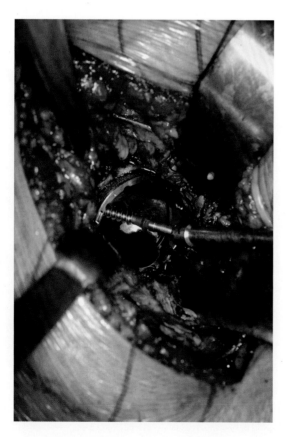

图 6.9　用髋臼螺钉来加强固定。
压配良好时，螺钉固定并非必需的

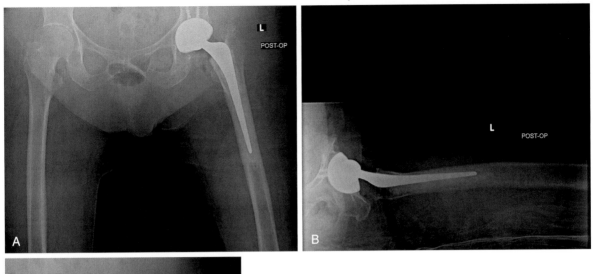

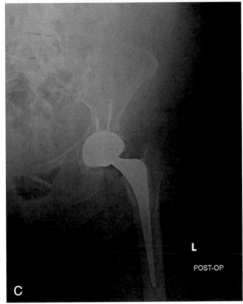

图 6.10 拍摄术后 X 线片作为将来检查的参考

第 7 章
非骨水泥锥形柄

TIMOTHY S. BROWN，MICHAEL J. TAUNTON
翻译：田周斌　审校：李　伟

关键概念

- 处理股骨时，确定开髓点是关键，且根据假体而异。
- 在处理股骨过程中，特别注意开髓点要靠外，避免最终假体内翻。
- 靠摩擦力和合适的假体型号获得牢固的初始固定，对于假体长期骨长入和固定非常关键。

无菌器械和内置物

- 根据术者采用的手术入路选择拉钩（图 7.1）。
- 圆的高速磨钻。
- 锉、铰刀，与选择的非骨水泥锥形假体相配的试模（图 7.2，图 7.3）。

手术入路

- 后外侧入路：锉磨时注意避免股骨假体处于过伸位。
- 前外侧入路：锉磨时注意避免股骨假体处于屈曲位。
- 直接外侧入路：对于安全处理股骨、足够的股骨显露是必要的。腹部的阻挡可能导致锉磨内翻和屈曲。

术前计划

- 术前评估股骨的质量和存在的任何畸形，有助于术者选择合适的股骨柄。髓腔狭窄、干骺端宽大等情况，可能更适用于研磨扩髓系统，这样可以扩大股骨髓腔，在干骺端区域能匹配更大型号假体。
- 术前对于股骨假体型号和位置的模板测量，有助于计划股骨假体相对大转子打入的程度（图 7.4）。

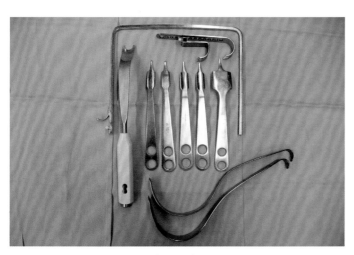

图 7.1　在后入路初次置换时使用的拉钩类型

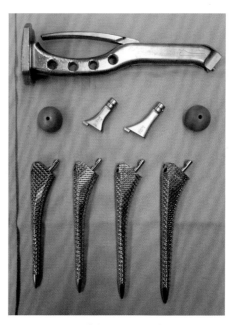

图 7.2　用于研磨扩髓的非骨水泥锥形股骨柄的铰刀、髓腔锉、试模

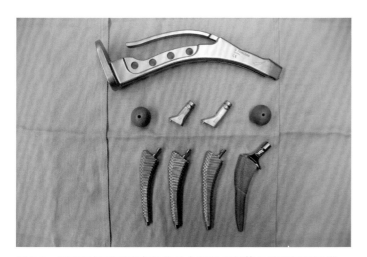

图 7.3　用于只扩髓不研磨的非骨水泥股骨假体的髓腔锉和试模

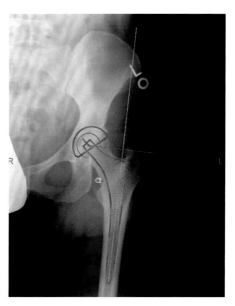

图 7.4　标记术前计划的股骨柄型号和位置的前后位片

骨、内置物和软组织技术

- 显露股骨近端后，在大转子前缘放置尖头 Hohmann 拉钩，用来牵开臀中肌和臀小肌，防止影响研磨和扩髓。
- 用高速磨钻在截骨面后外侧靠近梨状窝附近开髓（图 7.5）。
- 用带 T 形把手的铰刀确定股骨髓腔方向。

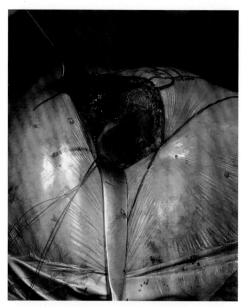

图 7.5　处理股骨时的股骨近端显露

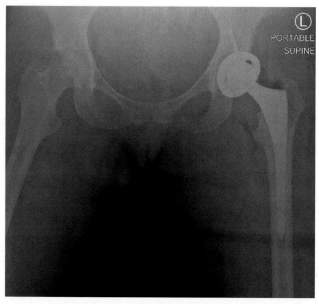

图 7.6　使用研磨扩髓的非骨水泥锥形柄的术后髋关节正位片

研磨和扩髓

- 对于研磨扩髓系统，用铰刀从小到大研磨到模板测量的型号位置。注意铰刀研磨不要超过股骨柄远端位置。同时还要注意避免铰刀在内翻位置研磨。通常情况下需要将铰刀外移并磨掉一点大转子。

- 股骨研磨完成后，按顺序使用股骨髓腔锉扩髓到模板测量的型号。一般来说，扩髓应当按照股骨颈自然的前倾进行，这样能使用髓腔允许的最大型号的股骨柄。

- 对于后倾的患者，我们的目标是实现股骨柄前倾 10°~15°。在这种情况下，应当通过锉磨使髓腔较股骨颈更前倾。使用髓腔锉时，应当将它的后外侧置于患者股骨颈靠后的位置，这样能在前方给予髓腔锉内侧更大的操作空间，甚至在股骨颈后倾的情况下都能够使髓腔形成更大的前倾。

- 敲击髓腔锉把持器时，应尽量使髓腔锉偏外，以防止出现内翻。

- 一旦发现髓腔锉在股骨近端轴向和旋转稳定时，安装股骨颈和股骨头试模。复位髋关节，检查下肢长度、稳定性和是否存在撞击。

- 术中使用髓腔锉和试模复位后获取髋关节正位影像，有助于确定股骨柄的型号和位置。

- 取出髓腔锉前，注意髓腔锉打入的深度。

- 取出髓腔锉前和取出后，检查股骨矩有没有骨折。如果发现股骨矩存在骨折或术者认为有手术后出现股骨矩骨折的可能性，则在小转子上方捆绑钢丝或钛缆。

- 打入股骨假体。注意假体沿着事先准备好的髓腔前倾方向打入。以适中的力量多次敲击，是使假体达到合适位置且骨折风险低的安全方式。

- 最终假体应当与髓腔锉大概位于同一水平。如果假体无法达到这一水平，则应当检查假体的前倾角度是否合适。如果假体下沉过多，则应该仔细评估骨折的可能（图 7.6）。如果假体无法达到髓腔锉深度，最佳的办法是取出假体，用铰刀和髓腔锉将髓腔略加深，而不是使用过大力量击打假体导致骨折。

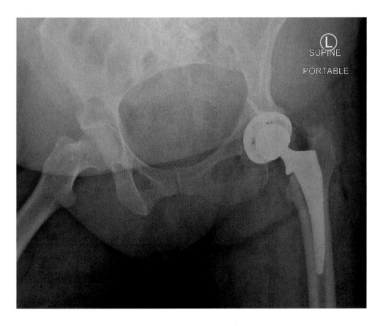

图 7.7　用扩髓的非骨水泥锥形柄的术后髋关节正位片

- 假体置入后，认真检查股骨颈区域，确保没有发生骨折。即使是非常小的骨折，也应该用钢丝或钛缆环扎，以保证假体轴向和旋转稳定。

扩髓股骨柄

- 用盒刀在外侧开髓。
- 用一个较其他髓腔锉小很多的髓腔锉探查扩髓的初始方向。
- 按顺序使用髓腔锉扩髓到模板测量确定的型号。一般来说，顺着股骨颈自然前倾扩髓，以达到能够使用髓腔允许的最大型号的股骨柄。对于股骨颈后倾患者，目标是实现股骨柄前倾 10°~15°。
- 我们的习惯是敲击髓腔锉把持器时应尽量使髓腔锉偏外，以防止出现内翻。
- 一旦发现髓腔锉在股骨近端轴向和旋转稳定时，安装股骨颈和股骨头试模。复位髋关节，检查下肢长度和稳定性。
- 如果假体有"领"，在试模测试时应注意髓腔锉的位置。用股骨矩锉可以确定固定的平面，作为最终的假体置入水平的参考。
- 取出髓腔锉前后，检查股骨距有没有骨折。如果发现股骨矩存在骨折或者认为有手术后出现股骨矩骨折的可能性，则在小转子上方捆绑钢丝或钛缆。
- 取出髓腔锉前应当注意髓腔锉的深度，最终假体应当与髓腔锉大约位于同一水平。如果假体无法达到这一水平，则应当检查假体的前倾角度是否合适。如果假体下沉超过这个水平，则应该仔细评估骨折的可能（图 7.7）。
- 假体置入后，认真检查股骨颈区域，确保没有发生骨折。即使是非常小的骨折，也应该使用钢丝或钛缆环扎，以保证假体轴向和旋转稳定。

术后处理

• 术后通常允许可耐受的负重。

• 术后髋关节体位注意事项取决于手术入路和术者的要求。

• 术后当日拍片有助于术者回顾手术过程，确认没有在术中未注意到的假体位置不佳或骨折。

• 术后早期随访拍片（6~12 周）以确定假体是否固定良好，位置稳定。

第 8 章

非骨水泥圆柱形柄

TAD M. MABRY

翻译：李　涛　　审校：李　伟

关键概念

- 术者必须仔细显露股骨，因为圆柱形柄的要求是股骨髓腔的准备和置入都要与股骨髓腔方向一致。
- 假体与骨干"摩擦匹配"长度为 5~7 cm，可获得初始的轴向和旋转稳定性。
- 尽管这些柄已经成功广泛应用于各种形态的股骨，但对一些极端的股骨髓腔形态和一些内翻合并大转子明显突出的患者，手术医师仍应考虑其他固定方式（图 8.1）。

无菌器械和内置物

- 手术入路相关特殊拉钩。
- 大直径高速磨钻或磨锉髓腔通道外侧的锉。
- 非骨水泥圆柱形假体的特殊器械。

手术入路

- 可以通过任何髋关节置换手术入路置入圆柱形柄。
- 股骨暴露不理想会影响某些直柄的置入。为了获得理想的固定，需要股骨端良好显露，使假体与骨干对线良好。
  - 应用此类型股骨假体时，需要考虑股骨端良好的显露，术者偏好后外侧入路和直接外侧入路。

术前计划

- 在为置入圆柱形柄制订详细计划前，术者应评估任何存在的股骨畸形，以及可能使用其他重建方法。
  - 成角畸形。
  - 旋转畸形。
  - 骨质不佳（明显的骨质疏松，较薄的骨皮质，极端狭窄或宽大的股骨髓腔）。

- 通过模板测量髋臼侧来确定髋关节中心。
- 接下来计划股骨侧，某些因素会影响下肢长度，下面 3 个因素主要影响柄侧假体（图 8.2）。
  - 柄的直径：目标是骨干接触超过 5~7 cm。
  - 干骺端填充：多数圆柱形柄有各种尺寸的三角形干骺端匹配部分，目标是达到干骺端最大化填充而同时没有去除过多的骨质，不会妨碍假体与骨干坚强固定。
  - 假体柄偏心距：考虑到有利于假体稳定和磨损的机制，目标是维持或轻度增加股骨的偏心距。
    - 注意事项：假体柄的偏心距的选择与假体柄干骺端的尺寸有关。

骨、内置物和软组织技术

股骨颈截骨

- 术前通过模板测量确定理想的股骨颈截骨位置。
  - 股骨颈截骨端过长会妨碍髋臼的显露。
  - 股骨颈截骨端过短会削弱假体柄颈领部分基座，从而降低假体柄干骺端的稳定性。

显露

- 股骨近端周围显露良好，包括完整的股骨距、股骨颈外侧和转子的结合处。

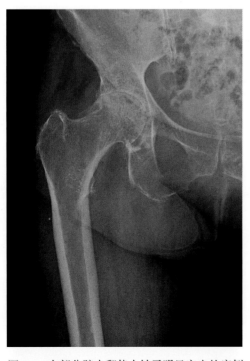

图 8.1 在部分髋内翻伴大转子明显突出的病例中，应用圆柱形柄有导致转子骨折或对线不良的风险，此时应考虑使用其他类型的柄

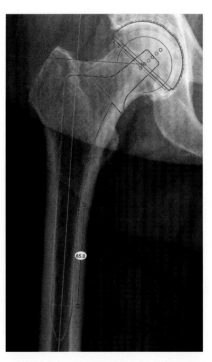

图 8.2 模板测量圆柱形柄的直径，记录理想柄的直径（6.5 cm 的皮质接触）、干骺端填充和偏心距恢复

起始点

- 于梨状窝附近打开股骨近端髓腔，注意避免髓腔内的器械撞击大转子或外展肌，否则会将内置物推向内翻 ± 屈曲位。
  - 用圆柱形扩髓钻很难使开髓点偏向外侧，因而需用高速钻确立髓腔开髓点，或用外向偏心锉以确保股骨侧的准备，从而与骨干对线。
  - 在术前模板测量时应评估与转子的撞击程度。

磨锉

- 常用 T 形手柄铰刀起始磨锉。
- 从最小的圆柱形铰刀开始，每次增加 1 mm，直到首次接触骨皮质。
  - 如果铰刀远离股骨髓腔轴线，需要进一步扩大开髓点。
  - 通过铰刀的大小与局部的骨性标志的关系来控制铰刀的深度。
    - 术者需准备全长的股骨柄以避免最终内置物下沉或股骨骨折。不要磨锉过深，避免丢失过多骨质。
- 圆柱形铰刀的直径以 0.5 mm 递增，直到接触骨皮质，并超过计划假体深度 5~7 cm。
  - 可通过用轻柔的压力尽量将铰刀推向远端，术者可以通过观察铰刀露出髓腔的程度，其与预期的股骨髓腔接触深度有关。
  - 通常当取出最后 2、3 号铰刀时，其沟槽应填充皮质骨质。在磨锉过程中，铰动皮质的声音并不意味真正的皮质骨磨锉。
- 最终的铰刀应比预期的真正假体直径小 0.5 mm，从而获得股骨髓腔合适的"擦配"。

扩髓

- 用最小的干骺端锉扩髓，其比预备的髓腔柄的尺寸小 2、3 号。
  - 开始扩髓时应特别注意柄的前倾，从而使最终的柄与骨获得最大接触。
- 锉与计划的股骨柄的直径一致并完全坐入时，评估干骺端残余的骨量，如果仍有足够的空间，需用下一号的干骺端锉直到完全座入。
  - 通常由术前模板测量获得干骺端的尺寸。
  - 在某些情况下，如果股骨距皮质撞击从而影响锉的置入时，需要高速磨钻打开股骨距皮质，避免股骨近端骨折。

测试与拍片

- 用最后的锉作为试模，评估下肢的长度、软组织的紧张度，以及髋关节在各种位置的稳定性。
- 最终型号锉在髓腔时，拍摄两个投照位的 X 线片以评估其大小、对线和磨锉深度是否合适（图 8.3），这对早期使用此器械者十分重要。

假体的最终置入

- 可用多孔测量板精确测量最终柄的直径（图 8.4）。如果实际柄直径与预测的柄直径有轻微的差别，可以 0.05 mm 的幅度调整锉的尺寸。

- 建议以合适的前倾角度插入真正的股骨柄，并与最终的锉相一致。
  - 如果柄看起来较大时，术者可考虑取出假体柄，在对线良好的情况下适度向深处磨锉，直到可以用手置入真柄，为进一步置入仅仅留下 5~7 cm。术者应适当平衡擦配与无须过于用力置入假体之间的关系。
- 用锤子小心敲击股骨柄，重要的是在最终置入假体柄时，术者需要助手来协助控制柄的前倾，否则柄旋转不理想且术中无法矫正。部分假体近端有孔，可插入坚硬的器械，在打入假体至骨干时提供有力的抗旋转力量，使柄位于合适的前倾位置。
- 在最终的置入过程中，术者应看到柄缓慢而稳定地前进，尤其在最后的 1~2 cm 时；如果看到在锤击后柄突然非预期地前进较多，应摄片评估是否有远端骨折。

术后处理

- 多数患者可以遵照计划早期负重。在下列两种情况下，在最初的 4~6 周，术者希望患者有限负重：
  - 当柄置入时较预期容易时。
  - 术后摄片提示柄显著对线不良和髓腔填充不佳时。

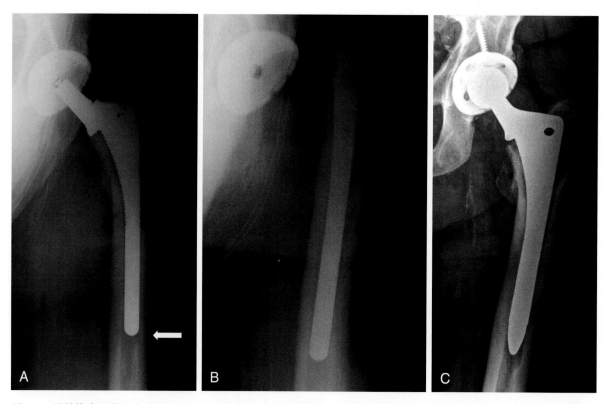

图 8.3　用最终磨锉在两个平面（A，B）上获得的术中试模影像。注意，柄稍小，内翻扩髓造成股骨外侧皮质（箭头）的切痕。在置入最终股骨柄前，先将起始点外移，然后根据股骨髓腔对线进行扩髓，使股骨柄增大 1 号。10 年随访时的 AP 位 X 线片（C），临床和放射学结果良好

- 术后即刻 X 线片必须包括能够显示整个假体的 2 个投照位影像，包括：

  - 股骨柄尖端。
  - 如在 2 个投照位影像上发现股骨远端的纵向裂纹骨折未穿出皮质者，则可采用保护性负重来治疗（图 8.5）。
  - 如果股骨远端裂纹骨折穿出皮质，则应考虑钢缆环扎固定。

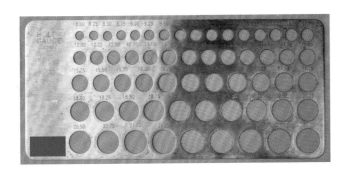

图 8.4 用于精确测量广泛多孔涂层柄直径的测量板

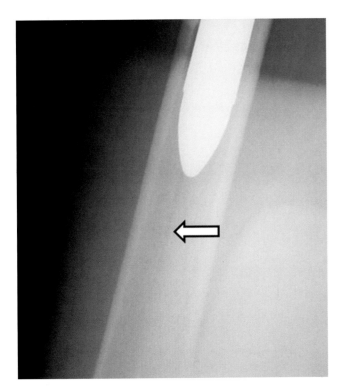

图 8.5 远端扩张性骨折（箭头），如术后 X 线片所见未超出皮质。在保护性负重的情况下，骨折得到了成功治疗

第 9 章

非骨水泥组配柄

BRIAN P. CHALMERS，KEVIN I. PERRY

翻译：李 涛 审校：李 伟

关键概念

- 某些患者股骨近端可能存在解剖异常，包括髋部发育不良（DDH；图 9.1）、Perthes 病（图 9.2），以及其他发育异常和创伤，因此难以使用常规的非骨水泥假体。
- DDH 患者的股骨近端解剖通常比较复杂，包括股骨颈过度前倾、股骨颈外翻、干骺端与硬化的股骨干髓腔不匹配以及股骨近端发育不全等，使得在初次全髋关节置换术（THA）中置入股骨假体极具挑战性。此外，这些患者通常因先前的手术而有股骨近端硬化，不利于干骺端的固定。

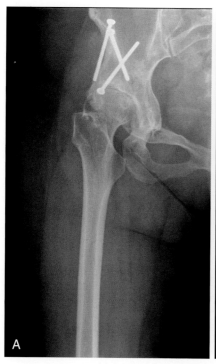
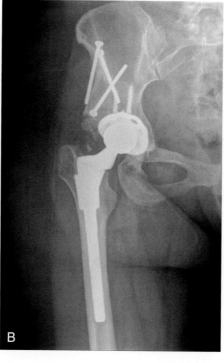

图 9.1 A. 患者的髋关节发育不良和股骨近端畸形，包括前倾角异常。B. 重建后用非骨水泥组配柄处理近端骨畸形，包括异常前倾角（Daniel J. Berry 提供）

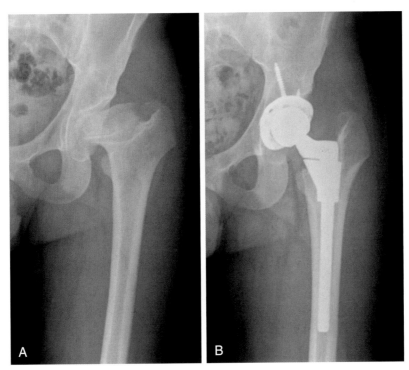

图 9.2　A. 有 Perthes 病史和股骨近端干骺端畸形患者的 X 线片。B. 全髋关节置换术后，用股骨干组配柄治疗骨畸形（Daniel J. Berry 提供）

- 尽管骨水泥固定可以适当地代偿这些复杂畸形，但因患者群体相对年轻，非骨水泥固定可以有骨长入，并可能使假体的耐久性更佳。
- 非骨水泥固定依靠干骺端和骨干固定，可以改善有干骺端－股骨干不匹配以及股骨近端硬化患者的假体固定。
- 组配式股骨假体在技术上更容易，并且允许术者适当恢复股骨的前倾和偏心距，以优化有复杂股骨近端畸形患者的髋关节稳定性。
- 因为这些内置物置入仅使用磨锉技术进行股骨准备，所以它们非常适于近端骨硬化而难以用髓腔锉进行股骨侧处理的情况（图 9.3）。

无菌器械和内置物

器械

- 常规髋关节拉钩。
- 特定的置入器械。

内置物

- 术前选择的初次非骨水泥髋臼假体（包含工具）。
- 非骨水泥组配柄（包含工具）。

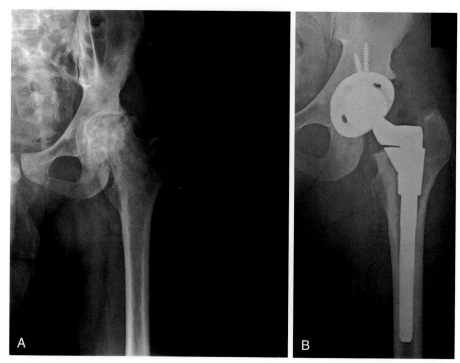

图 9.3　A. Sick 细胞病所致双股骨头坏死患者的 X 线片，可见干骺端有骨梗死，使得扩髓非常困难。B. 双侧全髋关节置换术后，用非骨水泥组配假体、股骨干用磨锉技术而不是常规扩髓（Daniel J. Berry 提供）

体位

- 侧卧位。

手术入路

- 手术入路应获得股骨良好的显露，必要时可延长。与常规仅用磨锉或磨钻行股骨准备相比，为组配袖套而磨锉股骨近端需要更广泛的显露。

- 避免在该患者人群中采用直接前入路可能是明智的选择，因为需要处理股骨和髋臼侧的复杂且发生改变的解剖结构，同时也使此入路的延伸变得非常有挑战性。

术前计划

- 识别接受初次 THA 的 DDH 患者潜在的股骨近端畸形，对于术前计划至关重要（图 9.4）。

- 准备对接受初次 THA 的 Crowe Ⅳ型 DDH 的患者进行转子下短缩截骨（见第 16 章）。

- 如果患者曾经接受过手术，则需要了解现有的金属假体以及内置物取出计划。

- 在俯卧位的体格检查中，评估下肢的长度和旋转情况非常重要。

- 术前模板测量对可能存在的髋臼和股骨解剖改变至关重要。术者应根据模板测量结果，准备多种股骨柄选项，包括非骨水泥组配式股骨柄，并计划多个股骨重建选择。

骨、内置物和软组织技术

- 常规显露髋关节并使其脱位。

- 行股骨颈 L 形截骨，为股骨假体置入做准备（图 9.5）。

- 如前所述制备髋臼，处理任何骨缺损或髋关节发育不良的问题。

- 进行股骨准备。利用高速磨钻进入股骨髓腔，并磨锉股骨近端外侧，从而在识别解剖异常的情况下直接进入股骨髓腔。然后，用 AO 开髓锉找到股骨髓腔并沿适当的轨迹扩髓。

- 用圆柱形磨钻锉骨干（图 9.6），从 8 mm 或 9 mm 磨钻开始，以 0.5 mm 的增量磨锉，直到与皮质达到良好的接触。术前模板测量非常有帮助：圆柱磨钻尺寸到比术前计划的柄的较小直径部分［通常比柄的较大直径部分（外部的齿条）小 0.5~0.75 mm］大 0.5 mm。

- 将合适的近端干骺端磨锉导向器置入股骨髓腔并扩髓，以便干骺端固定。在资深术者首选的置入系统中，根据要插入的骨干和干骺端套筒的大小进行颜色编码；在柄延伸部分在位的情况下依次磨锉近端干骺端，直到干骺端被适当填充（图 9.7）。这通常涉及皮质与股骨前方干骺端的接触，并且在扩髓过程中应每隔一段时间观察干骺端，注意避免前方穿出。

- 资深术者首选的置入系统具有单独的磨钻和导向器，可为填充内侧干骺端的三角形套筒的"喷口"进行股骨准备。确保扩髓导向器与前皮质平齐并在干骺端位置合适中；使磨钻的方向与股骨颈的原始前倾保持一致；根据患者的解剖结构将磨钻埋入适当的深度（图 9.8）。

- 根据最终扩髓所获得髓腔的大小，插入适当的干骺端套筒试模。

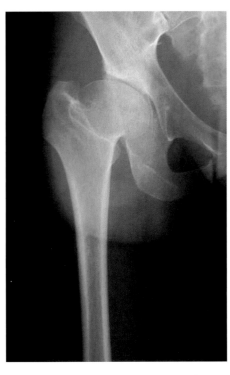

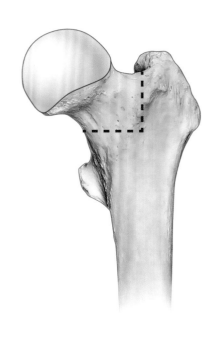

图 9.4 为重度髋关节发育不良和股骨近端畸形的患者行全髋关节置换术。非骨水泥组配式股骨柄可轻松处理此畸形，并确保足够假体固定长度

图 9.5 股骨 L 形截骨术，方便股骨侧工具的操作

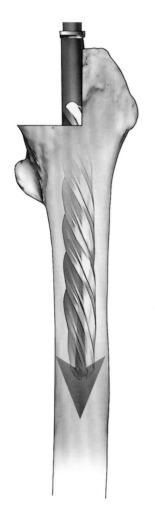

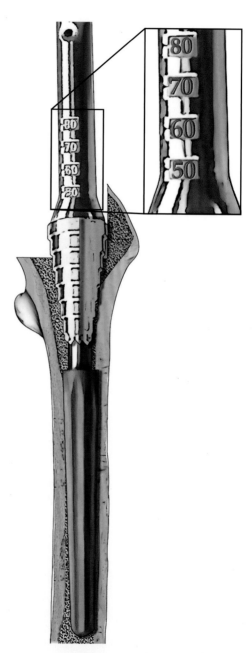

图 9.6　用圆柱形磨锉股骨干，为非骨水泥组配式股骨柄做准备

图 9.7　近端干骺端锥形锉磨，用于非骨水泥股骨组配式假体柄

- 打入试杆。真正的假体柄通常以锥形压配的方式与干骺端套筒接合；将股骨柄置于适当的前倾角，使其与髋臼假体的联合前倾角达到 30° ~ 40°。
- 复位髋关节并测试运动范围，评估髋关节的稳定性和撞击情况。股骨柄过度前倾会导致伸直和外旋的撞击，而前倾过少会导致屈曲和内旋的撞击。
- 将组配式股骨颈调整至适当的股骨前倾位并再次测试，直到对所有位置的髋部稳定性感到满意。
- 取出试模前，用电刀在患者的股骨颈上标出所需的前倾角，作为参考。
- 获取术中 X 线片，以确保适当的股骨假体压配并恢复下肢长度和偏心距（图 9.9）。
- 如先前锉磨一样，以自然的股骨前倾角度置入真正的袖套。

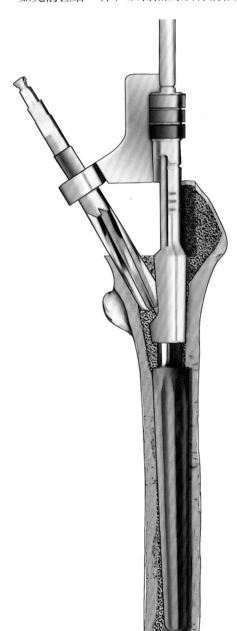

图 9.8 为非骨水泥组配式股骨柄磨锉干骺端（袖套三角形部分）

- 以预先标记的适当前倾角置入真实的股骨柄，通常与患者的自然前倾角明显不同（图 9.10）。
- 放置股骨头试模并在所有位置再测试髋关节，直到对髋关节稳定性感到满意。根据需要增减股骨颈长度，以优化下肢的长度和偏心距。
- 将最终确定的股骨头置于股骨柄耳轴上并敲击坐实。
- 复位髋关节，在运动范围内确保髋关节稳定。
- 根据术者的偏好技术逐层闭合切口。
- 获取术后 X 线片，以确保内置物位置适当（图 9.11）。

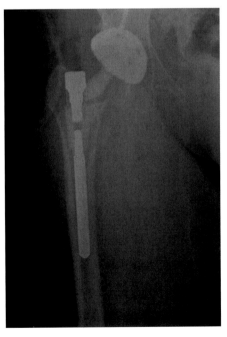

图 9.9 术中 X 线片，在位的为试模，显示恢复了适当的下肢长度和偏心距

术后处理

- 术后负重方案取决于重建和手术入路的具体情况。存在骨缺损（例如某些 DDH 的病因）或通过前外侧入路进行重建时，通常患者术后部分承重 6~8 周。

- 根据术者的判断和手术时对髋关节稳定性的评估，制定髋关节预防措施。

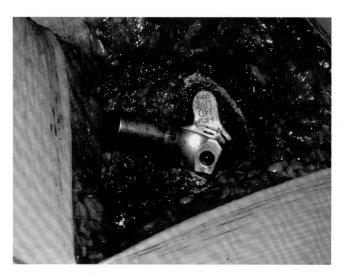

图 9.10　最终假体的适合的前倾，以优化髋关节稳定性。最终股骨假体的适当前倾和患者的原始前倾之间存在明显的不匹配。注意，干骺端袖套遵循患者的解剖结构，以提供最大的稳定性（Daniel J. Berry 提供）

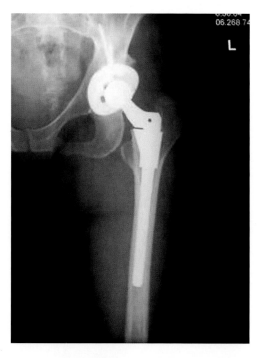

图 9.11　严重髋关节发育不良和股骨近端畸形患者的全髋关节置换术后 X 线片。非骨水泥组配式股骨柄可用来轻松解决此畸形，并确保适当的假体固定。可见内置物很好地填充干骺端和骨干（Daniel J. Berry 提供）

第 10 章
非骨水泥锥形凹槽柄

ROBERT T. TROUSDALE

翻译：李 涛　审校：李 伟

关键概念

- 在初次髋关节置换术中，非骨水泥锥形凹槽柄可使固定更持久。
- 这些柄用起来相对简单，仅需要磨锉髓腔直到获得轴向和旋转稳定。
- 在股骨过度前倾、髋外翻、股骨较小和创伤后畸形病例中，这些柄有很大帮助（图 10.1）。

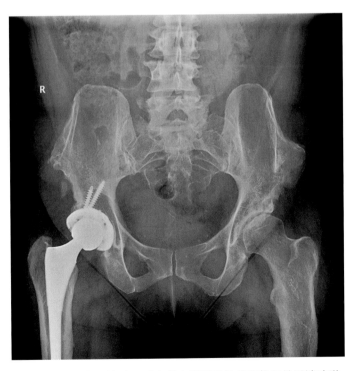

图 10.1　前后位 X 线片显示患者左侧股骨关节炎伴股骨近端畸形，股骨内翻并有扭转畸形愈合

无菌器械和内置物

- 常规髋关节拉钩。
- 特殊的锥形锉用于扩髓。
- 特殊的锥形试模内置物。
- 试模包括 28 mm 和 22 mm 型号，有时某些患者会用到较小的髋臼假体。

手术入路

- 手术入路可根据术者习惯，该类假体可应用于前方、外侧或后外侧入路等。
- 铺巾包括整个或大部分股骨。
- 体位可按术中容易获取 X 线影像的位置摆放。

术前计划

- 确认术前患者下肢长度差异的情况。
- 模板测量臼杯的大小及位置。
- 在前后位、侧位片上用模板测量股骨假体的尺寸，确认理想的截骨水平。
- 用大转子尖作为标志再次检查预想的截骨位置。总的来说，大转子尖应与股骨头假体中心平齐。

骨、内置物和软组织技术

- 按理想的入路进入髋关节。
- 按照术前计划行股骨颈截骨。
- 准备髋臼安放试衬。
- 依照操作推荐和术者习惯用手动或电动磨锉，股骨侧锥形扩髓，逐渐扩髓至锥形骨性结构。此时锉与皮质骨结合良好且较紧，目的是锉到内置物达到旋转和轴向稳定的尺寸。作者喜欢手动扩髓。当扩髓尺寸接近预期的内置物的尺寸，感觉锉较紧时，再改用电动磨锉（图 10.2）。
- 小心磨锉至髓腔呈锥形并使其顺滑，内置物将要填充其中。
- 放入假体试模并摄片（图 10.3），可通过旋转股骨 90° 获得前后位和侧位片。
- 复位髋关节，如果对下肢的长度和髋关节的稳定性满意，即可置入真正的髋臼内衬。
- 如果测试下肢的长度在理想的范围之内，可依据真正的假体的位置调整，使用较短或较长的头。
- 如果骨质较软或术者担心股骨距劈裂的风险，可在小转子处预防性捆扎钢丝。
- 置入真正的股骨柄，同时并保持理想的前倾，一旦沟槽接触皮质就决定了前倾的角度，置入假体时可多次适度大力敲击，持续敲击直到内置物不再前进。重要的是在各位置上保持内置物的稳定（图 10.4）。
- 如果最后测试的结果理想的话，将真正的股骨头放在股骨假体上并敲击。
- 常规逐层关闭切口。
- 在手术室或苏醒区行术后摄片（图 10.5）。

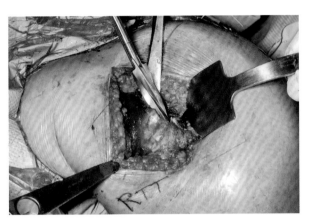

图 10.2　将左侧股骨磨锉至圆锥形

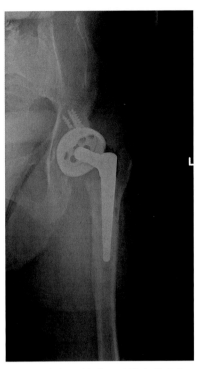

图 10.3　术中 X 线片，试模在髓腔内

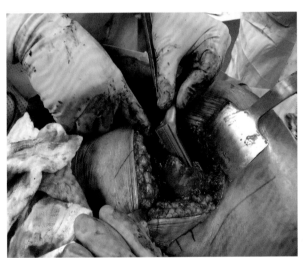

图 10.4　真柄的插入

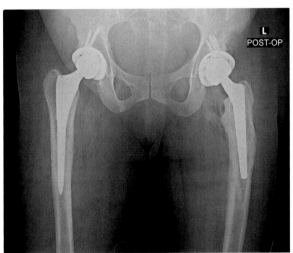

图 10.5　最终内置物就位后的术后 X 线片。注意柄在内翻畸形的髓腔中的位置

术后处理

- 如果内置物位置良好，患者可在耐受的范围内负重。
- 可用助行器直到获得平衡。
- 若耐受，可回归日常活动（图 10.6）。

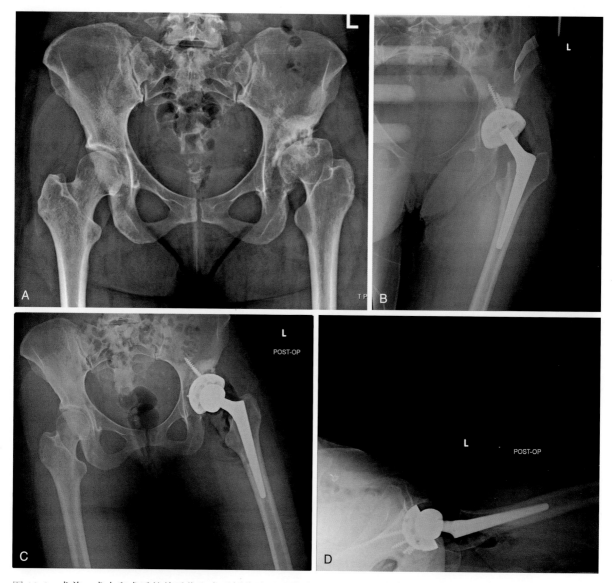

图 10.6　术前、术中和术后的前后位和术后侧位片显示髋关节发育不良患者的髋外翻和自体股骨过度前倾

第 11 章

骨水泥柄

JOSEPH M. STATZ, RAFAEL J. SIERRA

翻译：李　涛　　审校：李　伟

关键概念

- 多数术者偏好选择骨水泥柄而不是非骨水泥柄。
- 骨水泥柄的工作原理主要有 2 种，均基于骨水泥通过与松质骨交锁而获得固定，但骨水泥与柄的固定方式不同。
  - 复合承重柄具有粗糙或纹理化的表面，允许骨水泥与柄相互交叉，从而形成由骨、骨水泥和柄组成的坚固承重体。
  - 锥形下沉柄采用具有光滑表面的高抛光锥形柄，可以固定而不会与骨水泥发生交叉，但通过其锥形形状获得轴向稳定性，通过横截面形状获得旋转稳定性。
- 骨水泥柄的优点：
  - 生存率：在临床和注册中心有出色的长期生存率。
  - 多功能性：在任何情况下均可使用。
  - 降低围术期骨折风险。
  - 用抗生素骨水泥固定可能会降低感染率。
  - 抛光柄可以很容易地从骨水泥鞘中取出，使翻修手术变得简单。
  - 宽容技术是无论何种类型的柄都应遵循基本原则，目的是将柄以适当的对线方式置入，并使整个柄周围包裹 2 mm 厚的坚固骨水泥鞘。
- 骨水泥的缺点：
  - 与非骨水泥干相比，增加了手术室时间。
  - 在翻修时很难去除髓腔中的骨水泥。
  - 髓腔受压和脂肪栓塞，可引起"骨水泥置入综合征"。

无菌器械和内置物

- 常规髋关节拉钩。
- 适配股骨柄的脉冲灌洗器。

- 肾上腺素浸泡的纱布。
- 骨水泥塞。
- 骨水泥真空搅拌器。
- 带有长嘴的骨水泥枪及相关加压装置。
- 骨水泥股骨假体（配有器械）。

体位

　　患者体位取决于外科医生对初次全髋关节置换术的偏爱。作者多采用后外侧入路进行初次和翻修全髋关节置换术。

手术入路

　　尽管采用直接前入路难度更大，但实际上可通过任何 THA 入路置入骨水泥组件，请参阅第2~5章。

术前计划

- 模板测量股骨假体大小。对于骨水泥柄，最好在内置物周围形成 2 mm 的骨水泥套。但某些骨水泥理论（"法国悖论"）显示了较好的结果，其骨水泥鞘厚度小于 2 mm。
- 通过模板测量和临床检查来确认术前下肢长度的差异。
- 选择并模板测量合适的髋臼假体。

骨、内置物和软组织技术

- 采用理想入路进入髋关节。
- 此处描述的技术是用于准备和放置锥形下沉柄的，但可以作为所有骨水泥柄的操作指南。
- 使用术前计划的模板测量作为指导进行股骨颈截骨术。对于抛光、锥形设计，精确的颈部截骨不太重要，但是应避免颈太短而导致切割。
- 准备并置入适当大小和位置的髋臼假体，也可以在股骨准备之前或之后进行（根据术者的喜好）。
- 通常在颈部的后外侧建立股骨入髓点（多用 6.5 mm 圆形开口钻；图 11.1）。
- 用 AO 开髓器确认股骨髓腔的走行（图 11.2），随后手动扩髓，方向应与股骨髓腔的中心一致，不要相对股骨髓腔的中心内翻和屈曲（图 11.3）。
- 手动磨锉打开髓腔，根据需要使起点向外侧倾斜，有助于避免柄内翻对线——柄内翻与较高的松动率有关。
- 扩髓至模板测量的尺寸并确保在髓腔周围留出足够的轴向松质骨（至少 2 mm），以实现骨水泥交锁固定（图 11.4）。用锉刀抵住外侧骨质，以避免内翻。最终髓腔锉应符合股骨自然的内翻/外翻和屈伸，前倾角为 15°～20°，但最佳对线还取决于患者股骨的自然前倾和测试时髋关节的稳定性。最终锉的尺寸应以能抵住坚实的松质骨为准，该松质骨通常靠近皮质。锉的尺寸不能太大，以防去除所有松质骨并直接抵靠皮质骨。

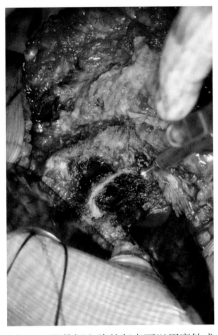

图 11.1 股骨柄入路的起点可以用磨钻或盒刀来确定，通常在股骨颈截骨的后外侧象限

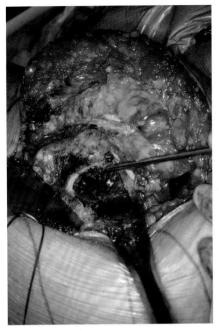

图 11.2 用 AO 起始磨钻探查股骨髓腔，并沿股骨髓腔建立一条直线轨迹，以便随后进行扩孔和扩髓

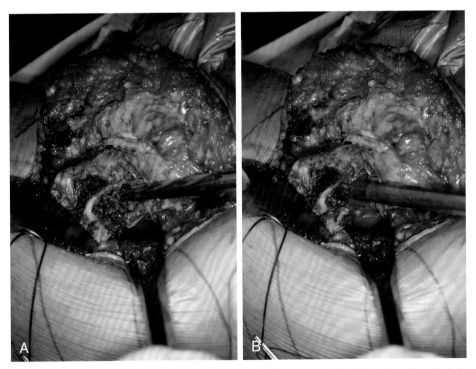

图 11.3 将股骨髓腔扩至适当大小，确保髓腔内保留 2~3 mm 的松质骨。注意磨钻的方向不要内翻和屈曲（A）。当锉刀向下前进时，髓腔将重新定位磨钻的方向（B）。采用后侧入路

- 将骨水泥限制器置于髓腔下方，插入深度可通过与实际柄进行比较，并在股骨矩水平处用记号笔标记。骨水泥限制器应置于柄尖以远约 1 cm 处（图 11.5）。
- 用适配股骨柄的脉冲灌洗器冲洗股骨髓腔，清除所有疏松的骨髓内容物或小梁间隙内的血液（图 11.6），是获得良好骨水泥固定的重要步骤。为了达到同样的目的，部分手术医生选择在磨锉和扩髓时进行脉冲灌洗，以期在置入骨水泥限制器或将锉插入髓腔下方时防止骨髓内容物栓塞。

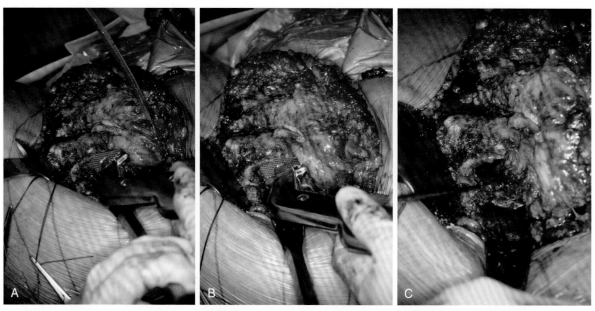

图 11.4　股骨在适当的前倾角下扩髓到适当的尺寸（A，B）。如神经拉钩所示，确保髓腔内保留 2~3 mm 的环状松质骨，用于骨水泥交锁固定（C）。适当的前倾角一般为 15°～20°

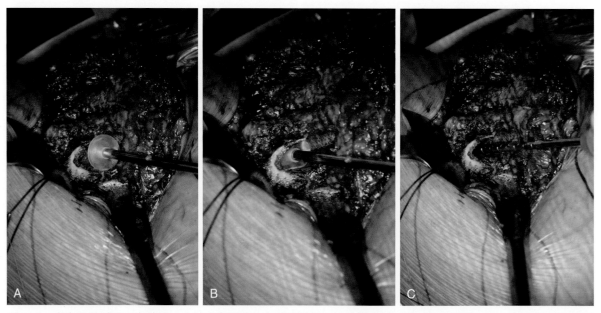

图 11.5　应在股骨髓腔下方放置一个尺寸合适的骨水泥限制器，使其深度超过柄尖所在位置 1 cm。插入时应用锤子轻轻敲击

- 准备股髓腔以进行骨水泥固定。进行复位测试，以评估张力、运动范围和下肢的长度。如果需要，术中拍摄 X 线片以确认正确的假体位置。彻底抽吸髓腔。用肾上腺素浸泡的纱布（1：100 000 肾上腺素生理盐水）填充髓腔。最好将每块纱布的"尾巴"悬挂在髓腔外并严格计数，以免将纱布留在髓腔中。纱布将减缓任何渗入髓腔的出血，以尽可能确保髓腔干燥。取下这些纱布，用干纱布代替并再次数纱布，将每块纱布的"尾巴"悬在髓腔外，以免纱布留在髓腔中。另外，在髋臼中放一块纱布，以接住可能掉入臼杯中的骨水泥（图 11.7）。

- 用真空搅拌机混合骨水泥，将骨水泥装入骨水泥枪中。手工混合骨水泥会导致骨水泥鞘出现非预期的孔隙。

- 一旦骨水泥略微进入面团期，从髓腔内取出纱布并确保已取出所有纱布，将一根小的抽吸导管插入髓腔，通过吸引装置的尖端进行抽吸（图 11.8）。

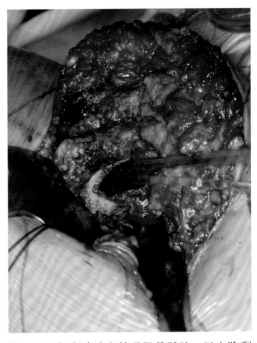

图 11.6　彻底冲洗和抽吸股骨髓腔，以去除剩余松质骨中的所有骨髓成分。这将允许更好的骨水泥交锁固定，并减少在加压期间发生肺动脉栓塞的机会

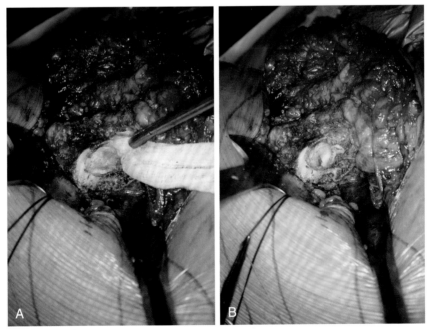

图 11.7　将用稀释的肾上腺素盐水浸泡的纱布插入髓腔（A），帮助止血，从而形成一个易于骨水泥固化的髓腔。将纱布紧紧地塞进髓腔（B）

- 解锁骨水泥枪，将骨水泥枪的喷嘴向下插入髓腔，直到尖端碰到骨水泥限制器（图 11.9）。用力快速挤压喷枪扳机，使骨水泥充满髓腔。当喷嘴在髓腔远端时，将骨水泥从喷枪推入髓腔时会感觉到压力。骨水泥堵塞抽吸导管后，便可以将其取出（通常在骨水泥进入根管深处时，这种情况会较早发生；图 11.10）。随着枪尖向近端推动，由于髓腔尺寸的增加，骨水泥枪的推出量将减少，从而导致对喷嘴的推动压力减小。卸下喷嘴时，继续挤压扳机，使髓腔完全充满骨水泥至股骨颈截骨的高度（图 11.11），并防止骨水泥中出现空隙。

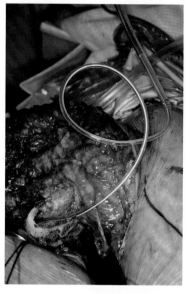

图 11.8 取下纱布，并在髓腔底部放置抽吸导管，以彻底干燥髓腔

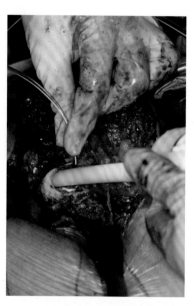

图 11.9 真空混合骨水泥与抗生素并推入骨水泥枪。一旦骨水泥进入面团期，将骨水泥枪插入髓腔，直到尖端碰到骨水泥限制器

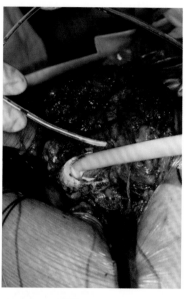

图 11.10 挤压骨水泥枪，用骨水泥强力填充髓腔，并将骨水泥加压到远端松质骨中，这将把骨水泥枪推出髓腔，也会使骨水泥堵住抽吸导管，此时移出抽吸导管

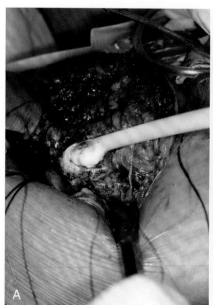

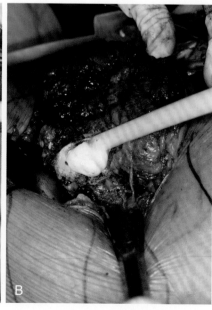

图 11.11 反复挤压骨水泥枪，直到整个股骨髓腔充满水泥。拔出骨水泥枪，骨水泥同时流入

- 松开骨水泥枪，将长的喷管从根部折断，用长杆状的骨水泥柱塞插入残留的喷管将残余的骨水泥打入髓腔。在剩余的骨水泥枪头上放加压附件（颈领），应选择合适尺寸以能在股骨颈截骨周围形成良好密封。将其置于在髓腔顶部，在干骺端周围形成良好的密封，并通过挤压扳机几秒钟来对髓腔施加压力（图 11.12，图 11.13）。增加股骨髓腔的压力将改善骨水泥与骨和柄的固定。

- 经食管超声研究表明，柄插入和加压的栓塞风险较低。对于通气良好且水化充足的患者，死亡风险约为 1 / 10 000。在行骨水泥操作前与麻醉小组进行沟通，确保他们了解手术过程并做好准备。对于心肺功能不佳的患者（如接受 THA、半髋置换术治疗骨折或肿瘤相关疾病的高危患者），仅使用手动加压，可以考虑跳过最后的加压步骤。

- 作者更喜欢在生理盐水中加热抛光柄，将其加热后置于肾盆中。除了加热 2 袋骨水泥中的 1 袋用于黏合之外，此过程还使骨水泥更快固化，并降低了骨水泥和内置物界面的孔隙率，从而改善其交联。但是骨水泥的工作时间较短，外科医生应意识到这一点。

- 以适当的对线插入真正的假体柄。多数柄都具有中置器，在接入茎杆远端，以帮助柄远端对线。对于抛光锥形柄，中置器还可以使柄安全下沉，这是我们所期望的。柄的近端部分是手动控制的，因此在插入时需要格外小心，以确保柄在正确的内翻 / 外翻、屈曲 / 伸展和前倾位置上。应预先确定柄的位置，在插入柄后应避免柄的位置发生较大变化。在插入柄时，将柄指向膝关节中心并检查在插入过程中股骨颈截骨处柄周围骨水泥的层厚。一只手应使柄保持适当的对线，而另一只手的拇指放在股骨矩上方，以在插入时在髓腔内产生加压（图 11.14，图 11.15）。当内置物的干骺端触及骨水泥时，应移开术者的拇指，以防止柄的位置发生改变（图 11.16）。

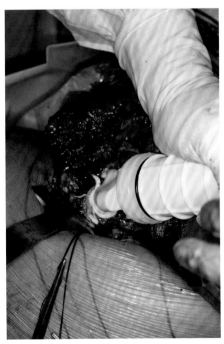

图 11.12 折断骨水泥枪尖端，枪的末端放置颈领，在股骨颈截骨处尽可能创造一个密封的环境

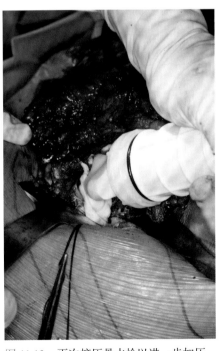

图 11.13 再次挤压骨水枪以进一步加压

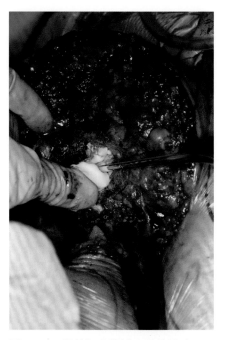

图 11.14 股骨柄直接插入股骨髓腔。一般来说，柄插入时应该朝向髓腔的后外侧，因为这是髓腔的中心径直的方向。拇指放在股骨矩区域的骨水泥上，可增加髓腔的压力，促进骨水泥的交联

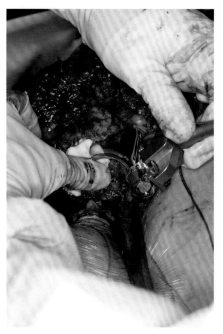

图 11.15 将股骨柄以合适的前倾角和屈曲角度插入髓腔，插入髓腔时拇指继续放在股骨矩区域，以维持加压和促进骨水泥的渗透

- 柄周围的骨水泥鞘在所有侧面上应等厚。通常，柄应与最终锉的位置匹配；但是，骨水泥固定的优点之一是最终组件的位置不需要与患者的原始前倾相匹配。
- 在插入过程中，应清除从柄周围挤出的骨水泥，以确保骨水泥不会掉入臼杯或挤出至股骨周围的软组织中（图 11.17）。
- 一旦到达柄所需的深度，将柄固定到位，直到骨水泥固化。
- 对于锥形下沉柄，应在柄肩部放置少量骨水泥，以防止在术后脱位的情况下尝试闭合复位牵引而导致其退回（图 11.18）。
- 从髋臼中取出纱布，并检查伤口是否有松动的骨水泥。
- 进行髋关节复位测试，以优化组配式股骨头的股骨颈长度，以及髋臼衬垫的配置和位置（图 11.19）。
- 将真正的髋臼内衬置入臼杯，并将真正的股骨头假体安装到股骨柄耳轴上。
- 彻底冲洗伤口。

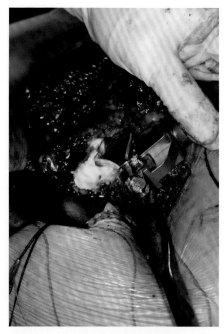

图 11.16 一旦假体的近端膨大部分接触骨水泥，移开拇指，以防止接触柄并改变对线

- 闭合髋关节囊，并对所选入路进行常规闭合。
- 应用无菌敷料覆盖切口。
- 术后 X 线片可作为用于随访（图 11.20）。

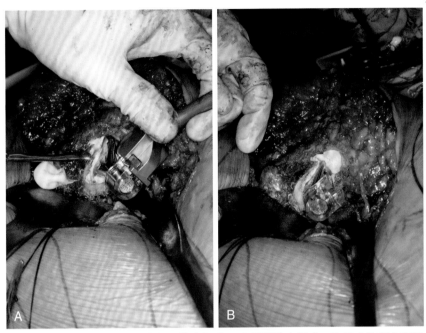

图 11.17　以适当的对线方式插入其余部分，确保假体在屈曲 / 伸展或前倾方面没有大的变化。把持器可用于插入过程中控制柄位置（A），然后在骨水泥硬化（B）后移开

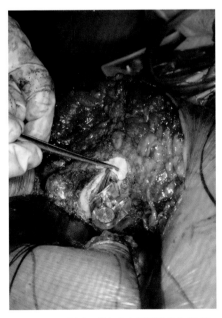

图 11.18　插入时取出柄周围多余的骨水泥，并将骨水泥置于内置物肩部，以防止在术后脱位需要复位时将其拉出髓腔

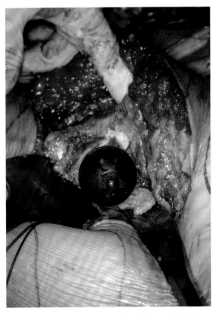

图 11.19　骨水泥完全硬化后进行最终测试

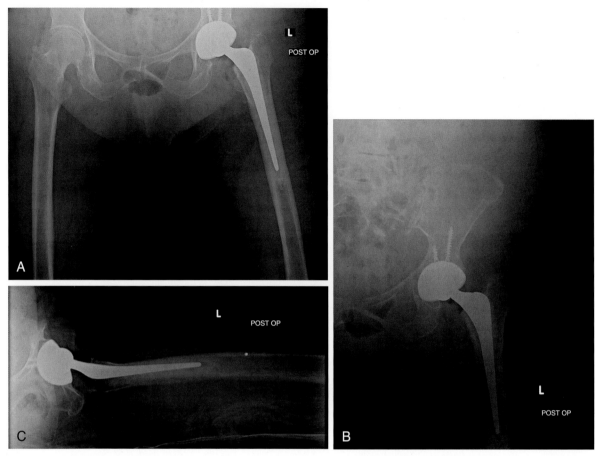

图 11.20 术后 X 线片可作为未来随访的基准。在骨盆前后位（A）、髋前后位（B）和穿桌侧位（C）X 线片上可以看到柄的位置和骨水泥套

术后处理

在标准 THA 预防措施下，患者可以在自身耐受范围内负重。

第 12 章

急性髋部骨折

ADAM HART, DANIEL J. BERRY

翻译：李　涛　　审校：李　伟

关键概念

- 治疗急性股骨颈骨折时，最开始要决定是行内固定还是关节置换。理想的治疗目的是尽快恢复功能，最大限度减少并发症并提供持久的效果，因而需要考虑患者的年龄、健康状况等因素。虽然该决定受多因素影响，下列建议会对指导治疗有帮助（图 12.1）：
- 位置：由于头下型和颈中段股骨颈骨折位于关节囊内，因此此类骨折发生骨不连的风险更高。股骨颈部脆弱的支持带血管的潜在损伤，也使股骨头易发生缺血性坏死。相反，股骨颈基底部、转子间和转子下骨折位于关节囊外，因此通过内固定有更好的愈合机会。
- 移位：具有明显移位的股骨颈骨折（Garden 3、4 型）不太稳定，更容易发生内固定失败，发生股骨头坏死的风险也更高。另一方面，未移位和外翻型的股骨颈骨折（Garden 1、2 型）本质上更加稳定，愈合的可能性较高，而发生股骨头坏死的可能性较低，因此宜行内固定治疗。
- 骨折形态：粉碎性和 / 或 Pauwels 角增大（垂直取向的骨折导致高剪切力）的骨折不稳定，并且更容易在内固定时发生骨不连或畸形。

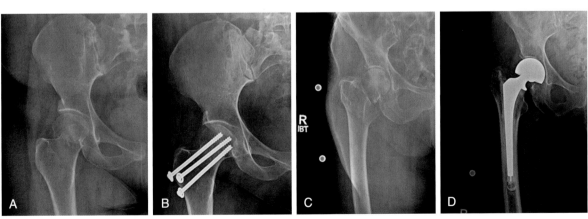

图 12.1　两例股骨颈骨折移位患者的治疗：35 岁妇女从 10 英尺（约 3 m）高处跌落，造成股骨颈外侧压缩骨折。闭合复位内固定术后 1 年后的 X 线片（A），可见骨折愈合，股骨头完整（B）。83 岁妇女从自身高度跌落导致股骨颈不稳定性骨折的 X 线片（C），双极半关节置换术后 1 年（D）

- 患者的年龄、健康状况和功能：术前基本情况不佳的股骨颈骨折 – 脱位老年患者应选择髋关节置换术，有利于即刻负重并减轻疼痛，并最大限度地减少额外手术的可能性。另一方面，健康状况较好的年轻患者（通常在 65 岁以下）通常可以通过闭合（或必要时开放）复位和内固定来保护其髋关节。
- 如选择髋关节置换术，外科医生必须考虑哪种类型的假体最合适。
  - 半髋关节置换术：优点为手术快速而简单，置入大直径球头有助于避免术后脱位。不幸的是，根据患者的活动水平，随着时间的流逝，与患者的自然髋臼相接触的金属头可能会导致关节软骨磨损和关节炎。因此，半髋关节置换术适合需求低、老年患者和有脱位危险因素的患者。
  - 全髋关节置换术：对日常独立、身体状况佳且活动能力强的年轻患者，应考虑行全髋关节置换术。在此类患者中，相对于脱位的风险，更注重其持久缓解疼痛和改善功能的优点。同样，对于已存在髋关节炎的患者，应考虑行全髋置换而不是半髋置换。
- 老年患者的髋部骨折应视为可危及生命的严重损伤。在整个围术期过程中，由多学科团队进行治疗可以改善治疗结果。
  - 及时进行术前医疗干预，以在受伤后 48 小时内手术为目标。
  - 通过多模式疼痛管理和局部 / 区域麻醉，将阿片类药物的使用降至最低。
  - 及时术后活动和康复。
  - 筛查和适当治疗骨质疏松、营养不良、受虐并预防跌倒。

无菌器械和内置物

- 术前：考虑使用氨甲环酸，Foley 导管介入（短时期），局部和区域麻醉。
- 内置物：
  - 骨水泥柄：尽管非骨水泥柄应用很普遍，但对髋部骨折老年患者的病理性骨质疏松骨，强烈建议使用骨水泥柄（图 12.2）。可根据医生的喜好，可使用锥形下沉柄或表面粗糙柄。骨水泥柄的优点是可尽量少扩髓，牢固固定在骨质减少的骨的髓腔中，柄的前倾位置和高度灵活可变，以及可局部释放抗生素。最重要的是，对该人群使用骨水泥柄，早期假体周围股骨骨折和早期股骨假体松动的发生率较低。
  - 半髋关节置换术：根据外科医生的喜好，可以使用单极或双极假体。尽管双极假体比较贵，但在理论上具有减少宿主髋臼软骨磨损的优势。
  - 全髋关节置换术：根据外科医生的喜好，可采用骨水泥或混合全髋关节置换术。应考虑使用大直径头（36 mm 或 40 mm）或双活动关节，特别是对于脱位风险增加的患者（如认知障碍、僵硬、脊柱融合、帕金森病）。

手术入路

- 根据术者的喜好，可以使用前外侧、直接前路或后外侧入路。由于这些患者因髋关节脱位而处于特别高的风险中，所以作者更喜欢采用前外侧方法来降低出现髋关节不稳定的风险。

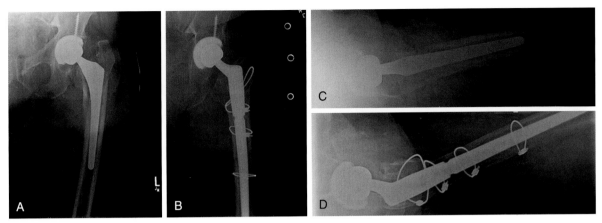

图 12.2　77 岁男性非骨水泥全髋关节置换术失败（A，C）。失败的原因是股骨假体周围骨折，X 线片示使用锥形沟槽柄治疗假体周围骨折后 5 年（B，D）

术前计划

- 详细的病史和体格检查至关重要。评估患者的生活状况、认知、行走状态、生活环境、合并症、抗凝和其他损伤，对制订治疗计划至关重要。
- 术前计划应包括医疗团队的评估和优化，疼痛管理以及确立护理等级或进一步的执行方案。
- 应该行 X 线检查以确定骨折形态、股骨和髋臼的骨质以及是否存在关节炎。有时，肢体明显的外旋可能会妨碍对骨折的准确评估（股骨颈与颈基底部）。以柔和的牵引力内旋下肢并行重复 X 线检查，可能有助于准确诊断和后续治疗计划的制订。
- 应对股骨和髋臼组件的尺寸和位置进行模板测量。通常，使用对侧髋部做模板比较容易，对侧髋部通常在 X 线片上位置正确，可以更准确地显示患者的解剖结构。

骨、内置物和软组织技术

- 按照术者的喜好摆放体位、铺单。如果行半髋关节置换，在显露时需额外小心避免损伤盂唇。
- 取出股骨头。
  - 显露深部后，通过旋转肢体以显露股骨颈骨折处。可以通过将取头器敲入股骨颈部中心，然后将其拧入股骨头部而取下头部。拧入取头器时，用对侧拇指稳定头部。
  - 如果骨折显露受限，可使用摆锯在所需高度截断股骨颈，然后取出插入其中的骨块，有助于股骨头的显露。
  - 将取头器牢固插入股骨头，从髋臼中拉出股骨头。有时候需要剪断韧带。
- 髋臼侧准备（为全髋关节置换）。
  - 根据外科医生的喜好，使用非骨水泥半球假体和辅助螺钉固定，进行标准显露和髋臼准备。注意，非关节炎髋臼骨通常较柔软，必须格外小心，以免磨锉过深。
- 股骨准备。
  - 根据理想的和模板测量的柄准备股骨近端。值得注意的是，此处骨质通常很脆弱，有发生骨折的风险。

- 进行复位试验，以确保髋关节稳定、肢体长度恢复和运动范围内无撞击。注意柄的大概深度和所需的前倾，这需要在置入柄后反复测试。测试时注意避免暴力活动，以免导致大转子骨折。
- 骨水泥技术。
  - 当行骨水泥固定时提醒麻醉团队，确保存麻醉师在场，并确保患者液体输入和氧气供应。
  - 在柄尖端下方 1~2 cm 处插入适当大小的骨水泥塞（以锉刀或柄为参考）。
  - 脉冲冲洗准备髓腔。
  - 可以将一根小的导管置入股骨髓腔，然后塞入用肾上腺素浸透的纱布。每块纱布的尾端留在股骨髓腔外，以确保稍后将其取出。然后干纱布代替湿纱布，并且在骨水泥固化之前对导管进行抽吸以干燥骨髓界面。
  - 将纱布放入髋臼中，以收集在柄插入过程中挤出的所有骨水泥。
  - 一旦骨水泥达到面团稠度，就从远端到近端将真空混合的骨水泥注入髓腔。作者通常在单包水泥中添加 1 g 抗生素（通常为万古霉素或粉状氨基糖苷），此为非规定药物使用。多数情况下需要使用 2 包骨水泥。
  - 需谨慎使用橡胶适配器对骨水泥进行加压。有心肺并发症高风险的患者最好不加压。
  - 然后将柄缓慢插入所需的位置。可以将拇指放在股骨矩上，以在插入柄时对骨水泥加压（如果需要）。
  - 将柄牢固固定在理想的位置，清除多余的骨水泥，直到骨水泥固化。
  - 髋关节复位之前，确保髋臼中没有骨水泥残渣。
- 关闭刀口。
  - 尽量关闭和修复关节囊，因其在受伤时经常会撕裂。

术后处理

- 在可耐受情况下负重和通过物理疗法的早期活动。
- 髋关节预防措施取决于入路和外科医生的喜好。
- 开始锻炼和治疗骨质疏松。

第 13 章

髋部陈旧性骨折愈合不良

DANIEL J. BERRY

翻译：李　涛　　审校：李　伟

关键概念

- 髋部骨折治疗失败后多考虑进行髋关节置换，主要原因是骨折不愈合或内固定失败、股骨头坏死或髋关节关节炎的进展。前两者通常发生在骨折后的早期，后者通常发生在晚期。

- 通常髋部骨折治疗失败并致残较常见，因此挽救该问题的有效手术方法至关重要。

- 髋部骨折愈合不良可以分为四大类：①年轻患者的股骨颈（FN）骨折；②老年患者的股骨颈骨折愈合不良；③年轻患者的股骨转子间（IT）骨折愈合不良；④老年患者 IT 骨折愈合不良。

- 年轻患者的股骨颈骨折内固定治疗失败通常可以通过保留股骨头的手术来挽救，最常见的手术方式是通过股骨转子间截骨术形成外翻，使骨折受压并愈合。即使存在中等大小的股骨头坏死区域，也可以获得良好的结果。

- 对于老年和明显骨质受损的患者，股骨颈骨折内固定治疗失效最好通过髋关节置换来处理。

- 在年轻患者中，股骨转子间骨折内固定治疗失效通常采用切开复位坚强内固定来处理，必要时可行自体骨移植和畸形矫正。

- 在较年长的患者中，尽管对某些骨质良好且髋关节良好的患者可尝试行内固定，但股骨颈骨折内固定治疗失效多采用髋关节置换来处理。骨质量差、用于稳定和固定所需的关键区域骨丢失、螺钉切割或髋臼炎性损害、晚期髋关节炎或股骨头坏死，是转为髋关节置换术的指征。关节置换术的优点是不需要骨折愈合，因为可以切除骨折并且可以快速活动（这对许多因骨折治疗失败而已经制动一段时间的老年患者尤为重要）。

- 多数因髋部骨折愈合不良而接受髋关节置换术的患者之前曾接受过内固定治疗。在转为髋关节置换术之前，应排除感染。伤口愈合问题、引流或全身症状应引起关注，同样应关注体格检查发现的局部红肿或伤口引流问题。多数患者应接受红细胞沉降率和 C 反应蛋白的筛查。如果发现有问题，可以考虑进行进一步的影像学检查和 / 或髋关节穿刺抽吸术。

- 骨折后进行关节置换的患者通常骨质较差（通常这也是骨折的原因，并且骨折时导致失用性骨丢失会加剧这个问题），这使患者有各种术中和术后（髋臼和股骨骨折）的风险，也有内置物松动（髋臼和股骨假体）的风险。骨水泥内置物可以减少骨折和早期松动的风险，特别是对于股骨而言。

- 可以选择半髋关节置换术或全髋关节置换术（THA）。半髋关节置换术具有很高的稳定性，并且比 THA 的手术操作更小，但止痛效果不太可靠。对于体弱或很少活动的患者，可考虑进行半髋关节置换术；对于多数患者，THA 的止痛效果更可靠，应为首选。
- 由于年龄、认知、神经肌肉或平衡因素或先前患有转子间骨折的患者的大转子（GT）受损等解剖学异常，骨折后进行关节置换术的患者出现髋关节不稳定的风险通常较高，可以考虑使用高稳定性承重界面，如大直径股骨头（36 mm 或更大）或双动内置物。
- 如果存在金属内置物残留，应了解存在哪些残留金属内置物（包括制造商）以及如何取出金属内置物，确保可以获得专用拆卸器械。

无菌器械和内置物

- 常规髋关节置换术器械。如果预计会使用骨水泥，应准备所有必要的骨水泥材料，包括骨水泥枪和骨水泥限制器。
- 髋关节置换内置物。如果计划使用非骨水泥臼杯，应准备可用的臼杯，以及加固臼杯固定的螺钉。对于失败的 FN 骨折，可使用标准长度的骨水泥或非骨水泥股骨内置物（取决于外科医生的喜好）。对于转子间骨折愈合不良，通常需要使用颈部可延长的内置物、可代替股骨矩的内置物或远端固定的内置物，以使外科医生能够补偿近端骨缺损。应备有可以绕过股骨近端螺孔的内置物。
- 取出现有残留金属内置物的工具，通常是厂家特制的工具。
- 断裂螺丝的拆卸工具，包括环钻和反向螺纹螺丝取出器。
- 环扎钢缆和钢丝。
- 带有各种尺寸尖端的高速磨钻。
- 根据需要进行术中放射线照相或透视检查。

体位

- 根据外科医生的喜好，患者可取侧卧位或仰卧位。
- 确保在手术区域能触及大部分股骨，包括需要拆除残留金属内置物的任何区域。
- 对于疑难病例，考虑放置 Foley 导管导尿。

手术入路

- 对于多数股骨颈骨折愈合不良，可根据外科医生的喜好通过后路、前外侧、直接外侧、直接前路入路进行关节置换。对于许多骨质非常差的患者（股骨松动和非骨水泥内置物术后骨折的风险高），骨水泥固定股骨假体是首选，但通过直接前入路很难进行骨水泥固定。
- 对于转子间骨折愈合不良，手术入路通常取决于大转子的解剖结构。如果大转子的位置不当而妨碍通向股骨髓腔或不愈合（图 13.2A），有可能需要行大转子滑移截骨（见第 4 章）或大转子延长截骨，否则可以采用常规的后路或前外侧 / 直接外侧入路。

- 选择的手术入路应可取出残留金属内置物，通常可以切除先前内部固定产生的部分或全部瘢痕，取决于先前的瘢痕位置和新的手术入路计划。尽量避免彼此非常靠近的平行瘢痕，以避免皮桥的血运被破坏。

术前计划

- （通常需要）与内科和麻醉团队讨论医疗问题。
- 股骨颈骨折愈合不良：髋臼和股骨组件的模板测量，包括内置物的大小和位置。如果存在下肢缩短，通过模板测量以恢复肢体长度，计划如何取出现有的残留金属内置物。
- 转子间骨折愈合不良：模板测量髋臼和股骨组件，包括内置物的大小和位置。如果存在肢体缩短，则需要通过模板测量来规划如何恢复下肢的长度。通常，存在股骨矩骨缺损意味有更多的骨缺损，并且通常需要在该区域内置入可弥补骨丢失的内置物。考虑柄的长度：对于多数老年患者，计划绕过股骨近端残留的孔或缺损的距离约等于 2 个股骨髓腔的直径。计划如何取出任何残留的金属内置物。

骨、内置物和软组织技术

股骨颈骨折愈合不良

- 经所需的髋关节手术入路进入髋关节。
- 在尝试移除残留金属内置物之前，使髋关节脱位。最初的髋关节脱位通常会在股骨上施加最大的扭转载荷，因此在存在残留金属内置物的情况下用手执行此操作，可降低术中发生螺旋形骨折的风险。
- 即使在残留金属内置物处于原位的情况下进行髋关节脱位也要小心，确保进行了足够的软组织松解，以避免股骨承受高扭转载荷。
- 根据需要，使用厂家特制的器械重新放置髋关节并取出现有的内固定。
- 准备髋臼（除非进行半关节置换）。髋臼骨质较软，而且通常很脆弱。此类患者发生骨折的原因多为骨质减少，而且通常没有典型的骨关节炎的软骨下硬骨，磨锉时很容易偏深和偏内。因此，只需将髋臼的软骨磨除并尽量保留软骨下骨，通常后者骨质较佳。计划使用非骨水泥内置物时，应磨锉以允许组件适度而不是过度压配：压力过大有骨折的危险；压力过小会出现固定问题。
- 准备股骨。如果股骨外侧有螺钉，会导致应力增大，有发生大转子骨折的危险。
- 进行复位测试，确保下肢长度和髋关节稳定性得到优化。
- 放置髋臼部件。对于擅长髋臼骨水泥固定的外科医生来说，这是一种适当的适应证。多数北美外科医生对骨水泥内置物缺乏经验，更喜欢非骨水泥内置物。非骨水泥内置物通常也是可提供更高的稳定性选择，这对许多患者有帮助（图 13.1）。当放置非骨水泥臼杯时，适度压配，通常约为 1 mm，对这些患者来说是最好的。当撞击臼杯时，要小心避免使用大力敲击，可能导致脆弱的骨质发生骨折。对于多数骨质量较差的患者，用螺钉加强臼杯的固定是明智的。
- 放置股骨部件。对于老年患者，由于股骨松动或术后骨折的再手术风险较低，首选骨水泥内置物（图 13.1）。如果使用骨水泥，用手指按压堵住股骨外侧的孔以避免骨水泥从孔中溢出。在进行

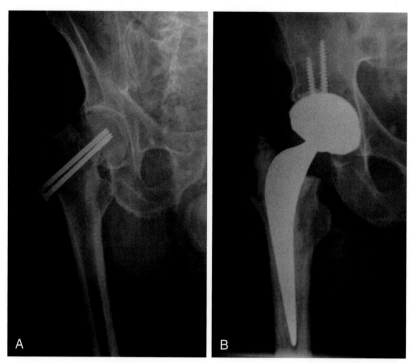

图 13.1　A. X 线片示股骨颈骨折不愈合。B. 术后 X 线片示混合全髋关节置换和高稳定性双动髋臼假体

骨水泥固定前应提醒麻醉小组保持警惕，以确保患者氧合良好、容量充足。

- 进行尝试复位并选择最佳承重界面。记住，这些患者有出现髋关节不稳的风险，高稳定性承重面，如大股骨头直径或双动承重面可能是更有利的选择（见图 13.1）。
- 使用患者股骨头的自体骨来填充股骨残留的螺钉孔。
- 根据手术入路进仔细修复关节囊和肌肉。
- 分层缝合伤口。

转子间骨折愈合不良

- 通过所需的手术入路进入髋关节。如果大转子骨折在内翻位置愈合不佳或不愈合、妨碍进入股骨髓腔，考虑大转子滑移截骨（图 4.2）或大转子延长截骨术（见第 23 章；图 13.2）。
- 在尝试取出残留金属内置物之前，将髋关节脱位。最初的髋关节脱位通常会在股骨上施加最大的扭转载荷，所以在残留金属内置物在位的情况下执行此操作，可以降低术中发生螺旋形骨折的风险。
- 即使在残留金属内置物在位的情况下使髋关节脱位也要小心，确保进行了足够的软组织松解，以避免股骨承受过高的扭转载荷。
- 根据需要，使用厂家特制的器械重新放置髋关节并取出现有的内固定装置。
- 取出现有的内固定装置可能比预期更困难。当移除髓内装置时，显露外展肌下方的髓内钉近端可能具有挑战性，可采用术中透视。应避免严重损伤外展肌，寻找近端髓内钉。骨干处螺钉断裂非常常见，在 X 线影像上可能看不到（图 13.3）。可使用专用的断裂螺钉拆卸工具，包括小环钻和反螺纹螺钉拆卸工具。透视也可以用来发现断裂的螺钉。部分断裂螺钉不易接近但会妨碍残留的金属内置物取出或股骨部件的置入，可将其推向股骨髓腔内侧或远端（图 13.4）。

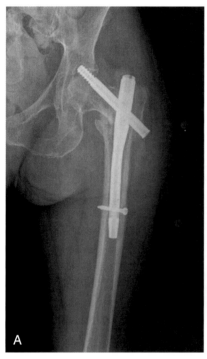
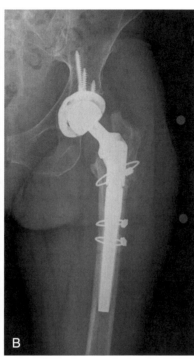

图 13.2　A.股骨转子间骨折不愈合和大转子悬出髓腔的患者的 X 线片。B.大转子延长截骨重建术后的影像学检查

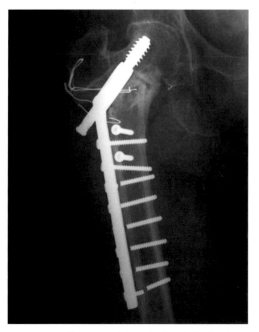

图 13.3　X 线片显示髋部骨折常见螺钉断裂

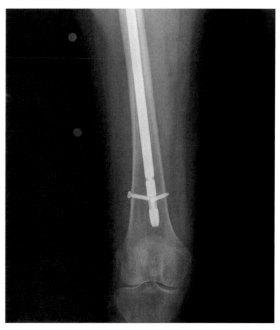

图 13.4　X 线片示股骨转子间骨折后关节炎患者的断裂的交锁螺钉，可经皮用斯氏针将螺钉断裂的中间部分从杆推出，从而将其拔出

准备髋臼（除非正在进行半关节置换）。髋臼骨很软，而且通常很脆弱。这些患者发生骨折的原因通常是骨质减少，而且通常没有典型的骨关节炎的软骨下硬骨，磨锉时易偏内、偏深。只需将髋臼的软骨磨除并尽量保留软骨下骨，通常后者骨质较佳。计划使用非骨水泥内置物时，磨锉以允许部件适度而不是过度压配合：压力过大有骨折的危险；压力过小会出现固定问题。

- 放置髋臼假体。对于擅长髋臼骨水泥固定的外科医生来说，这是一种合理的适应证。多数北美外科医生对骨水泥内置物使用经验较少，更喜欢非骨水泥内置物。非骨水泥内置物通常也是提供更高的稳定性选择，这对许多患者有帮助。当放置非骨水泥臼杯时，适度压配，通常约 1 mm，对这些患者是最好的。当打入臼杯时，避免过度用力以防发生骨折（图 13.5）。对于多数骨质量较差的患者，用螺钉加强臼杯固定是明智的（图 13.6）。

- 为计划使用的假体做股骨髓腔的准备。使用的假体可弥补经常延伸到或低于小转子的骨丢失处，是恢复下肢长度和优化髋关节稳定性所必需的。此假体将绕过股骨近端的螺孔或其他缺损，通常为 2 个股骨髓腔的直径。可使用骨水泥和非骨水泥股骨部件。骨水泥假体具有即刻安全固定的优点，并且通常优先用于骨质较差的老年患者（图 13.7）。对生理上较年轻且预期寿命较长的患者，可首选非骨水泥假体（图 13.2）。如果先前使用的是髓内金属内置物，松质骨可能受损，这可能是使用非骨水泥假体的相对指征。在近端骺端骨受损的多数病例中，使用非骨水泥假体首选骨干固定（图 13.2）。当干骺端骨良好时，用磨钻行骨准备比用髓腔锉有优势，因为骨质通常硬化，很难用髓腔锉来行骨准备（可能导致骨折；图 13.8）。

- 高速磨钻有助于进行股骨准备。骨折周围转子间骨常是硬化的，很难进行股骨准备。

- 如果股骨解剖结构畸形，可在股骨准备期间使用透视，以避免股骨损伤或穿出。X 线成像和使用试模有助于优化内置物的大小和方向。

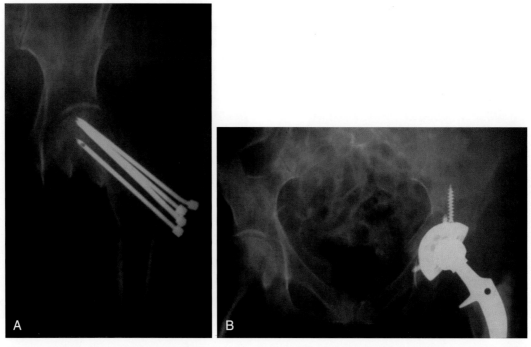

图 13.5　A. 股骨颈骨折不愈合患者的 X 线片。B. 术后 X 线片显示内壁骨折伴臼杯的置入。臼杯用螺钉固定，很稳定

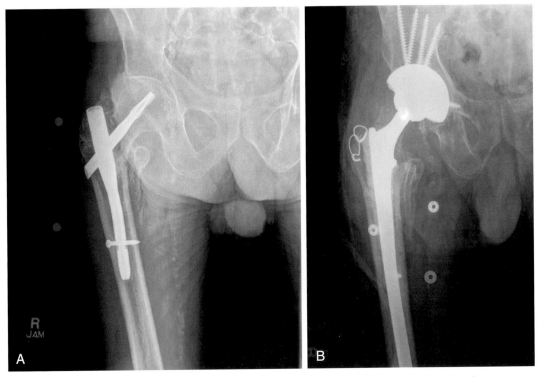

图 13.6　A. X 线片示骨折不愈合，髋臼骨质差。B. 术后 X 线片显示多孔臼杯用多枚螺钉固定

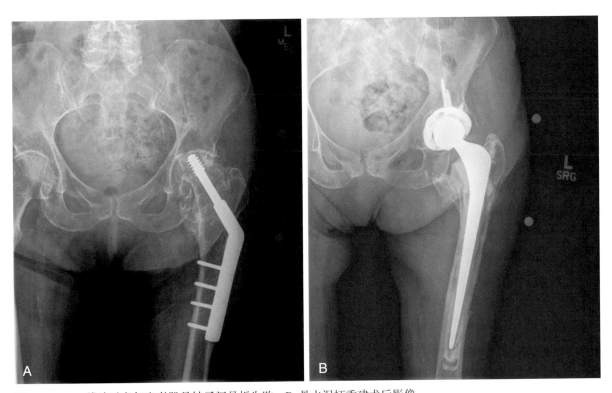

图 13.7　A. X 线片示老年患者股骨转子间骨折失败。B. 骨水泥柄重建术后影像

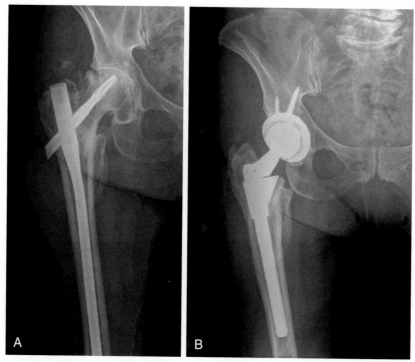

图 13.8 A.髋关节骨性关节炎患者的 X 线片，显示切开复位后的状态，用髓内钉对髋部骨折进行固定。B.全髋关节置换术后影像，采用非骨水泥全髋关节置换术，仅使用扩髓行股骨准备

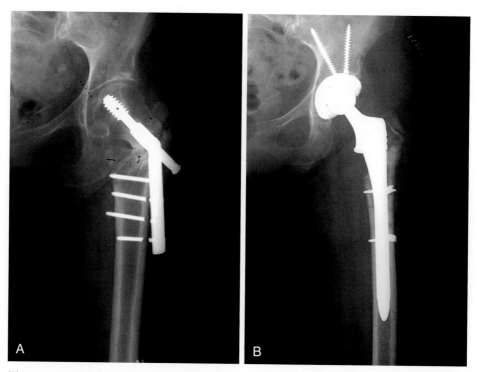

图 13.9 A. X 线片示股骨骨转子间骨折不愈合。B. 用非骨水泥骨柄重建术后的 X 线片。在骨干周围预防性放置钢缆以避免术中骨折

- 使用非骨水泥骨干固定柄时，考虑在先前股骨螺钉被取出的薄弱部位的周围预防性使用钢缆或钢丝环扎（图 13.9），可以降低发生股骨骨折的风险。
- 当使用骨水泥柄时，用手指堵住侧面的螺钉孔，以避免骨水泥挤出。另一种方法是在侧面螺孔临时置入单皮质螺钉。注意，骨水泥也可以通过螺孔挤出。通常软组织会阻止这种情况，但在伤口闭合前，最好进行术中 X 线检查，以确保骨水泥没有向内侧挤压。如果有，则可以通过剥离股外侧肌并分离股骨前方，以接近内侧骨水泥并取出。
- 进行复位测试，确保下肢长度和髋关节稳定性得到优化。注意，近端的骨畸形可导致髋关节屈曲 / 内旋时大转子对骨盆的关节外撞击。如果发生这种情况，可以切除大转子前侧部分或深至外展肌附着部分。
- 选择最佳承重界面。这些患者有发生髋关节不稳的风险，特别是如果大转子不愈合，高稳定性承重界面，如大股骨头直径或双动界面可能是有利的选择。
- 如果大转子不愈合，评估进行骨床再附着是否可行，并考虑再附着是否可能导致不愈合。如果有一个合理的机会愈合，功能可能会更好，疼痛可能会更少。可考虑使用钢丝、爪和钢缆或其他装置对大转子进行坚强固定。如果骨折愈合的可能性很低，最好用缝线固定，以尽量获得纤维愈合，而不冒坚强内固定失败时可能形成金属碎片的风险。
- 仔细关闭髋关节周围的关节囊和 / 或肌肉，以优化髋关节的稳定性和功能。
- 分层缝合伤口。

术后处理

- 采用混合型和骨水泥髋关节置换结构时，通常允许在可耐受程度下负重。非骨水泥结构的负重，应根据骨质量进行个体化。如果大转子需要愈合，可限制性接触负重或部分负重 8 周。
- 如果需要大转子愈合，在屈曲位使用髋关节导向支具（通常在 45° ~ 60°），可考虑髋外展位 15°。

第 14 章

陈旧性髋臼骨折

DAVID G. LEWALLEN

翻译：李 涛　审校：李 伟

关键概念

- 髋臼骨折后，髋关节常发生创伤后退变。
- 骨折后遗症可能包括由畸形复位和 / 或畸形愈合引起的残余畸形。
- 骨折不愈合或原骨折节段吸收，可导致大的或腔隙性骨缺损。
- 之前骨折固定残留的金属内置物可会与关节发生撞击或影响髋臼的准备，可能需要部分取出（推荐），但总体来说较少发生。
- 金属切割工具有利于部分残留金属内置物的取出。
- 取出过多的残留金属内置物会使软组织和神经、血管处以危险之中，通常适用于因深部感染计划行二期重建时。
- 行关节成形术时，异位骨化是个挑战，会使术后恢复过程变得困难。
- 长期持久的固定具有挑战性，常需要额外的髋臼固定。

无菌器械和内置物

- 常规髋关节置换器械和拉钩。
- 对肥胖患者，需用大或深的拉钩。
- 取出残留的金属内置物需用适当的螺丝刀，配有各种头的通用螺丝刀是有帮助的。
- 硬质合金切割工具或高速磨钻有利于切割螺钉或接骨板。
- 磨削时，用无菌超声用黏胶有利于粘住碎屑。
- 多孔的高孔隙率髋臼假体可用 3~6 枚螺钉来加固，有利于骨长入。
- 大直径球头（36 mm 或更大）可减少脱位的风险。
- 如果术前有坐骨神经损伤、需完全取出后柱接骨板或有位于后方的异位骨化时，可选择应用坐骨神经监测。
- 第 2 名助手很有帮助。

手术入路

- 常采用后外侧入路，特别是之前采用 Kocher 切口对原髋臼骨折进行内固定，以及需要完全取出髋臼后柱的残留金属内置物时。

- 也可用直接外侧入路（直接前侧入路较少使用）。对于某些病例或甚至大部分病例，有术者偏爱这两种入路。取出部分金属内置物时可能会需要处理侵入的螺钉或金属内置物，通常可在关节内或准备髋臼时发现。

- 在某些少见的情况下，需要取出大的异位骨化或完全取出内壁、髂骨翼后部的金属内置物时，需要行转子截骨或附加髂腹股沟入路。

- 常规无须完全取出残留金属内置物，在部分深部感染患者中需取出。

术前计划

- 详细的术前计划很重要。术前讨论可对特殊残留金属内置物是否需要取出，或畸形、骨缺损是否会影响内置物的固定，导致髋臼杯松动、位置不良以及相关的髋关节不稳进行预评估。

- 摄取骨盆前后位和受累髋关节的穿桌侧位影像（图 14.1）。

- 在某些病例中，闭孔位和髂骨斜位 X 线片（Judet 位）有助于评估骨缺损情况和残留金属内置物的位置。

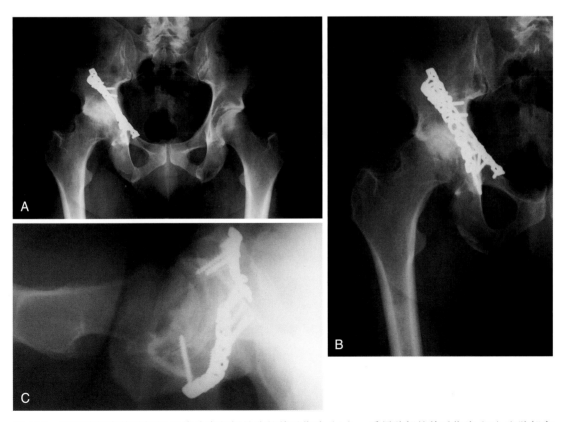

图 14.1 针对髋部先前骨折的 X 线片应包括骨盆的前后位片（A）、受累髋部的前后位片（B）和髋部穿桌侧位片，后者可准确地显示髋臼后柱（C）

- 在观察髋臼骨缺损和残留金属内植物的三维关系，或异位骨化的位置时，选择性应用轴向 CT 或 MRI 可能会提供额外信息（图 14.2）。
- 重要的是对所有病例在术前要排除深部感染的存在，特别是有残留金属内置物时。
- 实验室检查和抽吸培养阴性时可进一步确定感染存在与否，但可能会漏诊髋关节的低毒性感染。
- 常规感染检测结果为阴性而临床仍疑有深部感染时，可采用非常规检测手段，如骨扫描和铟标记的白细胞扫描。
- 当关节成形术前确诊感染时，通常行二期手术取出所有残留金属内置物，完全清创和去除任何可见死骨（如缺血坏死的股骨头），临时置入髋关节抗生素骨水泥占位器。
- 接下来是静脉应用针对感染的特异性抗生素，8~12 周后行二期手术，取出关节占位器，重新清创，置入永久假体。

骨、内置物和软组织技术

- 无论选择何种手术方式，都要计划一个比平时更长的切口，其显露更接近髋关节翻修手术。
- 虽然失血情况各异，但由于瘢痕或异位骨化，为获得足够的显露有时会导致失血过多。
- 在某些复杂的病例中，自体血液术中回收是值得的，可避免用同种异体输血。
- 由于之前的骨折或手术，坐骨神经可能存在部分或完全损伤，髋臼骨折术后行髋关节置换术时风险大大增加。
- 需要常规探查坐骨神经（有或无神经检测）以便更好地暴露，必须取出残留金属内置物，广泛切除后方异位骨化。
- 瘢痕组织过多或股骨头向骨盆内移位会导致股骨头脱位困难，原位锯断股骨颈并用取头器取出股骨头是一个安全的选择，可减少发生股骨或髋臼环骨折的风险。
- 行股骨颈截骨后，牵拉股骨暴露整个髋臼环的骨性部分，以避免磨锉错误。
- 在所有病例中，应术中取 3 份或更多份组织送培养检测。
- 从髋臼窝内去除瘢痕和纤维组织后，评估骨缺损的程度和类型，磨除关节内任何侵入的金属内置物（图 14.3）。
- 可能存在的持续骨折不愈合会影响髋臼环、壁或柱，导致残留的骨盆不连续，这样的不愈合可能需要骨移植（松质骨，结构移植或常用患者自己的股骨头）、额外的骨内固定（如柱接骨板）或

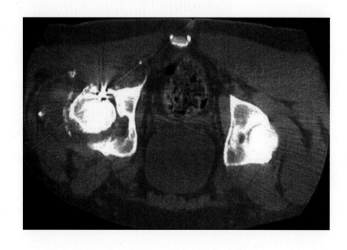

图 14.2　CT 显示髋臼骨折内固定螺钉侵入关节

增强臼杯的固定（如 cup-cage 结构）来处理。

- 小心地逐渐增加磨锉的尺寸，缓慢增大髋臼容积，尽可能获得半球形渗血关节面，从而使其接触和支撑髋臼假体。在原髋臼孔处小心磨锉，目的是将髋臼杯尽可能地置于解剖位置，这对骨折导致髋臼内陷畸形的病例尤为重要。
- 髋臼放置向上或向内 1 cm 是可以接受的，可从股骨侧或外侧放置髋臼内衬来补偿。
- 通过髋臼垫块或骨移植来重建骨缺损，从而避免置入髋臼杯后发生较大的移位而远离髋臼解剖中心。无法避免时，可通过特殊的技术或内置物从股骨侧来补偿髋臼位置的改变。

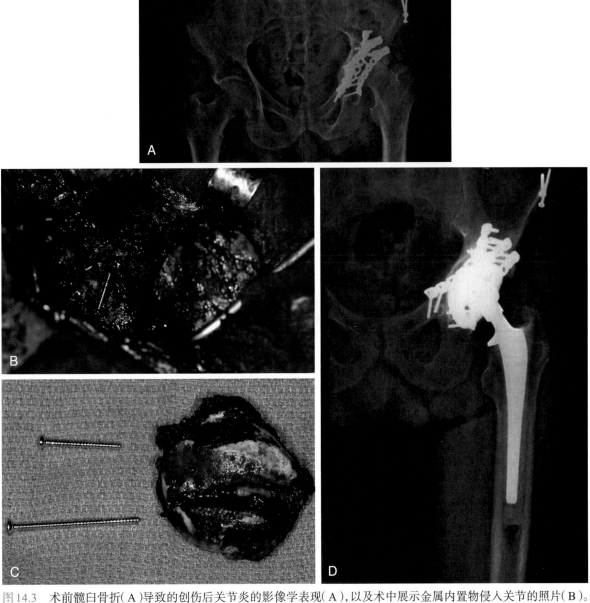

图 14.3　术前髋臼骨折（A）导致的创伤后关节炎的影像学表现（A），以及术中展示金属内置物侵入关节的照片（B）。沿受损的股骨头用磨钻取出部分金属内置物（C），可以进行全髋关节置换，而无须移除所有髋关节内的金属内置物（D）

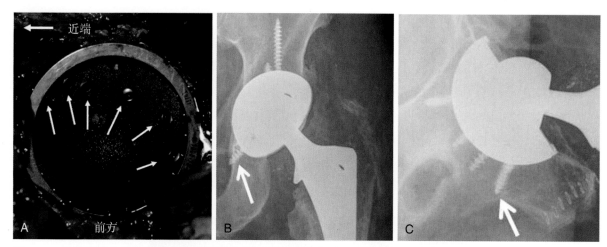

图 14.4 髋臼部件的最佳固定是螺钉跨顶向下至坐骨底部（A），AP 位片显示了最下面的螺钉（B）。穿桌侧位片（C）示从 AP 位影像所示延伸出四边体表面或髂腰线。当骨支撑和骨质量受损时，这提供了关键的三区固定，有助于防止臼杯移位

- 髋臼杯向近端或内侧过多移位会对髋关节的稳定、髋关节的功能和内置物的生存期造成负面影响。
- 尽可能多地与宿主骨接触从而稳定支撑臼杯。
- 可用多枚螺钉固定多孔金属臼杯，尽可能提高其稳定性，当骨质较差或有显著的骨丢失时，尽可能应用高孔隙率的金属臼杯。
- 考虑骨缺损和宿主骨的质量情况，常用 3~6 枚螺钉尽可能呈 180° 分布来稳定髋臼。稳定的髋臼骨界面有利于骨长入。
- 跨穹顶向后柱置入一排螺钉，止于臼杯后下缘（图 14.4A）。
- 最下方的螺钉打入坐骨底部，进入四面体，可在髋关节前后位片的髂坐线上见到（图 14.4B，C）。
- 如因大的骨缺损、残留的不愈合或不连续破坏了半球杯的稳定支撑时，需要应用大的结构性骨移植或 cup-cage 结构。
- 是在处理原来的损伤和骨折时，如损伤周围的软组织和肌肉神经支配，可应用大直径股骨头（36 mm 或更大）、双动关节来降低出现髋关节不稳的风险。
- 常规性行股骨假体的选择和置入，除非需用额外的长度补偿髋臼侧髋关节中心的高位或移位。

术后处理

- 术后应用抗生素持续直至培养结果为阴性。如果在手术时送培养的 3 份同一组织的一个或多个样本结果阳性，通常推荐超过 6 周的静脉治疗，随后口服抗生素治疗。
- 根据骨缺损治疗的严重程度和内置物固定的牢固程度，来决定患者是部分负重还是挂拐和依靠助行器负重。
- 在那些有异位骨化形成风险或已有异位骨化形成的患者中，应针对异位骨化进行预防性治疗。需要大范围显露或合并其他病史，会增加异位骨形成的风险。
- 可在保护髋关节长入部分的情况下应用单次低剂量放射治疗来预防异位骨化，或口服 2~3 周吲哚美辛（或选择非甾体消炎药）。

第 15 章

髋关节发育不良

ADAM HART，DANIEL J. BERRY

翻译：张来波　　审校：李　伟

关键概念

- 髋关节发育不良包括一系列畸形，需要在术前进行评估并在术中解决。
  - 髋臼较浅，通常是由髋臼前方和上方骨量不足造成的。股骨头半脱位也可能会引起额外的骨质丢失或者侵蚀破坏。
  - 股骨常（但并非总是）有过度前倾，也可能会有大转子后向悬垂、髋外翻以及髓腔较窄（尤其在冠状面上）等。
- 手术目标包括：
  - 在绝大多数情况下，重建髋臼真正的旋转中心能增加外展肌的力矩并改善局部运动力学，最大限度地降低关节的反作用力。
  - 髋臼假体应尽可能由宿主骨支撑，能够获得良好的长期固定效果（通常是生物型假体）。
  - 选择合适的股骨柄假体，能够适应患者股骨的髓腔解剖并提供足够的髋关节稳定性。
  - 尽量减少并发症，主要包括坐骨神经的过伸和牵拉损伤、髋臼或股骨假体的松动以及截骨处的骨不愈合。
- 髋关节发育不良的 Crowe 分型系统按髋关节半脱位的水平进行分型（图 15.1），有助于外科医生系统地进行评估、规划和手术。
  - Crowe1 型（图 15.2A）：生物型髋臼假体在真臼的位置稍内移，根据患者的年龄、骨质情况以及股骨的形状选择生物型或者骨水泥股骨柄假体。
  - Crowe 2、3 型（图 15.2B，C）：生物型髋臼假体在真臼或者真臼附近，如有必要可行自体骨植骨、髋臼旋转中心略上移或髋臼假体内移。根据患者年龄和股骨的形状，选择生物型或者骨水泥股骨柄假体。
  - Crowe 4 型（图 15.2D）：在真臼位置用超小号的生物型髋臼假体，股骨侧通常行转子下短缩截骨，并使用生物型股骨柄假体（见第 16 章）。

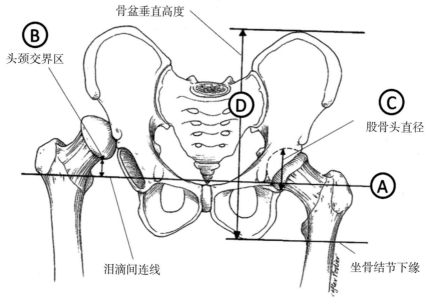

图 15.1　Crowe 分型：泪滴间连线（A），然后用 B/C 的比值来决定脱位的百分比：0~50% 为 Ⅰ 型，50%~75% 为 Ⅱ 型，75%~100% 为 Ⅲ 型，>100% 为 Ⅳ 型。如果股骨头变形严重，可以使用骨盆高度（D/5）粗略计算股骨头直径（C）（Mayo Foundation for Medical Education and Research 提供）

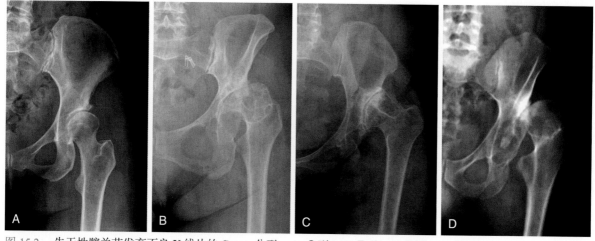

图 15.2　先天性髋关节发育不良 X 线片的 Crowe 分型：A. Ⅰ 型。B. Ⅱ 型。C. Ⅲ 型。D. Ⅳ 型

无菌器械和内置物

- 围术期：考虑到术中需要对坐骨神经进行肌电图（EMG）监测（如果肢体延长超过 3 cm 或者股骨长度的 10%），需要细胞保护剂、氨甲环酸、Foley 导尿管、无脊髓阻滞的全麻、术中透视或者拍片。

- 假体：生物型髋臼假体包括小直径假体都应该具有多个螺孔（包括小直径股骨头）。股骨假体能最好地匹配患者的股骨形状，如整体为圆锥形或者近端为有涂层的三角形且远端有沟槽的组配式股骨柄和小号的骨水泥股骨假体。生物型固定通常用于年轻患者（图 15.3）。

- 另外需要高速 6.5 mm 圆头磨钻，4.5 mm 螺钉，钢丝或者钢缆。

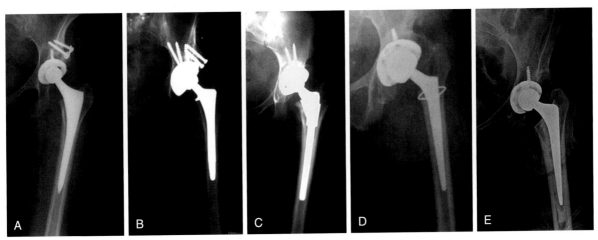

图 15.3　根据患者股骨形状和骨质情况选择合适的股骨假体。假体的选择包括近端涂层锥形柄（A）、全涂层多孔圆柱形柄（B）、组配柄（C）、锥形凹槽柄（D）和骨水泥柄（E）

手术入路

- 根据外科医生的喜好采用前外侧或后外侧入路。
- 如果需要进行股骨短缩，有 2 种选择：
  - 经股骨转子间入路行股骨截骨可提供良好的暴露，缺点是会使股骨转子移位至逐渐狭窄的管状股骨近端，存在股骨转子不愈合的高风险。
  - 前外侧或后外侧入路与转子下截骨术相结合（这是作者最喜欢的技术，见第 16 章）。

术前计划

- 阅片并测量模板以确定：
  - 如果髋臼假体和股骨假体都安放在需要的位置，下肢的延长程度（通常肢体延长超过 3 cm，就要考虑股骨短缩截骨）。
  - 评估髋臼上缘的骨缺损和髋臼内移后髋臼假体的大小。
  - 确保股骨假体适合患者的股骨解剖（髓腔直径和近端股骨形状）。
- 对双侧髋关节发育不良患者，应注意：
  - 考虑到多数患者术后需要一段时间部分负重，因此不建议同时行双侧髋关节置换术。
  - 如果双侧症状的严重性相似，可分期进行手术，先从症状较重的一侧开始。第一次髋关节手术中切除的任何骨（如股骨头）可以被保存（冷冻），用于第二次髋关节手术。

骨、内置物和软组织技术

- 使用坚固的骨盆支撑物（理想的是可透视的）时，可将患者置于侧卧位，所需显露范围比平常大。
- 根据所需的手术入路进行手术，注意股骨在筋膜下的位置可能比平时更靠近端。
- 行股骨颈截骨术，保留股骨头以备植骨。
- 使用半球状生物型髋臼假体进行髋臼重建包括一系列步骤和方法，以协调髋臼假体在真性髋关节中心的安放、假体的充分固定以及避免肢体的过度延长。

- 第一步也是最重要的一步，就是充分显露髋臼并确认真正的髋关节中心。显露髋臼前、后壁之后，髋臼卵圆窝和"泪滴"成为指导髋臼杯安放的重要标志。在半脱位的髋关节中，初始磨锉后卵圆窝会变得更加明显，在随后磨锉时用刮匙进行确认。通常在卵圆窝内有脂肪组织。

- Crowe 1 型：在这些轻度半脱位的髋关节中，通常有足够的宿主骨来容纳髋臼假体。理想的髋臼杯固定技巧包括：①刻意稍微内移髋臼假体，能获得更多的上方和周缘的支撑；②避免髋臼前壁的过度磨锉（因为前壁骨量通常储备不足）；③术中摄片评估髋臼试模的位置；④多数情况下使用多枚螺钉固定髋臼杯，以增加假体稳定性。

- Crowe 2、3 型：因为潜在的发育缺陷和随后的股骨头侵蚀破坏，股骨头半脱位而不是全脱位通常会导致髋臼外侧骨质的缺损。因此，此类的髋臼重建难度最大。通常使用生物型髋臼假体，和翻修术中骨缺损一样，常规用多枚螺钉固定髋臼假体。

  - 多数情况下，假体轻度内移能够达到满意的固定，但不要突破内壁。在磨锉过程中，如果内侧骨质变得像皮质骨就可以确认内壁。如果对内壁磨锉的厚度不确定，可用 2 mm 的钻头钻孔，然后用测深尺进行测量。

  - 在部分髋关节中，髋臼旋转中心轻度上移（<1 cm）才能使髋臼假体获得充分覆盖。如果髋臼假体在磨锉的髋臼内稳定且没有外侧"脱出"的危险，就说明髋臼假体覆盖充分。多数情况下，髋臼杯外侧的少量未覆盖也是允许的，尤其是髋臼螺钉能够很好地增加髋臼杯的稳定性。对髋臼外侧小的骨缺损，可以用髋臼或股骨头磨锉下来的自体骨进行植骨。

  - 如果髋臼旋转中心轻度内移和上移都不能使髋臼假体获得充分覆盖，可以考虑以下的几种技术。

  - 髋臼成形术：刻意地使髋臼内壁过度磨锉（但不磨透）能够使髋臼窝内移，从而增加髋臼假体的外侧覆盖（图 15.4）。

  - 外上壁大块自体股骨头植骨：髋臼假体外上方支撑不足时，可以使用结构性大块植骨来加强髋臼（图 15.5）。植骨除了短期能加强髋臼固定之外，长远来讲还能保留骨量。髋臼磨锉之后，骨量不足的区域会出现骨床渗血。将切除的股骨头进行再次截骨，使其能与髋臼外上壁缺损紧密贴合（图 15.6A）。可先用光滑的克氏针或斯氏针维持移植骨块的位置，再用螺钉固定（图 15.6B）。用 2 或 3 枚带垫圈的 4.0 mm 或 6.5 mm（取决于骨块的大小）部分螺纹松质骨螺钉将骨块固定在髋臼缘（图 15.6C）。确保将螺钉充分向近侧置入，以免影响最终的磨锉。然后使用磨钻修整髋臼边缘的大体轮廓，最后磨锉完成后安放合适的髋臼假体（图 15.6D）。图 15.7 展示了此过程。

  - 高位髋关节中心：将髋臼假体置于其真正解剖位置的上方，能够增加髋臼假体上方的骨质覆盖，也可能缩短肢体长度（因此有可能避免股骨的缩短截骨术）。不幸的是，此技术和髋关节生物力学相冲突，可能导致假体与坐骨结节或髂前下棘撞击，从而引起髋关节不稳定。因此，作者建议限用或者慎用此项技术（图 15.8，图 15.9）。

- Crowe 4 型：在多数高脱位的病例中，可以在髋关节解剖中心用超小号髋臼假体重建髋臼而无须植骨（见第 16 章）。

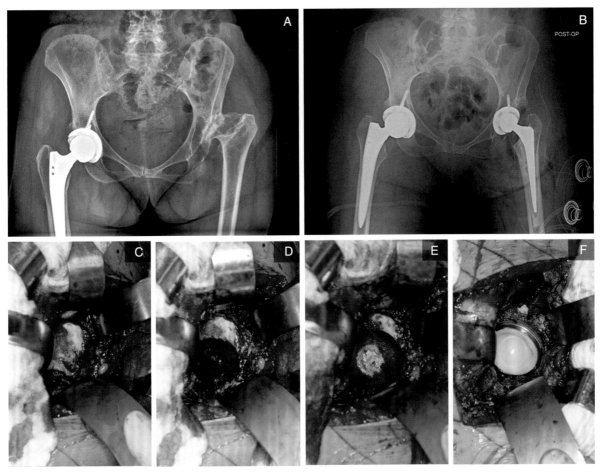

图 15.4　A. 左侧髋关节发育不良患者的 X 线片。B. 全髋关节置换术后的 X 线片，髋臼杯移向髋臼内壁，从而为髋臼杯提供足够的支撑和外侧覆盖。C. 发育不良髋臼磨锉之前的术中照片。D. 磨锉时的术中照片，注意髋关节旋转中心的选择是为了改善磨锉后的髋臼杯的覆盖。E. 术中照片显示磨锉达到内壁但是磨锉结束后未突破髋臼内壁。F. 髋臼杯安放之后的术中照片，注意髋臼杯外侧覆盖良好

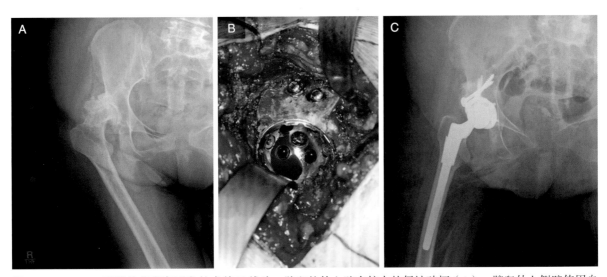

图 15.5　Crowe 2 型髋关节发育不良的术前 X 线片，髋臼的外上壁有较大的侵蚀破坏（A）。髋臼外上侧壁使用自体股骨头植骨的术中照片（B）。术后 X 线片显示已重建了髋关节真正的旋转中心，髋臼假体有自体植骨块和组配柄的良好支撑（C）

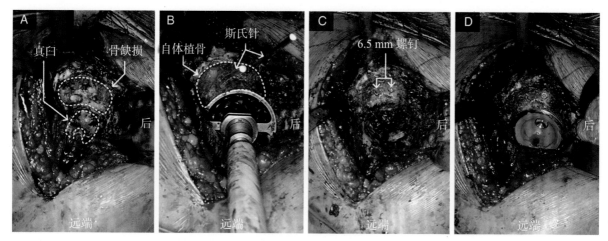

图 15.6　术中照片显示真正的髋臼和髋臼外上壁缺损（A）。安放股骨头植骨块后用 2 枚斯氏针维持其位置（B），用 6.5 mm 部分螺纹松质螺钉替换斯氏针（C），最后安放髋臼假体（D）

- 髋臼处理完成后，髋关节旋转中心已确立，这将指导随后的股骨侧重建。股骨侧处理时有以下几个技巧供参考：
  - 手术医生应持续关注坐骨神经张力，这与肢体延长紧密相关。在允许的情况下，膝关节应保持屈曲位，髋关节应保持半伸位。通常可以在臀肌束带下触及坐骨神经，并且术中肌电图监测可以发现坐骨神经过度牵拉。
  - 尽管有时候为了阻止肢体过度延长和坐骨神经损伤，不可避免地需要进行转子下短缩截骨术（见第 16 章），但截骨术使手术时间延长、手术难度增大，并有潜在的骨折和截骨不愈合的额外风险。在某些情况下，用小号股骨假体和股骨颈低位截骨可使股骨假体"欺骗性"地向远端移位，可提供足够的短缩从而避免截骨。
  - 发育不良患者的股骨假体选择非常重要，因其通常股骨存在解剖异常。许多发育不良患者（但不是全部）的股骨前倾较大，可能也有干骺端发育异常、骨骺和骨干型号的不匹配以及较小的骨、骨干。因为大部分患者年轻，北美关节外科医生建议应尽量使用生物固定。
  - 尤其是以下两种生物型假体能解决这种解剖异常带来的挑战：带有能适应干骺端的近端模块化三角和带凹槽的圆柱形骨干部分、能分别适应干骺端和股骨干的组配柄（见第 9 章；图 15.10），以及带凹槽圆锥形短柄（见第 10 章）。组配柄可以使多孔三角形套袖与股骨干骺端匹配，独立于套袖的远端柄可以调整到理想的前倾角度，这样能解决大多数前倾异常和很多干骺端畸形。圆锥形短柄可以忽略股骨干骺端的形态和前倾角度，依靠股骨干固定，将股骨柄放置在合适的前倾位置。当股骨干骺端畸形严重时，这种股骨柄显得非常重要（图 15.11）。
  - 按照所选的股骨假体（见第 9、10 章）进行股骨侧准备。安放假体试模后透视、评估肢体长度，测试有无撞击并确保足够的稳定性。通常，下肢应该尽量少延长，以恢复合理的功能和髋部稳定性。
- 在最终安放假体前，仔细检查髋关节稳定性。注意，由于骨盆和股骨畸形可能导致关节外撞击，应尽量地减少撞击的发生。同样应该注意，小直径髋臼假体和小直径人工股骨头的使用增加了髋关节不稳定的风险。

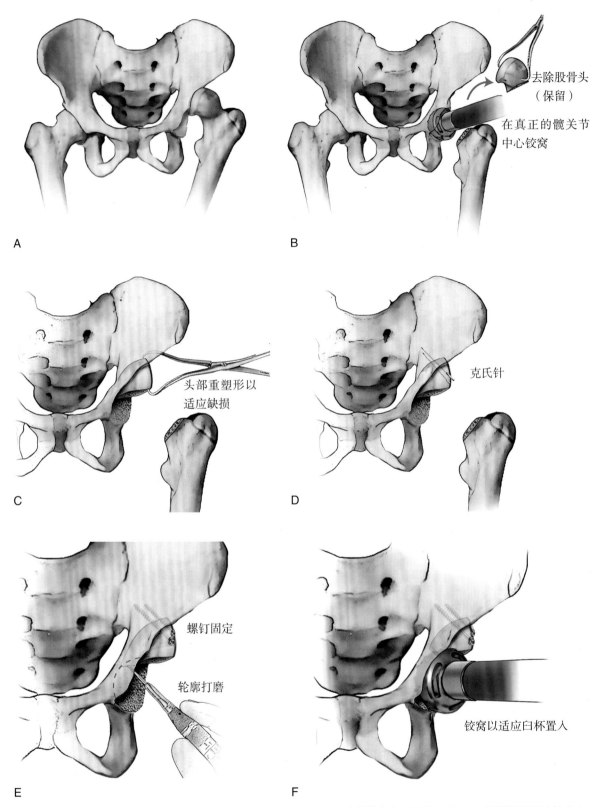

A

B
去除股骨头
（保留）

在真正的髋关节
中心铰窝

C
头部重塑形以
适应缺损

D
克氏针

E
螺钉固定

轮廓打磨

F
铰窝以适应臼杯置入

图 15.7 对发育不良髋臼行自体股骨头植骨的技术。A. Crowe 3 型髋关节发育不良的表现。B. 所需髋关节旋转中心的髋臼准备。C. 修整自体股骨头，使其轮廓与髋臼外侧壁缺损处贴合。D. 股骨头用光滑的钉子临时固定。E. 用 2 枚带垫圈的螺钉牢固固定移植骨块，最好用部分螺纹的松质骨螺钉；用磨钻修整移植骨块的轮廓。F. 最后轻轻磨锉移植骨块，使其与先前磨锉的髋臼轮廓匹配

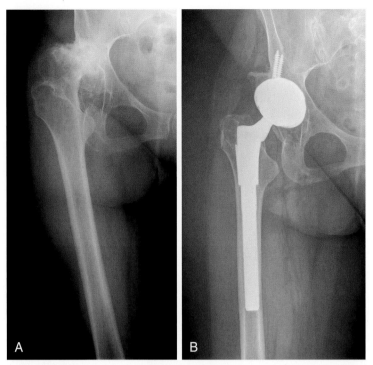

图 15.8　A. Crowe 3 型髋关节发育不良患者的 X 线片。B. 适当上移髋关节旋转中心后生物型髋臼杯的 X 线片

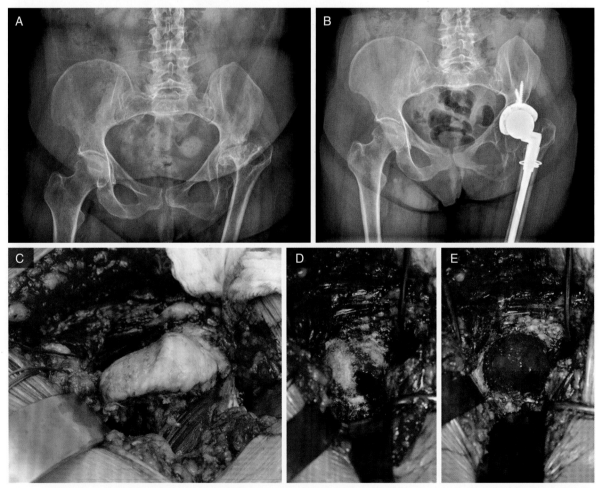

图 15.9　髋臼前上壁明显骨缺损的 Crowe 3 型髋关节发育不良的术前（A）和术后（B）X 线片，脱位的畸形股骨头术中照片（C），暴露髋臼（D），并在高位髋关节旋转中心磨锉髋臼（E）

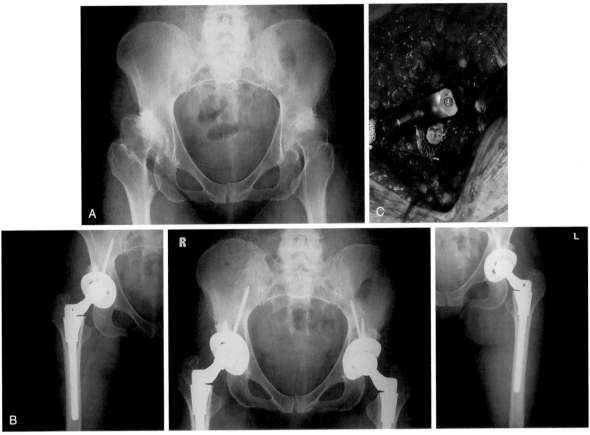

图 15.10　A. 髋关节发育不良患者的 X 线片。B. 用前倾可调且能处理干骺端和骨干不匹配的组配式股骨柄的术后 X 线片。C. 股骨前倾约 80° 的术中照片。安放组配式近端套袖假体以适应干骺端，股骨柄的前倾约为 15°

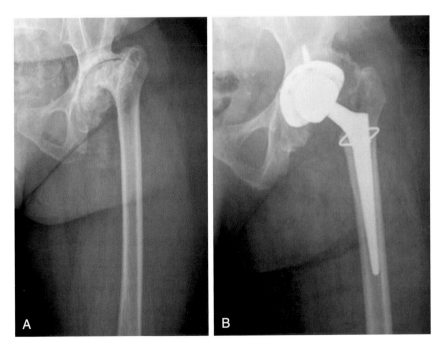

图 15.11　A. 髋关节发育不良患者的 X 线片。B. 用能调整前倾角度且靠股骨干固定的生物型带凹槽锥形柄的术后 X 线片

- 逐层关闭切口，放置引流管（可选择），屈曲膝关节（使用枕头）以降低坐骨神经张力（1~2天）。

术后处理

- 根据宿主骨的质量、支撑假体的宿主骨量以及植骨的需要，通常限制患者足尖着地或者部分负重8周。
- 标准的髋关节防脱位措施（根据手术入路和外科医生的喜好）。

第 16 章

高脱位髋关节发育不良

DANIEL J. BERRY

翻译：张来波　　审校：李　伟

关键概念

- 髋关节高脱位时，股骨头在真臼上方的假性髋臼内（图 16.1A）。

- 治疗目标是将髋臼假体安放在真臼内，这是髋臼骨质最好的地方，也最符合髋关节生物力学。真正的髋臼比较小，需要使用小号髋臼假体，包括小直径的人工股骨头。

- 一旦将髋臼假体安放在真臼内，髋关节的复位就会很困难，坐骨神经有牵拉受损的风险，除非采取进一步的措施。

- 目前，最常见的安全复位方法就是股骨转子下短缩截骨（图 16.1B，C）。其他方法包括股骨大转子截骨术、股骨近端缩短术和不短缩股骨的骨牵引延长术，但存在某些明显缺点，目前应用比较少。

- 不同的转子下截骨术已经描述过，横向截骨术最简单，能达到使下肢短缩和并矫正旋转畸形的目的。如果使用能提供近端和远端旋转固定的假体，则能达到牢固固定（图 16.2）。

- 股骨髓腔通常直径较小，因此需要准备小号假体（见图 16.1）。

- 多数患者较年轻，首选生物型假体，对转子下截骨处的愈合尤为有益。

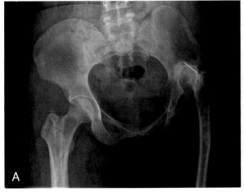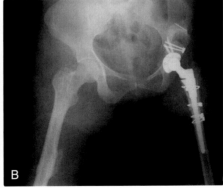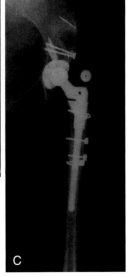

图 16.1　A. 髋关节高脱位患者的 X 线片，可以看到高位髋关节中心位于假臼内，较小但保存完好的真臼以及较小的股骨直径。B. 行股骨转子下短缩截骨的全髋关节置换术后 X 线片。C. 截骨愈合 5 年后的 X 线片

无菌器械和内置物

- 常规的髋关节拉钩。
- 窄的（1 cm）带状拉钩。
- 大而尖的骨折复位钳。
- 锯齿状骨折复位钳。
- 大、小号摆锯。
- 动力磨钻。
- 环扎钢缆。
- 生物型髋臼假体（包括器械）：包括直径 40 mm 和更小的髋臼杯。
- 生物型股骨假体（包括器械）：包括能固定股骨近端的近端三角部分，以及带凹槽或带广泛涂层，能牢固控制远端旋转的远端部分。

体位

- 侧卧位。
- 铺单时需要显露骨盆近端及整个股骨。
- 如果需要，在铺单前安装坐骨神经监测设备。

手术入路

- 首选髋关节后侧入路（能较好地保留股骨近端的外展肌止点和血供），前外侧入路也可以。
- 剥离小部分股外侧肌以显露截骨水平的股骨。

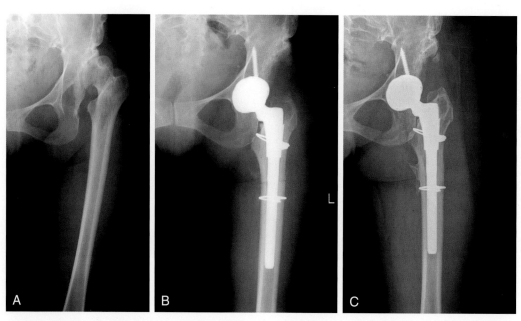

图 16.2 A.髋关节高脱位患者的 X 线片。B.行转子下短缩截骨的全髋关节置换术后即刻的 X 线片。C.截骨愈合后的 X 线片

术前计划

- 了解患者术前患肢长度差异。
- 测量髋臼杯的大小和位置。
- 测量股骨假体的型号。
- 测量假体在股骨近端的预期位置并计算下肢延长的长度（图 16.3A）。计算预计截去的骨块长度，以保证预期的下肢长度。下肢延长不要超过 4 cm。截去的骨块长度通常为 4 cm（股骨短缩长度）。
- 测量从转子尖到计划截骨水平的距离。截骨处应该低于近端假体增宽的水平并要尽量靠近端，以达到假体和股骨远端部分的良好固定（图 16.3B）。

骨、内置物和软组织技术

- 按所需的手术入路显露髋关节（在这些情况下，作者喜欢使用后方入路）。
- 行股骨颈截骨。
- 用假体专用器械对股骨进行初步磨锉（图 16.3C）。如果股骨近端畸形明显，如有既往截骨病史，则该步骤要等到完成转子下截骨后才能进行。然而，在可能的情况下，在截骨前可以对股骨进行简单的初步磨锉，尤其在准备股骨近端时；通常最好等截骨后再行股骨远端髓腔的磨锉，因为直视下能更精准地选择大小适合的假体。
- 在小转子上方的股骨近端预防性地环扎钢缆，有助于防止难以固定的近端骨折块发生纵向劈裂。
- 测量从大转子尖到计划近端截骨处的距离。
- 通过劈开股外侧肌的后方，在计划近端截骨处显露股骨，避免过度剥离肌肉导致骨血运破坏。
- 用两条纵向平行穿过截骨块的烧灼线标记下肢的旋转。一条标记线可能无法保证旋转对齐。
- 将带状拉钩置于计划截骨水平处的股骨周围。
- 用小号摆锯行横向截骨，注意不要灼伤股骨（截骨时要冲洗）（图 16.3D）。
- 向前牵开股骨近端部分以显露真正的髋臼（图 16.3E）。为了向前牵开股骨，通常需要从股骨近端的后方剥离部分软组织，包括臀大肌腱。真正的髋臼看起来很小，而且通常有部分骨长入髋臼窝内。沿着髋关节囊内侧，通常像一个隧道，从假髋臼向下就可发现真正的髋臼（图 16.4）。找到卵圆窝的下方有助于定位。如果对解剖结构不确定，可在术中透视后再开始磨锉髋臼。
- 按照生物型半球假体处理髋臼。髋臼的尺寸会比较小，有时候可以借助动力磨钻进行髋臼开口。磨锉至卵圆窝的底部，或根据需要再稍微深一些，但应避免磨透内壁。如果需要测量剩余内壁的厚度，可以使用小直径的钻头和测深尺。通常，最佳的骨质在后柱，磨锉时稍偏向后柱可以改善髋臼杯的覆盖并保护前壁。此处骨的质量整体比较差，最后磨锉时进行反向磨锉能够压实骨质和增强密度，同时仍能形成合适的尺寸。
- 试模测试后打入最终的假体（图 16.3F），多数情况下使用髋臼螺钉加强固定。小臼杯的螺钉孔较少，所以在安装假体之前要确定好螺钉孔的最佳位置。放置髋臼内衬试模。
- 接着，在股骨近端安装股骨柄试模并行髋关节复位（图 16.3G）。如果做不到这一点，再行股骨颈短缩截骨，并尽可能地磨锉股骨近端。通常外展肌会有一定程度的紧张。在外展肌下方行瘢痕和紧张关节囊的切除通常有助于复位。必要时，可在小转子的止点松解腰大肌腱。

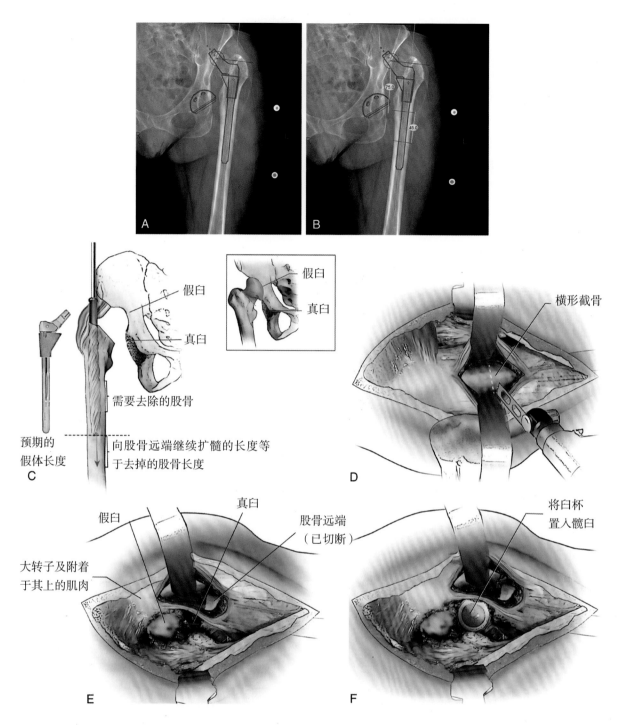

图 16.3　A. 模板测量显示如果不行股骨短缩截骨患肢所延长的长度。该模板可以计算出所需的缩短量，还可以确定截骨的位置（在假体近端增宽部分的下方，但可以在足够远处进行固定）。B. 模板测量能够确定所需的近端截骨水平。截骨线应在假体增宽部分的下方，但要保证假体在截骨远端部分的固定。C. 显露髋关节及假性髋臼后行股骨颈截骨，磨锉并准备股骨近端。D. 在预定的位置行横形截骨。E. 将股骨往前方牵开以显露真正的髋臼。F. 在真臼位置安放髋臼假体

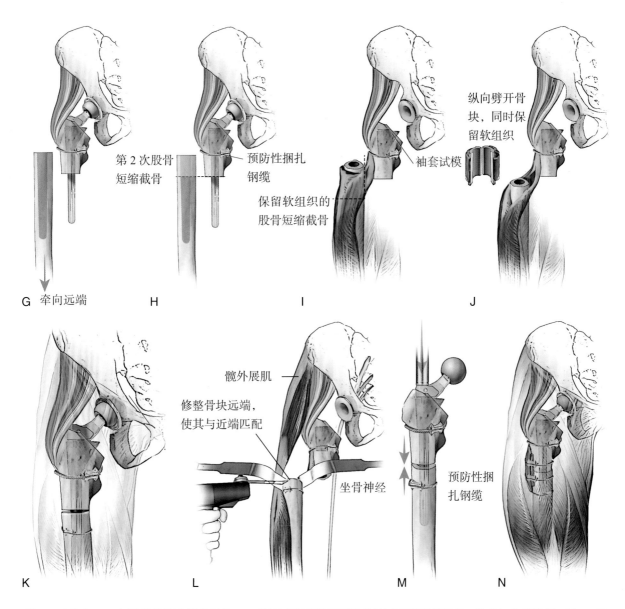

图 16.3（续） G. 在近端安放试模并复位。H. 牵拉下肢可估算所需的转子下缩短截骨量，并应与术前计划一致。I. 行股骨远端截骨。J. 截下来的骨块要保留血供，并用锯纵行劈开。K. 安放试模复位髋关节并截骨。L. 对截骨处进行修整，以达到截骨处的最佳贴附。M. 安放真正的假体。N. 用带血管的骨块进行额外固定并提供治疗潜力

- 一旦近端部分复位成功，牵拉下肢测量近端股骨和远端股骨的重叠长度（图 16.3H），能粗略测量在闭合截骨端后髋关节复位所需要的远端截骨距离。要避免初次截骨过量。
- 根据此前所述的估算和术前计划，决定股骨远端横行截骨的水平并显露此位置的股骨。延长两条平行的纵向标记，使其刚好在计划的截骨线以下，有助于评估任何的旋转或改变。
- 使用小摆锯行远端横行截骨，注意不要灼伤股骨（图 16.3I）。
- 沿截骨块的冠状面中间纵向切开，使其形成前、后两段，保持肌肉和血管供应的完整（图 16.3J）。这些骨块以后可以用作带血管的皮质骨支撑移植物，为截骨处增加额外的旋转稳定性和生物修复潜力。
- 直视下完成股骨远端准备。为使横向截骨处有良好的旋转稳定性，需要假体和股骨远端紧密匹配，

这也是愈合所需要的。

- 将股骨柄试模穿过股骨的近端和远端并复位截骨端（图 16.3K）。此时股骨近端部分的旋转控制较困难，但是非常重要，尖的或锯齿状的持骨钳有助于实现此目的。如果需要的话，可以自原来的旋转位置对股骨近端部分进行旋转以纠正前倾过大，并最大限度地减少大转子和骨盆之间发生撞击的可能。

- 判断髋关节能否复位，并测试髋关节稳定性。如果髋关节不能复位，按需要对股骨远端部分行"萨拉米"（Salami）切片式截骨。通过触诊和 / 或神经监测确保坐骨神经张力不会过高。如果太紧，按上述方法行股骨远端部分截骨。

- 一旦长度和旋转都理想，仔细评估截骨部位并根据需要进行修整，以优化截骨端对位。截骨端良好对位能促进截骨处的愈合（图 16.3L）。

- 在股骨远端部分的截骨线下方预防性捆绑钢缆。没有捆扎钢缆的话，通常会发生股骨远端部分的纵向骨折。

- 放置最终需要的髋臼内衬。

- 将真正的股骨假体安装到位（图 16.3M）。完成此操作时，要将股骨近端和远端保持在选定的理想旋转对线位置。通常需要在膝关节施加轴向压力，以防止截骨端移位。

- 进行复位试验，确保髋关节稳定性良好，放置真正的人工股骨头并复位髋关节。

- 如果需要，可使用钢缆或钢丝将截骨块中的一块或两块作为带血管的支撑移植物固定于横向截骨线周围（图 16.3N）。将髋臼磨锉下来的骨或股骨头的宿主松质骨填充于截骨线周围。

- 关闭髋关节关节囊，通常会有冗余，需要部分切除。

- 闭合股外侧肌，然后逐层闭合伤口。

- 将患者送至康复室并用枕头屈膝使坐骨神经放松。如果需要，术后垫枕可以使用 1~2 天。

术后处理

- 通常要求患者足尖着地负重 8 周，然后部分负重 4 周以上，或者直到影像学上看到截骨愈合后再部分负重。

- 如果需要，术后可以使用髋关节外展支具 8 周以保护髋关节。

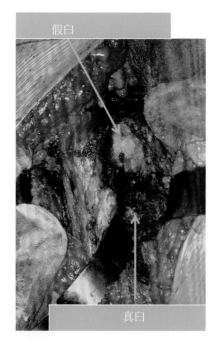

图 16.4 高脱位髋关节发育不良患者真臼和假臼的术中照片

第 17 章

髋臼内陷症

MATTHEW P. ABDEL

翻译：张来波　　审校：李　伟

关键概念

- 髋臼内陷症是指髋臼窝和股骨头向骨盆内侧移位，因此股骨头突出于髂坐线（Kohler 线）内侧（图 17.1）。
- 相比之下，髋关节过深只是髋臼窝向内侧的髂坐线移位（通常被认为是"较深的髋臼窝"）。
- 髋臼内陷症可分为原发性（如中年妇女的骨关节炎）和继发性（如继发于 Paget 病、银屑病性关节炎、类风湿性关节炎、成骨不全症、外伤、强直性脊柱炎等）。
- 良好的显露是对此类患者行全髋关节置换术（THA）获得良好效果的关键。为了安全暴露，多需要行原位股骨颈截骨。
- 应当保留患者的股骨头用于自体髋臼植骨。
- 在髋臼入口依次磨锉，逐渐增大磨锉直径直到髋臼边缘出现点状渗血。
- 严禁像常规的初次 THAs 中那样向髋臼内侧加压磨锉。
- 将取自患者股骨头的自体松质骨置于髋臼中反向磨锉，以填补髋臼入口处的髋臼试模和髋臼内壁之间的缺损。
- 可以用小锉或磨钻将未磨锉的硬化髋臼内壁新鲜化，或者使用 3.5 mm 钻头造成点状出血。避免削弱已经很薄的内侧壁。
- 原位安放髋臼试模后的术中透视，有助于确定髋关节旋转中心的恢复以及髋臼假体的倾斜和大小。

无菌器械和内置物

器械

- 常规的髋关节拉钩。
- 用于股骨颈原位截骨的单面往复锯。
- 股骨头取出器。
- 磨锉自体股骨头和髋臼的小号髋臼锉。
- 术中成像系统。

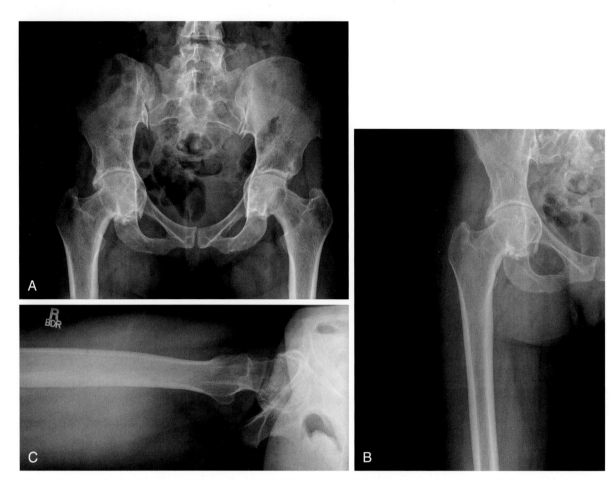

图 17.1　51 岁女性原发性双侧髋臼内陷症的骨盆前后位（A）、髋关节前后位（B）和穿桌侧位（C）X 线片，可以看到髋臼窝和股骨头向骨盆内侧移位，股骨头明显地突出于髂坐线（Kohler 线）的内侧

- 植骨前用于髋臼壁新鲜化的 3.5 mm 钻头和动力磨钻。

假体

- 自体股骨头。

- 同种异体骨条（较少用到）。

- 金属髋臼补块（较少用到）。

- 合适尺寸的髋臼假体及配套螺钉。

- 外科医生酌情选择合适的股骨假体、聚乙烯内衬和人工股骨头。

体位

- 由外科医生决定侧卧位或者平卧位。

手术入路

- 作者喜欢后方入路，因其允许股骨颈原位截骨以及较好地显露髋臼。

- 其他手术入路也是。

术前计划

- 先确定没有髋臼内陷症时髂坐线的位置，在此基础上利用髋关节前后位 X 线片进行放大校正，以确定适当的髋关节旋转中心。同时预估髋臼假体的直径（图 17.2）。髋臼内陷症患者的髋臼假体的直径通常比常规初次置换同尺寸患者的要大几毫米，因为这种情况下要使髋臼假体和髋臼边缘相匹配，以避免髋臼杯的内侧放置以及随后的内侧移位。
- 评估穿桌位 X 线影像以利于安全放置髋臼螺钉（图 17.1C）。

骨、内置物和软组织技术

- 根据手术医生的喜好选择入路显露髋关节。
- 作者多采用后方入路。通常需要行股骨颈原位截骨，因为髋关节脱位困难，存在髋臼和股骨骨折的风险。使用单面往复锯在股骨头下进行截骨。
- 然后，可以向前方牵开股骨干，使用取头器从髋臼窝取出股骨头。如果取出困难，可以使用小锯片将股骨头平均锯成四块再取出。
- 保留患者的股骨头（图 17.3）并从头上区域（图 17.4A）磨锉到软骨下骨（图 17.4B），以提供自体移植用骨。
- 有时候，还需要额外的同种异体骨条和 / 或髋臼补块（图 17.5）进行内壁植骨。
- 此外，在极少数情况下，股骨头可以用于大块结构性植骨。如果股骨颈头下原位截骨后发现股骨颈较长，可以再行"餐巾纸环"状股骨颈截骨，以达到术前测量的合适长度（图 17.3），有助于髋臼的显露。

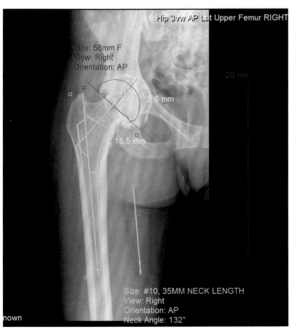

图 17.2 先确定没有髋臼内陷症时髂坐线的位置，在此基础上，利用带有精确放大标记的术前模板将髋臼假体放置在合适的髋关节旋转中心

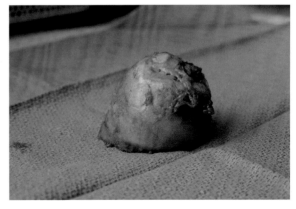

图 17.3 不论骨质如何，在股骨颈截骨后应保留患者的股骨头用于自体骨植骨，这通常是必需的

- 应使用中等直径的髋臼锉，从髋臼入口处依次磨锉，以 2 mm 的增幅逐渐增加髋臼锉的直径，直到髋臼边缘有点状出血。关键是在髋臼入口处建立一个磨锉的骨环，为髋臼杯提供"环"状支撑。磨锉太深就会形成隧道，会导致髋臼假体的过度内置。
- 严禁像常规的初次 THAs 中那样向髋臼内侧加压磨锉（即使那里的骨头很硬），因为髋臼窝本身就位于髂坐线内侧（图 17.6），不是髋臼磨锉或者髋臼杯安放的合适解剖标志。
- 确认磨锉的髋臼缘具有良好的支撑，有足够的强度和面积为生物型髋臼杯提供良好固定后，停止髋臼磨锉。
- 使用磨钻或者小号锉新鲜化内侧壁表面的硬化骨，也可以使用 3.5 mm 钻头以在内侧壁形成点状渗血。避免削弱已经很薄的内侧壁。
- 然后将自体骨植入杯中，使用反向锉压实以填充内侧壁与髋臼窝口处的髋臼试模之间的缺损（图 17.7）。
- 安放髋臼试模后行术中透视，以确定髋关节旋转中心的恢复情况，以及髋臼假体的角度和大小（图 17.8）。
- 将真正的髋臼假体以牢固的边缘匹配安放于髋臼入口处。然后将辅助性髋臼螺钉穿过髋臼假体拧入宿主骨中（图 17.9）。
- 股骨的准备和股骨假体的选择通常根据手术医生的喜好常规进行。在某些极端内陷的情况下，股骨颈将被重塑并且前后向较窄，更适合使用某些前后向较窄的生物型或骨水泥股骨假体。

术后处理

- 如果髋臼通过牢固边缘匹配和辅助性的髋臼螺钉获得安全的固定，多数患者在可耐受的情况下负重。如果骨质有缺损，术后 6~8 周内仅限于足尖着地负重或部分负重。
- 这样可以在未来的几个月或者几年里使移植骨得到承载和加固（图 17.10）。

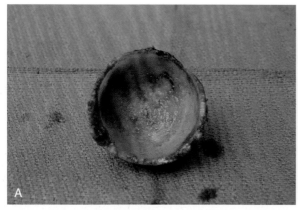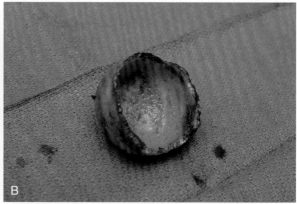

图 17.4　要使用小直径的髋臼锉从股骨头的头上区域（A）磨锉到软骨下骨（B），以提供自体松质骨移植

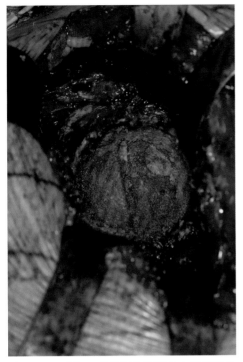

图 17.5　一例 75 岁老年女性髋臼内陷症以及股骨头缺血性坏死患者的术中照片。需要同种异体骨条和 2 个髋臼补块作为髋臼内壁的基底，以重建髋关节的解剖旋转中心

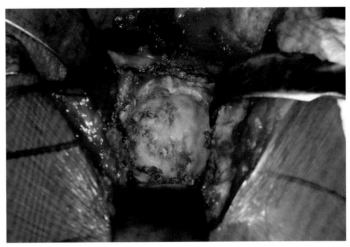

图 17.6　严禁像常规的初次 THAs 中那样向髋臼内侧加压磨锉（即使那里的骨质很硬），因为髋臼窝本身就位于髂坐线内侧

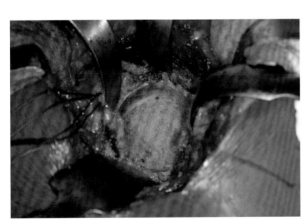

图 17.7　使用反锉将自体骨向内侧压实到一定深度，可以使用边缘匹配技术在髋臼入口处安放髋臼假体。在假体匹配的髋臼边缘不要植骨

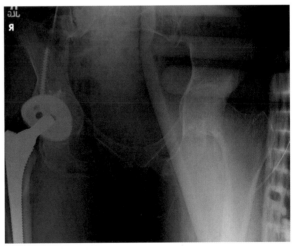

图 17.8　术中 X 线影像有助于确定髋臼假体是否安放在合适的深度以重建髋关节旋转中心

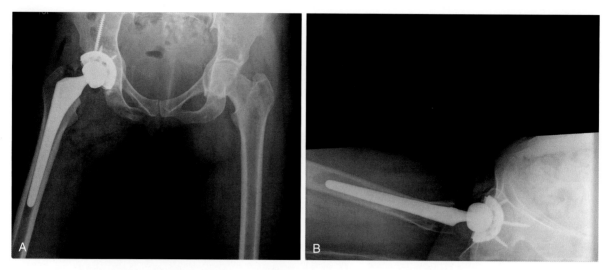

图 17.9　图 17.1 中 51 岁女性患者行生物型人工全髋关节置换术后的正位（A）和穿桌位（B）X 线片，包括 58 mm 的髋臼杯，自体骨移植，3 枚辅助螺钉和近端多孔涂层股骨假体

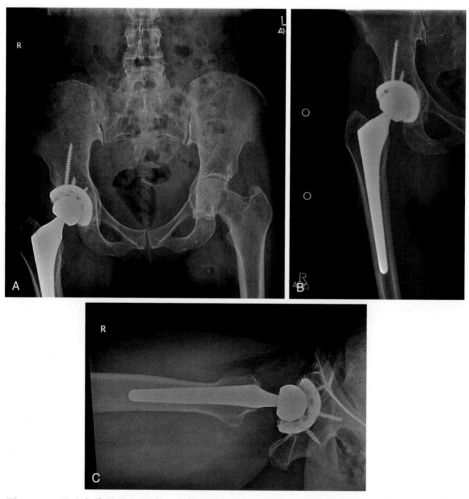

图 17.10　通过充分的髋臼固定、自体骨移植和生理负荷，移植骨将进行整合，这是上述患者术后 2 年的骨盆前后位（A）、髋关节前后位（B）和穿桌侧位（C）X 线片

第18章

股骨近端畸形

DANIEL J. BERRY

翻译：张来波　　审校：李　伟

关键概念

- 在存在股骨近端畸形的情况下行全髋关节置换术（THA）的常见原因包括创伤、先前的股骨近端截骨、发育性畸形和代谢性畸形。

- 股骨近端畸形使得 THA 更困难，因为股骨假体和股骨髓腔的匹配、髓腔的进入以及为髋关节提供较好的功能和稳定性来实现最佳的髋关节生物力学都很有挑战性。

- 存在畸形时的 THA 的关键目标是：①避免因畸形造成髋部生物力学不良的情况；②避免股骨假体短期或长期固定的问题。

- 根据病因、畸形的解剖结构或畸形的位置对畸形进行分类。

- 出于技术目的，最有价值的分类方法包括识别畸形的部位和畸形的解剖结构。一种比较实用的方法考虑了 3 个主要的畸形部位（水平）（图 18.1）：股骨近端畸形、转子下畸形（图 18.2）和更远端的畸形（图 18.3）。每一种都有不同的挑战，需要区别对待。

- 大部分近端畸形都可以使用那些不考虑畸形就能达到满意位置和固定的假体来解决，也可以使用允许切除畸形的假体来解决。

- 多数更远端畸形，即发生在股骨柄尖端以下的畸形，可以被忽略。

- 转子下畸形最难处理。处理策略包括使用特殊的假体和矫正性的股骨截骨，将在本章讨论。

- 本章不讨论主要涉及股骨转子（见第 5 章）和股骨旋转（前倾）的畸形（见第 15 章），这些畸形在本书其他地方进行了更详细的介绍。

- 涉及大转子的畸形通常是指大转子的位置阻碍了进入股骨髓腔。轻度的此类畸形可以通过将假体更偏内侧打入髓腔来解决，严重者需要采用大转子截骨术（常规或者滑移）或者大转子延长截骨术（图 18.4）（见第 23 章）。

- 股骨近端旋转畸形最常见于髋关节发育不良，已在第 15 章中进行了详细讨论，多数都可以使用骨水泥假体或者那种忽略股骨干骺端和股骨干的旋转关系、具有近端前倾调节的生物型假体（如组配式或者带凹槽的锥形柄）来解决，极少数需要去旋转截骨术。

- 股骨近端畸形病例的术前计划对于选择治疗特定畸形的最佳技术至关重要。

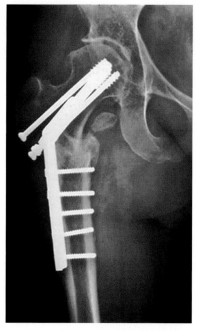 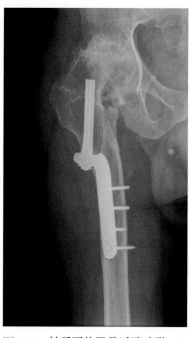 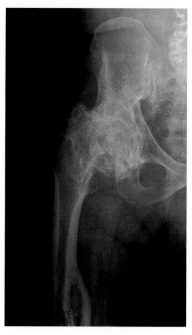

图 18.1　近端水平的股骨近端畸形　　图 18.2　转子下的股骨近端畸形　　图 18.3　更远端的股骨畸形

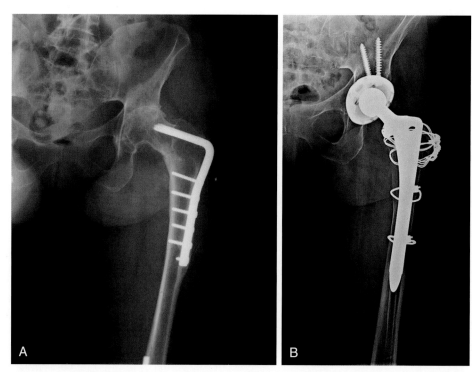

图 18.4　A. 股骨近端畸形患者的 X 线片，可见股骨大转子悬垂于股骨髓腔上方。B. 大转子截骨术后 X 线片

无菌器械和内置物

- 常规髋关节置换的手术器械（基于仔细的术前计划）。
- 如计划行股骨干截骨：
  - 小的往复锯。
  - 窄的拉钩。
  - 尖的和锯齿状的持骨钳。
  - 钢丝或者钢缆。
  - 术中拍片或者透视。
  - 选择能实现股骨近端和远端固定的假体，对于手术获得成功至关重要。通常，假体需要三角形或带袖套的、能匹配干骺端且能良好控制旋转的近端部分，以及带凹槽、尖角和广泛涂层且能控制旋转的远端部分。圆形近端结构的假体通常不能为股骨近端提供良好的旋转控制。选择的假体必须足够长，以便在预计截骨水平以下的股骨远端获得良好的固定。

体位

- 根据手术医生的喜好和计划的手术入路决定患者取侧卧位或平卧位。
- 髋关节铺单时需要广泛显露股骨至膝关节。
- 对于复杂的病例，需插入 Foley 导尿管，并考虑使用红细胞贮存系统（细胞保护器）。

手术入路

- 后方、前外侧和直接前方入路都可用于这些病例。某些更简单的病例可以通过直接前方入路处理；但如果计划或可能需要进行股骨截骨，则不能采用直接前方入路。

术前计划

- 仔细而详尽的术前计划对于成功解决这些问题至关重要。
- 明确畸形的位置和解剖结构。通常，前后位和侧位 X 线片就足够，CT 三维重建有助于更好地了解畸形（图 18.5）。在大多数情况下，股骨全长 X 线片会很有帮助。
- 对股骨进行各种合适假体的模板测量，以确定是否需要特殊的假体。确定假体的设计、尺寸和长度。骨水泥假体可能在型号和股骨准备方面的灵活性更大（图 18.6）。某些生物型股骨假体，如组配式股骨柄和带凹槽的圆锥形假体，适用于较大的股骨干骺端畸形。
- 如果畸形在转子下区域，应先确定是否需要进行矫正截骨。如果需要，规划预期的矫正，以确定截骨的水平和可能需要的闭合楔形截骨的形状。选择行股骨截骨术应能实现股骨近端和远端良好的旋转和角度控制的股骨假体，并进行模板测量。多数情况下，首选非骨水泥股骨假体，因为骨水泥容易从截骨处渗出。重申上述意见：假体需要三角形或者带袖套的、能匹配干骺端且能良好控制旋转的近端部分，以及带凹槽、尖角和广泛涂层且能控制旋转的远端部分。圆形近端结构的假体通常不能为股骨近端提供良好的旋转控制。选择的假体必须足够长，以便在预计截骨水平以下的股骨远端获得良好的固定。

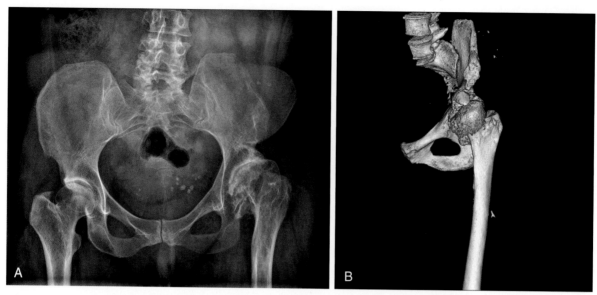

图 18.5　A.股骨近端畸形患者的 X 线片。B.股骨近端三维重建能确定畸形的立体解剖结构

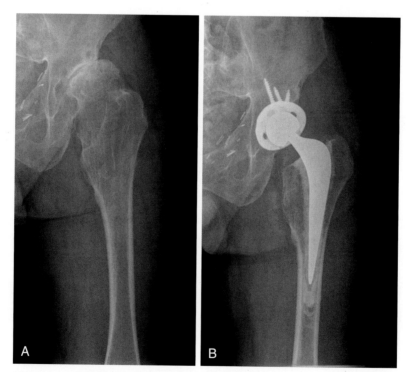

图 18.6　A.家族性外生骨疣患者股骨近端畸形的 X 线片。B.合适的骨水泥
　　　　 柄置换术后的 X 线片

骨、内置物和软组织技术

近端畸形

- 根据术前讨论选择合适的手术入路。
- 在模板测量时选择的水平对股骨颈进行截骨并准备髋臼。
- 根据选择的假体准备股骨。在此过程中，要确保假体匹配满意，避免在股骨准备和假体安装时出现骨折和穿孔。根据需要，通过使用术中摄片或透视进行评估。
- 在股骨准备过程中，如果股骨近端形状使其有发生骨折的风险，可在股骨近端预防性捆绑钢丝或钢缆。
- 如前所述，骨水泥假体可能在型号选择和股骨准备方面的灵活性更大。某些生物型股骨假体，如组配式股骨柄和带凹槽的圆锥形假体，适用于较大的股骨干骺端畸形。
- 安装假体试模并进行髋关节稳定性和生物力学测试。测试和骨畸形相关的关节外撞击。如果存在撞击，通过切除多余的骨或在股骨和骨盆之间创造更大的空间（提供更长或者更大偏心距的股骨假体），以防止发生撞击。
- 置入最终的假体。

远端畸形

- 术前计划应该确定畸形的位置。只要术前计划允许选择不超过畸形近端的假体，并且假体能获得充分固定，多数远端畸形就可以被忽略（图 18.7）。

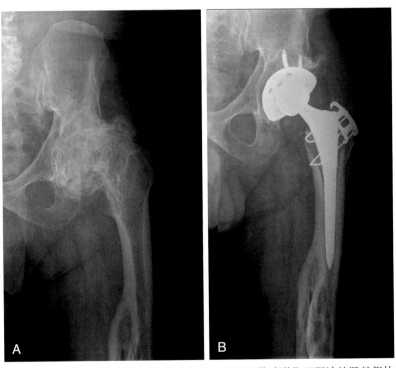

图 18.7　A. 股骨近端畸形患者的 X 线片，可见股骨畸形位于预计的股骨假体尖的远端（基于模板测量）。B. 使用标准长度的股骨假体置换术后的 X 线片

转子下畸形

- 通过术前计划来确定使用特殊假体还是矫正截骨来处理畸形（图 18.8A）。
- 有些情况下可考虑使用止于畸形近端的假体，因此无须截骨。此类内置物包括"粗短的"非骨水泥干骺端固定短柄内置物和髋关节表面置换假体（图 18.8B）。
- 如果选择短柄假体，应在准备髓腔时确保假体和畸形近端股骨充分匹配，必要时摄片或透视。

截骨矫形术（图 18.9）

- 通过后路或前外侧 / 直接外侧入路显露髋关节，在需要的位置进行股骨颈截骨，显露并准备髋臼。保留髋臼磨锉的骨质和股骨头，为股骨截骨提供自体移植用骨。
- 根据术前模板，测量从大转子尖到计划截骨水平的距离。计划截骨的水平通常在畸形的顶点。
- 切开股外侧肌，在计划截骨的位置露出一小段股骨（<5 cm）（图 18.10A）。
- 重新测量从转子尖端到计划截骨的距离，并用电刀在股骨上标记。如果需要，通过透视确定截骨线在畸形的顶点。
- 使用骨膜剥离器沿股骨周围剥离以显露一段狭窄的股骨，并在股骨前后放置窄的（1 cm）带状拉钩。
- 用小型摆锯在垂直于畸形近端股骨轴线的方向进行截骨，截骨时用盐水灌洗以避免灼伤股骨（图 18.10B）。
- 大致在股骨远段平行于股骨近段画一条直线，从股骨远端中去除一楔形骨块，以达到所需的矫形效果。截骨块通常呈楔形，在薄侧进行约与远段股骨的长轴平行的最小截骨（图 18.10C）。再次检查，确认截骨的尺寸和角度应和术前预计的一致。

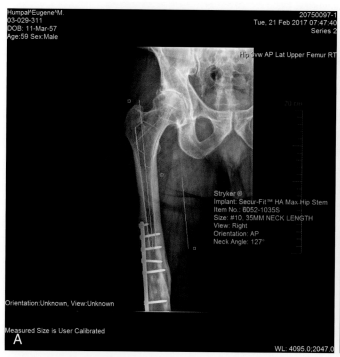
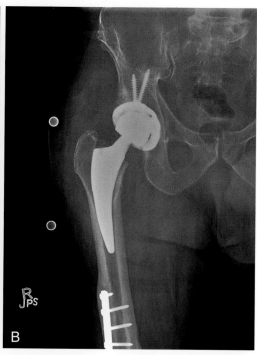

图 18.8 A. 术前模板测量显示股骨畸形以及残留的内置物不允许标准长度的假体。B. 使用能避免与畸形和内固定物发生冲突的短柄股骨假体置换术后的 X 线片

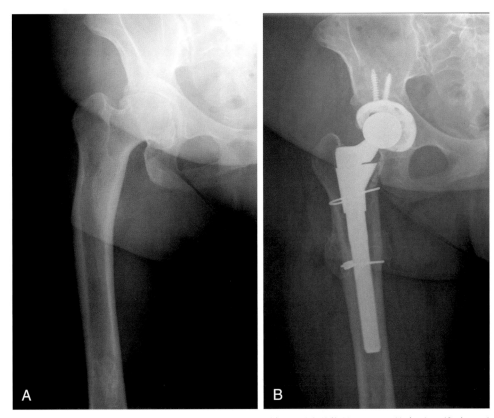

图 18.9　A. 股骨转子下畸形的术前 X 线片。B. 行转子下矫形截骨和 THA 的术后 X 线片，可见截骨处已愈合

- 使用计划的器械进行股骨近段的准备。使用股骨假体器械进行股骨近端的操作。为了高效操作，可使用尖头或锯齿状持骨钳维持股骨近端适当旋转力线的稳定。为确保准备好股骨近端，要做到：①相对于大转子，股骨近段的前倾是正确的；②假体的尺寸应使假体在近端获得良好的固定。可以在股骨近段预防性环扎钢丝或钢缆，以防止在安放假体时发生纵向骨折（避免此类骨折很重要，因为如果发生骨折将很难处理）。
- 使用原定的假体器械准备股骨远段。在直视下，确保最终铰刀的型号及与股骨髓腔的匹配是合适的。假体对股骨近段和远段的良好旋转控制是手术成功的关键。在多数股骨远段的近端周围预防针环扎钢丝或钢缆，在安放试模或假体时防止骨折发生。
- 将试模置入股骨近端和远端，旋转对齐近端和远端以实现正确的前倾。仔细查看截骨部位，并确定在近端或远端股骨上需要"清理"多少截骨才能实现截骨端的完美对合（图 18.10D）。
- 进行髋关节复位试验，优化长度和稳定性，并放置最终的髋臼假体。
- 取下股骨试模并进行"清理"截骨，然后放置试模再检查截骨端对位。如果需要，重复此过程，直到截骨端对位达到最佳。
- 将确定的股骨假体置入到位。假体应在股骨近段和远段获得出色固定，能为截骨端提供牢固的角度和旋转稳定性。查看截骨端，确保良好的骨接触（图 18.10E）。将股骨头和髋臼磨锉下来的宿主骨打压植于截骨周围。

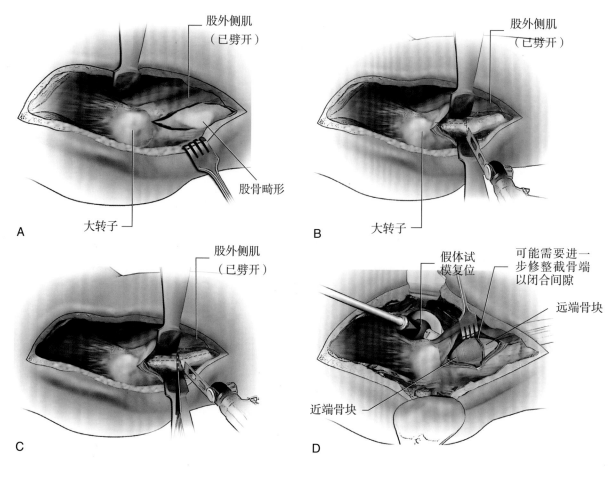

股外侧肌（已劈开）

股外侧肌（已劈开）

股骨畸形

大转子

A

大转子

B

股外侧肌（已劈开）

C

假体试模复位

可能需要进一步修整截骨端以闭合间隙

远端骨块

近端骨块

D

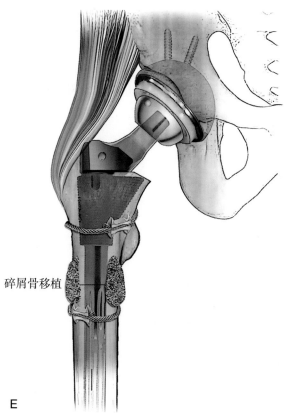

碎屑骨移植

E

图 18.10　A. 劈开股外侧肌，在畸形的顶点显露外侧股骨。B. 截骨的第一刀要在畸形上方并垂直于股骨近端。C. 截骨的第二刀要在第一次截骨的方并垂直于股骨远端。除非需要缩短，否则截骨的形状应为楔形。D. 放置试模，检测截骨端的对合情况，计算为实现完美对合所需"清理"的截骨。截骨端应很好地对合，在对线角度和旋转角度上应非常稳定。截骨处周围植入自体骨

- 进行最终的复位试验，优化股骨颈和股骨头的长度，置入最终的人工股骨头并复位髋关节。
- 在截骨处缝合股外侧肌，然后分层闭合伤口。

术后处理

- 通常严格限制足尖着地负重直到 X 线检查显示截骨处已愈合，通常需要 8 周。然后可以逐渐负重。

第 19 章

既往的融合髋

JOSHUA S. BINGHAM，DANIEL J. BERRY
翻译：张来波　　审校：李　伟

关键概念

- 融合髋的人工全髋关节置换术非常有技术含量，会有不同的结果，手术医生和患着都需要认真考虑好。
- 对融合髋行关节置换的最常见手术指征包括位置不良、假关节形成、同侧膝关节疼痛以及致残性腰背痛。
- 患者也可能因髋关节强直造成的残疾或在同侧膝关节置换手术前寻求髋关节置换。
- 重要的技术因素包括充分显露、内固定物（如果存在）取出、仔细识别骨性标志以确保合适的假体位置，以及维持或重建髋部生物力学。
- 手术显露通常取决于融合髋的位置、骨性解剖以及内固定物的位置，手术切口通常需要延长。
- 髋臼骨质可能较差，如果使用生物型髋臼假体，通常需要辅助性的髋臼螺钉固定。
- 融合髋的关节置换术能明显缓解患者疼痛并改善功能，并且术后 10 年生存率较好，但通常无法获得与初次 THA 相同的可靠结果（表 19.1）。

表 19.1　髋关节融合行全髋关节置换术后 10 年的生存率

作者（时间）	髋关节数量	手术时的年龄（范围；年）	随访年数（范围）	手术入路	自发性和手术性融合的对比	10 年生存率（%）
Kilgus 等（1990）	41	53（24~75）	7（2~16.5）	经大转子入路	手术性融合患者的失败率较高	96
Joshi 等（2002）	208	51（20~80）	9.2（2~26）	经大转子入路	自发性融合患者功能效果更好	96.1
Richard 等（2011）	26	49（25~74）	9（2~21）	经大转子入路或者直接外侧入路	尚未报道	74.2
Fernandez-Fairen 等（2011）	48	50（31~68）	17（10~29）	前外侧入路（21）；经大转子入路（15）；后外侧入路（12）	18 自发性；30 手术性	93

- 髋关节融合术中没有破坏外展肌的患者和自发性关节融合的患者术后效果最好。
- 术后外展肌功能差的患者可能终生需要拄拐行走。

无菌器械和内置物

器械

- 常规髋关节拉钩。
- 断钉取出设备。
- 金属切削磨钻。
- 矢状锯。
- 内固定物取出器械。
- C 臂。

假体

- 如果有明显的解剖畸形或骨缺损，除了生物型髋臼假体，可能需要关节固定部位的自体骨移植、辅助性螺钉固定和金属补块。
- 股骨侧通常使用生物型假体。如果干骺端骨质较好并且没有明显的近端畸形需要矫正，可以行近端固定。如果近端有干骺端畸形，或为了避开畸形、先前的内固定物，那么最好行远端固定。
- 大直径股骨头（36 mm 或更大）与超高分子聚乙烯内衬的组合是支撑界面的首选；也可以考虑双动结构，特别是在外展肌功能不足或存在严重脊柱退变、畸形的情况下。

体位

- 如果计划采用后方、前外侧或经大转子入路，则应将患者置于侧卧位，在需要时可进行更广泛的显露。
- 如果首选直接前方入路或者需要取出前方、骨盆内的内固定物，可以采用让患者取平卧位。
- 铺单时要能充分显露骨盆近端和整个股骨。

手术入路

- 皮肤切口可能会受先前切口和需要取出的内固定物位置的影响。
- 为了在原位行股骨颈截骨，通常会延长后方或前外侧切口。
- 如果不能在原位行股骨颈截骨或为了减少对外展肌的额外损伤，则可能需要经大转子入路（图 19.1）。
- 如果可能，切开后取出在大转子和股骨近端的所有内固定物。
- 在极少数股骨近端严重畸形需要矫形的情况下，可以进行股骨大转子延长截骨以矫正畸形，改善手术显露并有助于取出内固定物。
- 应充分清除关节固定处和股骨近端周围的软组织，以识别股骨颈和其他骨性标志。

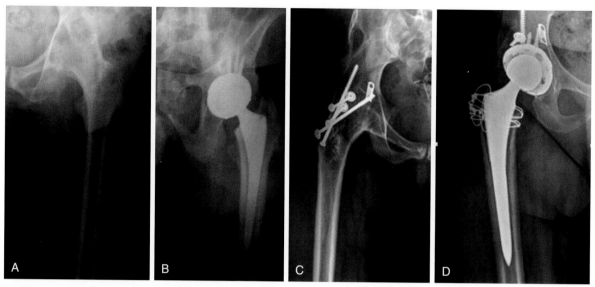

图 19.1　A. 自发强直性髋关节的术前 X 线片，适合股骨颈原位截骨。B. 股骨颈原位截骨术后的 X 线片。C. 手术融合髋关节的术前 X 线片，需要经大转子手术入路。D. 经大转子入路的术后 X 线片

术前计划

- 常规的术前 X 线片（骨盆前后位，髋关节前后位和穿桌位）通常足够。
- 如果存在解剖畸形或罕见的内固定物，术前 CT 可以帮助更好地明确解剖结构，定位内固定物并识别解剖标志。
- 术前评估外展肌功能，方法是让患者尝试外展髋关节，并通过触诊确定外展肌是否收缩。可以通过肌电图或 MRI 进一步评估，但不是常规。
- 手术医生应熟悉关节融合的手术技术，因为这可能会影响显露和截骨，尤其要熟悉关节外的关节融合术。

骨、内置物和软组织技术

- 按术前计划的手术入路显露后，可以经原位或者大转子入路行股骨颈截骨。
- 识别骨性标志（大转子和小转子）和术中透视，有助于确定股骨颈截骨的正确位置和角度（图 19.2）。
- 注意摆锯角度，避免锯到盆骨。
- 如果需要，略微偏下的股骨颈截骨可为髋臼的操作提供更好的显露。
- 进一步松解股骨周围软组织将改善显露。

髋臼侧准备

- 从髋臼侧开始骨性准备。解剖结构通常很难辨认，在磨锉之前找到关键标志是很有价值的，包括坐骨和髂骨。
- 术中摄片或透视有助于确认坐骨、髂骨、泪滴和卵圆窝，为髋臼磨锉做准备。

- 通常，在开始磨锉时，要从原来的股骨头和股骨颈去除多余的骨，可使用磨钻来完成。
- 拉钩放在前壁的前方和坐骨的后方，有助于保持定位和显露。完成显露和定位后，用髋臼锉以卵圆窝为参考（如果存在）小心地加深和加宽髋臼，并通过摄片或透视确认（图 19.3）。
- 通常，在自发融合的情况下，随着髋臼的加深，可以在臼底看到软组织（髋臼横韧带和圆韧带的残余）。注意避免髋臼假体过度偏内或偏外放置。
- 在髋臼磨锉时，必须仔细注意检查前壁和后壁的厚度。
- 准备好髋臼后，使用髋臼试模检查稳定性和位置（图 19.4）。
- 应像 THA 翻修那样使用生物型髋臼杯进行固定，通常建议用螺钉加强固定（图 19.5）。

股骨侧准备

- 如果需要，可松解股骨近端的关节囊以扩大股骨的显露。
- 股骨假体的选择取决于包括患者的骨质、皮质骨的缺损、与内固定物去除相关的应力升高，以及任何需要矫正的股骨近端畸形等在内的多个因素。
- 如果近端干骺端骨质良好，可使用近端固定。但是，如果存在干骺端畸形或为了显露、矫正畸形需要做大转子延长截骨，则应使用远端固定（图 19.6）。
- 如果取出内固定物后导致多处应力升高，则应考虑使用更长的柄绕过骨缺损，以避免术后发生骨折的风险。
- 大直径的股骨头和内衬（36 mm 或更大）是首选，尤其是在外展肌功能不足的情况下。如果患者术后发生不稳定的风险较高，则应考虑双动髋关节。

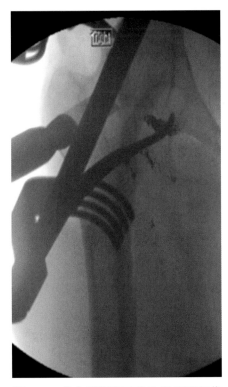

图 19.2 术中透视用于确认股骨颈原位截骨的正确水平和角度

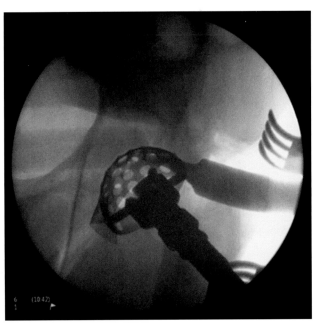

图 19.3 术中透视以确认磨锉过程中髋臼杯的位置是否合适

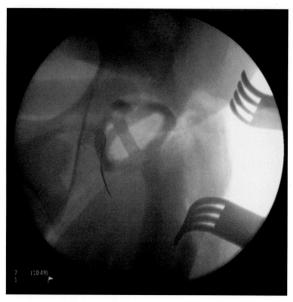

图 19.4　安放髋臼试模的术中透视

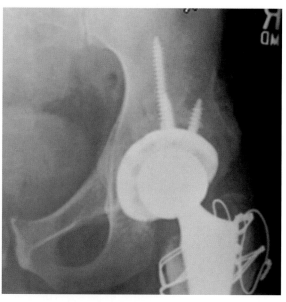

图 19.5　手术融合时安放髋臼假体的术后 X 线片。相对于泪滴，髋臼假体的固定及方向都非常好

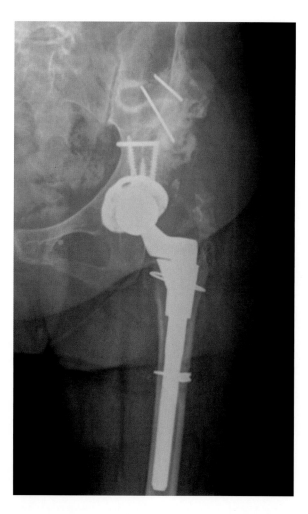

图 19.6　使用组配式股骨柄行融合髋的术后 X 线片

测试

- 在置入最终的假体之前，应复位测试软组织张力、下肢长度，以确定适当的颈部长度。
- 在髋关节微屈、膝关节伸直位触诊坐骨神经以确认其是活动的。如果发现坐骨神经张力过大，则可能需要调整颈部长度或股骨假体位置。
- 坐骨神经被牵拉和发生麻痹的风险取决于患者的年龄和关节融合时短缩的距离。在 THA 时应避免肢体过度延长（> 4 cm）。
- 缝合前，应通过一系列髋关节活动来评估其稳定性并检查是否有骨或软组织的撞击。特别要注意的是，融合引起的髋臼周围多余的骨会引起关节外撞击，从而导致髋关节不稳。任何引起撞击或潜在的可引起撞击的结构均应去除。随着时间的推移，活动的增加可能会引起撞击，从而导致疼痛和不稳。
- 还应评估髋关节的外展，如果外展受限，可以切断内收肌腱。

关闭切口

如果行转子截骨术，则用钢丝或钢缆固定大转子。

如果未行大转子截骨术，可以将外展肌或外侧瘢痕缝合到股骨近端，并封闭于后方软组织套；或者，可将阔筋膜张肌固定于大转子或股骨近端，以改善外展功能。

如果患者的肢体明显延长，术后前几天应在膝关节放置枕头使其屈曲，以降低坐骨神经的张力。

术后处理

- 置换术后的负重取决于是否存在截骨、所用假体的类型、假体的固定，以及手术医生关于 THA 术后负重的偏好。
- 如果做了大转子截骨术，则应在术后 6~8 周内足尖着地承重。股骨大转子截骨处愈合后，应开始积极的外展锻炼。
- 严重外展功能不全或外展功能丧失的患者发生脱位的风险增加，可使用髋关节外展矫形支具持续限制屈曲和内收 6~12 周。
- 异位骨化的预防不是必需的。但是，如果自发形成关节融合，或者患者还有其他异位骨化的危险因素，则需用抗炎药和 / 或放射疗法进行预防。

第 20 章

肿瘤性病变的全髋关节置换术

STEPHEN M. PETIS，MATTHEW P. ABDEL

翻译：张来波　　审校：李　伟

关键概念

- 骨盆和股骨的肿瘤多为转移瘤，骨盆原发性骨肿瘤至多占 15%。

- 骨肿瘤可造成较大的节段性骨缺损，使得假体稳定固定到非病理性宿主骨具有挑战性。

- 术前对患者进行相关治疗来处理贫血和其他异常，如高钙血症。应进行局部和系统分期，并与多学科肿瘤小组一起评估和治疗。

- 应仔细评估 X 线和断层影像，以确定计划切除的范围，并预估需要重建的残余骨缺损。

- 通常情况下，骨量丢失会比预期严重，并会经常出现病理性骨盆不连续。

- 这种情况下处理骨缺损需要各种各样的假体装备——骨水泥和非骨水泥假体、同种异体骨－假体复合材料、钽金属髋臼杯及补块、加强环、巨大假体和结构性同种异体骨等。

- 手术入路和显露取决于肿瘤的位置。手术入路的选择应考虑能完全切除原发肿瘤，或对转移瘤能充分显露骨缺损以稳定重建。

- 本章主要有两个重点：

  1. 髋臼周围病变的髋臼重建，强调以下 2 组：

     a. 原发性髋臼周围病变：需要广泛切除和髋臼重建。

     b. 转移性髋臼周围病变：仅需髋臼重建。

  2. 股骨病变的股骨重建，强调以下 2 组：

     a. 原发性股骨病变：需要广泛切除和股骨重建。

     b. 转移性股骨病变：仅需股骨重建。

  对于原发性髋臼周围病变，切除和重建的类型有以下 4 种：

- Ⅰ型：坐骨切迹切除（图 20.1）。

- Ⅱ型：髋臼上方切除（图 20.2）。

- Ⅲ型：保留后柱（图 20.3）。

- Ⅳ型：保留前柱（图 20.4）。

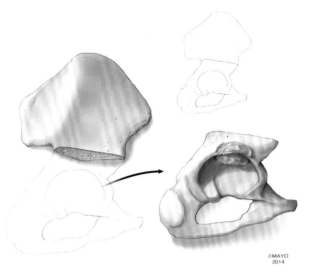

图 20.1 坐骨切迹水平的 Mayo Ⅰ 型切除术，最困难的是需在髂骨上重建髋臼（Mayo Foundation for Medical Education and Research）

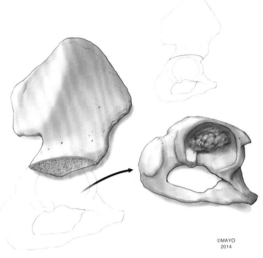

图 20.2 图示髋臼上方的 Mayo Ⅱ 型切除术，需在髂骨上重建大的髋臼（Mayo Foundation for Medical Education and Research）

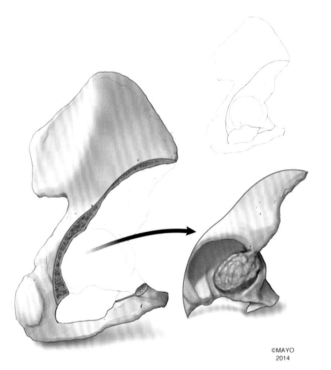

图 20.3 保留后柱的 Mayo Ⅲ 型切除术，用于重建髋臼（Mayo Foundation for Medical Education and Research）

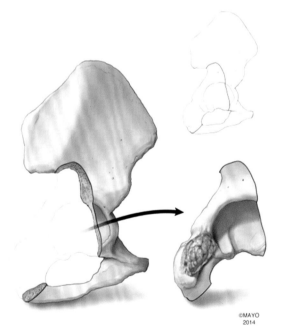

图 20.4 图示保留前柱的 Mayo Ⅳ 型切除术，用于髋臼重建（Mayo Foundation for Medical Education and Research）

无菌器械和内置物

器械

- 常规髋关节拉钩。

- 截骨需用的往复锯和摆锯。

- 适合各种大小和形态骨缺损的各种尺寸髋臼锉。

- C 臂。

- M 金属切削磨钻。

- 6.5 mm 磨钻头。

- 能绕过复杂的股骨缺损的灵活髓腔锉。

- 3.5 mm 钻头。

髋臼假体

- 同种异体骨。

- 多孔金属髋臼假体。

- 多孔金属补块。

- 辅助性髋臼加强环，用于构建臼杯 – 加强环结构。

- 生物型或者骨水泥股骨假体。

- 巨型假体。

- 有时需要定制的髋臼假体（见第 6 章）。

股骨假体

- 根据转移瘤的位置，需要不同长度的股骨柄。

- 各种长度和直径的组配式柄或带凹槽锥形柄，都可用于需要切除近端的股骨原发病变。

- 骨水泥和远端固定生物型巨型假体，都可用于需要切除近端的股骨原发病变。

体位

- 侧卧位。

手术入路

- 后外侧或前外侧入路可能适用于多数需要髋臼重建的髋臼周围病变，以及多数股骨重建。

- 对于更广泛的骨切除和髋臼重建，可能需要更复杂的手术入路，如髂股延长入路。

术前计划

- 骨盆正位、髋关节正位和侧位 X 线片用于术前模板测量（图 20.5A~C），包括确定肿瘤的位置、骨缺损的治疗计划，以及预期假体与型号选择。

- Judet 位影像可以作为标准 X 线片的补充，以确定可用于髋臼固定的骨量以及骨盆不连续的存在（图 20.5D，E）。
- 断层成像，包括 CT、MRI 和 PET（图 20.5F，G），有助于规划切除和 / 或髋臼重建。

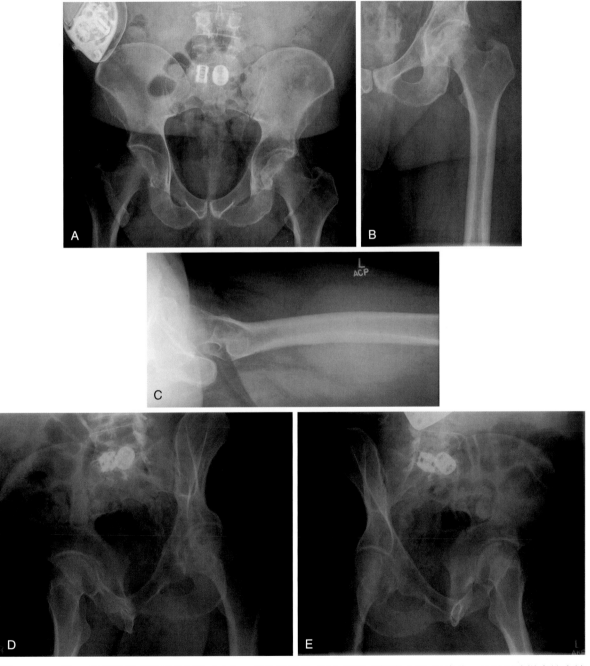

图 20.5 一例 44 岁男性患者的骨盆正位（A）、髋关节正位（B）和穿桌侧位（C）X 线片，显示因腺样囊性癌转移导致左髋臼周围巨大病变。在包括闭孔斜位（D）和髂斜位（E）在内的 Judet 位 X 线片上疑有骨盆不连续

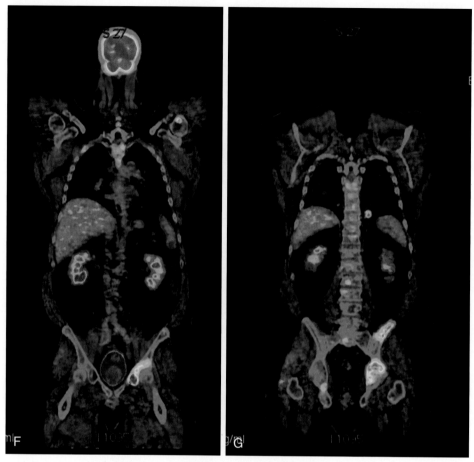

图 20.5（续）　PET 扫描（F，G）证实了髋臼周围的巨大病变

骨、内置物和软组织技术

- 手术入路取决于肿瘤的位置、计划切除的范围以及手术医生的喜好，能充分显露髋臼和股骨以便进行重建，同时如有必要应允许切除骨肿瘤。
- 脱位髋关节，然后根据术前模板进行股骨颈截骨。
- 显露髋臼。充分显露对于评估因病理性骨丢失或肿瘤切除所致的骨丢失而造成的骨缺损至关重要。
- 此时，重建外科医生应该确定剩余骨及其质量。

臼杯 – 加强环结构

- 对宿主骨进行标准的髋臼磨锉，努力在剩余髋臼的完整部分磨锉髋臼窝。
- 为了弥补髋臼巨大骨缺损，通常需要在上方和 / 或内侧（图 20.6）使用髋臼假体补块。
- 如果将金属补块放在髋臼上方，则用辅助螺钉将其固定在宿主骨上；如果置于内侧，髋臼假体将紧靠补块放置，并用骨水泥使其结合在一起。
- 安放髋臼假体后，在上方和下方用辅助性螺钉固定髋臼杯（图 20.7）。

- 此后，在髋臼假体上方安装一个加强环（通常为去除坐骨翼的"半加强环"；图20.8），坐骨翼可用金属切削磨钻去除。如果髋臼假体初始稳定性不佳、因髋臼周围病变导致 >40% 的骨缺损（不管假体初始稳定性如何），和/或由于髋臼周围病变、辅助治疗（如放疗）而导致髋臼骨质明显变差，可以使用此方法。

- 在安放加强环前，可以从髋臼假体上卸下一枚螺钉。随后，可使螺钉穿过加强环和髋臼假体并拧入宿主骨（顺着相同的钉道），使其成为整体结构。

- 用3或4枚螺钉通过半球髋臼假体上方的加强环的翼将加强环固定于髂骨。

- 用4 mm磨钻将全聚乙烯杯或组配式聚乙烯内衬的背面磨出蛛网状纹理，用骨水泥将其粘到臼杯－加强环复合体上，以增加髋关节稳定性（图20.9，图20.10）。

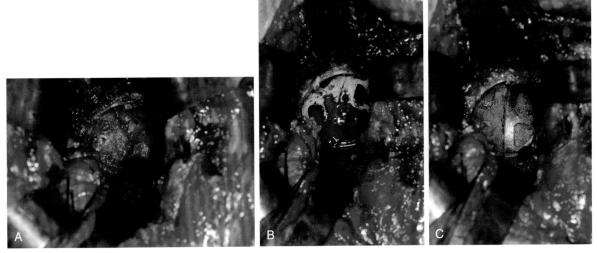

图20.6 图20.5中患者的术中照片。在置入髋臼假体前，对病理性骨盆不连续（A），使用了2个补块（B）和同种异体骨植骨（C）来处理

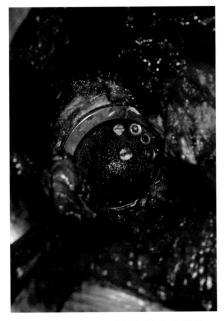

图20.7 图20.5所示患者的术中照片，安放多孔髋臼杯后用螺钉辅助固定

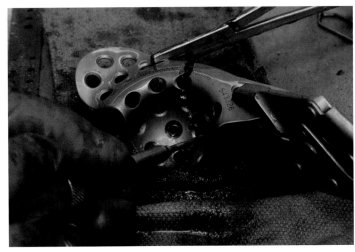

图20.8 图20.5所示患者的术中照片，显示用切除下翼的加强环进行辅助固定

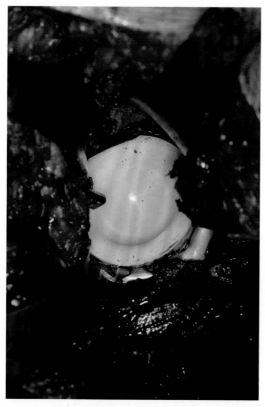

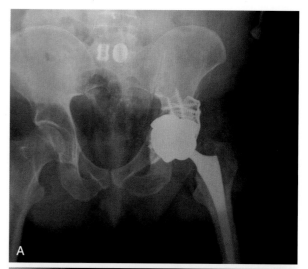

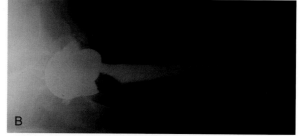

图 20.9　图 20.5 所示患者的术中照片，用骨水泥将聚乙烯内衬固定到位

图 20.10　图 20.5 所示患者的术后正位（A）和侧位片（B）

定制假体

- 定制组件不是作者的首选。因为髋臼周围病变患者手术时骨的丢失和骨量会有所不同，定制组件的作用越来越大（图 20.11）。
- 髋臼磨锉后，以 6.5 mm 磨钻去除突出的骨质，以无菌三维模型为指导，使定制组件与宿主骨达到最佳匹配。
- 然后将定制的髋臼假体旋转到外展肌下方的骨盆中。
- 用圆顶加压螺钉将定制假体固定于髂骨，然后再固定到下方坐骨和耻骨（如果有），然后将剩余的近端螺钉置入髂骨。
- 最初，用松质螺钉将假体压在骨上。
- 之后，将锁定螺钉置入其余的钉孔。
- 通常使用 9~13 枚螺钉（图 20.12）。

转移瘤的股骨侧重建

- 在多数涉及股骨转移性疾病的病例中，骨水泥股骨柄是最佳的选择，因为其能降低术中发生股骨假体周围骨折的风险，同时还可以在术后立即全部负重，无须担心下沉或生物固定的失败（图 20.13）。

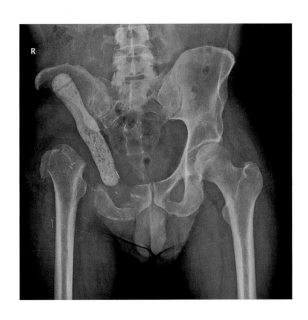

图 20.11　因软骨肉瘤行大范围内半骨盆切除的一例 43 岁男性患者术后正位片。此种情况不适合使用臼杯 – 加强环复合体，所以放置了骨水泥占位器，并定制了髋臼假体，4 个月后进行了置换

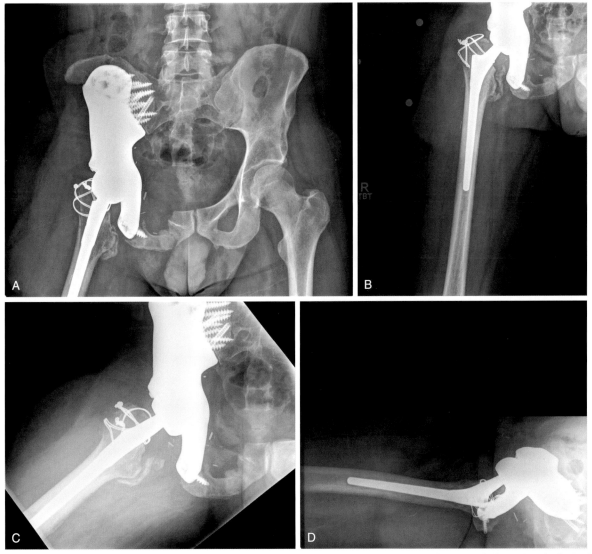

图 20.12　图 20.11 所示的患者置入定制的髋臼假体的术后骨盆正位（A），髋关节正位（B）、斜位（C）和侧位（D）X 线片

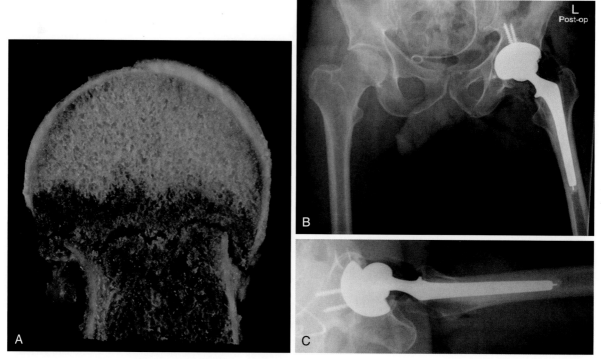

图 20.13 一例 61 岁男性患者，因骨转移并左侧股骨颈病理性骨折（A）行混合型人工全髋关节置换术（B，C）

- 对于股骨近端的转移性病变，可以使用标准长度的骨水泥股骨假体和骨水泥塞，但无须对髓腔加压。
- 通常不会清除转移性病灶。
- 对于远端或累及整个股骨的转移性病变，可以使用弯而长的骨水泥柄。但是，麻醉团队必须在 100% 的吸氧浓度下为患者充分补液，股骨远端应使用 3.5 mm 的钻头进行钻孔，以降低发生脂肪栓塞综合征的风险。
- 此外，应在骨水泥非常湿的时候通过带有长喷嘴的骨水泥枪将其注入髓腔。如果股骨髓腔较细，则可以使用小直径的喷嘴（如用于固定肱骨假体的骨水泥喷嘴）。
- 髓腔不要加压。
- 有时，当股骨髓腔松质骨被破坏时，可以使用组配式的、带凹槽的锥形股骨柄进行股骨重建（图 20.14，图 20.15）。

原发灶的股骨侧重建

- 充分切除股骨近端原发灶后，股骨侧重建依赖于远端固定。
- 对于 Dorr A/B 型髓腔，可以使用组配式、锥形凹槽柄或非骨水泥股骨近端固定柄。
- 对于 Dorr C 型髓腔，可使用骨水泥股骨近端假体，但通常也可使用组配式、带凹槽的锥形柄。
- 无论选择何种假体柄，都应尝试用钢丝或粗的不可吸收线将剩余的大转子固定于假体外侧。
- 如果大转子受损，可以使用高稳定性关节，如双动结构。

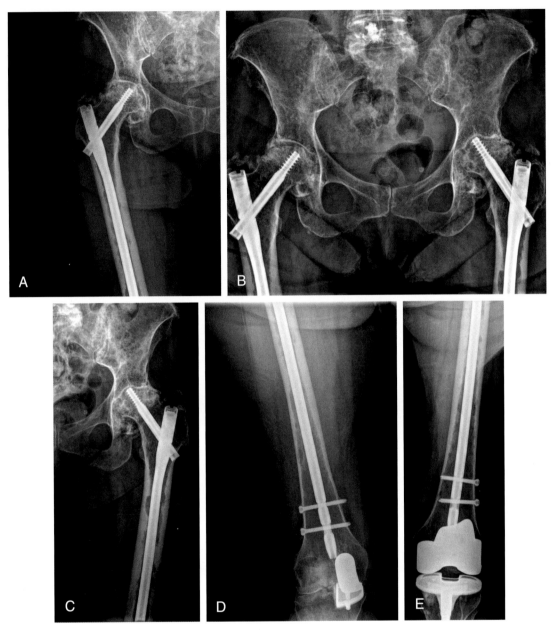

图 20.14 一例 73 岁晚期多发骨髓瘤患者的术前 X 线片（A~E），曾行双侧预防性股骨髓内钉治疗，目前双侧髋关节都有重度骨关节炎

术后处理

- 在骨切除和髋臼假体固定的基础上，部分患者可在承受范围内负重。然而，多数患者在术后 8~12 周应足尖着地部分负重。
- 基于这种髋臼重建术后高脱位的风险，多数患者要在术后 6 周内使用髋关节外展支具。

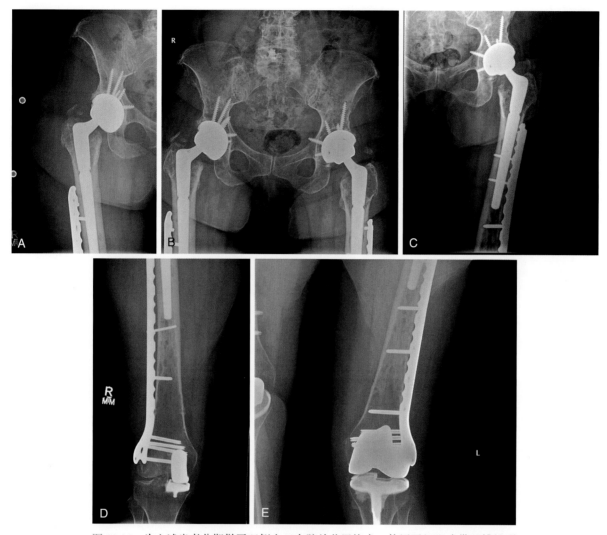

图 20.15 为上述患者分期做了双侧人工全髋关节置换术，使用了组配式带凹槽锥形股骨柄，并在两侧股骨行预防性接骨接骨板内固定术

推荐阅读

1. Brown TS, Salib CG, Rose PS, Sim FH, Lewallen DG, Abdel MP. Reconstruction of the hip after resection of periacetabular oncological lesions: a systematic review. Bone Joint Lett J, 2018, 100−B(1 Supple A):22−30.

2. Abdel MP, von Roth P, Perry KI, Rose PS, Lewallen DG, Sim FH. Early results of acetabular reconstruction after wide periacetabularoncologic resection. J Bone Joint Surg Am, 2017, 99(3):e9.

3. Sculco PK, Ledford CK, Hanssen AD, Abdel MP, Lewallen DG. The evolution of the cup−cagetechnique for major acetabular defects: full and half cup−reconstruction. J Bone Joint Surg Am, 2017, 99(13):1104−1110.

4. Viste A, Perry KI, Taunton MJ, Hanssen AD, Abdel MP. Proximal femoral replacement in contemporary revision total hip arthroplasty for severe femoral bone loss: a review of outcomes. Bone Joint Lett J, 2017, 99−B(3):325−329.

第二篇
全髋关节翻修术

第 21 章

髋关节翻修术的术前评估、计划和模板测量

STEPHEN M. PETIS，DANIEL J. BERRY

翻译：满振涛　　审校：王先泉

术前评估

- 分析可能引起全髋关节置换术失败的各种病因，结合患者病史以及查体和相关检查结果来确定最有可能的诊断。
- 对术中可能发生的困难进行预判，包括显露、假体取出、骨重建和髋关节不稳等。
- 目的是针对导致翻修失败的原因进行处理，进一步减少并发症的发生。成功的髋关节翻修术包括假体的位置和固定良好，正确处理骨缺损，髋关节在不发生半脱位或脱位的前提下能在正常活动范围内充分运动，同时避免发生并发症。
- 使用模板测量来确定哪种假体可以提供最佳的重建效果，从而预先估计置入假体的尺寸。使用模板来预测术中的各种困难，如骨缺损和骨骼畸形等，并且提出解决方案。

患者病史

- 了解患者接受初次手术的病因（如原发性骨关节炎、创伤后关节炎等），有助于确定初次手术失败的原因。
  - 患者是否存在髋关节功能良好且无疼痛的一段时间？如果没有，应进一步检查是否由假体周围感染引起的持续性关节疼痛。
  - 询问有关髋关节不稳的病史，以及相关的治疗方法（即闭合或切开复位）。
  - 患者疼痛的位置有助于确定具体哪部分内置物出现问题——腹股沟和臀部疼痛可能与髋臼假体或滑膜炎有关，而股部疼痛可能与股骨假体有关。
- 查看并分析之前的手术操作记录。
- 查询假体标签码，以确认初次置入假体的品牌和型号。

体格检查

- 患者的步态——通过检查是否有逃避疼痛的步态或 Trendelenburg、Duchenne 步态，从而判断外展肌群的情况。另外，评估外展肌群的肌力，以确认是否存在外展肌群异常。

- 检查患者原手术切口：是否有感染的表现？如果存在多个切口，应该选择可同时解决多个手术困难并能提高术者操作灵活性的切口。
- 评估并记录术前髋关节的活动度。
- 直腿抬高抗阻时产生疼痛，通常与髋关节异常有关。
- 评估并记录神经血管的状态，尤其是坐骨神经。
- 应该排除任何可能导致髋部牵涉痛的病因，如腰椎或神经根病，以及骨盆或腹部疾病。

影像学检查

- 拍摄骨盆正位 X 线片和受累髋关节的正、侧位 X 线片，确保能显示整个髋关节假体以及可能在翻修手术中涉及的骨骼。
- Judet 位 X 线影像有助于评估髋臼骨缺损和骨盆不连续情况（图 21.1）。
- 具有金属伪影抑制功能的 CT 扫描可以作为评估骨缺损的辅助方法。
- 具有金属伪影抑制功能的磁共振成像（MRI）有助于评估与金属 – 金属的界面磨损和锥度磨损相关的局部软组织不良反应。
- 当对股骨假体进行翻修时，需要拍摄股骨全长 X 线片，以排除股骨远端畸形或股骨远端存在其他内置物的情况。

实验室检查

- 全血细胞计数、红细胞沉降率和 C 反应蛋白检查有助于排除感染。
- 如果血清学检查异常或存在其他异常情况（如影像检查异常或无明确原因的早期手术失败），翻修术前应进行关节穿刺以排除感染，将穿刺液分别送细菌培养、细胞计数和分类。如果怀疑有与

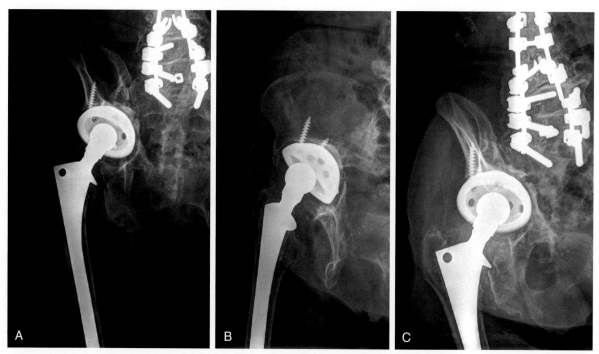

图 21.1　A. X 线片显示臼杯松动和 Paprosky 3b 型髋臼骨缺损。不能通过正位影像诊断骨盆不连续，但可见髋臼内壁骨折。B，C. 骨盆 Judet 斜位片，显示前柱和后柱都有骨折，提示骨盆不连续

金属相关的局部软组织不良反应，应行人工细胞计数和分类，因为在这种情况下自动细胞计数不可靠。

- 有核细胞数 > 3 000、多形核中性粒细胞（PMN）> 80%，提示慢性假体周围感染（PJI）。
- 有核细胞计数 <10 000、PMN> 90%，提示急性 PJI。
- 诊断不明确的情况下，滑膜液 α - 防御素水平可以提供有关感染的更多信息。

术前计划

- 应充分考虑手术过程中出现无法预判的并发症的可能。确保用于处理各种复杂情况的内置物都已经准备好（也就是说，要预先考虑假体的限制性、股骨柄的长度、股骨头和内衬的型号、髋臼杯的固定、金属垫块等）。
- 手术入路：THA 翻修主要采用是后外侧或前外侧入路。
- 假体的取出：确保已经准备好假体取出工具，并使用可以延伸的切口。
  - 股骨：对于骨水泥假体，应准备高速磨钻、Moreland 骨刀，以及超声骨水泥取出设备。对于远端固定良好的非骨水泥假体，应准备金属切割工具来切断股骨柄，还有环锯。
  - 髋臼杯：准备与髋臼杯外径相匹配的、自定中心的弧形骨刀工具（苹果刀），准备螺钉用于将聚乙烯内衬从臼杯内分离出来。

骨的重建

- 股骨：重建取决于干骺端的骨骼质量、股骨的峡部，以及去除假体后的股骨缺损情况。
  - 通常，最好使用固定于股骨干的假体，股骨近端采用组配式假体来解决肢体长度和股骨偏心距的问题。
  - 目前，许多外科医生偏爱带沟槽的组配式锥形柄。
  - 其他方法包括圆锥形假体；如果骨水泥依旧牢固的话，可以在原骨水泥鞘内用骨水泥重新固定一个新的骨水泥柄；以及同种异体骨 - 假体复合物。
- 髋臼 - 术前和术中应对残余骨量进行仔细评估。
  - 关键是优化与宿主骨的接触，避免形成更多的骨缺损；同时优化髋关节旋转中心。
  - 建议使用多枚螺钉辅助固定。
  - 重建方法包括多孔臼杯、高孔隙率多孔臼杯、cup-cage、定制三翼臼杯和大段同种异体骨移植。

髋关节稳定性

- 提前预判是否需要提高假体的限制性。
- 显露术野时，尽量减少对外展肌的损伤。
- 确保假体的位置正确（股骨和臼杯的前倾角，臼杯的外展角）。
- 确保没有关节内或关节外的撞击（股骨颈，畸形愈合的骨，异位骨化）。
- 模块化选择：假体头的颈长选择、股骨和内衬的偏心距选择、高边 / 改变朝向的内衬、双动假体、限制型内衬。

伤口闭合

- 截骨后应接近解剖学原位复位，从而促进术后愈合，恢复髋关节生物力学，提高假体的固定强度。
- 后方入路：髋关节囊应原位缝合，预防术后关节不稳定的发生。
- 外侧入路：修复外展肌，促进术后髋关节功能恢复，降低术后发生关节不稳定的风险。

模板测量

- 髋臼：通过髋臼侧模板测量预估骨缺损的大小，有助于优化假体与宿主骨的接触。
  - 判断半球形臼杯是否能够获得稳固固定；如果可以的话，应模板测量臼杯的尺寸，有助于为宿主骨提供良好的支撑，优化髋关节旋转中心（图 21.2）。
  - 如果存在严重的骨缺损，应该预判是否需要金属垫块、植骨或其他重建方法（图 21.3）。
  - 使用本书第 1 章描述的模板测量方法来优化肢体长度、股骨偏心距和髋关节生物力学。
- 股骨：预估股骨假体的长度和直径，将非骨水泥假体固定于质量好的宿主骨上（图 21.4）。
  - 选择股骨假体的长度基于两点考虑：第一是需要假体跨越骨缺损，第二是需要足够长度的骨质将假体牢固固定。
  - 如果选用股骨干固定型假体，在选择股骨假体直径时，要考虑使假体在股骨干部位获得紧密的压配。
  - 仔细确定股骨偏心距，是维持髋关节稳定性的关键。

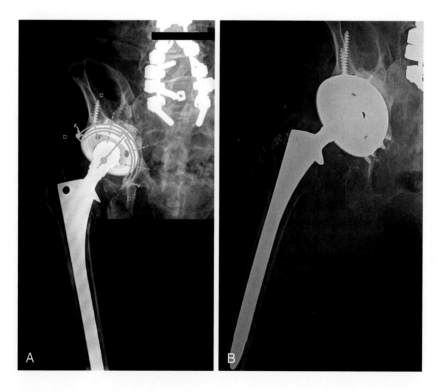

图 21.2　A. 对图 21.1 患者的髋臼进行模板测量，需要一个较大的半球形臼杯。B. 同一患者的术后 X 线片显示翻修重建效果与模板测量的 X 线片相似。由于存在骨盆不连续并且使用了牵张技术，因此实际臼杯直径略大于模板测量的臼杯

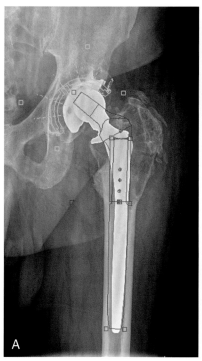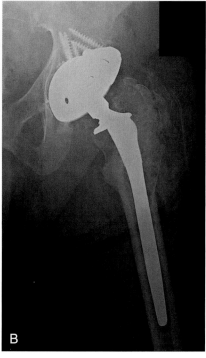

图 21.3　A. 髋臼假体松动和严重骨溶解的 X 线片。模板测量选择半球形臼杯，显示未被臼杯填充的残余上外侧骨缺损区域，计划用金属垫块填充。如有需要的话，可以更换股骨假体。B. 同一位患者的术后 X 线片，显示髋臼用半球臼杯翻修，可金属垫块填充固定上外侧骨缺损区域。股骨部分未处理

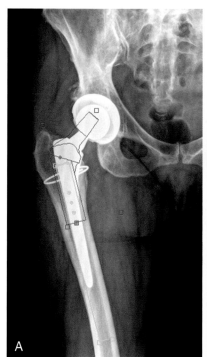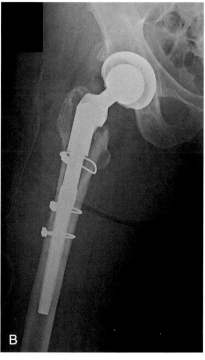

图 21.4　A. 由于局部组织对组配式颈领内置物的腐蚀而导致 THA 失败的 X 线片。股骨假体干固定良好，并计划行大转子截骨。模板测量显示预计的假体长度、直径和偏心距，显示组配式假体的近端柄体与股骨近端之间存在冲突，提示应使用更短的股骨近端柄体进行翻修。B. 同一患者的术后 X 线片，按照术前模板的计划，通过大转子延长截骨，应用带沟槽的组配式锥形非骨水泥假体进行翻修重建

第 22 章

术野显露的选择

ASHTON H. GOLDMAN，MICHAEL J. TAUNTON

翻译：满振涛　　审校：王先泉

关键概念

- 全髋关节翻修术中，术野的显露对高效和高质量地实施手术至关重要。
- 外科医生的经验和偏好在手术入路的选择中发挥了重要作用。
- 根据不同的翻修方案，应有相应的最合适的显露方式。
- 每种显露方式都有各自的优缺点。
- 某些显露方式更容易延长手术切口。

无菌器械和内置物

器械

- 常规髋部牵开器。
  - 专门的髋关节牵开器，用于直接前方入路（DAA）。
- 整套 THA 翻修工具，包括：
  - 臼杯取出系统。
  - 股骨假体取出器械和工具。
  - 高速磨钻（短和长的笔尖样磨钻，6.5 mm 的球形磨钻）。
  - 截骨工具（直的，弯曲的，柔性的）。
  - 骨水泥清除工具（如果有骨水泥的话）。
  - 超声取骨水泥设备（如果有条件）。
  - 刮匙。
  - Cobb 骨膜剥离器。
  - 钻头，带螺纹的钻头导向器，测深尺。
- 如果进行大转子截骨术：
  - 钢缆相关工具 / 钢丝过线器（也用于股骨组件翻修时预捆扎股骨）。
  - 摆锯。

内置物

- 多孔翻修型髋臼假体。
- 多种髋臼内衬：标准，双动型，限制型。
- 髋臼螺钉。
- 多孔垫块。
- 髋臼加强环。
- 股骨侧翻修型假体（带试柄）。
- 股骨头（带试头）。
- 环扎钢缆和钢丝。
- 同种异体骨骨条。

体位

- 患者取侧卧位，用体位固定器固定髋关节，或根据手术入路采取仰卧位。
- 手术侧肢体全部外露，为能从髂前上棘到大腿远端的消毒做准备。

手术入路

- 尽管前外侧入路、直接前方入路或经大转子入路均可以采用，但作者更偏爱后外侧入路。有关方法的讨论将是本章的重点。
- 大转子截骨术不仅有利于股骨假体的取出，而且在显露髂骨时，可以降低臀上神经的张力，从而降低臀上神经牵拉受损的风险。

术前计划

病史复习

- 掌握患者的既往手术情况和置入假体的型号。

实验室检查

- 术前用炎性标记物和透视引导下的髋关节穿刺术评估感染情况。

影像学

- 术前影像学检查是必需的项目，包括：
  - 骨盆前后位片。
  - 髋部前后位片。
  - 髋部穿桌侧位片。
- 如果有明显骨缺损或骨折，应另行以下影像检查：
  - Judet 位 X 线片（闭孔斜位和髂骨斜位片）。
  - 薄层 CT 扫描和三维重建。

- 上述影像检查主要用于检查下列情况：
  - 髋臼骨缺损的程度和位置，是否存在骨盆不连续（髂骨与耻坐骨分离）。
  - 股骨骨缺损的程度和位置，明确剩余的股骨干能否保持翻修股骨柄的稳定。

适应证

- THA 翻修术适用于 THA 术后有症状的患者，外科医生已明确导致患者症状的原因，并且能通过翻修手术解决。

手术入路的选择

直接前方入路

优点

- 最新研究表明，术后早期康复较快。
- 患者取仰卧位，方便术中透视和评估肢体长度。
- 后关节囊和外旋肌群保存完好，改善了关节后方稳定性。
- 外展肌群未切开，减少了不可逆的肌肉损伤或失神经支配等并发症的发生。

缺点

- 翻修手术需广泛显露术野，采用直接前方入路所造成的软组织破坏较大。
  - 某些方法可以扩大直接前方入路的切口，可能适合某些翻修手术。
- 进行股骨截骨时，股外侧肌的神经血管束容易受损。
- 前方过度牵拉容易损伤股骨外侧皮神经和股神经血管束。

适用情况

- 可以通过直接前方入路更换头和内衬，因为通过此入路进行局部翻修可降低发生关节不稳定的风险。
- 对于直接前方入路非常熟悉的外科医生，可通过此入路将松动的股骨柄换成股骨干髓腔固定的股骨柄假体，但是需要警惕的是：
  - 如果保留阔筋膜张肌在髂骨的附着，则很难甚至不可能用直铰刀对股骨髓腔进行扩髓。
  - 可以将阔筋膜张肌在髂骨前部 1 cm 的附着点剥离下来，以方便进入股骨干髓腔。
  - 其他人还提出了髂骨边缘截骨术。
- 通过截骨取出固定良好的股骨柄。
  - 支配股外侧肌的神经血管束恰好位于小转子远端，截骨时必须加以保护。
  - 作者通常会延长手术切口并向远端分离筋膜。沿股骨粗线将股外侧肌从股骨上剥离下来，然后放置 Bennet 牵开器牵开股外侧肌。
  - 在大转子延长截骨术中，股骨前方远端部分的截骨用摆锯来完成，然后把注意力集中到股外侧肌的上方，沿股骨前方远端的截骨线向近端延伸截骨。
  - 使用窄骨刀完成整个截骨过程，注意不要破坏股外侧肌的血管和神经。此种"侧方截骨线"的缝隙可以用宽骨刀来扩大，无须进行常规的大转子延长截骨术（图22.1）。

- 使用笔尖样细磨钻和弹性骨刀，甚至可以将某些固定良好的股骨柄取出。
- 如果仍不能取出股骨假体，则需要进行股骨远端的横行截骨，然后劈开股骨后侧皮质，完成大转子延长截骨。
- 应将外旋肌群保留于股骨内上部分，将截骨片牵向前内侧以方便股骨侧操作。

- 髋臼翻修
  - 将阔筋膜张肌从髂骨前缘剥离1~2 cm，将股直肌从髂前下棘剥离，就可以清楚显露髋臼（图22.2）。
  - 髋臼后柱的显露有限。
  - 在尝试经直接前方入路行复杂翻修术前，外科医生应非常熟悉传统的翻修手术，并应非常熟悉经直接前方入路行复杂的初次置换手术和简单翻修手术。

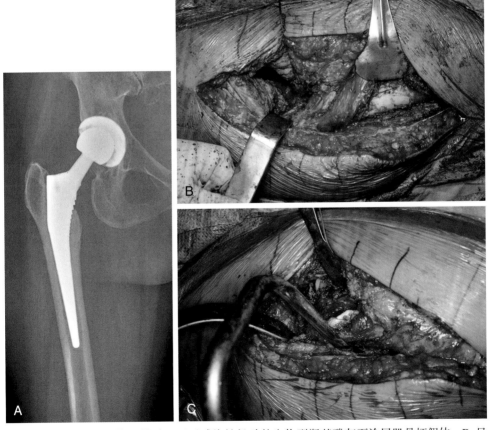

图22.1　A.股骨前后位X线片，显示感染性松动的生物型羟基磷灰石涂层股骨柄假体。B.显示向远端延长的直接前方入路。 股外侧肌已被牵向内侧，同时保护了其神经血管束。在股肌下方经股骨前方分别向远端和近端进行截骨，以去除股骨柄。移除股骨柄假体后可以用钢缆将截骨块重新复位固定。抬起股骨，准备置入股骨干固定型的翻修股骨柄。C.连接在专用手术床的特制骨钩有助于抬起股骨

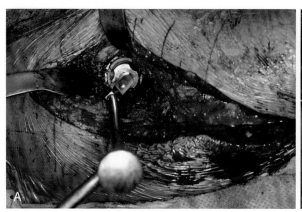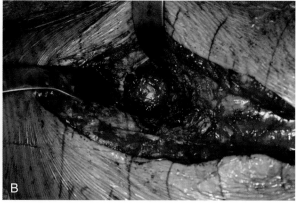

图 22.2 A. 直接前方入路显露髋臼的照片。后方拉钩指向坐骨大切迹，前方拉钩位于髂腰肌腱下方的髋臼前壁，以保护股神经血管束。以最少的骨丢失取出假体（B）

前外侧入路

优点

- 前外侧入路、Harding 入路、Watson-Jones 入路或基于外展肌劈开的各种外侧入路的改良入路。
- 长期随访发现，采用前外侧入路的髋关节不稳定的发生率非常低。
- 前外侧入路是一种通用入路，能满足从小范围显露到广泛显露的各种需求。
- 后关节囊和外旋肌群完好无损，从而降低了发生髋关节后方不稳定的风险。

缺点

- 外展肌群被切断，会增加发生永久性肌肉损伤或神经损伤的风险。
- 向近端劈开外展肌，会增加损伤臀上神经血管束的风险。
  - 通常，如果向近端劈开外展肌超出髋臼缘上方 2 cm 或大转子上方 5 cm，应警惕损伤血管神经束。
- 过度向前牵拉会增加损伤股神经血管束中的神经的风险。
- 尽管部分外科医生能够通过前外侧入路很好地处理后柱问题，但多数人难以通过前外侧入路直接处理髋臼后柱骨折和骨缺损，在这种情况下应采用后外侧入路。

适用情况

- 许多在初次全髋置换手术时使用前外侧入路的医生，除非在特定情况下，在翻修手术时几乎不会使用其他入路。
- 无须截骨即可获得显露髋臼视野，并且在髋臼前柱和后柱置入螺钉的角度非常合适（图 22.3）。
  - 如前所述，如果向近端显露伤口到达髂骨时，应注意避免损伤臀上神经血管束。
- 常规采用前外侧入路的一种特殊情况是保留前倾偏小的髋臼假体，只是更换股骨头和内衬，或者进行其他形式的翻修。因为采用后外侧入路会导致关节不稳定，从而不得不翻修髋臼假体。
  - 计划保留前倾过大的髋臼是前外侧入路的禁忌证。
- 前外侧入路也是进行股骨翻修比较好的选择。

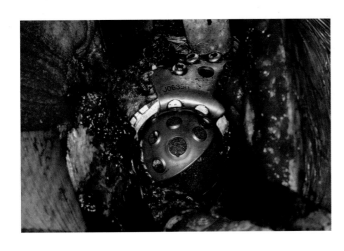

图 22.3 通过前外侧入路获得广泛显露。髋臼内已经置入骨小梁金属杯，用加强环覆盖骨小梁臼杯并固定于上方的髂骨

- 前外侧入路便于股骨侧显露，可为股骨髓腔准备时提供理想的开髓点，尤其是股骨前弓较大时。
- 基于股骨前部的大转子延长截骨术（Wagner 截骨术）与前外侧入路经过相似的肌间隙，但能使肌肉附着在骨上。
- 但是，如果前外侧入路已经完成显露，这时候需要进行截骨，则前方截骨块就没有肌肉附着了。

后外侧入路

优点

- 后外侧入路是作者偏爱的翻修入路。
- 可对股骨和髋臼进行广泛的显露。
- 如有需要，可轻松转换为股骨侧截骨术。
- 无须切开外展肌，从而降低了永久性肌肉损伤或失神经支配的可能性。

缺点

- 术后发生髋关节不稳定的风险最高。
- 向后牵拉或直接损伤坐骨神经，可造成神经麻痹。

适用情况

- 许多将后外侧入路作为初次全髋的主要入路的外科医生几乎不会使用其他入路，除非在某些需要截骨的情况下才选择其他入路。
- 通过这后外侧入路，可以清晰地直视髋臼后柱、髋臼壁和坐骨。
- 无须截骨即可完整显露整个髋臼缘，并且在髋臼前柱和后柱置入螺钉的角度非常合适（图 22.4）。
  - 如前所述，向后方牵拉伤口时，必须注意避免损伤坐骨神经。
- 常规采用后外侧入路的一种特殊情况是保留前倾偏大的髋臼假体，只是更换股骨头和内衬或者进行其他形式的翻修。因为采用前外侧入路会导致关节不稳定，从而不得不翻修髋臼假体。
  - 计划保留前倾偏小的髋臼组件，可能是后外侧入路的禁忌证。
- 也可以通过后外侧入路进行股骨翻修。
  - 后外侧入路便于股骨侧显露，可为股骨髓腔准备时提供理想的开髓点，尤其股骨有内翻重塑时。

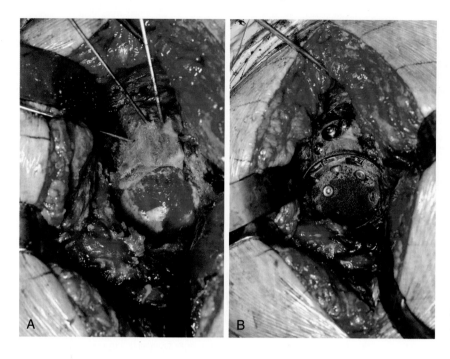

图 22.4　A. 通过后外侧入路获得广泛显露。后柱和后壁存在骨缺损，用同种异体股骨头行结构性植骨，克氏针临时固定。B. 用多枚螺钉固定骨小梁金属臼杯，将固定植骨块的克氏针替换成半螺纹松质骨螺钉

- 如果需要行基于股骨外侧的大转子延长截骨术以方便安放股骨柄，那后外侧入路是最好的选择（图 22.5）。

传统的大转子截骨术

优点

- 可将外展肌和大转子截骨块向近端掀开翻起，显露关节并且保护臀上神经。
- 可使后关节囊组织完整保留于远端截骨块上。

缺点

- 有发生大转子骨不连、慢性外展肌功能不全、步态异常的可能性。
- 发生大转子截骨块向近端移位的概率比大转子滑移截骨术高。
- 股骨翻修后可能难以获得截骨部位的骨接触。

适用情况

- 对极度僵硬的髋关节非常有用，因为它可以从前向后显露整个髋关节。
  - 对融合髋或重度异位骨化患者可以获得优秀的显露。
  - 在某些髋臼翻修中，当需要广泛显露髂骨面时存在损伤臀上神经血管束的风险。若没有其他合适的技术可以充分显露，选用传统的大转子截骨术是合适的。

大转子滑移截骨术

优点

- 在关节充分显露的同时，能保持外展肌、大转子截骨块和股外侧肌完整。
- 该方法可使关节后部结构保持完整。

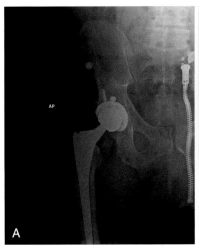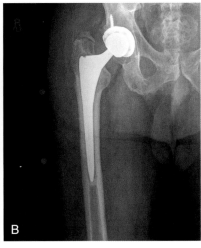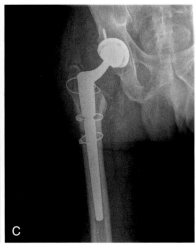

图 22.5 A. 术后立即行右侧股骨正位 X 线片，显示双锥形生物型股骨柄假体尺寸稍小。 在 1 年后随访时，股骨正位 X 线片显示股骨假体无菌性松动并下沉， 股骨近端已重塑为内翻畸形，大转子遮挡股骨柄，从而无法从大转子顶端安全取出假体。B. 术后右侧股骨正位 X 线片，显示进行了基于股骨外侧的大转子截骨术，以确保安全取出股骨假体并置入新的沟槽样骨干固定型锥形柄。C.注意在截骨块的远端预捆扎钢缆，用钢缆和钢丝来固定截骨块

缺点

- 大转子截骨块可能会碎裂或不愈合。
- 需要将大转子截骨块固定在股骨近端。
  - 股骨翻修后，在截骨部位可能难以获得骨接触。

适用情况

- 存在髋部僵硬、重度异位骨化时很有用。
- 在初次置换手术困难时很有用。

基于股骨外侧的大转子延长截骨术

优点

- 该截骨术可靠性和重复性强，可以广泛显露股骨干部分。
- 对股骨有内翻重塑或冠状面过度屈曲者最合适（图 22.5）。
- 发生骨不连的概率低。
- 可以作为初始入路的一部分，或者在完成后外侧入路的显露之后进行，可以保留骨块的血运。
- 为髋臼提供额外的显露。

缺点

- 截骨块有骨折的风险。
  - 如果股外侧嵴位发生骨折，则可能发生大转子向上滑脱。
- 有发生骨不连的风险。
- 截骨愈合前需要减轻患肢负重。

适用情况

- 基于股骨外侧的大转子延长截骨术，在股骨近端存在内翻重塑时特别有用（图 22.6）。
  - 截骨以后可以为股骨干固定型股骨柄假体固定在股骨干中部提供直的通道。
  - 大转子截骨块重新贴近并固定于股骨柄假体的外侧面。
  - 近端内侧骨皮质可在折断后重新贴近并固定于股骨柄假体。
- 基于股骨外侧的大转子延长截骨术是取出固定良好的非骨水泥和骨水泥柄的主要方法。
  - 为清除骨水泥提供清晰的术野。
  - 因假体周围感染需要彻底清除骨水泥。

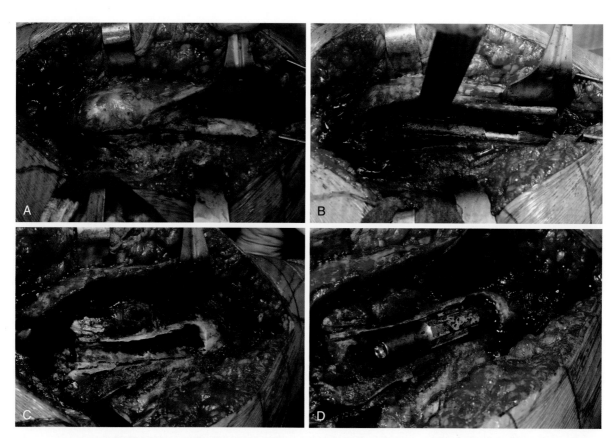

图 22.6　A. 基于股骨外侧的大转子截骨完成后的情况。B. 用宽骨刀插入截骨处，将股骨前方皮质折断，获得以股骨外侧为基底的大块完整的截骨块。C. 截骨改善了髋臼和股骨干的显露，方便股骨干髓腔的处理和碎屑的清理。D. 在截骨术的帮助下，准确置入带沟槽的组配式骨干固定型锥形柄（DR. Matthew P. Abdel 供图）

Wagner（基于股骨前侧的）大转子延长截骨术

优点

- 该截骨术可靠且可重复，可广泛显露股骨干部分。
- 对于过度前弓的股骨，是最适合的截骨术（图 22.7）。
  - 直柄铰刀可直接进入骨干。
- 发生骨不连的概率低。
- 为髋臼提供额外的暴露。
  - 容易将股骨前部牵开。
- 髋后部结构完好无损，可以改善髋关节稳定性。
- 对于股骨侧发生骨溶解的患者，Wagner 大转子延长截骨术可能比以股骨外侧为基底的大转子延长截骨术更"安全"。

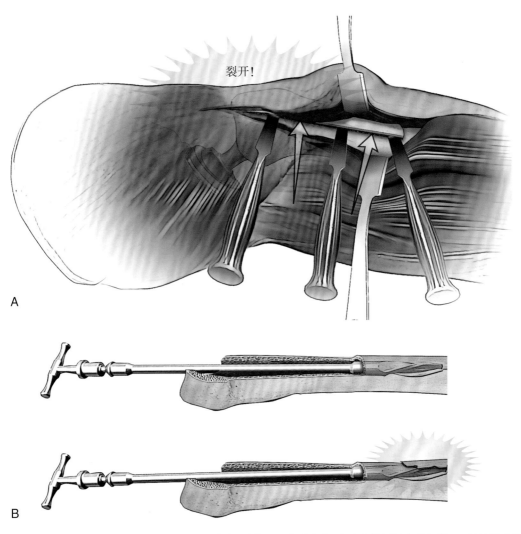

图 22.7　A. Wagner 截骨术。自股外侧肌的中外侧部到外展肌的中间部劈开股外侧肌和外展肌。截骨从大转子中部开始，从外向内并略微向前成角。将牵开器置于股外侧肌前部的下方并牵开，以便在髋关节外旋的情况下安全地进行远端截骨。然后用骨刀将股骨内侧皮质截开。B. Wagner 截骨术应用于股骨前弓大的患者优势明显。磨锉股骨时，外科医生必须记住要抬起手，以免导致前方皮质骨穿孔

- 股骨前方的截骨块骨折无明显影响。
- 如果以股骨外侧为基底的大转子延长截骨术的外侧截骨块骨折，则更有可能导致大转子移位。

缺点

- 与前外侧入路的缺点相似。
  - 需要劈开外展肌和股外侧肌。此截骨术基本上是"骨性前外侧入路"。
- 可能发生截骨块的骨折和 / 或不愈合。
- 截骨块愈合前需要减轻负重。
- 如果行前外侧入路后再行 Wagner 大转子延长截骨术，则股骨的前部会相对缺乏血供。

适用情况

- Wagner 大转子延长截骨术在股骨近端前弓过大的情况下特别有用。
  - 截骨以后可以为股骨干固定型股骨柄假体固定在股骨干中部提供直的通道。
  - 有助于防止股骨前部穿孔。
- 是取出固定良好的非骨水泥和骨水泥柄的重要截骨方法。
  - 为清除骨水泥提供清楚的术野。
  - 假体周围感染需要彻底清除骨水泥。
- 对于有明显骨质疏松或股骨近端溶骨性破坏的股骨翻修特别有用。

经股骨入路

优点

- 经股骨入路具有 Wagner 大转子延长截骨术的许多优点，但其涉及劈开股骨近端，所以还具备一些其他特征（图 22.8）。
- 在采用股骨干固定的股骨柄假体进行翻修时，可以矫正股骨近端的多平面畸形。
- 可以广泛显露股骨近端的骨块情况，如骨折、溶骨、感染或其他情况。

缺点

- 股骨近端与股骨远端完全分离，尽管软组织袖套通常会保持完整，但近端截骨块还是有发生移位的风险。
- 与前外侧入路的缺点相似。
  - 需要将外展肌和股外侧肌劈开。
- 可能发生截骨块的骨折和 / 或骨不连。
- 截骨块愈合过程需减轻负重。
- 如果采用前外侧入路后决定行经股骨截骨，则股骨前部会相对缺乏血供。
- 在发生大量骨丢失和 / 或软组织破裂的情况下，需要采用经股骨截骨入路。外科医生应该在做决定之前就应该考虑到关节不稳定的情况。

适用情况

- 股骨近端假体周围骨折多为粉碎性。通过骨折端平面行经股骨截骨术和软组织劈开，可为翻修提供良好的显露。

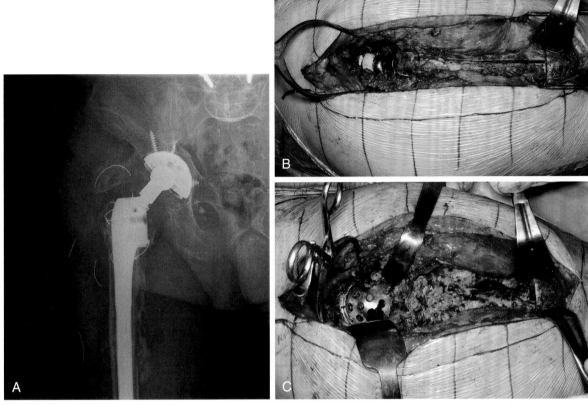

图 22.8　A. 右侧股骨近端正位 X 线片显示整个股骨近端明显的骨溶解。B. 大转子已骨折，股骨假体只能固定在股骨远端。术中照片显示经股骨入路显露股骨。外展肌在近端被劈开，在外侧面向远端劈开股骨直到骨质良好处，并在该处行横行截骨术。C. 尽管长期存在大转子骨不连，经股骨入路截骨术可以在保持髋臼后部结构完整和软组织袖套完整的情况下，充分显露髋臼

- 如之前采用的是骨水泥全髋假体，伴有股骨近端大量骨溶解时，有行股骨近端置换的指征。
- 股骨近端双平面畸形需要进行股骨翻修时。
- 假体周围感染需要广泛显露时。

翻修方案

　　进行髋关节翻修前应先掌握先前 THA 的具体手术情况。重要的是要了解之前 THA 的手术入路，这可能会影响翻修手术入路或假体的选择。尽管行翻修手术前规划入路计划非常重要，但灵活变动也很重要，因为所采用的入路可能需要根据术中遇到的情况而变化。

因为磨损 / 不稳定而翻修内衬

推荐手术入路

- 内衬翻修的并发症通常较少，但存在发生关节不稳定的可能性。因此，降低关节不稳定发生率的手术方法是值得推荐的。手术入路的选择会受之前手术的入路、假体位置、脊柱畸形或其他因素

的影响。因此，能够安全置入内衬并不破坏髋关节稳定结构的入路更受青睐。作者倾向于通过直接前方入路进行内衬翻修，有利于术后恢复并降低发生关节不稳定的风险。

- 在条件允许的情况下应采用最大直径的股骨头，并且可通过改变内衬高边的朝向来提高稳定性。如果更换内衬无法获得稳定性，则可以考虑翻修髋臼以改善髋臼位置或使用双动头。

禁忌入路

- 通常不建议经后入路对前倾不足的髋臼假体更换内衬，亦不建议经前外侧入路对前倾过度的髋臼假体更换内衬。通常，更换内衬时不需要截骨。

简单的髋臼假体翻修

推荐或可接受的手术入路

- 决定采用哪种入路进行简单的髋臼假体翻修，主要基于手术医生的偏好。
- 入路选择影响因素包括：
  - 之前 THA 的手术入路。
  - 外展肌的情况。
  - 需要翻修的髋臼假体的位置。
  - 股骨假体的位置。
  - 股骨假体是否需要翻修。
- 如果患者之前接受过前外侧入路手术，并且经检查发现患者的外展肌无力，提示可能存在外展肌损伤。
  - 外科医生应使用前外侧入路行髋臼翻修，而且尽可能对外展肌损伤进行修复，或采取措施加强外展肌。
- 如果患者之前接受过后方入路手术并且股骨柄过度前倾，则最好通过后方入路进行翻修。
- 对于因骨长入失败而进行简单髋臼假体翻修，作者会考虑通过直接前方入路进行翻修。
  - 如果可能会进行复杂翻修（如伴骨质疏松、骨溶解、节段性骨缺损等），则首选后方入路。

禁忌入路

- 存在髋臼显露障碍。
- 手术入路应保证充分显露术野，能够看到整个髋臼边缘，以实现良好的髋臼压配。
- 如前所述，应该检查股骨假体的前倾。
  - 股骨柄后倾：不考虑后外侧入路。
  - 股骨柄过度前倾：不考虑前外侧入路。

复杂的髋臼翻修

推荐或可接受的手术入路

- 任何可扩展的手术入路均适合复杂的髋臼翻修术。
- 髂骨显露：
  - 前外侧入路可以充分显露髂骨，但是必须注意存在损伤臀上神经血管束的风险。

- 后外侧入路可以很好地显露髋臼后柱和坐骨，能通过该入路置入后柱接骨板。
- 大转子截骨和大转子延长截骨术都会降低外展肌的张力，并能方便地移动股骨，为外科医生提供更大的显露术野，尤其是在翻修术中应用加强环或定制三翼假体时。

禁忌入路

- 任何无法扩展的手术入路均不适用于复杂髋臼翻修。外科医生也必须具有扩展手术入路的能力。
- 大转子滑移截骨术对于复杂的髋臼重建不是一个很好的选择，因为其本身的扩展性有限，并且如果截骨块发生骨折，固定效果也会不理想。
- 建议不要通过直接前方入路来进行复杂髋臼翻修手术。

额外的讨论

股骨翻修：柄松动 / 轻度骨缺损

推荐或可接受的手术入路

- 如果之前的手术入路是后外侧入路，那么对于伴有轻度骨缺损的假体松动患者，作者偏爱后外侧入路。
- 也可以应用前外侧入路或直接前方入路。
- 外科医生除了能够掌握手术入路外，也应对翻修所用的假体系统非常熟悉。
- 当患者取侧卧位时，股骨处于正常位置。通过后外侧入路对股骨干髓腔进行扩髓时，应该注意将手压低，以免损伤或穿透股骨干前方皮质骨。
- 通过前外侧入路对股骨干髓腔进行扩髓时，应该注意将手抬高，以免损伤股骨干前方的皮质骨。

禁忌入路

- 除非有大量的骨水泥需要清除或存在股骨畸形，否则无须进行股骨截骨。

股骨翻修：固定良好的骨水泥柄

推荐或可接受的手术入路

- 如对骨量充足、固定良好的骨水泥柄进行翻修，作者偏爱采用基于股骨外侧的大转子延长截骨术。
  - 这样可以使后部组织依然附着在股骨内侧，从而增强关节稳定性。
  - 截骨长度至少 13~14 cm。
  - 有助于快速去除骨水泥。
  - 通截骨后更容易进行股骨准备。

禁忌入路

- 直接前方入路（DAA）不太适合用于去除骨水泥。
  - 可以采用，但其比标准的基于股骨外侧的大转子延长截骨困难得多，并且没有任何益处。
- 如果术中可能需要行大转子延长截骨术来去除骨水泥和 / 或股骨柄，常规的大转子截骨术或大转子滑移截骨术是禁忌。

股骨翻修：固定良好的非骨水泥假体

推荐或可接受的手术入路

- 对于固定良好的假体柄，如果先前采用的手术入路是后外侧入路，那么翻修时最好依然采用后外侧入路。
- 也可以应用前外侧入路或直接前方入路。
- 股骨柄的类型会影响手术入路的选择。
  - 去除前后径小的薄柄通常无须截骨。
  - 在这种情况下，作者通常会采用直接前方入路。用铰刀磨锉和扩髓相结合的双面锥形柄和全多孔涂层的圆柱柄等假体，是通过大转子延长截骨术安全取出假体的典型案例。
- 通常可以选择笔尖样细磨钻、弹性骨刀、特制的股骨截骨工具或股骨假体取出工具来取出股骨假体。
- 如果上述方法不能奏效，应采用微型往复锯完成以股骨外侧为基底的大转子延长截骨术的后方截骨（如果通过后外侧入路）或前方截骨（如果通过直接前方入路），用宽的截骨刀将截骨后的骨缝撬开。
  - 股骨柄通常可以用拔出器取出而无须正规的大转子延长截骨术。
- 如果仍然不能成功，则可能需要完整的大转子延长截骨术。
- 如果计划通过前外侧入路取出固定良好的股骨假体，作者更喜欢直接采用 Wagner 截骨术，以免使股骨前方截骨块发生缺血。

禁忌入路

- 直接前入路最好限于取出松动的，短柄或薄柄的假体。如果假体的柄较长或很难取出，应采用其他的入路。
- 与大转子延长截骨术或多数情况下采用的入路相比，常规大转子截骨和大转子滑移截骨并不能获得更多的好处。

股骨翻修：股骨畸形

推荐或可接受的手术入路

- 建议进行经股骨截骨术，可以矫正多平面畸形。
- 基于股骨外侧的大转子延长截骨术，是纠正有限的股骨近端内翻重塑的首选方式。
- 基于股骨前方的 Wagner 大转子延长截骨术是处理有限的股骨前弓的首选方式，特别是使用股骨干固定型假体时。

禁忌入路

- 根据作者有限的经验，股骨畸形患者禁用直接前方入路。
- 禁止使用任何在矫正平面不能纠正畸形的入路。
- 常见的错误是术前没有进行模板测量，没有意识到在股骨近端内翻重塑的情况下大转子位于股骨髓腔的顶端。在这种情况下，应考虑采用基于股骨外侧的大转子延长截骨术。

骨、内置物和软组织技术

- 置入股骨和髋臼假体后，试行复位。
- 术中拍摄骨盆正位 X 线片，验证假体位置是否可以接受，以及髋臼螺钉的长度和位置是否合适。
- 评估髋关节稳定性和肢体长度。
- 安放组配式内衬。
- 对于外展功能较差的患者（如失神经支配、肌肉撕脱或大转子缺失），可以使用限制型内衬或双动内衬。其他情况可以应用大直径股骨头。
- 如果进行大转子截骨术，则应先将截骨块复位并用钢缆固定于小转子水平以下；如有需要，可用 Luque 钢丝将其固定在小转子水平以上。
- 彻底冲洗伤口后，分层缝合。关闭所有剩余的关节囊结构。如果术中将肌肉自止点处剥离，则应将肌肉重新复位固定。一般应于深筋膜下放置引流，以避免术后血肿。对于发生伤口并发症风险高的患者，可考虑使用真空辅助伤口闭合。

术后护理

- 患者通常在术后 6~8 周足尖着地有限负重，特别是进行了截骨术、复杂的髋臼翻修术，或骨或软组织固定不牢固时。根据临床检查和连续 X 线检查结果，在假体没有移位的情况下，可以在未来 1~2 个月内逐步增加负重。对骨盆不连续的患者，限制负重的时间可能会延长，直到医生认为髋臼后柱的连续性已恢复。
- 外科医生可酌情使用髋关节外展支具，以应对脱位高风险或保护正在愈合的转子截骨块，但这并不是常规。

推荐阅读

1. Berry DJ. Anterior extended greater trochanteric osteotomy. Semin Arthro, 2004, 15:126−129.
2. Paprosky WG, Perona PG, Lawrence JM. Acetabular defect classification and surgical reconstruction in revision arthroplasty: a 6−year follow−up evaluation. J Arthroplasty, 1994, 9:33−44.
3. Miner TM, Momberger NG, Chong D, Paprosky WL. The extended trochanteric osteotomy in revision hip arthroplasty. J Arthroplasty, 2001, 16（8 suppl 1）:188−194.

第 23 章

大转子延长截骨术

ALAN K. SUTAK，DANIEL J. BERRY

翻译：满振涛　审校：王先泉

关键概念

- 通过大转子延长截骨可以很方便地对股骨髓腔和髋关节进行操作。最常见的适应证是髋关节翻修时需要取出固定良好或断裂的股骨假体、需要清除大量的骨水泥，或骨畸形限制了铰刀安全地沿股骨纵轴进入股骨髓腔（图 23.1）。

- 大转子延长截骨术最常用于取出固定良好的骨水泥或非骨水泥股骨假体。其他适应证包括：当大转子遮挡股骨假体上方，需要更方便地进入股骨髓腔；需要截骨纠正股骨近端畸形时。

- 股骨大转子延长截骨术主要分为两类：切开股骨外侧三分之一股骨周径的截骨；切开股骨前三分之一股骨周径的截骨（图 23.2，图 23.3）。

- 对于大转子延长截骨，为了最大限度地优化治疗效果，应通过保留截骨块的大部分肌肉（外展肌和股外侧肌）附着来保持截骨块的血供。

- 术前模板测量至关重要，包括计划截骨的长度，并考虑股骨近端畸形情况。确保截骨长度足够，以充分显露，便于取出假体或骨水泥鞘，同时保留足够长度的骨干来充分固定翻修使用的股骨柄。

- 如果患者的股骨前弓明显，或者计划使用很长的直柄，则建议进行以股骨前方为基底的截骨术，允许铰刀直线进入股骨髓腔，并最大限度降低股骨远端前侧皮质穿孔的风险。

无菌器械和内置物

- 薄的往复锯。
- 宽骨刀和窄骨刀。
- 侧面有细小切割尖端的电动磨钻。
- 环扎钢缆和钢丝。
- Bennett 牵开器。

手术入路

手术入路由大转子延长截骨术的类型决定。

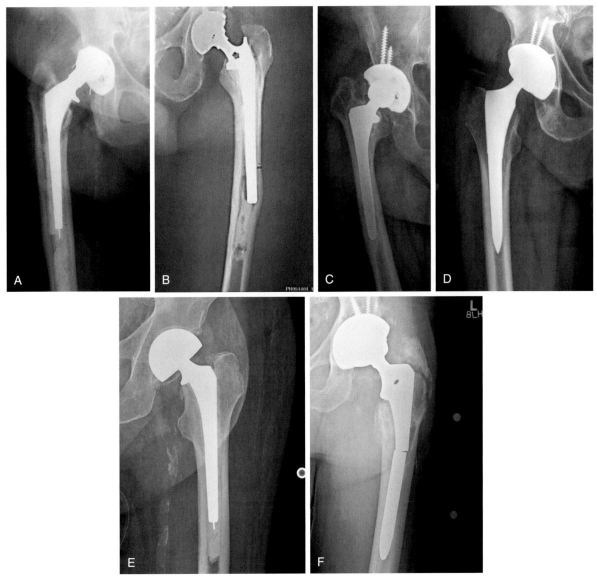

图 23.1 大转子延长截骨术的适应证。A.远端骨水泥鞘。B.股骨近端畸形。C.假体柄下陷，大转子悬于假体上方。D.需要取出固定良好的非骨水泥柄。E.需要取出固定良好的骨水泥柄。F.假体柄断裂

术前计划

- 通常选用长的带沟槽的锥形或全涂层多孔生物型股骨柄。
- 计划截骨的长度，测量距大转子尖的距离（通常为 12~18 cm）作为参考。确保截骨的长度足够，从而可以安全地取出股骨假体或骨水泥鞘，但同时保留足够长度的股骨干，以随后牢固固定假体。如果要取出全涂层多孔圆柱形柄，重要的是将计划的截骨延长到柄呈圆柱状的位置，方便环锯通过假体柄，便于假体取出。

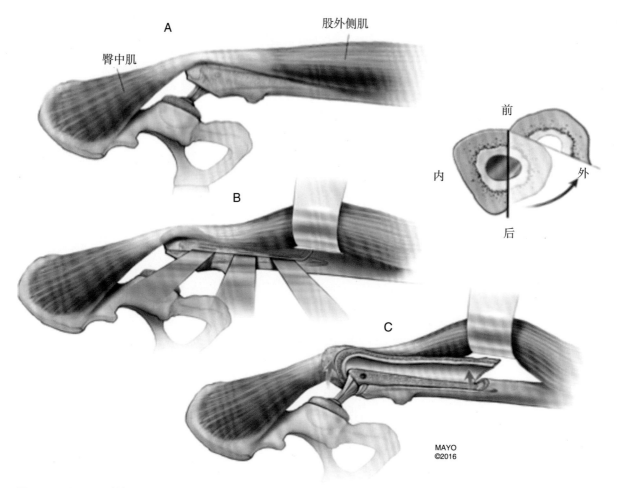

图 23.2　基于股骨外侧的大转子延长截骨术。A. 需要取出固定牢固的假体柄。B. 用骨刀撬起掀开截骨处。C. 截骨术后显露股骨假体（引自 Mayo Foundation for Medical Education and Research）

骨、内置物和软组织技术

基于股骨外侧的大转子延长截骨术

- 患者取侧卧位，通过后入路直达髋关节，但不包括打开假关节囊。

- 如果假体未完全填充近端股骨髓腔，则可以保持后髋关节囊完整（从而提高髋关节稳定性），并使髋关节向前脱位。要使用此种截骨技术，假体与股骨外侧之间必须有足够的骨量（图 23.4），从而可以用摆锯从股骨后方向前方进行截骨，完成股骨近端前方的纵行截骨。如果股骨外侧没有足够的骨量，则不应使用这项截骨技术（图 23.5），需要通过常规的后方入路进入髋关节并使髋关节向后脱位。

- 确定股外侧肌，在股骨粗线的前方纵向分离股外侧肌后部。通常会有较深的穿支血管从后部穿出肌间隔，结扎或电凝这些血管，以减少出血。用直尺测量横形截骨线与大转子尖端的距离，标记横向截骨线的位置。截骨的长度至少为 12 cm，很少超过 16 cm。在远端横向截骨线的位置，从股骨外侧由后向前剥离少量股外侧肌（宽 2~3 cm）。剥离此区域股外侧肌后，置入钝的牵开器（如 Bennett 牵开器）向前牵拉股外侧肌（图 23.6）。

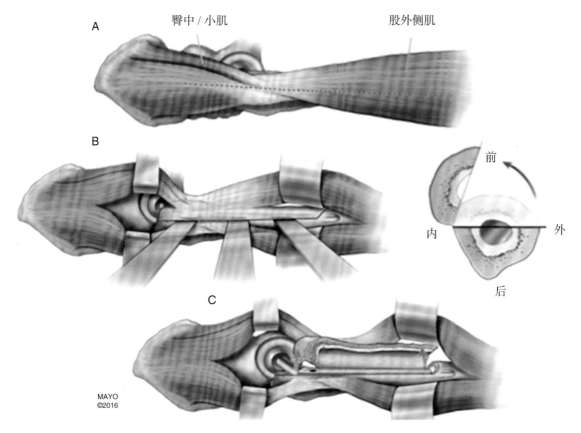

图 23.3　基于股骨前侧的大转子延长截骨术。A.肌肉劈开线。B.用骨刀撬起截骨处。C.截骨术后显露股骨假体（引自 Mayo Foundation for Medical Education and Research）

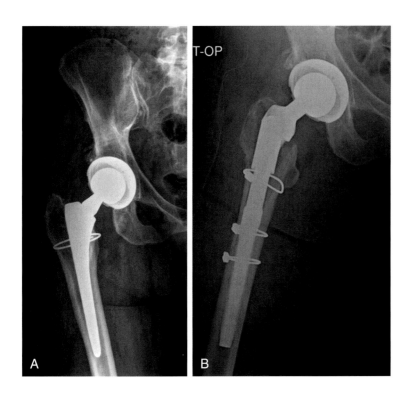

图 23.4　A.术前 X 线影像示需要取出的固定良好的颈领组配式股骨假体。股骨外侧的骨厚度足够，允许用骨锯从后向前行近端前部股骨纵向截骨术，而无须先行髋关节脱位。B.经基于股骨外侧的大转子延长截骨术（ETO）翻修后的 X 线影像

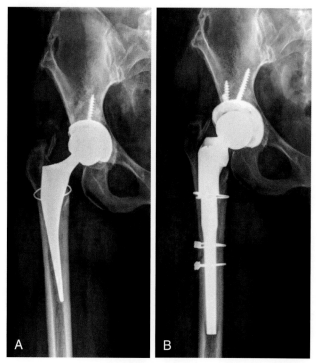

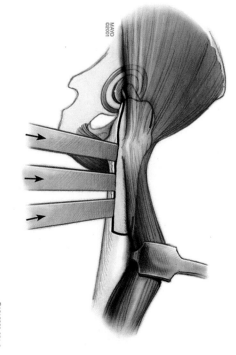

图 23.5　A. 术前 X 线影像示因全髋关节置换术假体周围感染，患者需行二期髋关节翻修术，但假体固定良好。股骨外侧的骨厚度太薄，以致不能从后向前进行股骨前方近端截骨，因此必须先使髋关节脱位，直视下在髋关节脱位的体位行股骨前侧近端截骨。B.髋关节二期翻修术后的 X 线影像（假体再置入）

图 23.6　A. 置入 Bennett 牵开器以显露远端横向截骨线和前侧远端纵向截骨线（Mayo Foundation for Medical Education and Research）

- 用电刀烧灼或记号笔标记截骨线。截骨有四个面：后纵面，近端前纵面，远端前纵面和远端横断面（图 23.7）。
- 后纵面（图 23.7A）：
  - 用摆锯沿计划截骨线从后向前截骨。如果存在假体柄，应确保摆锯穿透后方骨皮质，直至碰到假体。根据术前计划的长度，继续沿截骨线进行截骨。在快要到达横断面截骨线时停止截骨，使后纵面与横断面之间有一点距离。
- 远端横断面（图 23.7B）：
  - 用小型摆锯或高速磨钻在股骨远侧进行横向截骨，长度约为股骨周长的三分之一。截骨方向应该从远端向近端倾斜，这样可以使接触面积更大，并且在进行关节切除成形术时可以防止截骨块掉入髓腔。股骨外旋有助于此截骨部位的显露。应当注意的是，横向截骨不要超过后方截骨线与计划的前方截骨线，以防应力集中，导致意外骨折。
- 前纵面（图 23.7C，D）：
  - 近端前纵面截骨（图 23.7D）可以用磨钻、小型摆锯或骨刀进行，从而在人为控制下于近端前纵面和远端前纵面之间造成骨折，此骨折位于肌肉之下。如果股骨髓腔是空的（假体已被取出）或假体未填满近端股骨髓腔，则可用摆锯从后向前穿透双侧皮质来完成近端前纵面的截骨。

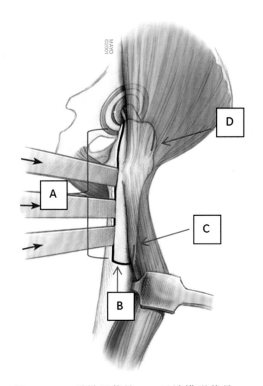

图 23.7　A. 后纵面截骨。B. 远端横形截骨。C. 短的远侧前纵面截骨。D. 近侧前纵面截骨（Mayo Foundation for Medical Education and Research）

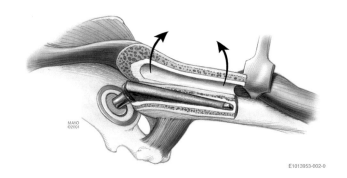

图 23.8　截骨块向前方抬离（Mayo Foundation for Medical Education and Research）

如果假体柄仍然存留，无法通过摆锯从后向前紧贴假体肩部外侧完成前方截骨，此时应该先使髋关节向后脱位，用带有细小切割尖端的高速磨钻从内向外进行近端前纵面的截骨。

- 进行远端前纵面截骨（图 23.7C）时，用小型摆锯截取一块约占三分之一股骨周径、长 2~4 cm 的截骨块，注意保持股外侧肌附着于股骨。
- 用高速磨钻分别将远端后纵面和远端前纵面与远端横断面打通，将拐角连接处打磨成圆角，以减轻应力集中效应。
- 4 个截骨面的截骨完成后，沿后纵截骨面插入数把宽骨刀，轻轻撬开截骨块，直到近端前纵面和远端前纵面之间在人为控制下发生骨折为止，该截骨区域由完好股外侧肌覆盖。截骨块被掀起来时，可能会有部分前方髋关节囊附着于截骨块近端，限制截骨块被牵开。因此，可以将此处松解以便于完全牵开截骨块。在截骨处放置 1、2 个钝性 Bennett 牵开器向前牵开截骨块。

取出假体柄

- 截骨块被撬起并向前牵开后，即可见到股骨髓腔内的假体柄（图 23.8）。可以使用笔尖样细磨钻、小型弹性骨刀或 Gigli 摆锯来分离固定良好的假体柄的骨 – 假体或骨 – 骨水泥界面，直至假体柄松动，将其取出。
- 如果远端遗留骨水泥鞘，则可用超声波骨刀或手动骨水泥骨刀清除剩余的骨水泥。
- 骨髓腔清理干净后，在扩髓和置入假体之前，必须要在距离横向截骨线远端约 1 cm 处行钢丝或钢缆环扎，可最大限度地降低扩髓和假体置入过程中发生骨折的风险。

- 将股骨向后或向远端牵引，可以显露髋臼术野。
- 在处理股骨和髋臼时，应保留所有的磨锉时产生的自体骨屑，以便在关闭切口时于截骨部位植骨。
- 直至将要把截骨块复位时，再清除截骨块内表面的骨水泥或纤维膜，可以减少失血，并降低处理髋臼和股骨时发生截骨块骨折的风险。

大转子延长截骨术的闭合

- 彻底清理髓腔并置入假体后，就可以将截骨段复位固定。
- 通常，需要清除截骨块内表面的部分骨，以便于截骨块与假体柄完美贴合并复位。可用 6.5 mm 的高速磨钻来清除多余的骨。
- 尽管截骨块内侧已用磨钻修整。如果假体柄仍然阻碍截骨块前后面与股骨的贴合，那么应先将后侧截骨面复位，容许前侧截骨面与股骨间存在小间隙，随后用髋臼或股骨磨锉时产生的骨屑填充。
- 尖锐的爪勾是复位截骨块的有效工具。
- 复位成功后，可以用钢缆或钢丝环扎近端截骨块并拧紧。钢缆的固定强度比钢丝更高，并且与截骨块之间有更大的摩擦力，可对抗截骨块向近端移位。通常 2 条钢缆就足够了：近端钢缆置于小转子的远端，而远侧钢缆则放置在远端横向截骨线的近端 1~2 cm 处（图 23.4B）。远端钢缆位于皮质骨，可以用力拧紧；注意不要过度拧紧近端钢缆，因为近端钢缆可能会切入股外侧嵴下方的股骨，有导致截骨块骨折的风险。如果截骨块看起来有向近端移位的倾向，则可将双股 Luque 钢丝穿过小转子上的钻孔和大转子外上方捆扎固定（图 23.9）。
- 如果股骨或髋臼准备时产生的自体骨屑充足的话，可以沿截骨部位进行回植。

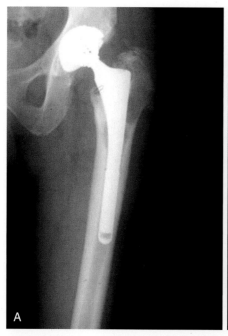
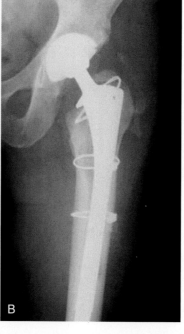

图 23.9 A. 术前 X 线影像示固定良好的生物型多孔涂层的假体柄，因为骨溶解需行翻修术。B. 术后 X 线影像显示使用两根钢丝穿过大转子外上方，防止截骨块向近端移位

基于股骨前侧的大转子延长截骨术

参见上面关于基于股骨外侧的大转子延长截骨术的说明（图 23.2）。

- 确定臀中肌和股外侧肌。

- 在外展肌中间，由近端开始沿肌纤维的走行方向纵行劈开臀中肌、臀小肌和关节囊（延伸至距大转子近端 4~5 cm 以内）。在股骨外侧继续沿肌肉劈开线向远端分离股外侧肌至计划截骨水平。注意保护被分离到两侧的外展肌和股外侧肌肌袖的连续性。不要在股骨上剥离任何肌肉。

- 接下来，用摆锯沿股骨外侧进行纵向截骨，截骨长度达到术前计划确定的截骨距离。近端应在大转子顶端的中间冠状平面进行截骨。

- 与基于股骨外侧的大转子延长截骨术相似，外旋股骨，并用小摆锯或高速磨钻行远端横向截骨，截骨长度约股骨外周径的三分之一。将拐角连接处打磨成圆角，以防止应力集中。

- 进行前侧纵向截骨时，可以使用窄骨刀或钻头穿过前方肌肉，在股骨干前方沿股骨长轴纵向钻多个孔，同时保持前方的股外侧肌附着于股骨（图 23.10）。获取覆盖股骨外周径三分之一的截骨块对技术要求较高。

- 然后于外侧截骨部位插入几把宽骨刀，沿之前制作的股骨前侧穿孔线在人为可控下形成骨折（图 23.11），向前牵拉截骨块，显露股骨髓腔（图 23.12）。

- 取出假体柄后，清理股骨干髓腔并置入新假体柄，复位截骨块并用钢缆或钢丝捆扎。在大转子部位，可以用钢丝或缝线穿过大转子将其复位。

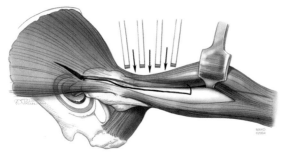

图 23.10 基于股骨前方的大转子截骨术的近端纵向截骨面可用多把窄骨刀小心地穿过完整的肌肉来完成（Mayo Foundation for Medical Education and Research）

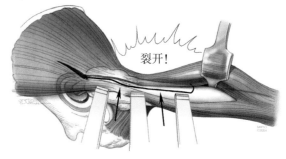

图 23.11 使用数把宽骨刀撬开截骨块来完成基于股骨前侧的大转子截骨术。在完整的肌肉下方，用锯和骨刀建立股骨远端的切割面，在人为控制下造成前方骨皮质的骨折（Mayo Foundation for Medical Education and Research）

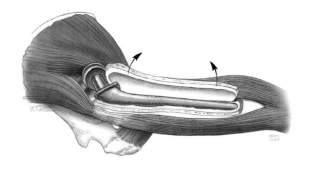

图 23.12 向前方翻开截骨块，显露关节腔及股骨髓腔（Mayo Foundation for Medical Education and Research）

术后护理

- 术后 6~8 周，手术肢体可足尖着地负重，以促进愈合。
- 向患者说明髋关节置换术后注意事项，禁止股骨内收和内旋，最大限度地降低发生髋关节脱位的风险。
- 截骨块纵向截骨线的愈合通常发生在影像学可见的横向截骨线愈合出现之前。 如果截骨块在术后 8 周没有移位，则通常表示截骨块愈合良好。

第 24 章

假体取出

TIMOTHY S. BROWN，DAVID G. LEWALLEN
翻译：满振涛　审校：王先泉

关键概念

- 取出假体时不应过分强调高效和骨量保留。谨慎和高效地完成此手术步骤是保证后续股骨重建成功的关键。同样，如在该手术步骤中出现问题，也会对后续的整个手术操作产生影响，从而导致各种问题发生。
- 在全髋关节翻修过程中，成功取出假体需要进行仔细的术前规划。
- 尽量获取所有患者的外院就诊记录，对于确定假体规格、对应的手术工具（如六角螺丝刀和十字头螺丝刀）、专用的取出工具，以及意料之外的术中困难很有帮助。
- 仔细评估术前 X 线影像，有助于预测骨盆部分和股骨部分存在骨损伤或骨丢失风险的位置。

无菌器械和内置物

- 专门的假体取出工具（已知现在的假体的设计）。
- 大的骨锤。
- 长 50 mm、直径 6.5 mm 的松质骨螺钉和配套钻头。
- 用于髋臼假体取出的弧形骨刀。
- 用于髋臼假体取出的特殊的弧形刀片［如 Explant 系统（Zimmer Biomet，Warsaw，Indiana）］。
- 小型往复锯。
- 线锯和手柄。
- 配有标准和精细钻头的高速磨钻，切削金属的磨钻。
- 通用型假体柄取出器。
- 长柄髋关节截骨刀［如 Moreland 截骨刀（Depuy Synthes，Warsaw, Indiana）］。
- 超声波骨水泥清除系统［如 Oscar（Orthofix Inc. Lewisville, Texas）］。
- 环锯。
- 股骨螺钉套装的大钻头。
- 断钉取出套件（如有断裂的螺钉）。

- 通用的内固定物取出套件（如有未知型号的假体 / 螺钉）。

术前计划

- 想要成功取出人工髋关节的假体，关键是要了解即将取出的假体的具体特点（图 24.1）。
  - 尽可能获取先前手术的手术记录。
  - 准备适用于多数假体的特制假体取出工具，尤其是股骨假体（图 24.2）。
  - 取出某些类型的假体需要进行特别的规划：
    - 固定牢固的骨水泥股骨假体。
    - 固定良好的广泛多孔涂层股骨假体。
    - 全聚乙烯假体。
    - 一体化髋臼假体。
    - 带金属内衬的组配式双动全髋。
    - 股骨颈双动型组配式股骨假体（图 24.3）。
- 通过 X 线检查确认骨质疏松的区域，并对骨质薄弱且有骨折危险的区域进行评估。
  - 骨盆。
    - 拍摄骨盆正位片、Judet 斜位片、穿桌侧位片，对髋臼的每个区域的溶骨性病变进行仔细评估（图 24.4）。
  - 股骨。
    - 拍摄髋关节正位片、蛙式位片或穿桌位侧位片，仔细评估股骨近端的骨量、股骨畸形，以及假体柄在冠状和矢状面的对线情况。

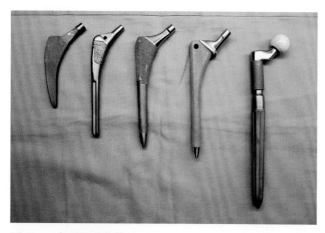

图 24.1　各种股骨假体

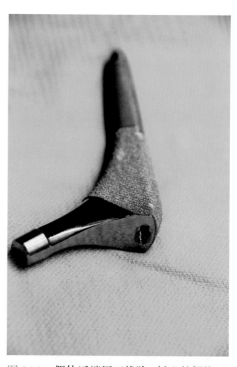

图 24.2　假体近端用于拔除 / 插入的螺纹区

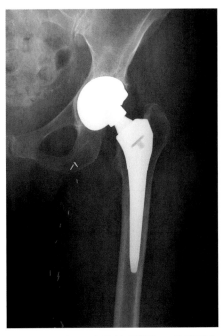

图 24.3 双组配式股骨颈假体，其需要专用的取出工具

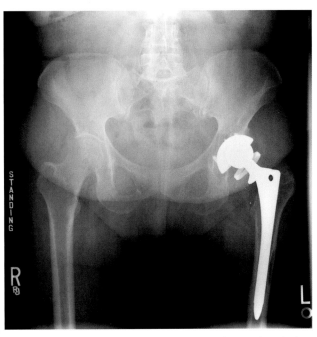

图 24.4 全髋关节置换术，由于骨溶解和关节不稳而失败。X 线片显示内侧骨溶解，在翻修时行植骨

- 了解以前的手术操作信息。
  - 获取手术记录。
    - 采用何种手术入路？
    - 是否出现过并发症？

骨、内置物和软组织技术

- 任何能充分探查髋关节并可延长的手术入路均可使用，包括前外侧、后外侧或经转子入路，但应该了解每种入路的延长方法，如大转子延长截骨术［基于外侧的从后向前截骨，基于外侧的从前向后截骨或基于前方的从外向内截骨（Wagner 截骨）］。
- 使髋关节脱位，用锤子和冲子将股骨头打下来。只有在需要翻修髋臼假体的时候，才牵开股骨来显露髋臼。

髋臼

- 髋臼及其周缘的显露，对于安全有效地取出髋臼假体至关重要。
- 将直或弯的尖撬板（如 Hohmann 撬板），置于髂骨上方和坐骨基底部的下方，然后将弯的钝性撬板置于髋臼前壁、髂腰肌腱的上方。此外，还可以沿后柱外侧将其他牵开器置于髂后下棘的上 / 下方，以显露后壁和后柱。根据显露的需要，可以放置其他撬板以改善显露，特别是对单独的髋臼翻修手术而言，可用钩子钩住股骨颈部以将其拉出手术视野。通常来讲，显露髋臼至少需要 3 个撬板。

骨水泥聚乙烯臼杯

- 如果髋臼假体松动比较严重，则可以用咬骨钳将其取下（图 24.5）。
- 如果无法直接取出假体，则使用小的髋臼锉把骨水泥鞘中的聚乙烯假体慢慢磨薄，聚乙烯碎屑均仔细清理并冲洗干净。
- 也可以使用骨刀将髋臼假体与其下面的骨水泥分离开，然后将髋臼取下。
- 清楚显露骨水泥后，小心地使用骨刀将骨水泥打成碎块。应注意彻底取出所有的骨水泥碎片，并认真清洗关节内部，以防后续发生关节内磨损等问题。固定牢固的骨水泥可用磨钻来清除。多数情况下，如果骨水泥已穿透骨盆内侧壁，将骨水泥保留于原位即可（除非存在假体感染）。

一体化非骨水泥臼杯

- 对于固定良好的聚乙烯一体化臼杯，通常可以使用苹果铰刀（图 24.6）将臼杯与宿主骨分开。首先完整显露整个臼杯边缘，然后使用细磨钻沿臼杯边缘建立一个紧挨臼杯的浅槽，有助于接下来苹果铰刀发挥作用。从适合髋臼假体外径最小的截骨开始。小心地将刀片插入臼杯和宿主骨之间，选择适合臼杯内径的球头来确定苹果刀的旋转中心。从较短的刀片开始，然后逐渐过渡到较长的刀片。插入刀片时要小心，以免打滑或造成骨折。尤其是在坐骨神经沟附近的髋臼外上壁，骨折风险较高。沿臼杯的整个圆周，依次将刀片插入臼杯与骨的界面，通过旋转手柄来完成整个臼杯的周边分离。然后，以相同的方式使用更长的刀片来分离更深处的骨 – 臼杯结合区域。

组配式非骨水泥臼杯与聚乙烯内衬

- 使用制造商提供的内衬拆卸工具（如果能提供并且已知臼杯的类型）可能会有所帮助。但是，即使能获得，许多这类工具也很笨重，置入困难且效率低下，手术依然很费时。
- 通常，可以使用弯的窄骨刀和锤子将衬垫快速取出。骨刀沿内衬和臼杯之间的连接处打入直至锁定结构。然后向内撬动骨刀，将聚乙烯内衬与臼杯分离。部分内衬具有锁定环或钢丝，可能会增

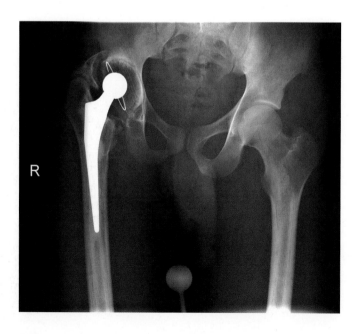

图 24.5　松动的聚乙烯骨水泥髋臼假体

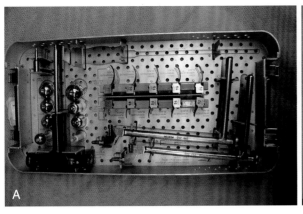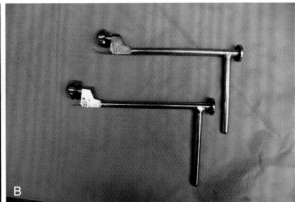

图 24.6　特制的苹果铰刀臼杯取出系统

加内衬拆卸的困难。用骨刀将衬垫的边缘切除，可以直接显露锁定钢丝，移除锁定钢丝，以方便内衬的取出。

- 如果使用骨刀无法取出内衬，可以尝试用钻头在较厚的聚乙烯内衬中央部或较薄的聚乙烯的外周部钻透内衬，然后将长 50 mm 的配套骨松质螺钉拧入钻孔中，可将聚乙烯内衬与锁定结构分离。

- 需要更换聚乙烯内衬的一体化髋臼假体，或者使用上述操作方法无法取出有内衬的组配式髋臼假体时，一种快速有效的方法是用型号逐步增大的髋臼锉将聚乙烯内衬磨锉去除。

- 取下内衬后，应仔细清洗臼杯内壁，并显露所有的螺钉头端。然后使用匹配的螺丝刀卸下所有螺钉。如果螺钉滑丝或找不到匹配的丝攻，则可以使用金属切割磨钻在臼杯内切除螺丝钉头部（取出臼杯后再取下螺钉）。

- 然后可以将内衬试模放入臼杯中，与前述步骤一样，用 Explant 系统（苹果铰刀）将臼杯与宿主骨分开。

组配式生物型臼杯与金属内衬（双动头或金属对金属关节）

- 通常，使用假体生产厂家提供的特殊工具，在靠近臼杯与金属内衬接合处的臼杯边缘进行敲击，可以取下金属内衬。可能需要进行多次敲击和足够的耐心。内衬松动后，需要用 Kocher 钳将其夹出或用骨膜剥离器将其从臼杯中撬出。

- 与此类似，可以使用没有锯片的往复锯震动臼杯边缘，从而将金属内衬与臼杯分开。

- 对于一体式金属对金属设计或内衬无法取出的病例，可以使用尺寸与臼杯内径相匹配的双动股骨头试模和 Explant 系统（苹果铰刀），方便定位髋臼的中心。

股骨

- 股骨近端的充分显露，对于安全取出股骨假体至关重要。

- 在股骨颈内侧及小转子上方放置较宽的 Hohmann 拉钩，并根据手术入路在前方或后方使用 Mueller 拉钩。

- 用钳子和电刀分离出宿主骨与股骨假体的界面。一旦明确界面，就可以开始取出股骨假体。

- 对于任何假体柄，一个有用的取出技巧是在柄的主体处用金属切削磨钻切出一个凹坑，为取出器创造一个受力点，便于逆向拔出各种类型的假体柄，特别是取出那些没有专用的取出工具或没有颈领可供直接击打的假体柄时。

骨水泥型骨假体柄

- 用骨刀和骨锤清除假体柄近端周围的骨水泥。为了防止拔出过程中发生大转子骨折，应该清除假体柄外上方肩部周围的骨水泥或骨，这样才能沿正确方向拔出假体柄。如果假体柄可以接上带螺纹的取出装置，则应该将此螺纹附近的股骨近端侧面显露清楚，然后将取出工具拧入取出装置内。否则，需要在股骨假体颈部周围放置一个通用的假体拔出器，将假体柄从骨水泥鞘中拔出。如果从骨水泥鞘中取出假体柄不容易或者骨水泥鞘较大，强烈推荐行大转子延长截骨术。

- 然后，使用去除骨水泥的专用骨刀（如 Moreland 骨刀）、带螺纹的骨水泥去除装置和 / 或超声装置将骨水泥鞘从股骨中去除。一种比较有效的策略是用超声骨刀纵向切开骨水泥鞘，然后用弯曲的骨刀将骨水泥凿除。该策略可以避免在有限空间内使用骨刀而产生环向应力，而该应力可能导致股骨骨折。

- 最好使用具有超声探头的拉拔器来取出骨水泥塞。用力向骨髓腔内插入拉拔器，保持按压的同时旋转拉拔器 90°，使骨水泥聚合，然后将骨水泥从骨髓腔内取出。如果骨水泥固定牢固，则一次只能取出约 1 cm 的骨水泥。如果无法用超声拉拔器取出骨水泥塞，则应该使用超声仪器或钻头在骨水泥上开一个孔，然后使用倒钩工具或带螺纹的工具将骨水泥取出。

- 在许多情况下，如果骨水泥假体固定牢固，或者假体柄周围有一个固定良好的较大的骨水泥鞘，则可以通过大转子延长截骨术打开股骨，在直视下取出假体和骨水泥。

近端多孔涂层非骨水泥假体柄

- 在取出假体之前，应了解此种类型假体的形状和特点。对于某些类型假体，可以从股骨顶部直接取出假体而无须进行股骨延长截骨术。

- 尽管假体近端只有有限的多孔涂层，但某些柄远端喷砂和粗糙化处理会导致骨长上，使得从顶端取出假体更具挑战性。在这种情况下，最好使用大转子延长截骨术。

- 使用高速精细磨钻在假体柄和骨之间创造间隙，并且尽可能将间隙向股骨远端延伸。

- 然后，使用弹性骨刀向远端小心地继续延伸此间隙，在前方或后方延伸间隙操作起来更容易、更安全。由于假体柄的形状和尺寸等原因，在外侧或内侧间隙进行延伸会比较困难，可能会导致股骨穿孔或骨折。如果认为上述方式不可靠，则可行大转子延长截骨术，可以降低发生骨丢失或不可控骨折的风险。

- 清理假体外侧肩部，将假体取出装置（专用或通用）安置到假体柄上，并尝试拔出假体。尽量沿内侧方向拔出假体，以免损伤大转子或发生骨折。

广泛多孔涂层的假体柄

- 取出固定良好的广泛多孔涂层假体柄非常困难（图 24.7）。
- 除非假体柄松动，否则此类型假体通常需要大转子延长截骨术才能安全取出，并且大转子延长截骨应延伸至股骨干区，经过假体柄的三角形部分，直至达假体柄的圆柱部分。

- 行大转子延长截骨术后，在其下方用金属切削磨钻在假体柄变为一致的圆柱形的水平横向截断。小心地将纱布填塞于软组织间隙内，以保护周围的软组织，并方便收集清扫金属碎片。注意用金属切割磨钻截骨时不要超过假体的位置，否则会损伤内侧皮质骨。
- 切断假体后，用精细磨钻将上段假体的前侧面和后侧面与近端股骨分离，用线锯将上端假体的内侧面分离。应预判使用线锯过程中存在的困难，可能线锯会经常被卡住甚至断裂，因此要多备线锯。
- 然后将假体柄的近端部分取出。
- 然后用适合大小的环锯去除假体柄的远端部分。由于环锯在使用过程中会断裂或变钝，通常需要使用多根环锯，所以需要多备比假体柄直径稍粗的环锯。在切割过程中，常需暂停并将环锯取下来，以防止其变热灼伤骨。每次取下环锯时，都要仔细清洁；附着在环锯表面的骨碎屑会产生摩擦，往往会使环锯卡住。当环锯到达远端假体的末端时，会无阻力地旋转，此时可以用环锯将假体取出。

一体化槽纹假体柄

- 对于这种假体柄，使用较长的直径 3.5~4.0 mm 钻头通常会很有帮助，因为在凹槽之间都可以通过钻头，有助于使假体与宿主骨分离。

带沟槽的组配式锥形假体柄

- 了解这种假体柄的设计会很有帮助，因为组配式组件可用合适的工具分别取出。
- 首先将连接假体近端和假体柄的螺栓移除，然后用弹性骨刀和精细磨钻将假体近端与宿主骨分离，将假体移除。
- 用钻头将假体柄远端各凹槽之间的骨质清除（图 24.8）。

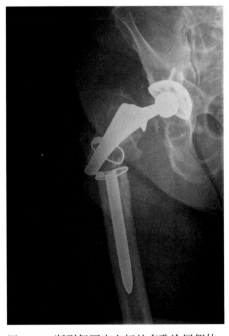

图 24.7 断裂但固定良好的多孔涂层假体

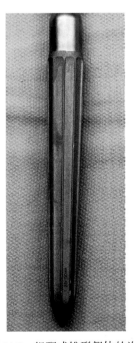

图 24.8 组配式锥形假体的沟槽

- 然后用环锯或者弧形骨刀来分离假体柄的远端部分。如果假体柄有膨大部分，在使用环锯前要先用金属切割磨钻将假体柄在其膨大部分的下方切断。
- 如果使用环锯取出带沟槽的锥形柄，则必须通过透视观察股骨侧面，对于避免发生股骨前皮质穿孔至关重要。而前皮质发生穿孔与股骨前弓相关，尤其通过侧位影像查看假体柄的位置恰好位于前皮质骨的下方时。
- 然后，可以使用专用的取出器或通用的虎钳来取出假体柄，或者可以用金属切削工具在假体柄近端的侧面切出一个凹口，以便直接拔出假体。

小结

- 了解要取出的内置物的尺寸、制造商和型号，可以使手术操作更快、更有效。
- 术前计划是根据临床工作的要求而制订的，外科医生应准备好应对手术中面临的各种挑战，并事先准备好特殊的仪器、设备或翻修组件。通常，应在术前预估显露的障碍、可能的骨丢失量和取出假体所需的设备。
- 安全有效地从髋臼和股骨上取出假体并且保证骨量丢失最少，是进行成功翻修的第一步。

第 25 章

生物型半球形臼杯

JOSHUA S. BINGHAM，ROBERT T. TROUSDALE
翻译：满振涛　　审校：王先泉

关键概念

- 在髋关节翻修术中，有多种髋臼重建方式，包括生物型半球形臼杯、打压植骨、重建加强笼或环、半球形臼杯＋垫块、骨水泥全聚乙烯臼杯和定制臼杯。
- 尽管有多种重建方式，但最常用的髋臼重建方法是使用生物型半球形臼杯并用螺钉增强固定。
- 此种手术方法比较简单，多数关节外科医生都熟悉，中长期效果良好。
- 文献证明，在髋关节翻修术中，生物型半球形臼杯的术后远期效果优良（表 25.1）。
- 多孔金属臼杯和骨之间存在很大的摩擦系数、很强的骨长入能力，扩大了使用此种重建方式的适应证。
- 对有严重的节段性骨缺损、骨盆不连续和骨长入困难的患者，应考虑使用其他髋臼重建方式。

表 25.1　生物型臼杯在全髋关节翻修术中的效果随访

作者（时间）	病例数	随访时间（范围；年）	结　果
Della Valle 等（2005）	138	17（15~19）	2.2% 的患者出现无菌性松动，15 年生存率 96%
Templeton 等（2001）	61	12.9（11.5~14.3）	最后一次随访时，有 3.5% 的患者影像学检查提示松动
Paprosky 等（1994）	147	5.7（3~9）	失败率约为 4.1%，所有 3B 型髋臼均失败
Jamali 等（2004）	63	11（5~17）	无菌性松动的发生率约为 5%
Hallstrom 等（2004）	188	12（10~17）	无菌松动的发生率约为 11%，15 年生存率约为 96%
Leopold 等（1999）	138	10.5（7~14）	最后一次随访时，有 1.8% 的患者影像学检查提示松动
Silverton 等（1996）	138	8.3（7~11）	最后一次随访时，失败率约为 0.7%

无菌器械和内置物

- 常规髋部牵开器。
- 如有需要，则准备取臼杯专用的手动弧形髋臼骨刀（Explant 系统）。
- 如果之前的重建手术使用了螺钉，则应准备断钉取出工具。
- 铅笔头样电动精细磨钻和钨钢附件。
- 各种型号的半球形髋臼锉。
- 同种异体松质骨颗粒。

内置物

- 带多个螺钉孔的多孔全涂层半球形髋臼翻修假体（带器械）或高度多孔的钛/钽杯。对于复杂的翻修，应考虑使用钽杯，医生可根据需要在钽杯内另钻钉孔。
- 尺寸合适的髋臼螺钉，配有丝攻和器械。
- 多种内衬，包括不同内径的高交联聚乙烯内衬，如高偏距或高边等类型。如果存在关节不稳定，可考虑采用模块化的双动臼杯。

患者体位

- 患者取侧卧位，便于需要时进行更大的术野显露。
- 手术区铺单范围必须允许术者能在骨盆近端和整个股骨区域进行手术操作。

手术入路

- 多数全髋关节翻修术首选后方入路，能充分显露髋臼后柱，并在需要时可行股骨延长截骨术。前外侧入路也适用于该技术（在极少数情况下，熟悉直接前方入路的外科医生也可选用直接前方入路）。
- 患者的皮肤切口部分由之前的手术切口决定。理想情况下，应使用侧方切口，以大转子后方为中心并向近端后侧弯曲。
- 应使从近端的臀中肌后缘到远端的臀大肌止点之间的软组织袖套保持连续。手术结束时，这种连续的软组织袖套能保证手术切口闭合最优化（图 25.1）。
- 彻底显露假体后，后脱位髋关节，取出股骨假体。如果要保留股骨假体，可以在髋臼前上方剥离出一个软组织囊袋，以放置股骨假体的锥部（图 25.2）。
- 显露髋臼整个边缘，以方便分辨宿主骨和髋臼假体之间的界面，从而为取出假体做准备。
- 使用高速精细磨钻有助于确认假体与宿主骨之间的界面，从而便于用骨刀分离臼杯与宿主骨（如果为生物型髋臼假体并固定良好的话）。
- 使用骨刀前必须卸下所有的螺钉。如果螺钉发生滑丝，则可以使用高速硬质合金磨钻将螺钉头切除，以便于将弧形骨刀放入骨与假体之间的界面。

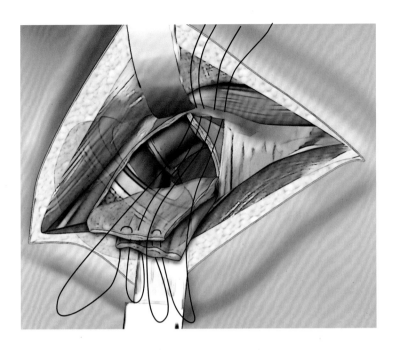

图 25.1 手术结束时，缝合关闭从近端臀中肌后缘到远端臀大肌止点的软组织袖套

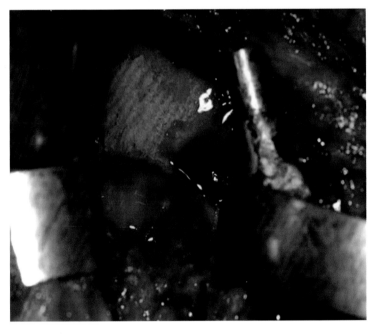

图 25.2 前上方软组织囊袋允许股骨假体柄锥部前移，以完全显露髋臼

术前计划

- 术前常规行 X 线检查（包括骨盆正位片、髋关节正位片和穿桌位片），对于制订完善的手术计划至关重要（图 25.3）。
- 穿桌位片、髂骨斜位片或假轮廓位 X 线影像在评估髋臼后柱和坐骨完整性方面尤其有用。
- 存在严重骨缺损时，骨盆斜位（Judet 位）X 线影像有助于确定骨缺损的量，包括髋臼前柱和后柱，以及是否存在骨盆不连续。如果存在骨盆不连续，应考虑其他的重建方案（如臼杯 - 加强环结构、牵引技术或定制假体）。

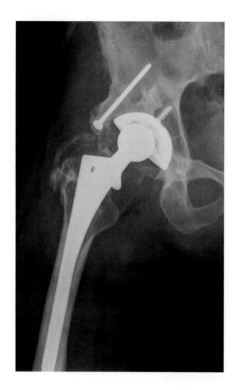

图 25.3　术前骨盆正位 X 线片，显示由于聚乙烯磨损碎屑，髋臼杯继发进行性骨溶解

- 骨盆不连续的放射学特征包括：在骨盆正位片或斜位片上的横向骨折线；髂坐线断裂，提示后骨盆下半部向内侧移位；以及两侧闭孔环不对称。
- 在某些情况下，CT 扫描可能会有所帮助，但不是常规检查。

骨、内置物和软组织技术

- 通过理想的手术入路将先前的假体取出后，必须仔细检查髋臼，包括前柱、后柱、臼顶和内侧壁。
- 对于生物型髋臼杯，必须有足够的骨支撑才能使用。如果存在骨盆不连续，可能需要其他的重建方法。
- 术中，髋臼的横形骨折伴髋臼下半部分有较大的活动度，提示存在骨盆不连续。用打入器推动坐骨观察其活动情况，可用于评估骨盆不连续。
- 使用半球形髋臼锉从小到大依次磨挫髋臼，直到磨出足够容纳翻修髋臼假体的半球形骨床。最终，让宿主骨与臼杯之间形成最佳的骨接触，并恢复髋关节的旋转中心。可以将髋臼边缘突出的部分磨掉，以形成支撑性良好的半球形骨床。新臼杯的直径通常比取下的臼杯要大 4~10 mm。
- 磨锉的方向应与臼杯的最佳位置的方向相同（外展 45°，前倾 20°），这样磨出的半球形骨床才能提供良好的支撑（图 25.4A，B）。
- 在用依次增大的髋臼锉磨锉半球形骨床的过程中，必须避免损坏髋臼后柱（在翻修过程中，髋臼后柱通常是主要的支撑结构）。
- 为了保证髋臼后柱的完整性，可能需要牺牲髋臼前柱的一小部分来形成半球形骨床（常用于身材较小的患者）。
- 最后髋臼锉或臼杯试模放置在骨床内，确定假体的稳定性以及臼杯与宿主骨的接触面积。

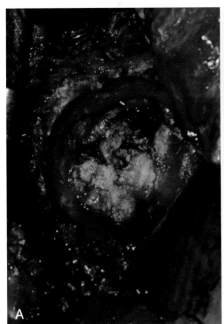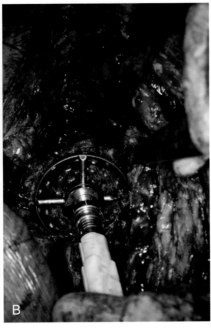

图 25.4　A. 用生物型臼杯重建 Paprosky IIC 型髋臼缺损。B. 由小到大使用髋臼锉磨锉出一个外展 45°、前倾 20° 的半球形髋臼骨床，来容纳生物型髋臼杯

- 使臼杯与宿主骨之间形成良好的压配，因为假体的初始稳定性是骨长入的必要条件。在假体上施加向后的压力时，假体必须具有良好的稳定性。如果臼杯与宿主骨之间无法形成良好稳定性，则应考虑使用其他重建技术。几乎所有的髋臼翻修术均需使用螺钉加强固定，可以在骨量不足的情况下增强臼杯的初始稳定性。
- 通常，臼杯与宿主骨的接触面积应尽可能大，没有具体的百分比要求。臼杯稳定性和骨长入的潜力取决于与骨接触的位置和面积。
- 通常应将髋臼大小磨锉到比计划的翻修臼杯小 1~2 mm。
- 使用异体松质骨颗粒填充髋臼骨缺损，然后使用髋臼锉反向磨锉，以完全将同种异体骨压实在骨缺损处。必须注意的是，在宿主骨和臼杯界面之间不能有同种异体骨颗粒，可用纱布清理宿主骨，以确保没有同种异体骨颗粒存在于宿主骨和臼杯界面之间（图 25.5）。
- 然后，将半球形臼杯在正确的位置打入（外展 40°~45°，前倾 20°）。
- 使用多孔翻修臼杯时，在髋臼后上象限和坐骨中尽可能多地打入螺钉，以提高臼杯的稳定性（图 25.6）。
- 存在严重骨缺损时，可能需要在髋臼后上象限之外加用其他螺钉，放置时应小心。使用坐骨螺钉有助于防止臼杯旋转到外展位置，从而防止早期的臼杯松动。
- 使用骨水泥固定有聚乙烯内衬的多孔钽杯时，可用高速硬质合金磨钻在多孔钽杯上打孔，从而允许术者可以在任何位置置入螺钉。此外，使用骨水泥固定聚乙烯内衬时，髋臼螺钉周围的骨水泥让其变成了固定角度的锁定螺钉。
- 螺丝应有足够的长度，以获得可靠的固定效果。在打入螺钉前可以先攻丝，尤其是在硬化骨。
- 应测试假体的整体稳定性，以确保足够的稳定性。
- 翻修过程中，可以使用大直径（36 mm 或 40 mm）的股骨头或双动头假体，来提高髋关节稳定性。

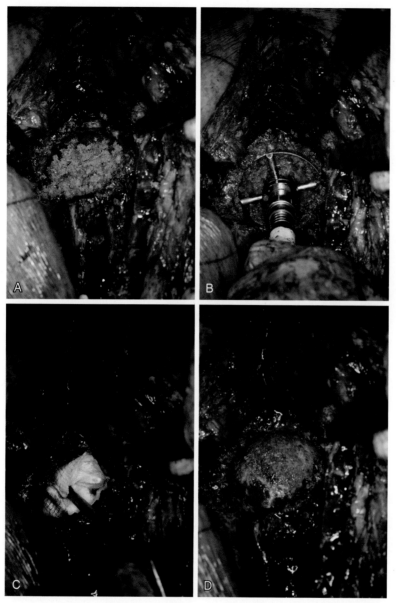

图 25.5 A. 将同种异体松质骨颗粒填入髋臼骨缺损。B. 反向磨锉同种异体松质骨颗粒。C. 用纱布清理，以确保宿主骨和髋臼假体之间没有同种异体松质骨颗粒。D. 反向磨锉同种异体松质骨颗粒并压实

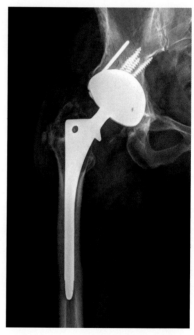

图 25.6 术后髋关节正位 X 线片显示使用螺钉加强固定生物型半球臼杯，完成全髋关节翻修术

术后护理

- 髋臼翻修后的负重训练取决于股骨截骨术的情况、所用假体的类型以及术者对 THA 翻修后负重训练的偏好。多数患者先接受 8 周的足尖着地负重训练，然后逐渐增加负重。
- 对于高风险的患者，注意预防髋关节脱位，还可根据外科医生的判断，决定是否使用髋关节外展支架。

第 26 章

非骨水泥臼杯联合金属加强块或结构性植骨

DAVID G. LEWALLEN

翻译：杨　光　　审校：王先泉

关键概念

- 非骨水泥臼杯翻修手术的目的是为了使假体稳定，与残留宿主骨面接触面积最大化，从而促进骨长入，使假体寿命长久。
- 存在不规则形状的髋臼骨缺损时，单纯对髋臼不断扩大磨锉以消灭骨缺损，会导致残余骨量的过分丢失，并可能会破坏对臼杯起关键支撑作用的髋臼边缘或髋臼前后柱。
- 可以用一个或多个成品的多孔臼杯加强块结合半球形髋臼假体，来制备个体化、形状不规则的臼杯复合体。
- 髋臼加强块可以作为假体结构性植骨的替代材料，并且无远期植骨吸收的风险。

无菌器械和内置物

- 标准拉钩和髋关节手术器械。
- 高速磨钻，用以打磨髋臼使骨缺损部位形状合适。
- 半球状髋臼杯假体和试模。
- 不同的尺寸和厚度的髋臼加强块试模，用于协助术中评估、测量尺寸和规划最终的构型。
- 大号塑料注射器，以协助在与翻修臼杯接触的加强块的内凹面和边缘精确灌注骨水泥。
- 用同种异体松质骨移植物填充加强块的窗孔、残留的小缝隙以及骨缺损处。

手术入路

- 术者可根据偏好来选择切口可以延长的手术入路，与全髋关节翻修术相同。
- 后外侧和直接外侧入路是作者最常采用的手术入路，不论是单独使用，还是为解决股骨侧问题而联合使用大转子延长截骨术。

术前计划

- 仔细评估髋臼骨缺损位置和缺损程度，在术前计划和准备中至关重要。这不仅有助于提前备好手术中所需的假体、工具和植骨材料，也可以在采取替代手术方案或者需要组合假体时有备无患。毕竟，术者需要根据术中发现和发生的情况调整手术方案。

- 影像学评估包括髋关节的三项标准检查，即获取骨盆正位、髋关节正位和穿桌侧位影像。

- 存在严重骨缺损或疑似骨盆不连续时，髂骨斜位和闭孔斜位（Judet 位）X 线检查十分有意义。

- 经过上述 5 种标准影像检查之后，偶尔也会出现骨缺损特点、大小和位置不明确的情况，此时进行 CT 扫描和三维重建有帮助。

- 由于 CT 扫描会增加患者的开支并使其受到辐射，因此应在充分分析 X 线片后，必要时再有选择性地拍摄。

- 尽管术前评估和计划可以大概了解是否需要使用加强块及其放置的位置，但最终置入的假体尺寸、方向和安放方式还是要根据手术过程中对髋臼缺损情况评估，并临时使用臼杯和加强块的试模来决定。

骨、内置物和软组织技术

- 任何髋臼重建的最初目的都是为了使臼杯与宿主骨有足够大的接触面积，从而实现稳定支撑。

- 在 90% 以上的病例中，手术均可通过使用半球形臼杯和多枚螺钉固定来进行，这也是首选的重建方法。

- 在臼顶穹隆打入一排螺钉并沿后柱向下将螺钉打入坐骨体（图 26.1），可最大限度地实现臼杯固定。

- 严重骨缺损会对臼杯支撑和固定造成困难，尤其是在 Paprosky 3A 型（向上外移位）和 3B 型（向上内移位）的骨缺损中见到的非包容性骨缺损或节段性骨缺损。

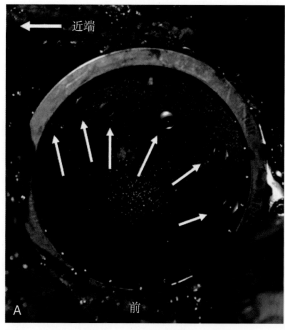
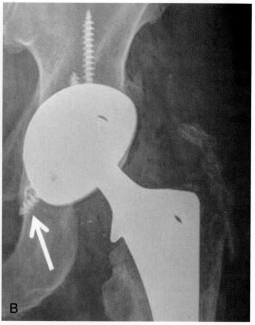

图 26.1 　A. 术中图片，可见髋臼杯及 3 个固定区域，一排螺钉固定髋臼穹隆（左箭头）并向下延伸至后柱，打入坐骨体（右箭头），从而实现臼杯的初始固定和稳定性。B. 同一髋臼杯的前后位 X 线片，显示关键区域 3 的螺钉（箭头处）打入坐骨体，固定在髂坐线的密质骨，即位于髋臼内侧的四边体

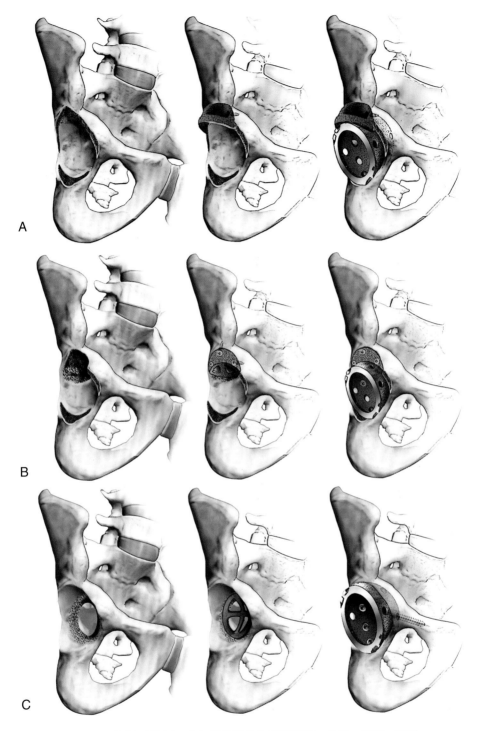

图 26.2　按照骨缺损情况使用 3 种加强块假体和臼杯固定：Ⅰ型、Ⅱ型、Ⅲ型

- 因骨缺损位置和大小使翻修臼杯与宿主骨的接触面和固定程度不足以在生理负荷下为臼杯提供力学稳定性时，无法确保有效骨长入所需的静态接触面。在这类病例中，需要为臼杯增加力学稳定性而加强固定。
- 使用髋臼加强块是提高这类病例中的髋臼杯力学支撑的可选方法，在节段性骨缺损或巨大空腔性骨缺损中尤为有效。

- 使用髋臼加强块的设计初衷是作为结构性异体骨移植的替代假体，材料是多孔金属，但它比结构性植骨优良之处在于加强块不存在随时间延长出现骨吸收的风险。
- 作为假体结构性骨移植的替代物，髋臼加强块可应用于以往结构性植骨用到的相同位置和构型。
- 骨缺损的位置和残余宿主骨的质量决定了何时放置髋臼加强块才有效，以及放置的最佳位置。
- 根据髋臼假体的位置，加强块一般有 3 种主要形态：
  - Ⅰ型，状如"飞扶壁"，沿髋臼外上边缘放置，增加臼杯周边的支撑。
  - Ⅱ型，状如"椭圆形"，加强块置于椭圆形髋臼内部的髋臼杯边缘。
  - Ⅲ型，状如"基足形"，放置于髋臼杯内侧，起到重建髋臼窝基底、为髋臼杯提供支撑作用，并能防止假体内移（图 26.2）。
- 当采用Ⅰ型和Ⅱ型加强块时，一般要先放置臼杯，后放置加强块，再依次使用螺钉固定，使髋臼杯与宿主骨的接触面积最大化（图 26.3，图 26.4）。
- 在髋臼内侧位置采用Ⅲ型加强块时，必须先放置加强块，一般无法使用螺钉固定。

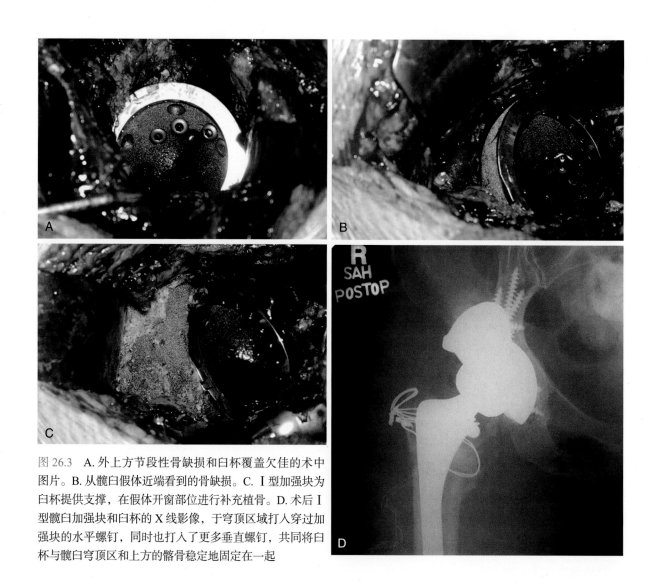

图 26.3　A. 外上方节段性骨缺损和臼杯覆盖欠佳的术中图片。B. 从髋臼假体近端看到的骨缺损。C. Ⅰ型加强块为臼杯提供支撑，在假体开窗部位进行补充植骨。D. 术后Ⅰ型髋臼加强块和臼杯的 X 线影像，于穹顶区域打入穿过加强块的水平螺钉，同时也打入了更多垂直螺钉，共同将臼杯与髋臼穹顶区和上方的髂骨稳定地固定在一起

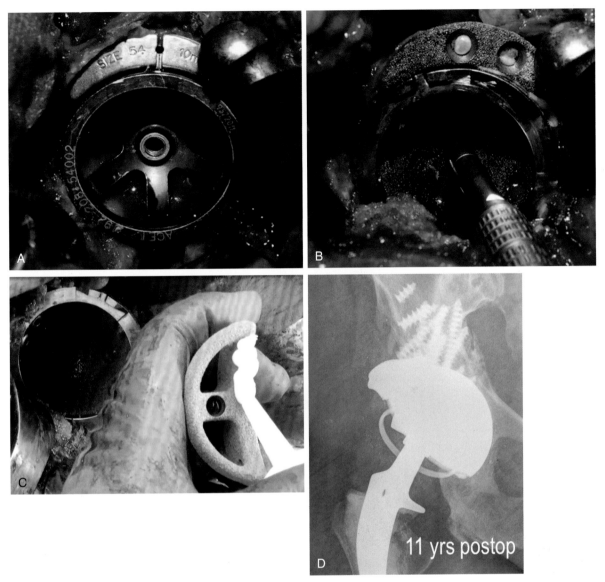

图 26.4 A. 填充于髋臼椭圆形骨缺损的 Ⅱ 型加强块试模的术中图片。B. 在加强块和髋臼杯之间的界面用骨水泥并打入多枚螺钉固定假体组合体。C. 固定前在加强块的凹面上放置骨水泥，骨水泥硬化后可使加强块与臼杯连在一起。D. Ⅱ 型加强块与髋臼杯假体固定手术后 11 年

- 对所有病例，都应在加强块间隙处填充骨水泥，使之与髋臼杯固定在一起（图 26.5）。典型做法是，当加强块最终置入髋臼时，将骨水泥填充于加强块和臼杯之间。这要求高效的骨水泥注射技术，一般需要使用大号注射器填充液态的骨水泥，并使用螺钉对加强块进行有效的加压固定。
- 这类手术的目标是使假体与宿主骨的接触面最大化，并且在存在不规则骨缺损的情况下，通过模块化组装标准假体部件，个体化创建不规则形状的假体。
- 颗粒松质骨植骨也经常与髋臼加强块联合使用，以保留骨量。
- 重建成功后，假体 – 骨界面无法看到透亮线。
- 如果无法实现假体 – 骨界面的初始稳态，则可能会导致远期移位和手术失败。尤其是存在骨盆不连续的情况下，除了使用非骨水泥臼杯和匹配骨缺损的加强块之外，还要使用臼杯 – 加强环技术。

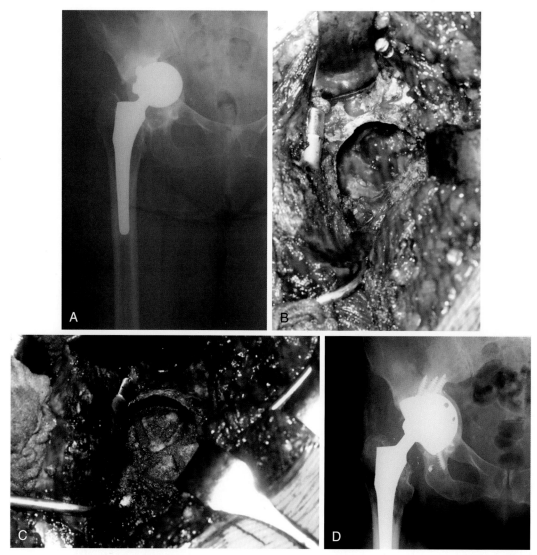

图 26.5　A. X 线片显示髋臼杯假体松动而出现内移，形成 Paprosky 3B 型骨缺损。B. 术中图片显示髋臼缘无缺损，但髋臼内侧有腔隙性及节段性骨缺损。C. Ⅲ 型内侧固定的髋臼加强块，可联合植骨填充残余孔隙，重建髋臼假体的内侧支撑。D. 使用Ⅲ型髋臼加强块和多孔臼杯术后 5 年的 X 线片，可以看到固定牢固，有明显的骨长入

术后处理

- 负重情况要根据骨缺损严重程度、使用的假体类型及股骨和髋臼的固定质量而异。
- 任何合并骨折（大转子与骨盆不连续）和最终的软组织修复状态也会影响负重。
- 多数接受髋臼加强块的患者，即使是较严重的骨缺损，在术后 6~12 周的肌肉组织愈合过程中都要部分负重。
- 术后使用抗生素 10~14 天，直到获得术中细菌培养结果。
- 全髋关节翻修术后至少 6 周内，有时需要使用髋关节固定支具来保护修复的软组织，将发生脱位的风险降至最低。支具的使用与是否放置髋臼加强块无关。

第 27 章

臼杯 - 加强环结构

DAVID G. LEWALLEN，ASHTON H. GOLDMAN

翻译：杨 光　　审校：王先泉

关键概念

- 髋臼骨缺损比较严重时，非骨水泥多孔假体与残留宿主骨的稳定固定将会变得十分困难，甚至难以实现。

- 如果多孔髋臼假体 - 骨界面未能在术后数月中保持稳定固定，将无法保证骨长入，假体移位和手术失败的风险也会大幅增高。

- 慢性骨盆不连续也会导致手术失败率升高，往往是由使用标准臼杯螺钉固定后出现臼杯松动导致的，有时即使在加用加强块或后柱接骨板后也会出现臼杯松动的情况。

- 下部固定于 Charnley 第 3 区的髋臼假体，应当与髋臼后柱和坐骨体稳固固定，这一点在所有髋臼重建的病例中都很重要，尤其是骨缺损严重或者骨盆不连续的病例。

- 臼杯 - 加强环结构是在非骨水泥臼杯内放入抗内突加强环，这样可以大大增加初始固定的稳定性，从而提高术后几周内臼杯的骨长入概率（图 27.1）。

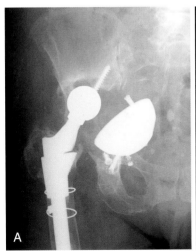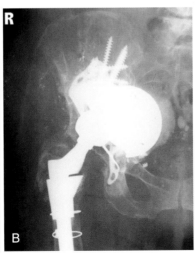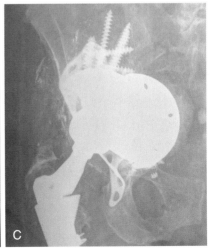

图 27.1　A. 术前影像显示 Paparosky 3B 型严重骨缺损，内侧节段性骨缺损，臼杯移位导致骨盆不连续。B. 髋臼重建后的术后正位片，显示 2 个大号髋臼内侧加强块和植骨跨越大块骨缺损区域并支撑 Jumbo 大臼杯，由多枚螺钉固定，在臼杯内使用全加强环来获得稳定。C. 术后 6 年随访影像，显示假体稳定固定，未出现假体移位、失效或透亮线

- 当选定全臼杯 – 加强环结构后，经典做法是将加强环的坐骨翼插入坐骨的槽中；或者，可以将坐骨翼安放在坐骨表面。后者需要在坐骨表面进行额外的解剖剥离，有增加坐骨神经损伤的风险。
- 半臼杯 – 加强环结构是去掉加强环的坐骨翼而仅使用髂骨翼时的一种替代方案。半臼杯 – 加强环技术相对容易，用螺钉固定来固定坐骨，而非使用坐骨翼来固定坐骨。在联合髋臼牵开技术处理骨盆不连续时，实施起来也会更加容易。

无菌器械和内置物

- 标准拉钩和髋关节手术器械。
- 半球形髋臼假体工具、试模及最大达 80 mm 的全套假体。
- 不同尺寸和厚度的髋臼多孔金属加强块试模，用于协助术中评估、测量尺寸和规划最终的构型。
- 用同种异体松质骨填充残留的所有缝隙、骨缺损、髋臼骨不连部位及使用加强块的窗口部位。
- 各种尺寸的抗内突加强环与相应的可塑性试模，以协助假体的塑形和安装，匹配抗内突加强环的固定螺钉。

手术入路

- 术者可根据偏好来选择任何切口可延长的手术入路，与全髋关节翻修术相似。
- 不管是单独进行髋臼翻修，还是为解决股骨侧问题而联合大转子延长截骨术，作者常采用后外侧和直接外侧入路，显露位置根据股骨侧和髋臼侧的要求来选择。
- 如果采用直接外侧入路，在显露髋臼上方的髂骨外侧时，应小心剥离臀中肌而非向近端劈开过长的距离，以防止对支配臀中肌前侧的臀上神经分支造成损伤。
- 如果采用后外侧入路，会有损伤后柱近端坐骨大切迹处的臀上神经的风险，可能会造成整个臀中肌失神经支配。

术前计划

- 在骨缺损较为严重的病例中，强烈建议对髋臼骨缺损程度进行详细评估，应在 X 线影像上根据髋臼的关键解剖学特征进行仔细评估。
- Paprosky 对髋臼骨缺损做出的分型，也对预测术中情况和规划可选治疗方案颇有助益。
- 该分型需要观察的项目包括：臼杯移位的距离，臼杯移位的方向、髂坐线和泪滴的状况（发生内壁缺损和臼杯内移时）；通过穿桌侧位、髂骨斜位和闭孔斜位（Judet 位）影像对后柱情况进行评估，必要时行 CT 扫描（图 27.2）。
- 对 Paprosky 3A 型（臼杯向上外移位）和 3B 型（臼杯向上内移位）较为严重的骨缺损，在使用了多枚螺钉和辅助固定的加强块但仍未能稳定固定非骨水泥半球形多孔臼杯时，臼杯 – 加强环技术将非常有用。
- 有时，除骨缺损外，残留宿主骨质量下降也会需要使用臼杯 – 加强环技术，从而使髋臼假体的固定更稳定。
- 然而，应用半臼杯 – 加强环或全臼杯 – 加强环最常见的适应证是伴有骨盆不连续。

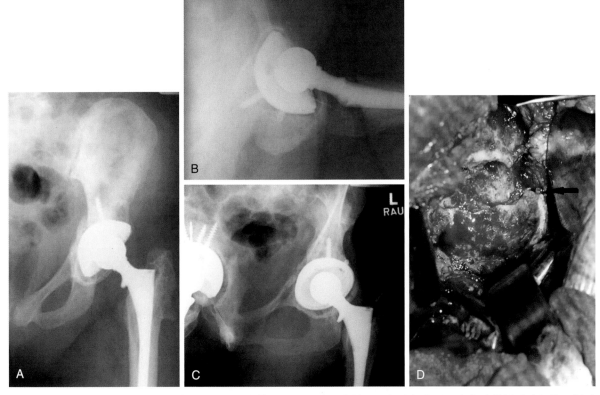

图 27.2　A. 术前左侧髋臼正位影像，显示髋臼假体 – 骨界面有透亮线，臼杯内侧的骨面有台阶并累及髂耻线，提示有骨折并可能出现了完全的骨盆不连续。B. 穿桌侧位影像显示后柱和疑似骨折线。C. 闭孔斜位影像更加清晰地显示内侧骨折线。D. 骨盆不连续横向骨折线的术中照片，仅在移除箭头标出的髋臼后壁上覆盖的纤维组织后可见

- 尽管术前会根据影像进行仔细评估，但骨缺损的位置和尺寸、骨质量仍旧很难判断。
- 因此，提前规划一个以上的重建备选方案十分重要，这样在术中精准评估特殊病例的具体特征后，可以保证所需的假体类型和植骨材料一应俱全。

骨、内置物和软组织技术

- 充分显露，小心取出失效的假体后，需要评估髋臼骨缺损的尺寸和位置，关键细节包括空腔的尺寸、形状（椭圆形或近似半球形），髋臼顶部穹隆和后上壁状态，是否存在节段性骨缺损（对比腔隙性骨缺损），以及是否存在骨折线或髂骨、坐骨不连续等。
- 在充分显露后，需要分别对髂骨和坐骨予以加压，仔细观察有无臼顶和下部空腔活动的不同步，这一点非常重要，因为骨盆不连续可以是隐匿、难以察觉的，尤其是在显露不充分的情况下（图 27.2D）。
- 目前，骨盆不连续是作者使用臼杯 – 加强环结构的最常见适应证，部分原因是在以前的病例中观察发现，只使用单一臼杯时，无论是否联合使用辅助性加强块或后柱接骨板，手术失败率都会明显上升。
- 在植骨、多孔臼杯和多枚螺钉进行臼杯初始固定后，就可以最终确定是否需要增加加强环进行额外固定。

全臼杯 – 加强环技术

- 术者判定因骨盆不连续或严重骨缺损（图 27.3A~C），使用单一臼杯不足以提供足够的初始固定时，应采用全臼杯 – 加强环技术。如果在臼杯内放置加强环的同时使用了髂骨翼和坐骨翼，则应先放置坐骨翼，然后将加强环的主体和髂骨翼部分置于臼杯和髂骨外板。
- 加强环的下翼通常会通过位于坐骨体的槽固定于坐骨，最好是在放置臼杯前进行，这样可以使臼杯位置角度适当，从而保证通往骨槽的通道刚好经过臼杯下缘。
- 当能够确保坐骨体的开槽目标区域经过臼杯下缘时，骨槽也可以在放置臼杯后制作。

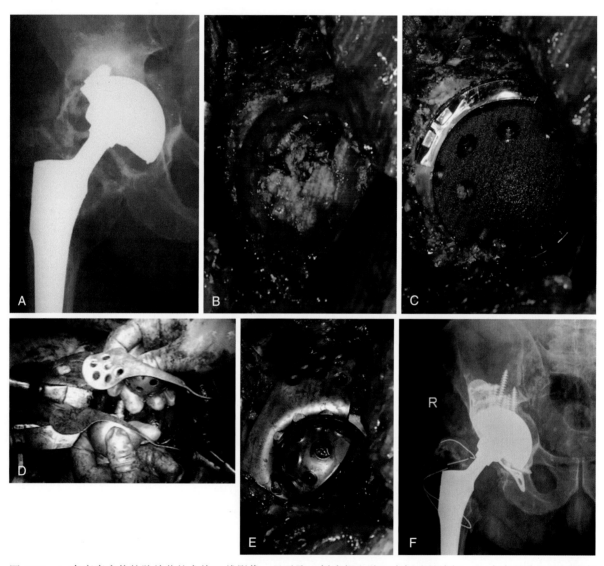

图 27.3　A. 有疼痛症状的髋关节的术前 X 线影像，显示聚乙烯磨损和髋臼内侧壁骨溶解。B. 术中照片显示后柱完整，髋臼顶部穹隆周围有薄的弧形骨缘。内侧壁和前壁有严重骨缺损，但并未出现明显的骨盆不连续。C. 臼杯用 4 枚螺钉固定，术中判断固定不充分，存在旋转不稳定，是由于骨缺损和髋臼顶部穹隆远端的前下方支撑不够造成的。D. 检查加强环试模在塑形和置入坐骨槽及臼杯后是否适配，可用于指导此图中加强环假体的塑形。E. 置入臼杯的加强环假体，坐骨翼已插入坐骨体内，见此图左下角。F. 术后 6 年正位 X 线影像，显示臼杯固定稳定且无移位，臼杯周围无透亮线。臼杯顶部穹隆用多枚螺钉进行固定，可见髂骨翼近端的螺钉，在臼杯下缘也可见坐骨翼肩部区域向下打入坐骨的螺钉

- 作为另一种选择，可以将坐骨翼固定于坐骨外表面，但这可能会增加发生坐骨神经损伤的风险。
- 将加强环安放于臼杯内前，必须对其进行塑形以保证贴服，可通过使用软的加强环试模作为模板来实现。
- 选定尺寸后，应对加强环试模的髂骨翼和坐骨翼进行塑形，从而使试模的坐骨翼可以向下插入坐骨的槽，髂骨翼与臼杯近端的髂骨外板轮廓符合。
- 试模轮廓达到需要的形状后，就可以对真正的加强环进行塑形，使其形状与试模一致（图27.3D）。
- 将首先坐骨翼打入坐骨骨槽，然后将加强环置入臼杯，髂骨翼贴于髂骨外板并固定好（图27.3E）。
- 加强环安装到臼杯内后，将1枚穹顶螺钉穿过加强环和臼杯打入髋臼顶部，从而使臼杯－加强环成为一体。多孔臼杯允许术者用切割金属的高速磨头，可在臼杯内加强环孔的对应位置建立新的螺孔，从而方便操作。
- 随后，将额外的多枚固定螺钉穿过髂骨翼打入髂骨，方向与臼杯穹顶的多枚螺钉垂直。
- 使用全加强环，将坐骨翼向下打入相应位置，并在近端用螺钉固定髂骨翼后，建议检查并查看是否可以使用1~2枚螺钉穿过坐骨翼的肩部，向下打入坐骨体。不过，坐骨翼置于坐骨体后，通常没有足够空间进行这一步（图27.3F）。
- 此时，可以用骨水泥将髋臼内衬固定在臼杯－加强环内，完成髋臼重建。骨水泥同时也交错灌入加强环和臼杯之间，使其成为一体。

半臼杯－加强环技术

- 加强环的髂骨翼可作为半加强环结构单独使用，为臼杯提供优良的额外固定和旋转控制。半臼杯－加强环结构从技术上说更简单，操作也更便捷（图27.4）。
- 当骨缺损严重但却并未出现实质性的骨盆不连续时，使用半加强环会更安全。如果对髋臼依旧完整的患者使用全臼杯－加强环结构，在打入坐骨翼时可能会在骨缺损处造成骨折。
- 在臼杯内放置半加强环比全加强环造成的创伤更小，需要显露的软组织也更少。
- 一般而言，针对髋臼下部的坐骨解剖结构本身，再加上伴骨盆不连续的患者（多为女性）的体形较小，术者需要针对这些情况斟酌做出选择，是采用包括坐骨翼和髂骨翼的全加强环，还是采用将单一髂骨翼打入上方髂骨，而仅用螺钉打入坐骨体的半加强环（图27.5）。
- 切除加强环的坐骨翼可以为置入多枚螺钉留出空间，即通过臼杯外缘，打入坐骨基底部并在四边体穿出。通常情况下，这种做法比使用坐骨翼插入坐骨骨槽的固定效果更好。
- 半加强环技术的另一大优势在于，在联合髋臼牵开技术解决合并的骨盆不连续问题时，操作会更容易。
- 在半臼杯－加强环安装过程中，髋臼牵拉可以在超大臼杯（比当前髋臼空腔大6~10 mm）安装后完成，也可以在臼杯外缘安装加强块后完成。
- 加强块应在安放髋臼假体后置入。髋臼假体应完全填满当前髋臼残留的空腔并固定于骨盆不连续的一侧，与加强块即将置入的位置相对。

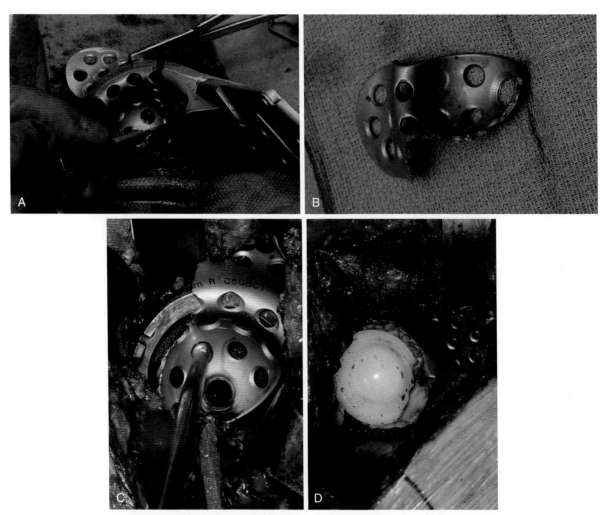

图 27.4　A. 切断全加强环的坐骨翼，可形成半加强环结构。B. 切断后的半加强环。C. 半加强环的初始固定，是通过一枚穿过加强环和臼杯打入髋臼顶部穹隆的螺钉实现的，然后在髂骨翼上置入多枚螺钉。D. 已完成的半臼杯 – 加强环结构，显示使用髂骨螺钉固定。用骨水泥将聚乙烯内衬、加强环和臼杯固定在一起，将螺钉包裹起来，达到锁定螺钉固定的效果，从而将加强环和臼杯固定于宿主骨

- 选择加强块时，应确保其尺寸和宽度与臼杯和髋臼近、远端部位的移动幅度相匹配，从而可以将加强块以楔形加压的方式击打入臼杯和宿主骨之间。这一操作的目的是为了先充分撑开并稳定不连续部位，然后使用螺钉穿透加强块和臼杯，锁住不连续侧的髋臼骨质。最后，在加强块和臼杯连接处灌注骨水泥，使重建结构合为一体（图 27.6）。

- 骨盆不连续部位的撑开、臼杯安放、加强块螺丝固定等过程结束后，半加强环即可安装于臼杯内并稳固到位，这样可以进一步提升不连续部位的总体稳定性。使用螺钉固定半加强环的方法与前述全加强环的固定方法相似。

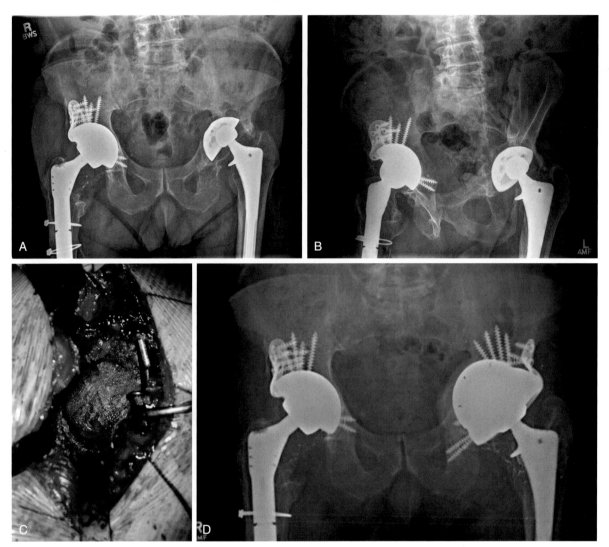

图 27.5　A.患者的术前骨盆正位 X 线影像，该患者曾因感染而接受过的右侧半臼杯 – 加强环二期翻修手术，显示左侧髋臼由于聚乙烯磨损和无菌性骨溶解导致出现节段性内壁骨缺损。B.闭孔斜位影像证实存在左侧骨盆不连续，同时可见骨缺损及髋臼下半部移位而导致的台阶样畸形。C.术中照片显示使用了 2 个髋臼加强块和松质骨颗粒植骨重建内侧骨缺损。D. 术后 2 年 X 线影像显示，左侧固定牢固，有明显骨愈合和骨长入，无假体松动或移位的迹象。臼杯顶部穹隆的一排螺钉和横向髂骨翼螺钉共同将重建假体牢固锁定于髂骨上方。同时，可观察到左右髋臼中，3区臼杯下缘有长螺钉延伸至坐骨体中，或向内至四边体

术后处理

- 负重情况因人而异，与其他人工髋关节翻修术一致，始于术后当天或第 2 天。

- 患者应在术后 8~12 周内避免完全负重，具体时限应取决于术者偏好和假体组合体的初始稳定性。此外，对于骨盆不连续的病例，通常建议完全负重延迟至少 3 个月后。

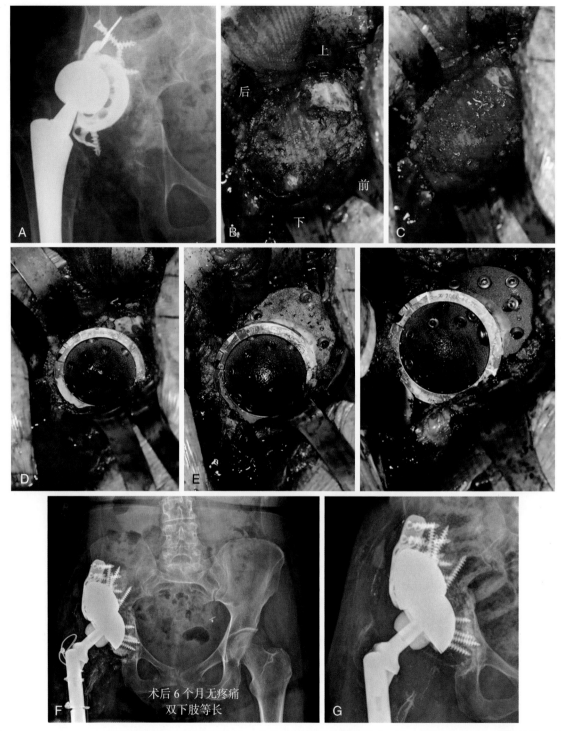

图 27.6　A. Paprosky 3A 型骨缺损合并骨盆不连续。患者最初诊断为髋臼发育不良，同时存在外上方骨缺损，并且本次置入假体前多年内多次翻修均未成功。B. 术中照片显示长椭圆形髋臼缺损。C. 尽管经过了松质骨植骨以及有限的磨锉（多为反向），向下至髋关节解剖学旋转中心，向上至支撑的近端上壁和残余髂骨，但由于髋关节旋转中心高位存在已久，仍存在同样的骨缺损。D. 使用直径尽可能大的臼杯，臼杯低位安置于正确的解剖学位置，并用多枚螺钉固定于坐骨和后柱下部，同时在臼杯上缘和完整髋臼上壁之间留有约 1 cm 间隙。E. 于髋臼上壁和臼杯上缘之间楔形置入超大号髋臼加强块，撑开使近端穿过髋臼不连续的上半部分，将臼杯固定于髋臼远端下半部分。将尽可能大的加强块尽可能深地压配置入后，加强块被横向螺钉紧紧固定。再使用多枚垂直螺钉穿过臼杯并排打入髋臼上壁。F. 重建手术后 6 个月 X 线影像显示，臼杯内置入了一个很长的髂骨翼，位于加强块上方，使用多枚螺钉固定于髂骨外面近端。G. 术后 3 年的 X 线影像显示臼杯固定稳定，患者已摆脱疼痛并完全负重

第 28 章

定制三翼臼杯

MATTHEW W. TETREAULT，MICHAEL J. TAUNTON

翻译：杨 光　　审校：王先泉

关键概念

- 对于超出"缺损匹配"技术适用范围的无法解决的严重髋臼骨缺损，定制三翼臼杯可以提供一种"桥接"髋臼超大缺损的独特的解决方案。
- 这类假体可以在无需底部支撑的情况下提供长期的稳定性，具备生物学固定的潜力，并且可以处理特殊类型的骨缺损和骨盆解剖学问题。
- 术者和假体设计团队的协作在制订术前计划时至关重要，因为术中调整的空间很有限。
- 假体设计和制作至少需要数周的时间。

无菌器械和内置物

器械

- 常规髋臼拉钩。
- 全髋关节置换翻修术所需的全套器械，包括：
  - Explant 臼杯取出系统（苹果铰刀）。
  - Explant 股骨假体取出系统。
  - 高速磨钻（包括长、短尖头钻头和 6.5 mm 的圆钻头）。
  - 骨刀（直骨刀、弯骨刀、弹性骨刀）。
  - 骨水泥清除器械，用于清理髓腔。
  - 刮匙。
  - 骨膜剥离器。
  - 电钻，钻头，螺纹钻头导向器，测深器。
- 需要大转子截骨的情况：
  - 钢缆 / 钢丝引导器（在股骨假体翻修中用于预防性环扎）。
  - 摆锯。
- 消毒的半骨盆模型和三翼假体模型。

内置物

- 定制三翼臼杯及内衬。
- 定制三翼臼杯螺钉。
- 股骨头假体（包括股骨头试模）。
- 股骨翻修假体（包括股骨柄试模）。
- 环扎钢缆和钢丝。
- 同种异体骨骨条。

体位

- 患者取侧卧位，辅以髋部体位固定装置。
- 术侧肢体完整暴露，自髂嵴至大腿远端进行无菌消毒准备。

手术入路

- 作者偏好采用经典的切口可扩展的后外侧入路，也可以使用前外侧入路和经转子入路。
- 转子截骨术可方便股骨假体的移除，并可在显露髂骨翼时通过减小张力来降低发生臀上神经损伤的风险。

术前计划

查看诊疗记录

- 获取上次的手术记录及假体置入记录，这一点至关重要。

实验室检查

- 术前检查炎性标志物，必要时在透视下行髋关节穿刺取关节液化验。

影像学

- 术前影像必不可少，通常包括以下几项：
  - 骨盆正位片。
  - 髋关节正位片。
  - 髋关节穿桌侧位片。
  - 闭孔斜位和髂骨斜位（Judet 位）片。
  - CT 薄层扫描和 3D 重建。
- 上述影像用于确定髋臼骨缺损程度，包括骨盆不连续（髂骨与坐骨耻骨分离）的存在与否和稳定性，以及残留宿主骨的骨量和位置。影像学检查也用于内置物的精确定位。
- 如果髋臼假体严重内陷，则需要进行 CT 血管造影，以评估假体与骨盆内血管的接近程度。如果存在损伤血管的风险，术前评估则需要确保有血管外科医生的参与，手术时可以让血管外科医生在一旁待命，术中发生血管损伤时可随时上台修复血管。极少数情况下需要进行腹膜后显露，以便在假体取出前显露盆腔内的结构。

适应证

- 定制三翼臼杯适用于当前骨缺损匹配技术无法处理的严重髋臼骨缺损。缺损匹配技术可通过使用直径较大半球形臼杯或加强块来填充髋臼，达到与宿主骨接触面的稳定性（图 28.1）。
- 定制三翼臼杯的适应证包括美国骨科医师学会（AAOS）分型的 III 型混合型髋臼骨缺损（或 Paprosky 分型 3A、3B 型骨缺损）和部分的 IV 型骨缺损（骨盆不连续）。
- 如果伴随有骨盆不连续（图 28.2），则有两个目标：
  - 髋臼杯的远期稳定。
  - 骨盆不连续部位的愈合或通过假体与骨盆上、下部分骨质的愈合来达到一体化。
- 慢性骨盆不连续的重建选择方案具体可见本书第 6 章。定制三翼臼杯也是桥接严重髋臼骨缺损的一个解决方案，原因是三翼固定可以达到足够的强度，可在没有底部支撑的情况下实现远期稳定，并可在宿主的髂骨和坐骨上实现生物性骨长入（图 28.3）。

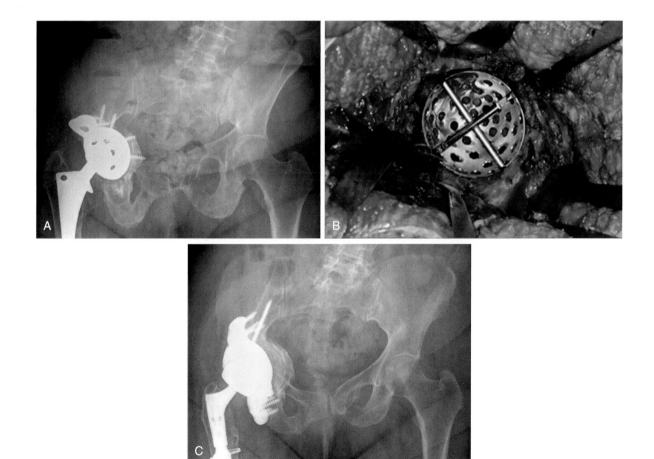

图 28.1　A. 术前骨盆正位 X 线片，显示既往髋臼翻修手术失败后，右侧髋臼有严重的骨缺损，采用大直径半球形臼杯进行"骨缺损匹配"重建技术无法解决。B. 术中照片显示将 70 mm 髋臼锉置于髋臼骨缺损位置时，仍无法与外周边缘骨接触。C. 使用定制三翼臼杯进行髋臼重建术后 1 年的骨盆正位 X 线片

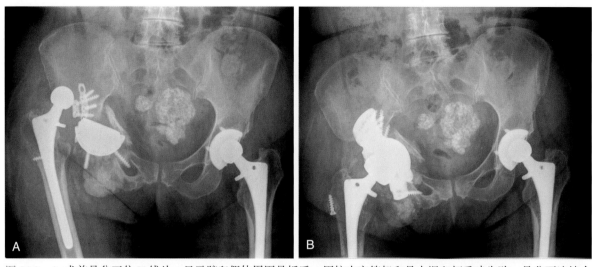

图 28.2　A. 术前骨盆正位 X 线片，显示髋臼假体周围骨折后，用抗内突笼架和骨水泥臼杯重建失败，骨盆不连续合并右侧髋关节脱位。B. 术后骨盆正位 X 线片，显示使用跨越骨盆不连续部位的定制三翼臼杯完成重建

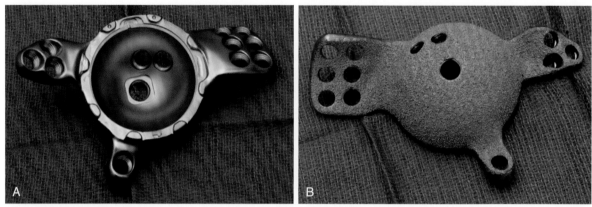

图 28.3　定制三翼臼杯的正面（A）、背面（B），显示臼杯包含坐骨翼、髂骨翼和耻骨翼。假体背面可观察到具有生物学骨长入潜能的表面

假体设计

- 设计和制造定制三翼臼杯前，必须对骨盆进行 CT 扫描，并用软件去除金属内置物。CT 扫描必须包括的具体内容应提前与假体厂家沟通。应提供骨盆和假体的三维（计算机或塑料）模型，以供术者查看（图 28.4），包括对旋转中心、臼杯朝向、翼的尺寸和位置以及螺钉置入方向和长度进行评估。

- 髋关节旋转中心的选择，需要根据患者的具体情况来考虑，包括双下肢长度差异和计划保留股骨假体还是对股骨假体进行翻修。以闭孔上部作为参考点，在垂直方向上旋转中心应尽可能接近股骨头的解剖学中心。前后柱的残留部分有助于在水平面上确定旋转中心。

- 臼杯前倾角和外展角最初参照闭孔和泪滴连线来确定。在骨盆不连续的病例中，闭孔无法作为准确的参考，因为骨盆下部围绕耻骨联合发生旋转，远离了其本身正常的解剖位置。在这种情况下，需要参照髂骨翼和骨盆 CT 三维重建以对侧髋关节来确定臼杯的朝向。

- 翼的尺寸和位置是手术成败的关键。其中，髂骨翼尤为重要，因为髂骨的骨量最好，并且接触面最大。髂骨翼应跨过臀肌嵴并且塑形良好，与髂骨外板贴服。螺钉孔应始于残留的结构稳定的髂

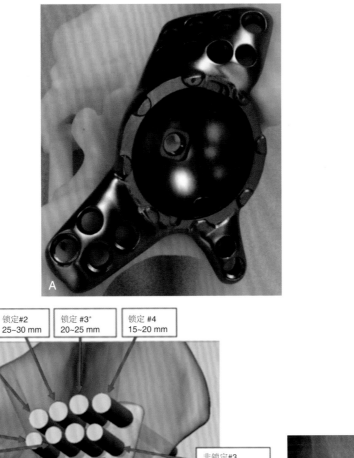

锁定#1
25~30 mm

锁定#2
25~30 mm

锁定 #3*
20~25 mm

锁定 #4
15~20 mm

非锁定#1
35~40 mm

非锁定 #2
25~30 mm

非锁定#4
100+mm

非锁定 #7
30~35 mm

锁定 #6
25~30 mm

非锁定#3
15~20 mm

锁定 #5*
25~30 mm

非锁定 #5*
25~30 mm

非锁定 #6**
20~25 mm

非锁定#8**
20~25 mm

锁定 #9**
15~20 mm

锁定#7
25~30 mm

锁定#8
25~30 mm

图28.4　A图和B图分别是C图髋关节正位X线片所展示的髋臼骨缺损严重而制定的假体和半骨盆模型，以及患者按计划安装的带有三翼假体的半骨盆CT三维重建影像

骨下缘。坐骨翼应位于坐骨神经深面，并且长度和宽度应足够大以便于螺钉固定，同时也应保持低切迹、边缘圆钝，以避免激惹坐骨神经。耻骨翼通常较小，呈三角形，有时没有螺钉孔。应在骨盆模型上评估臼杯的稳定性。尽管中央半球形部分不一定与残留的髋臼骨质紧密接触，但假体在置于模型时应当具备内在稳定性。

- 应仔细查看臼杯翼上的螺钉长度和钉道方向，以达到最大的固定强度。作者倾向于使用2组3枚髂骨螺钉（共计6枚）和至少3枚坐骨螺钉。锁定螺钉技术也是现代假体结构设计的关键。

- 经典做法是用2、3枚螺钉穿过髋臼穹顶，其中2枚会向上打入前、后柱，一般以拉力螺钉加压的方式拧入。

- 设计方案最终确定后，假体的制作通常需要4~6周。

骨、内置物和软组织技术

- 术者可根据个人偏好来选择手术入路。作者多采用切口可扩展的后外侧入路。

  - 切开皮肤后，恢复原来的软组织层次，分离阔筋膜与深层的臀中肌和股外侧肌。

  - 在对后部进行解剖分离前，需要辨识并保护坐骨神经。可能会存在较为严重的瘢痕组织，如果分离遇到困难，需要从远端游离神经（臀大肌止点的深层或坐骨表面）向近端追踪至坐骨大切迹。因为坐骨翼需贴服坐骨的"坐骨神经"面，所以必须找到坐骨神经并进行游离使其具有移动性，并且不可对神经造成牵拉或挤压损伤。有时，为了使神经获得足够的活动性，还需要进行外部松解。

  - 游离坐骨神经后，进行后关节囊切开术。切除关节周围的瘢痕组织，使髋关节脱位。

- 取下股骨头假体，检查股骨假体。应评估股骨假体的前倾角度，因为前倾角不正确是术中不稳定的一个潜在原因，需要翻修股骨柄。

- 如果股骨假体需要翻修，应该在此时取出股骨假体。大转子延长截骨便于股骨柄的翻修，而且能够在显露假体髂骨翼时减小外展肌和臀上神经的张力，降低损伤臀上神经的风险（图28.5）。

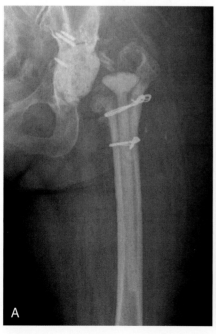
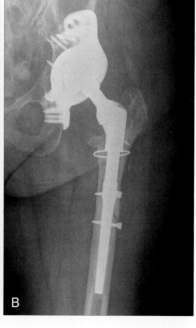

图28.5 术前和术后的骨盆正位X线片，显示采用大转子延长截骨进行翻修，放置定制三翼臼杯，以解决髋臼骨严重骨缺损，并置入组配式股骨假体（Daniel J. Berry M.D 供图）

- 如果保留股骨假体，则应在臀小肌下进行松解并将假体牵至髋臼前方。有时也需要松解髂腰肌和臀大肌腱，以增加股骨的移动性，并获得足够的髋臼操作空间。

- 取出髋臼假体，切除髋臼内假关节囊组织，通常要取组织送术中冷冻病理切片检查及细菌培养。谨慎进行分离，显露髂骨、坐骨、耻骨和髋臼前后壁的边界。

- 将臀小肌和臀中肌从髂骨上剥离。围绕髋臼边缘进行剥离时，Cobb 骨膜剥离器非常有帮助。动作应小心谨慎，避免对从坐骨大切迹上部发出包裹在神经血管束中的臀上神经造成牵拉。必须获得充足的移动性，才能保证髂骨翼从肌肉深层通过。

- 在耻骨前方做一个小的囊袋以置入耻骨翼。患者取侧卧位时，耻骨通常向下正对手术台。

- 必须充分显露坐骨以放入坐骨翼。在残存的后柱上袖套状剥离软组织，剥离范围从坐骨大切迹下面向下延伸越过坐骨。被剥离的组织中有可能包括部分腘绳肌起点，尤其是对于骨盆较小的患者，方便置入坐骨翼和多枚螺钉。保持伸髋屈膝位，以减少坐骨神经的张力。

- 通过牵引或利用放在髋臼上部和下部的球形顶棒的旋转扭力，来评估是否存在难以发现的骨盆不连续。如果出现骨盆不连续的情况，那么三翼臼杯的置入过程将会有所不同，详见下文。

- 按照术前计划，用磨钻将多余骨赘打磨掉，使骨盆的形状适应定制三翼臼杯（图 28.6）。轻柔磨锉髋臼，将消毒后的定制三翼臼杯模型安放于髋臼腔内，判断是否匹配和贴服，并找出最容易的置入方法。骨盆打磨塑形是个不断重复的过程，直至与试模达到良好匹配为止（图 28.7）。

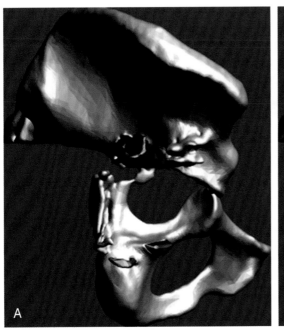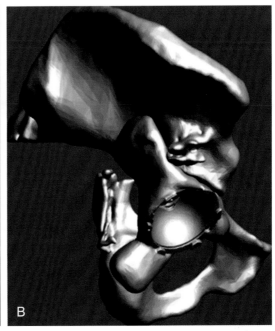

图 28.6 半骨盆 CT 三维重建图片。A 图中标红的部分将被切除，用来放置计划安装 B 图所示的定制三翼臼杯（Daniel J. Berry M.D 供图）

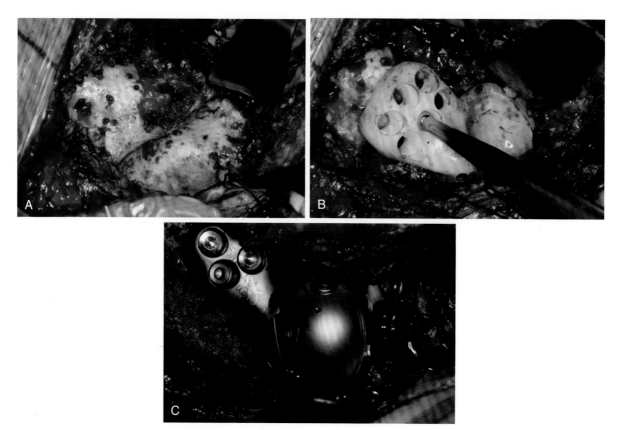

图 28.7　术中照片显示髋臼骨严重缺损（A）部位已使用电钻打磨，确保在最终置入真正的假体（C）前，可以匹配定制三翼臼杯模型（B）（MatthewP. Abdel M.D 供图）

- 在这一阶段，术者应考虑植骨，但也必须确定植骨是否影响假体安放，如是否导致假体位置不良（图 28.8）。另外，假体和骨盆之间往往有缝隙，可在最终假体置入后，再植骨填充髋臼骨缺损。植骨并非用于支撑或固定臼杯，而是为了髋臼未来的骨重塑。植骨可混合抗生素粉，如混合 1 g 万古霉素等。
- 置入真正的三翼假体。
  - 髂骨翼滑入髂骨和臀小肌之间，往往需要最先放置，以使臀上神经血管蒂的张力最小化。放置髂骨翼时，将手术侧大腿向近端移动，屈曲并外展髋关节，放松髋关节外展肌。
  - 然后屈膝伸髋，放松后方软组织，以便于将耻骨翼和坐骨翼旋转至相应位置。
  - 需重点评估坐骨翼是否存在突出悬挂的部分，以防激惹坐骨神经。
  - 将三翼臼杯轻轻地击打到位。
  - 仔细对照模型，确保假体匹配与贴服，假体翼的位置与术前规划一致。
  - 评估假体是否稳定，如果正确安放，轻微按压不会发生移位。
  - 如果假体未能按计划稳定放置，则有可能是臼杯旋转不良，计划的需要去除的骨质不够充分或者颗粒植骨太多阻碍了臼杯的安放。
- 假体稳定放置后，下一步就是用螺钉进行固定。经典的打入螺钉的顺序如下（在未计划对骨盆不连续进行复位的情况下）：

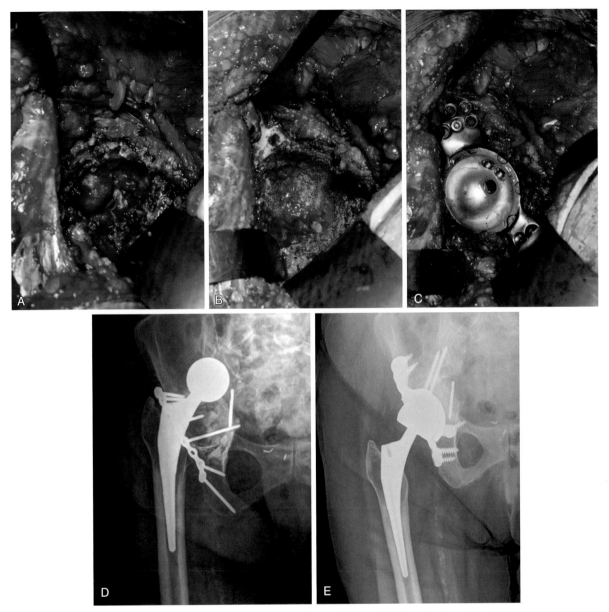

图 28.8 术中照片显示髋臼骨严重缺损部位（A），在最终置入定制三翼臼杯（C）前，已完成反向磨锉的同种异体松质骨植骨（B）。右侧髋关节的术前 X 线片（D）和术后 2 年随访 X 线片（E）显示髋臼重塑满意，三翼臼杯位置稳定

- 将 1 枚螺钉打入坐骨。由于坐骨骨质通常比较疏松而且存在骨溶解，第一枚坐骨螺钉通常以非锁定方式打入。

- 将 1 枚螺钉打入髂骨，提供临时固定。由于髂骨通常保存良好，因而这枚螺钉可以提供可靠的固定。通常在打入锁定螺钉前，打入 1 枚非锁定（松质骨）螺钉将假体拉向髂骨，使其紧密贴合。

- 将 2 或 3 枚非锁定螺钉穿入髋臼穹顶至前柱和后柱，可以获得最大加压。此时可再次拧紧髂骨翼上的非锁定螺钉。

- 打入其他螺钉，完成固定。

  - 通常需要至少打入 4 枚锁定螺钉至坐骨和 4~6 枚螺钉至髂骨。

- 在打入髂骨螺钉时应格外谨慎，避免对臀上神经造成牵拉损伤。对于最远端螺钉的近排螺钉，可以穿过臀小肌和臀中肌进行钻孔和拧入螺钉。确定近端骨翼是否固定良好时，宜采用手触方式，无须直接观察。

- 对于伴有骨盆不连续的患者，置入定制三翼臼杯时，可以复位不连续的骨盆，也可不复位。如果复位可以改善定制三翼臼杯的骨支撑，并使其与半骨盆的接触更加紧密，从而提高治愈不连续的可能性，则可以对骨盆不连续进行复位。缺点是如果是陈旧性的骨盆不连续，则有无法复位的风险。不完全复位会导致无法妥善固定本应与不连续复位部位相匹配的定制三翼臼杯。

  - 计划对骨盆不连续进行复位时，首先用 1 枚非锁定螺钉将三翼臼杯固定于髂骨上。半骨盆下部旋转至与假体贴合位置，这样可以复位骨盆不连续，同时将 1 枚螺钉打入坐骨以提供临时稳定。按照计划继续进行螺钉固定。针对残余的骨缺损进行植骨。

- 置入三翼臼杯假体，完成必要的股骨侧翻修结束后，可进行髋关节复位试验。

- 术中应拍摄骨盆正位 X 线片，以验证假体的位置和螺钉长度是否合适。

- 评估髋关节稳定性和双下肢长度。

- 置入组配式内衬。

- 有髋外展肌功能缺陷的患者，如伴有失神经支配、肌肉撕脱或大转子缺如等时，则需要使用限制型内衬。对其他病例也应使用大直径的股骨头假体。

- 大转子截骨术后，对截骨节段需要进行复位和固定。

- 充分冲洗后，关闭手术创口。所有残留的后方关节囊需要缝合，此外，通常会在深筋膜下放置引流管，防止术后血肿形成。对于手术切口并发症发生率较高的患者，关闭创口时还应考虑使用真空辅助设备。

术后处理

- 一般而言，患者在术后 6~8 周内术侧下肢足尖着地负重。在 1~2 个月内，可根据临床检查和系列 X 线片确定无假体下沉后，再循序渐进地增加负重。对于伴有骨盆不连续的患者，负重限制应延长至术者认为后柱重建完成后。

- 对于有脱位高风险或大转子截骨术后需要愈合保护的患者，术者根据个人的经验来进行判断，决定是否使用髋关节外展支具。这种情况在作者所在医院并非常规操作。

参考文献

1. Paprosky WG, Perona PG, Lawrence JM. Acetabular defect classification and surgical reconstruction in revision arthroplasty: a 6-year follow-up evaluation. J Arthroplasty, 1994, 9:33-44.

2. D'Antonio JA. Periprosthetic bone loss of the acetabulum: classification and management. Orthop Clin N Am, 1992, 23: 279-290.

第 29 章

全涂层多孔股骨柄

TAD M. MABRY

翻译：杨 光　　审校：王先泉

关键概念

- 周密的术前计划和模板测量对于采用全涂层多孔股骨柄的股骨重建翻修术至关重要。
- 股骨近端延长截骨方便对股骨进行翻修，对伴有股骨畸形的治疗具有至关重要的作用。
- 移除股骨假体后，股骨必须要保留至少 4 cm 的骨性支撑，以达到骨长入所必需的轴向和旋转稳定性。
  - 面对更为严重的骨缺损，应考虑其他替代重建方法，如使用锥形沟槽式股骨柄、打压植骨、异体骨 – 假体组合体或定制假体。

无菌器械和内置物

- 与手术入路相匹配的髋关节拉钩。
- 股骨柄和 / 或骨水泥取出工具。
- 摆锯、尖头磨钻、骨刀（用于延长截骨术）。
- 环扎钢丝 / 钢缆 / 器械（用于预防性环扎、截骨固定）。
- 手术器械和股骨假体试模。

手术入路

- 术者在规划手术入路时，必须考虑同时满足移除假体和置入翻修用多孔全涂层股骨假体。
- 在无严重畸形存在或无须显露股骨远端（如移除假体或骨水泥）的情况下，可采用后外侧入路和直接外侧入路。
  - 如果存在上述一种或多种情况，则应积极考虑股骨近端延长截骨术。

术前计划

- 预期的髋关节中心应首先通过对髋臼侧翻修的分析来确定。如果需要保留髋臼假体，则髋关节中心无须改变。如果髋臼假体需要翻修，则必须考虑重新确定髋关节中心。

- 需要对股骨假体进行评估。如果需要矫正畸形或更好地显露股骨远端（移除假体和／或骨水泥），则需要计划股骨近端延长截骨术（图 29.1，图 29.2）。
  - 术前规划截骨长度时，应在骨干上保留至少 4 cm 骨性支撑。
- 规划股骨柄直径和长度时，也应考虑到与骨干的接触达到 4 cm 以上（图 29.3~29.5）。
  - 大部分多孔全涂层翻修柄具有多种长度，较长的假体往往会轻微弯曲，以符合股骨的自然弧度。

骨、内置物和软组织技术

显露和取出假体

- 无论是否使用骨水泥，谨慎进行手术显露和取出假体，为股骨重建最大限度地保存骨量。

预防性环扎

- 使用钢丝或钢缆在股骨远端预防性环扎，以防止在假体移除过程中出现骨裂。
- 应对所有股骨近端延长截骨的远端实行预防性环扎。
- 在骨缺损更严重的病例中，可使用环扎和异体骨板来增加远端骨量。

磨锉（直柄）

- 首先用 T 型手柄铰刀开始磨锉。
  - 在假体远端有明显的、较大的硬化骨基座的情况下，术者需要使用锐头钻头钻入髓腔更远端，是否在透视下进行均可。打通髓腔后，需要用带倒钩的工具反向击打去除残余的硬化骨基座。此步骤应在使用硬铰刀磨锉髓腔前进行，否则硬化骨的基座会使铰刀偏离方向。

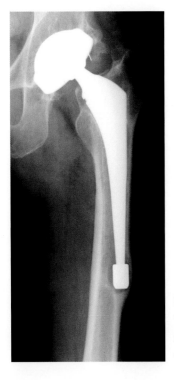

图 29.1　术前髋关节正位 X 线片，显示股骨柄松动，股骨近端有内翻重塑

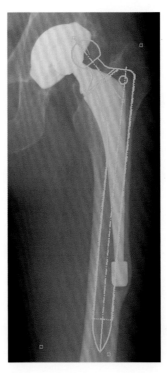

图 29.2　术前髋关节正位 X 线片模版叠加影像，显示股骨畸形需要进行大转子延长截骨术来矫正

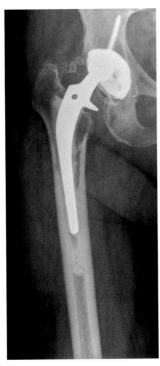

图 29.3 术前髋关节正位 X 线片，显示骨水泥柄已松动，聚乙烯材料磨损，并伴有进展性的股骨溶解。注意，固定良好的骨水泥位于股骨髓腔的更远端

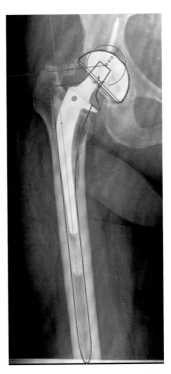

图 29.4 术前 X 线片模版叠加影像，显示 8 英寸长的多孔全涂层翻修股骨直柄有良好的适配度，皮质骨接长度大于 6 cm

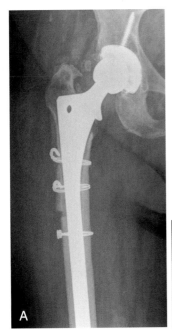

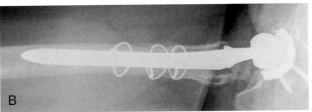

图 29.5 随访 X 线片显示假体与股骨整合良好。手术时由于需要取出远端骨水泥而进行了以股骨前部为基底的大转子延长截骨术，并且截骨处远端使用了预防式环扎钢缆，同时近端使用了 2 段环扎钢丝用于截骨固定

- 从直径最小的圆柱形铰刀开始磨锉，随后按从小到大的顺序更换锉刀，直径每次递增 1 mm，直至初次获得皮质骨抵抗。
  - 如因股骨近端的阻挡导致铰刀偏离股骨髓腔中轴，可进一步扩大造成阻碍的股骨近端的开口点，或在必要时行大转子延长截骨术。
  - 根据铰刀的刻度与股骨近端骨性结构的相对关系来控制磨锉深度。
    - 准备各种长度的股骨柄，既要避免假体填充不足或者股骨骨折，又要避免磨锉过深导致骨量过度丢失。
- 因此，圆柱形铰刀直径每次增加 0.5 mm，直到磨锉到理想深度，同时皮质骨磨锉长度至少达到 4 cm。注意，小直径的股骨柄有可能需要更长的"擦配"以达到所需的稳定性。
  - 手动放入骨锉，轻微施加压力使骨锉尽可能地深入。随后测量露在外面的骨锉长度，即可得知是否达到预期的股骨髓腔接触长度。
  - 一般情况下，最后 2~3 把铰刀从髓腔中拔出时，铰刀的沟槽内应充满皮质骨。磨锉过程中的"皮质骨摩擦感"不一定反映皮质骨的实际磨锉程度。
- 最后使用的骨锉应当比预期的真正假体直径小 0.5 mm，才能获得股骨髓腔的"擦配"（Scratch-fit）。

磨锉（弯柄）

- 使用多孔全涂层的弯柄股骨假体的髓腔准备过程，在关键步骤上与之前的直柄假体大体相同，区别不大：
  - 通常可用特定假体专用的可弯曲的弹性铰刀代替硬质圆柱形铰刀。
  - 使用弯柄假体时，标准做法是相同直径型号的铰刀进行磨锉，无须比假体直径小 0.5 mm。
  - 将试模和真正的假体向股骨远端推进时，放入时的前倾角要比最终的理想位置的前倾角大，在前进的过程中逐渐旋转至相应位置。这样可以引导弯柄假体穿过弯曲的髓腔。

测试和影像学

- 使用假体专用的假体柄试模时，术者应通过标准方式来评估患侧下肢长度、软组织张力和髋关节稳定性。
- 如果干骺端区域有骨性撞击阻碍试模柄完全置入，应使用高速磨钻移除此处骨质。
- 试模放置到位后，应获得两个视角的 X 线片，用于评估假体尺寸、对线和磨锉深度是否适当。
- 取出试模前，术者应注意假体稳定所需的合适前倾角。如果可能的话，还要在局部骨标记股骨柄的旋转角度。术者还应注意获得理想的下肢长度和髋关节稳定性的假体坐入深度。如有明显的股骨距缺损，应使用股骨距替代假体。股骨近端需要打磨修整，使其轮廓与假体本身所带的股骨距相匹配。

假体置入

- 用带孔的量规进行精确测量真假体柄的直径（图 29.6）。如果假体尺寸与试模尺寸有细微差别，有必要时对铰刀型号进行 0.5 mm 的调整。

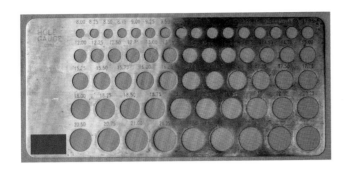

图 29.6 使用带孔的量规精确测量多孔全涂层假体柄直径

- 真股骨假体柄应首先手动插入使其尽可能地深入，并维持最终确定的适当前倾角。如前所述，在置入长弯柄假体时，术者一开始放置的前倾角要稍大，并随假体的深入，逐渐将其旋转至正确的前倾角。
  - 如果假体柄在打入前外露过多，术者应考虑移除假体柄，继续用同直径型号铰刀进行磨锉，直至假体柄手动插入时假体只有 5~7 cm 的外露，然后可以通过器械进一步打入。
- 然后使用骨锤反复小心锤击假体柄。需要注意的是，在假体置入的最后阶段，必要时术者应安排助手控制假体前倾角。如果不加控制，假体有可能会旋转至术中无法矫正的非最佳位置。
  - 在假体的最后置入阶段，术者应观察假体的缓慢平稳推进，尤其是最后 1~2 cm。如果单次骨锤击打时假体前进的距离过大，需要通过术中 X 线片评估是否出现远端骨折。

截骨固定

- 根据截骨类型以及患者的骨质量和骨量的不同，大转子延长截骨的固定各有不同。
- 一般情况下，所有患者都应预防性使用钢丝或钢缆对截骨处远端进行固定，并且应在随后的股骨侧准备前或假体置入前完成。
- 通常情况下，截骨段由 2~4 根钢丝或钢缆捆扎固定。某些病例需要行二次截骨，才能完全矫正较为严重的股骨近端畸形（图 29.7）。

术后处理

- 术后应立刻拍摄 2 个视角的整个假体重建部位的 X 线片，包括股骨柄假体远端在内。
  - 应考虑在闭合切口前获得上述 X 线片，这样可在术中判断是否存在远端骨折以及是否需要处置，尽量避免再次返回手术室。
    - 如果 2 个视角的 X 线片都显示股骨远端的裂缝骨折未穿出皮质骨，则需进行保护性负重治疗（图 29.8）。如果术中即已确认出现骨裂，最好采用环扎钢缆增加安全性。
    - 穿出皮质骨的远端骨裂意味着不稳定，需要进行钢缆环扎。
- 应立即根据是否截骨、患者骨质量及术中感觉到的股骨柄即刻稳定性，来决定术后早期的负重状态。
  - 经典做法是，建议术后 6 周内部分负重或免负重。
    - 在进行截骨或骨缺损严重的情况下，通常会建议术后 6 周内仅能足尖着地负重。
- 术后 6 周后随访时拍摄 X 线片，是确定早期愈合状态、提高负重程度的标准。

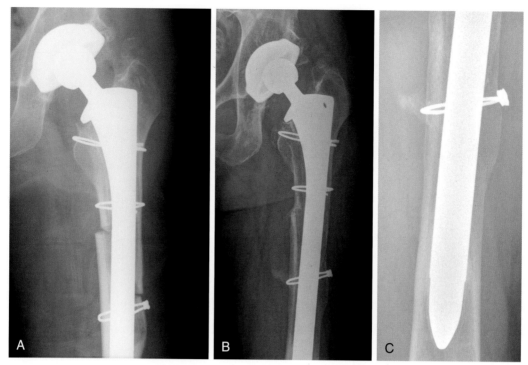

图 29.7 术后即刻 X 线片和最终随访 X 线片，显示假体与股骨整合良好，大转子延长截骨部位完全愈合，需行股骨内侧截骨对畸形进行矫正。注意，远端使用了预防性环扎钢缆，近端额外使用了 2 段钢缆用于截骨固定

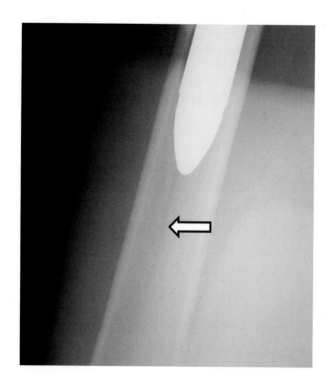

图 29.8 术后 X 线片显示远端骨裂未穿出皮质骨，通过保护性负重成功解决

第 30 章

组配式锥形凹槽股骨柄假体

NICHOLAS M. HERNANDEZ，MATTHEW P. ABDEL

翻译：杨　光　　审校：王先泉

关键概念

- 组配式锥形凹槽股骨柄假体（MFT）由于良好的临床结果、操作简便和应用广泛（图 30.1~4），在过去的十年应用渐趋增多。

- 术前模版测量对评估组配式锥形凹槽股骨柄假体的直径和长度，以及近端组配件的长度和偏心距至关重要。

- 在准备或置入锥形凹槽组件前，可在股骨干周围预防性环扎钢缆，将手术失败的风险降至最低。假体置入过程中的环向应力较高。

- 使用锥形凹槽组件可以获得轴向和旋转的即刻稳定性，这是手术成功并防止假体下沉或松动的关键。

- 假体的近端组件的作用在于获得更完美的前倾角、长度、股骨偏心距和髋关节稳定性。

- 大转子延长截骨（ETO）可为股骨髓腔准备提供更好的显露，尤其是存在股骨近端畸形、股骨前弓较大和 / 或假体在大转子悬挂等时（见第 4 章）。大转子延长截骨可以在直视下行髓腔准备，创造磨锉良好的锥形骨性支撑，使假体的轴向和旋转稳定性达到最佳。目的是使锥形骨道支撑锥形假体柄，而并非使假体柄进行楔形三点固定，因为后者对骨的支撑力较小，并且骨长入面积也较小。

- 术中应在安放假体试模后进行透视，尤其要对带沟槽的锥形部分的直径和长度进行评估。

- 组配式锥形凹槽股骨柄假体可用于大部分股骨翻修手术，前提是股骨干可以磨锉出锥形骨性支撑，并可为假体提供良好的轴向和旋转稳定性（图 30.1~30.4）。

无菌器械和内置物

器械

- 常规髋关节拉钩。

- 用于取出需翻修的非骨水泥或骨水泥股骨部件的常规髋关节手术器械。

- 置入组配式锥形凹槽股骨柄假体的常规器械。

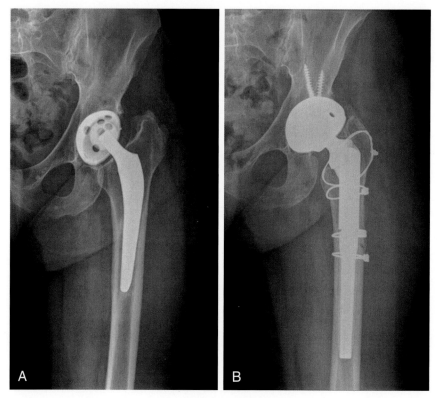

图 30.1　A. 髋关节 X 线片，显示非骨水泥假体柄松动下沉，近端骨质良好。B. 翻修术后 X 线片，显示使用了中等长度的组配式锥形凹槽股骨假体柄（Daniel J. Berry, MD 供图）

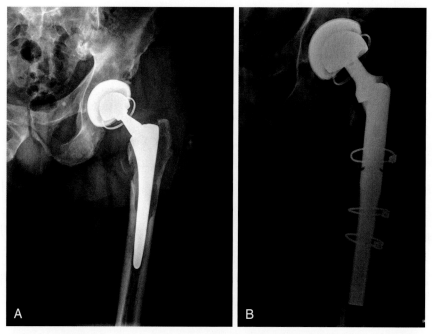

图 30.2　A. 髋关节 X 线片，显示非骨水泥组配式股骨柄假体位置良好，同时可见由于锥度腐蚀导致的严重骨溶解。B. 用中等长度的组配式锥形凹槽假体柄进行翻修后的 X 线片。注意，在骨溶解病变和转子延长截骨远端的假体柄获得了良好的轴向和旋转稳定性（Daniel J. Berry, MD 供图）

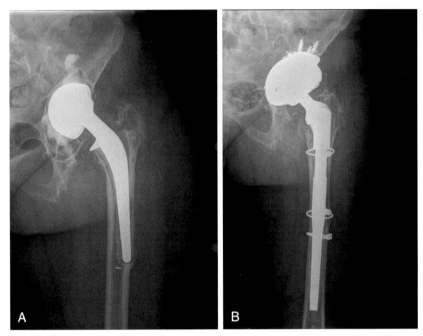

图 30.3　A. 髋关节 X 线片，显示假体柄松动，近端骨缺损。B. 用组配带沟槽的锥形假体柄重建后的 X 线片（Daniel J. Berry, MD 供图）

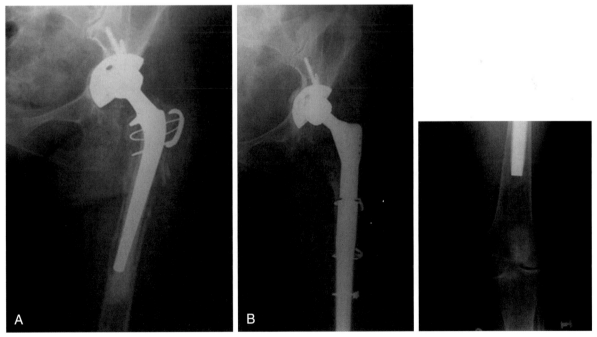

图 30.4　A. 髋关节 X 线片，显示股骨假体松动，近端骨缺损明显。B. 用加长型组配带沟槽的锥形假体柄重建后的 X 线片。越过近端骨缺损，假体在股骨干中段获得轴向和旋转稳定性（Daniel J. Berry, MD 供图）

- ETO 所需的全部型号的摆锯。
- ETO 所需的尖头磨钻。
- ETO 所需的多个宽骨刀。
- 环扎钢缆（如需进行转子延长截骨时，需行预防性单根或多根钢缆环扎）。

内置物

- 各种直径和长度的试模和带沟槽的锥形假体柄。
- 不同长度及偏心距的试模和近端股骨假体。
- 尺寸和结构合适的股骨头。
- 对术后脱位风险高的患者，可以考虑使用双动假体。

体位

- 患者取侧卧位，显露股骨全长及同侧膝关节。

手术入路

- 作者偏好采用后入路，可以允许行基于外侧的大转子延长截骨术。
- 通过前方入路行 Wagner 大转子延长截骨术也可以接受，对于置入带沟槽的加长型锥形股骨柄假体更有帮助，因其可以在假体柄直柄部分未穿破远端前方骨皮质的情况下，帮助术者通过股骨前弓。
- 转子延长截骨术适用于以下情况：
  - 移除固定良好的非骨水泥假体柄。
  - 移除带有范围很大的骨水泥套的假体柄。
  - 股骨近端畸形或者大转子有发生骨折的风险。
  - 协助显露髋臼（需要同时进行髋臼假体翻修术时）。
- 此外，大转子延长截骨术可以更畅通地直达股骨远端，进行髓腔准备。

术前计划

- 确定双下肢不等长情况和计划的髋关节旋转中心。
- 在放大的矫正后的髋关节正位 X 线片确定计划使用的假体（图 30.5）的大概直径（以提供 2~4 cm 的安全的峡部匹配）和长度（应超过骨缺损 2 个皮质骨直径）。
- 通过模板确定合适的近端股骨假体，以恢复肢体长度和偏心距（图 30.5）。
- 计划大转子延长截骨所需的长度（一般为转子尖下 12~16 cm），但一定要评估为安装组配式带沟槽的锥形假体柄所需的残余骨量。
- 评估穿桌侧位 X 线片，观察是否存在可能会导致股骨前皮质穿孔的股骨前弓异常或过大（图 30.6）。

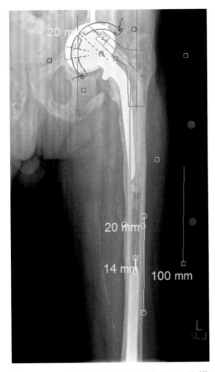

图 30.5　术前标有精确放大标记的模板显示了计划采用的带沟槽的锥形部分假体柄的直径和长度，以及近端部分的长度和偏心距

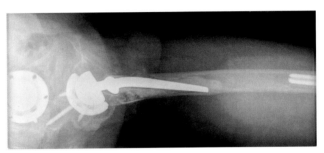

图 30.6　穿桌侧位 X 线影像有助于评估可能会导致穿出前方骨皮质的异常或过度股骨前弓的情况

骨、内置物和软组织技术

- 术者可根据偏好来选择髋关节入路，作者倾向于采用后外侧入路。
- 取出失败的假体和所有骨水泥，可使用或不使用大转子延长截骨术。
- 如采用大转子延长截骨术（图 30.7），则应在（图 30.8）截骨最远端下方的股骨干周围行预防性钢缆环扎。环扎应扎紧，但不可锁死，为之后进一步扎紧留有余地。
- 随后，以直径以 1 mm 递增的方式磨锉股骨干，直到获得满意的锥形骨性支撑为止。骨锉通常在股骨髓腔内自动获得中心位置，但也要注意，获得冠状面和矢状面的对线也很重要。
- 然后在直视下小心打压，置入带沟槽的锥形股骨柄假体试模。推进试模时，应小心扎紧预防性环扎钢缆。
- 试模不再前进时（如实现了轴向稳定性），应停止打压。
- 试模就位后，应行正侧位（图 30.9）透视。侧位 X 线影像可通过使髋关节脱位、手术侧患肢旋转 90° 来获得（图 30.10）。
- 如有必要，应对假体柄带沟槽的锥形部位长度和直径进行调整。此外，如果假体柄有穿出股骨前方皮质的风险，则应调整磨锉方向和假体柄的安放角度。
- 接下来，用近端假体试模使前倾角、长度、股骨偏心距和髋关节稳定性达到最佳（图 30.11）。
- 如果 X 线影像结果满意，则取出试模，并将带沟槽的锥形股骨柄假体打压置入股骨，打压深度应与试模深度一致。假体的轴向稳定性至关重要。如果假体柄的打入深度与试模略有不同，则应

221

调整假体柄的近端组配部分。术者应对具体使用的假体非常熟悉，因为部分假体的沟槽并非环状，需要在置入时注意正确的方向。

- 如有需要，可再次使用近端试模。随后在带沟槽的锥形假体柄上安装近端假体。近端部分通常用固定螺钉和扭矩扳手固定（图30.12）。很有必要在假体柄锥部位处放置对抗扭转的工具，以降低术中股骨远端扭转导致骨折的风险。通常在此阶段可以很容易地穿过固定截骨部位的环扎钢缆。这一步要在髋关节复位前进行，因为此时软组织的张力较低。

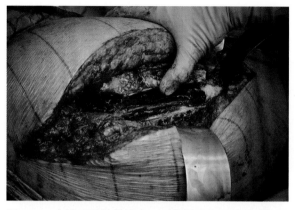

图30.7 大转子延长截骨术，可获得通往股骨干髓腔的直接通道，用于对有股骨前弓过度和有股骨前皮质穿孔（及三点固定）风险的患者进行股骨磨锉并置入带沟槽的锥形假体柄

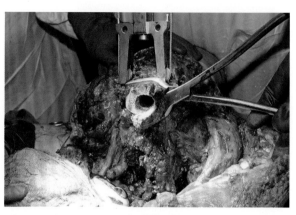

图30.8 术中照片显示在准备和置入带沟槽的锥形股骨柄前，于股骨干周围行预防性钢缆环扎

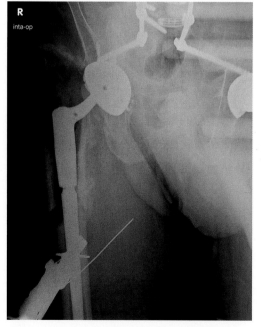

图30.9 术中正位X线片显示带沟槽的锥形股骨柄在直径和长度上匹配良好。该患者在置入假体时需行大转子延长截骨术

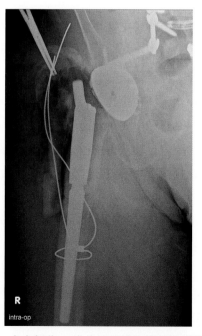

图30.10 术中侧位X线片显示带沟槽的锥形股骨柄在直径和长度上匹配良好。该患者在置入假体时需要进行大转子延长截骨术。注意假体柄末端的中心放置，这通过大转子延长截骨术来获得

- 随后复位髋关节，同时确定试头、双下肢长度和髋关节稳定性。将截骨的近端部分置于假体的近端部分，检查软组织张力、截骨块与骨床的匹配性。
- 选择并打压置入最终的股骨头假体（图 30.13），进行最终的髋关节复位。
- 如果采用了大转子延长截骨术，则应用钢丝和/或钢缆环扎进行固定（图 30.14，见第 4 章）。

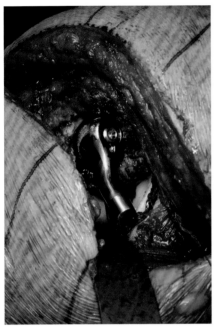

图 30.11　近端部分为组配式，可以对前倾角、下肢长度和偏心距进行调整

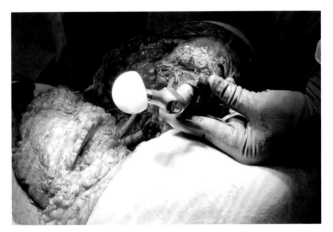

图 30.12　近端固定螺钉应在置入到位前，使用扭矩扳手和反向扭矩工具进行固定

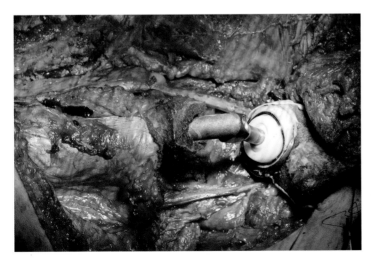

图 30.13　将最终假体复位并对髋关节稳定性进行评估。带沟槽的组配式锥形股骨柄假体可在大部分复杂病例中使用。图中患者施行了半骨盆切除术，以及后续的髋臼重建和全髋关节置换术

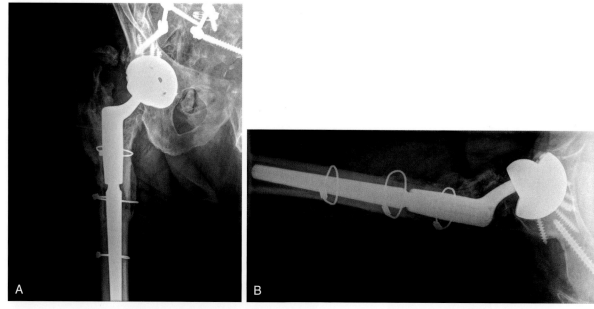

图 30.14　术者可用钢缆把大转子截骨块固定在假体近端，完成大转子延长截骨的固定。术后 2 年正位 X 线片（A）、穿桌侧位 X 线片（B）示假体在骨干部固定牢固

术后护理

- 多数患者应在术后 6~8 周内仅用足尖着地负重，根据具体情况决定是否使用髋关节外展支具。
- 出院后不推荐行常规的物理治疗。
- 6~8 周后，如 X 线影像显示股骨假体柄稳定且无下沉，则可在可承受范围内逐渐增加负重。

推荐阅读

1. Abdel MP, Cottino U, Larson DR, Hanssen AD, Lewallen DG, Berry DJ. Modular fluted tapered stems in aseptic revision total hip arthroplasty. J Bone Joint Surg Am, 2017, 99（10）:873-881.

第 31 章

骨水泥股骨柄

CORY G. COUCH，ROBERTT. TROUSDALE
翻译：杨　光　审校：王先泉

关键概念

- 在骨水泥鞘内用骨水泥固定假体的翻修是将股骨假体从完好的骨水泥鞘中取出后，再将一个新的股骨假体插入并用骨水泥固定在原先的骨水泥鞘中。
- 采用这项技术的前提条件是，旧的骨水泥鞘的骨－骨水泥界面固定良好，并且新的骨水泥可以与旧的骨水泥有效结合在一起。
- 这项技术只适用于少数翻修情况，适用情况通常为假体已从假体－骨水泥界面的骨水泥鞘中脱离，或者出于显露和生物力学等原因，在翻修过程中故意通过分离骨水泥－假体界面，把表面平滑的股骨假体从固定良好的骨水泥鞘中拔出。
- 这项技术的临床结果多较为理想。

适应证

- 骨水泥鞘内用骨水泥固定假体的翻修技术的主要适应证为之前的骨水泥股骨假体必须要取出，但同时保持骨－骨水泥界面完好无损。
- 这项技术改善了髋关节翻修术的显露，适用于以下情况：骨水泥假体柄断裂，一体化骨水泥柄的股骨球头损坏或者直径不匹配，假体柄在骨水泥－假体界面发生松动，组配式骨水泥假体柄的锥度损坏或不匹配，或者假体位置不良（需要改变假体柄的偏心距、假体柄旋转或下肢长度）。
- 骨水泥鞘内用骨水泥固定假体的翻修技术的优势在于可以将出血量、手术时间、骨量丢失及骨折和股骨穿孔的风险降到最低。这项技术也可以改善髋臼的显露，并且通常可以允许术后早期完全负重（表 31.1）。

禁忌证

- 当骨－骨水泥界面情况不佳、有广泛的透亮线时，不宜施行此项技术。

无菌器械和内置物

- 常规髋关节拉钩及专用的髋关节翻修器械。
- 骨水泥股骨假体取出器械。
- 高速磨钻。
- 选择翻修用骨水泥股骨假体（锥形抛光假体柄适合此技术）。
- 骨水泥。

手术入路

- 体位：侧卧位。
- 可以使用后入路和直接外侧入路。作者倾向于采用后入路，因其具有可重复性，且能更容易到达股骨髓腔，能清楚地直视股骨髓腔。
- 针对暴露时发现外展肌有严重损伤的患者，作者倾向采用前外侧入路，通常不会考虑将骨水泥鞘内用骨水泥固定假体的翻修技术与大转子延长截骨术配合使用。

影像学评估：条件允许时，评估关节置换术的全部系列影像

- 假体固定：评估骨 - 骨水泥界面的透亮线。术前对正、侧位 X 线片的评估很重要。骨水泥鞘必须完好无损，并且良好固定于小转子平面下方。
- 如果股骨假体失败发生在骨 - 骨水泥界面，或者患者 X 线片显示骨水泥鞘周围已出现广泛的透亮线，则不宜行骨水泥鞘内用骨水泥固定假体的翻修技术。

查阅之前的手术记录

- 根据需要，备好假体取出所需的专用器械工具，并预先判断是否需要行髋臼翻修。

手术步骤

- 根据术者偏好，常规显露髋关节。
- 安全取出需翻修的股骨假体前，应首先移除假体外侧肩部上方的骨水泥，通常要使用高速磨钻。这一步可以更加方便、安全地在骨水泥 - 假体界面分离出骨水泥假体柄。
- 带颈领、粗糙面或弯柄的假体取出难度较大，抛光、锥形假体柄通常可以使用滑锤或骨锤较为容易地取出。
- 一定要防止出现大转子骨折，可以通过在取出假体前，清理突出于股骨假体上方的大转子骨或骨水泥来实现。
- 使用高速磨钻切除 2~3 mm 的股骨矩，以查看骨 - 骨水泥界面。如果骨 - 骨水泥界面已经损坏并有软组织进入，则应采用替代翻修方案。
- 要实现新的骨水泥与旧的骨水泥鞘的最佳结合，应使用磨钻打磨原先的骨水泥鞘来增加粗糙度，以改善接触面，使之与新的骨水泥更好地嵌合。使用这种方法也可以对骨水泥鞘进行打磨，使得

新假体的位置或尺寸达到最佳。假体柄前倾角也可用这种方法进行调整。

- 在骨水泥鞘内用骨水泥固定假体的翻修技术中（图 31.1，图 31.2），最常用的假体柄为抛光无颈领的假体柄，这种假体比取出的假体柄要小一些。注意，如果取出的假体柄相对较短或直径较小时，在置入新的假体前，需要用磨钻或超声波器械将骨水泥鞘内部扩大；或者可以使用相对更小的新假体，不过在一些病例中，这会限制假体偏心距和假体近端长度的选择。

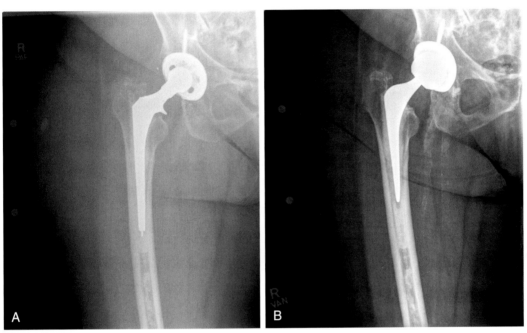

图 31.1　21 岁患者使用骨水泥鞘内用骨水泥固定假体的技术进行翻修，所用的假体为抛光锥形股骨假体柄，术前（A）和术后（B）X 线影像

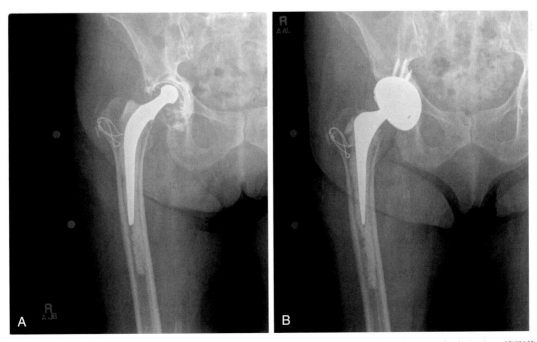

图 31.2　41 岁患者使用抛光锥形股骨假体柄行骨水泥鞘内骨水泥翻修术，术前（A）和术后（B）X 线影像

- 假体前倾角和插入的深度取决于在应用假体试模过程中的稳定性和患肢长度。应用试模进行测试十分重要，决定了真正假体的打入深度。如果假体试模打入过深，则应使用纱布包裹在假体试模外面，暂时将其置于较浅的位置。
- 对骨水泥鞘内面进行粗糙化处理之后，要进行脉冲冲洗和擦干。
- 如果新的骨水泥是在液体状态下从远端到近端进行灌注并加压，则化学黏合效果会最佳。
- 另外，可在应用真正的骨水泥前使用液体单体处理界面，促进化学黏合。
- 股骨髓腔的准备好后，将液态骨水泥灌入髓腔并加压。
- 随后，将新假体置入髓腔内，并以恰当的前倾角和深度固定好。
- 所有的骨水泥变硬后尝试复位，选择合适的股骨球头并打压置入。
- 逐层闭合手术切口。

特殊情况

- 在 Vancouver B2 分型的骨水泥柄假体周围骨折病例中，如果骨－骨水泥界面保持完好，可在骨折复位后在骨水泥鞘内用骨水泥固定假体的翻修技术。保持完好的骨水泥有助于复位。同时，应使用钢丝、在钢缆以及较长的接骨板进行妥善固定。
- 在骨水泥型股骨柄假体末端出现横形或短斜形假体周围骨折时，使用较长的骨水泥假体柄，跨越骨折断端 2 个皮质骨直径距离，再在骨水泥鞘内用骨水泥固定假体会比较理想。这一步骤可通过使用磨钻穿透远端骨水泥鞘，并在远端放置一个新的骨水泥限制器或远端髓腔塞来实现。

结果

表 31.1　在骨水泥鞘内用骨水泥固定假体的翻修技术

作者（时间）	髋数（病例数）	假体型号	翻修原因	患者平均年龄（范围）	平均随访年限（范围）	假体柄成功率（%）	结果
Amanatullah 等（2016）	63（62）	43 Omnifit（Stryker），20 Exeter V40（Stryker Howmedica Osteonics）	无菌性松动（74%），假体周围骨折（14%），不稳定性（8%），假体断裂（6%）	69.2（14.1SD）	5.5（3.8SD）	98	11 例需要进行全髋关节置换翻修术，1 例需要移除股骨假体，HHS 49.8~68.3

（续表）

作者 （时间）	髋数 （病例数）	假体型号	翻修原因	患者平均年龄（范围）	平均随访年限（范围）	假体柄成功率（%）	结果
Crudde 等 （2017）	1 179	894 Exeter， 285 Lubinus	一个或两个假体无菌性松动（78%），骨折(2%)，不稳定（14%），假体骨折（2%），感染(2%)	74（标准偏差10）	Exeter： 4.2±3.2 Lubiuus： 5.2±3.5 4.2（3.2SD exeter）， 5.2（3.5SD Lubinus）	98	20例因假体无菌性松动而行重新翻修
Stefanovich-Lawbuary 等 （2014）	44（44）	C-Stem AMT（Depuy）	白杯松动（64%），脱位(23%)，半髋关节置换术失败(5%)，感染(5%)，骨折(3%)	72（42-90）	5（2-12）	95.2	2例翻修（其中1例原因是骨盆不连续，另1例为感染），无影像学征象提示假体松动。平均得分：OHS，34。E.Q-SD，0.814；患者自填问卷满意度得分，94

术后处理

患者可进行康复活动，负重根据翻修术中情况决定。通常而言，如果只用骨水泥鞘内用骨水泥固定假体的翻修技术翻修了股骨假体，则可允许早期负重。

推荐阅读

1. Amanatullah DF, Pallante GD, Floccari LV, Vasileiadis GI, Trousdale RT. Revision total hip arthroplasty using the cement-in-cement technique. Orthopedics, 2017, 40（2）:e348-e351.

2. Cnudde PH, Kärrholm J, Rolfson O, Timperley AJ, Mohaddes M. Cement-revision of the femoral stem: analysis of 1179 first-time revisions in the Swedish Hip Arthroplasty Register. Bone Joint J, 2017, 99-B（4 supple B）:27-32.

3. Stefanovich-Lawbuary NS, Parry MC, Whitehouse MR, Blom AW. Cement in cement revision of th efemoral component using a collarless triple taper: a midterm clinical and radiographic assessment. J Arthroplasty, 2014, 29（10）:2002-2006.

第 32 章

打压植骨和骨水泥柄

ASHTON H. GOLDMAN，RAFAEL J. SIERRA

翻译：李　毅　　审校：王先泉

关键概念

- 打压植骨最常见的适应证是年轻患者的烟囱样 Paprosky Ⅳ 型股骨缺损。

- 其他适应证还包括股骨远端有阻挡物影响压配（如股骨干髓腔远端的骨水泥塞、全膝关节翻修术后存留的假体长柄、陈旧性骨折的畸形愈合等）。

- 股骨打压植骨分 5 个步骤：股骨干固定、股骨干打压植骨、股骨近端修复、股骨近端打压植骨、植入物的黏合固定。

- 在使用这种技术时，术中和术后的股骨骨折并不少见。用较长的骨水泥柄跨过股骨干的骨缺损区，可以降低术后发生骨折的风险。

- 通过股骨大转子延长截骨术取出假体，并不是股骨打压植骨的禁忌证。

无菌器械和内置物

- 股骨干固定用的接骨板或延长杆。

- 钢丝或钛缆。

- 固定干骺端用的钛网。

- 用骨水泥塞和钛网制备打压植骨的腔隙。

- 不同尺寸的骨块（首选 3~8 mm）。

- 股骨打压植骨系统：远端打压器、假体试模、方头打压器、半月形打压器。

- 抛光的锥形杆，专门为有锥度的髓腔设计，可使内置物更好地压实在一起。

手术入路

- 最常用的是后方入路，因为它容易进入股骨髓腔，向上、向下的延伸性更佳。

- 也可以采用前外侧入路。

- 如果需要取出内置物，也可以进行大转子延长截骨或 Wagner 截骨术。打压植骨前，要先确认截骨后的骨质部分是否稳定。

术前计划

- 移植物的术前规划很重要：①重建适当的长度和偏心距；②长度是否跨过骨缺损区。
- 植骨前确定是否需要通过大转子延长截骨术来取出股骨假体。
- 评估骨缺损区重建时是否需要用接骨板、同种异体骨板或钛网。

骨、内置物和软组织技术

- 内置物取出后，要尽量清除股骨髓腔内所有增生组织，为随后的骨移植建立新鲜骨床。
- 如果存在骨干缺损，清理显露这些缺损区时要注意保持股骨血运。
- 根据骨缺损情况，确认股骨干骨折是否需要提前固定。如果存在全层骨缺损，可以用同种异体骨板或钛网来固定骨缺损区（图32.1A）。如果不存在皮质骨缺损，环扎钢丝就足以保护脆弱的股骨干，使其不会在打压植骨过程中出现骨折。如果存在股骨远端骨缺损且假体无法充分跨过骨缺损区（骨缺损大小为骨皮质直径的2倍以上），可以用接骨板来加固、保护股骨干。
- 骨水泥塞一般置于预计的假体末端远端约2 cm处。骨水泥塞必须安装牢固，为打压植骨过程中的撞击提供牢固的止动作用。对打压植骨来说，骨水泥塞的大小及稳定性都必须合适。
- 可以把钢针插入骨水泥塞，作为打压植骨时的导向器。
- 每次加入少量的小骨块，用远端打压器将移植骨进行打压。反复重复这一步骤，直到在骨水泥塞的顶部大约有2 cm长的移植骨柱（图32.1B，图32.2A）。

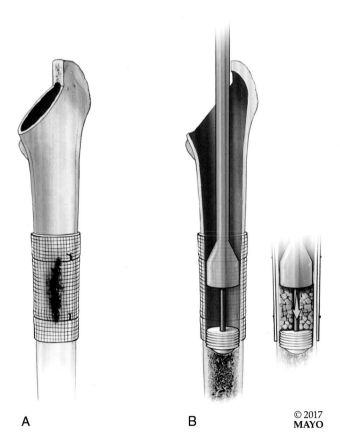

图32.1 A. 确认骨缺损区大小，必要时需用接骨板、同种异体骨板或钛网等固定股骨干皮质的骨缺损区。如果骨皮质完好，简单地用钢丝或钛缆环扎加固即可。B. 用空心打压植骨器在骨水泥塞的上方反复打压植骨到髓腔远端

A B

© 2017
MAYO

231

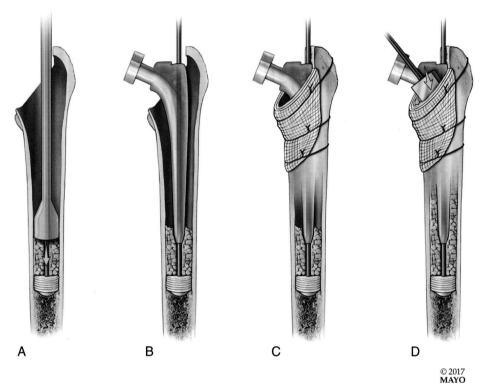

© 2017
MAYO

图 32.2　股骨打压植骨的步骤。A. 带导向器的远端骨水泥塞，用空心打压植骨器将新鲜冷冻的同种异体骨块压实。
B. 通过空心假体试模进一步压实同种异体骨块。C. 根据术前设计选择合适的假体试模，作为股骨近端重建的参照。
D. 最后，用方形末端的打压器将同种异体骨在股骨近端压实，将股骨假体放入重建的新股骨髓腔内（未显示）

- 接下来，用假体试模重复同样的打压植骨过程，直到股骨干完全填满同种异体骨块并在原股骨干
  上压实（图 32.2B）。打压植骨会对股骨干产生很大的向外的扩张应力，从而可能导致股骨骨折。
  用钢丝或钢缆预防性外部捆扎固定，会降低发生骨折的风险。
- 如果股骨近端有骨缺损，就用钛网重建；如果股骨近端还残留骨，就用钢丝环扎固定（图
  32.2C）。
- 由远及近继续打压植骨，直到股骨髓腔内充满同种异体骨。该技术获得成功的前提是同种异体骨
  块要打压紧实，而这一过程的实现需要耐心和细心。
- 方形末端和半月形末端的打压器可以进一步压实股骨假体近端周围的同种异体骨（图 32.2D）。
- 取出股骨假体试模后，可以看到同种异体骨重建的股骨髓腔与正常股骨髓腔相似。小心取出骨水
  泥塞中的导向器，用吸引器将髓腔内的液体吸干（图 32.3）。要想既不破坏同种异体骨重建的髓
  腔又可以把液体吸干，通常需要一根能伸入髓腔远端的细长的吸引器管。
- 在骨水泥填充时，在聚合反应早期，用小口径的骨水泥枪将真空搅拌的骨水泥加压填充到新建的
  股骨髓腔远端。小口径骨水泥枪也只能使用聚合反应早期的骨水泥。
- 股骨假体应在骨水泥反应早期置入。置入方法也很重要，开始置入的方向要正确，同时用拇指持
  续按压封住股骨矩，防止过多的骨水泥溢出。股骨近端溢出的骨水泥要及时清理，置入时注意股
  骨假体不要内翻。

- 在骨水泥反应早期置入股骨假体，会使多余的骨水泥从股骨近端溢出，而不是向置入的假体施压。不正确置入的假体可能会造成包裹假体的骨水泥袖套不完整。
- 随着骨水泥反应的进行，股骨假体最后几厘米的置入速度会变慢。这样会进一步将骨水泥压紧在同种异体骨上，同时也进一步使同种异体骨嵌入宿主骨。但是，如果在骨水泥最终硬化前没有将假体完全置入，则可能造成下肢长度的显著差异。尤其是那些没有领的股骨假体，假体置入很容易过深。因此，在假体试模反复测试的时候，应在合适的位置进行标记，并在假体置入时反复核对确认，对确保假体最终置入的深度和位置的正确性很重要。
- 图 32.4 显示假体置入后的最终状态。

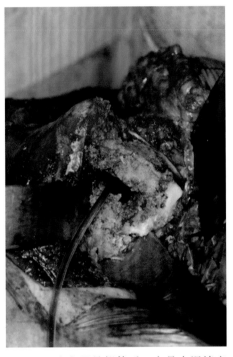 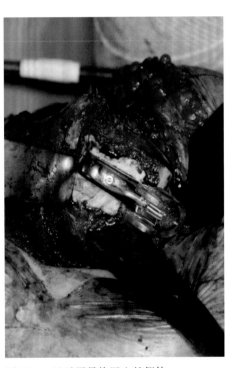

图 32.3　取出股骨假体后，在骨水泥填充固定前，需要将打压植骨重建的股骨髓腔内的液体吸干

图 32.4　显示了最终置入的假体

术后护理

- 术后前 6 周仅限足尖着地部分负重，3 个月后逐渐增加至完全负重。
- 由于骨水泥股骨柄的几何形状是锥形，术后可能会产生 3~5 mm 的股骨柄下沉。

第33章

同种异体骨－假体复合体

DAVID G. LEWALLEN

翻译：李　毅　　审校：王先泉

关键概念

- 存在严重的股骨缺损，其他治疗方法均无法修复骨缺损时，大块的同种异体骨－假体复合体（APC）可用于股骨重建。

- 标准的 APC 重建包括股骨近端的同种异体骨与股骨远端的宿主骨的"端对端"接触，宿主骨垂直于股骨长轴的横断面常需要提前处理；或者，为了更好地控制旋转，可以将接触端两侧制成相互匹配的阶梯形切面（图 33.1）。

- 随着股骨翻修技术的发展和假体内置物种类的增加，以前股骨近端巨大的骨缺损区需要使用 APC 修复的情况，现在也可以通过组配式锥形股骨柄对残存的完好的股骨远端进行固定，同时将股骨近端残存的骨组织捆绑于组配式股骨假体近端（图 33.2）。

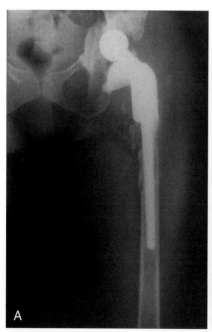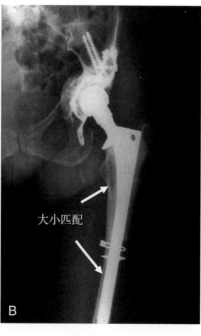

图 33.1　A. 术前 X 线片显示松动失败的股骨近端假体及髋臼杯。B. 术后 X 线片显示股骨近端的同种异体骨－假体复合体具有良好的大小匹配和端对端接触

大小匹配

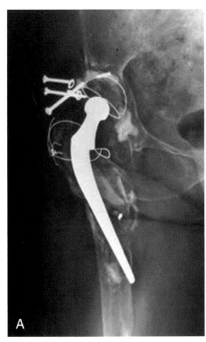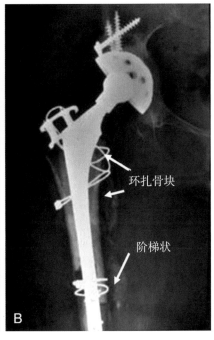

图 33.2　A. 骨水泥全髋关节置换（THA）后发生无菌性松动合并股骨近端大量骨溶解，以及 Vancouver B3 型股骨假体周围骨折。B. 同种异体骨－假体复合体（APC）置入术后 X 线片，在宿主骨与同种异体骨交界处采用阶梯形处理。股骨近端残余骨质和相关肌肉的附着通过环扎固定在同种异体骨移植物上，以改善髋关节的稳定性和功能

- 随着组配式锥形股骨柄的广泛使用，在多数股骨近端严重骨缺损的病例中，APC 用得越来越少，特别是那些需要将同种异体骨与宿主股骨直接"端对端"或阶梯式嵌入以实现良好接触。因为大部分患者有充足的股骨远端骨质可以用来固定组配式锥形股骨假体。

- 仍有部分患者股骨远端骨缺损严重或股骨髓腔非常宽大，无法使用锥形组配式股骨假体，所以同种异体骨－假体复合体仍然是有价值的。

- "套叠"式 APC 重建是将同种异体骨的远端部分置入股骨髓腔，使其嵌入远端宿主股骨，以实现较大范围的骨面接触、可靠的断端愈合和良好的股骨近端支撑。可将具有超长柄的骨水泥股骨假体置入同种异体骨移植物内（图 33.3）。

- 在两种类型的 APC 重建中，将股骨转子和股骨近端的残余骨质包裹在同种异体骨移植物的周围，并用钢丝环扎固定，促进宿主骨碎片与同种异体骨移植物之间的骨愈合，从而增加髋关节的稳定性和肌肉控制力。

- 在巨大骨缺损病例中，还有一种可替代的技术是使用全股骨置换假体，但这项技术多用于患髋同侧膝关节不完整或功能不全的情况下。APC 重建的优点是可以完整保留同侧膝关节的功能。

无菌器械和内置物

- 需要标准髋关节置换术和全髋关节翻修术器械，以及多种牵开器。

- 合适长度和外径的股骨移植物，以便与宿主股骨尺寸匹配。术前需要拍摄 X 线片，包括患侧和对侧的整个髋部、股骨及膝关节，用于比较两侧的解剖关系，尤其是长度。

- 通过 X 线评估可能用到的每一个股骨移植物，以求找到大小和长度最合适的移植物。

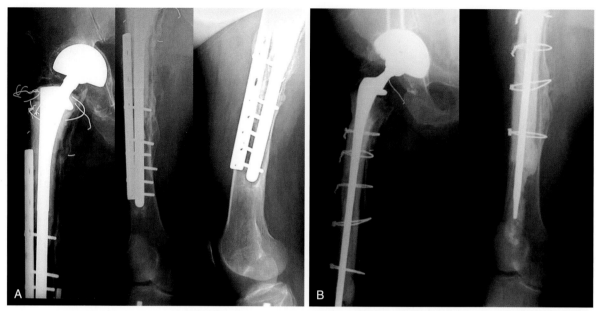

图 33.3　A. 术前影像显示由于假体松动和骨溶解，股骨干骺端及其远端的股骨严重骨缺损。B. 同种异体骨 – 假体复合体的骨套叠结构，骨水泥假体的股骨长柄贯穿整个同种异体骨并延伸至股骨远端，术后 5 年愈合牢固，稳定性良好

手术入路

- 患者侧卧，整个患肢消毒铺巾，消毒范围包括从髋部至膝关节的整个大腿长度。

- 如果情况允许，应尽可能利用原切口进行手术，不会对以后的重建手术造成影响。

- 通常采用髋关节近端的扩大后外侧入路或直接外侧入路，延长切口后进行截骨，处理股骨骨折、骨不连，必要时还可用于股骨髓腔和股骨远端的显露。

- 在股骨远端，根据手术需要选择需要暴露的区域，方法是沿着股外侧肌后缘剥离并向前牵开。

- 应尽可能减少软组织剥离，以维持骨膜血供并促进断端愈合，特别是股骨近端骨折碎片，以及在同种异体骨移植物与宿主骨的交界处。

术前计划

- 术前对髋部和股骨进行模板测量并仔细制订手术重建计划是至关重要的，可以提前对所需的手术器械和髋关节假体及其他内置物进行合理的安排，确保术中决定使用同种异体骨移植重建时，同种异体骨移植物的大小、长度及类型合适。

- 在进行标准的同种异体骨移植重建前，应先评估股骨近端所需同种异体骨的大小、长度，使得同种异体骨在移植后与宿主远端股骨端对端或嵌入式接触时匹配。

- 选择将同种异体骨采用股骨髓内或套叠方式植入时，必须提前测量所需的同种异体骨的大小和类型，以便嵌入后可以和残余的宿主股骨紧密贴合。

- 根据宿主股骨远端髓腔内径和远端的残存骨量，应用长的、倒置的同种异体股骨近端移植物（或同种异体肱骨应用于体形较小患者）进行移植，可能更合适。

- 准备多个不同类型的同种异体骨有很多优点，灵活性更高，也提高了复杂重建手术的安全性。
- 同种异体骨的最终长度取决于股骨重建的初始长度、预期长度、移植骨和宿主骨结合处的位置，以及计划使用的结合方式（端对端、嵌入或套叠）。
- 手术前需仔细测量同种异体骨植入后可能使用的假体股骨柄的长度、直径和大小，以确保假体置入后可贯穿同种异体骨进入宿主股骨髓腔，并在术前备用。

骨、内置物和软组织技术

- 在清理移除之前的股骨假体和髓腔骨水泥后，显露残余的股骨远端。使用股骨髓腔铰刀检查、测量、制备宿主股骨远端部分。

标准 APC 重建

- 按照术前计划的平面，对残余的股骨远端进行横行或阶梯状切割（通常尽量贴近股骨残端）。
- 膝关节屈曲 90° 可控制宿主股骨远端的旋转。根据与残余宿主骨的匹配要求，对准备好的同种异体股骨近端进行切割，可以保证同种异体股骨近端的前倾角合适。
- 将选好的同种异体骨移植物在另一个手术台上制备好，用铰刀进行移植物髓腔扩髓，以确定长柄股骨假体可以穿过移植物髓腔固定于远端的宿主骨髓腔内。
- 在另一个手术台上，提前用含抗生素的聚甲基丙烯酸甲酯（骨水泥）将股骨假体和制备好的同种异体骨移植物粘在一起，然后将 APC 整体插入宿主股骨远端髓腔，推荐使用股骨远端生物型固定。
- 在同种异体骨 – 假体复合体和宿主股骨的交界处，辅以同种异体骨板或环扎固定，并将原有的股骨近端周围组织重新附着到移植物上，可以增强稳定性并促进其愈合。

套叠式 APC 重建

- 为了使同种异体骨移植物在宿主股骨远端髓腔内形成圆形或逐渐变细的锥形紧密贴合，需要仔细进行术前规划和移植物选择，并对移植物进行加工制备（图 33.3）。
- 在体格较小的患者中，可能很难找到能够插入宿主股骨远端并匹配的同种异体骨移植物。此时，通常可以使用直径较小的同种异体肱骨作为移植物（图 33.4）。
- 另一种可以将同种异体股骨植入宿主股骨远端髓腔的方法，是将整个同种异体股骨移植物首尾倒置植入。因为正常股骨在小转子下位置的直径最窄，由此至远端逐渐变宽，所以将整个同种异体股骨在小转子下方进行切割，将其首尾倒置植入，可以将最狭窄的转子下部分安全地插入宿主骨的远端髓腔。与传统的将同种异体股骨远端宽大而且越来越粗的股骨干打磨后插入越来越粗的宿主骨远端髓腔的方法相比，采用这种方法时，对异体股骨进行的加工和处理更少。
- 当骨缺损区域延伸到或超过宿主股骨干骺端与股骨干交界处远端时，这种将同种异体股骨倒置后以套叠的形式植入宿主骨的方法特别有用（图 33.5）。
- 虽然这项改良技术所需时间短、技术难度低，但仍然需要仔细地进行术前规划，调整同种异体骨移植物的长度，并对同种异体股骨的股骨髁部分进行仔细修整，使其成为新的股骨近端的一部分。

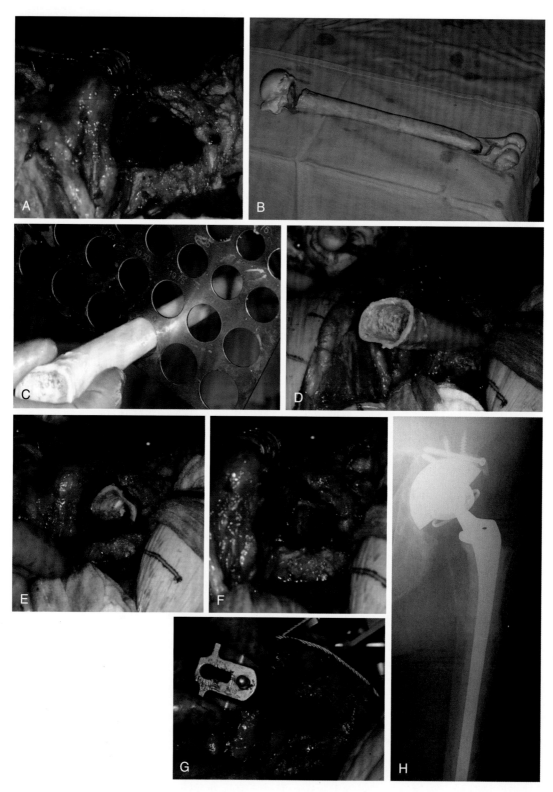

图 33.4　A. 术中观察股骨近端空腔，患者股骨直径较小，移除了先前失败松动的假体部件，所有可用的同种异体骨移植物都太大，无法装入髓腔。B. 制备同种异体肱骨移植物，作为套叠式同种异体骨－假体复合体（APC）的一部分。C. 在对宿主股骨进行扩髓和测量内径之后，用磨钻对同种异体肱骨的外表面进行修整，使用测量孔或卡尺确认同种异体骨移植物是否已经修整到匹配所需的大小。D. 将同种异体肱骨插入宿主股骨近端。E. 敲击同种异体肱骨将其植入宿主股骨。F. 同种异体骨扩髓后准备接受骨水泥型股骨假体的植入。G. 股骨假体试模的放入。H. 宿主股骨内肱骨 APC 的最终 X 线片

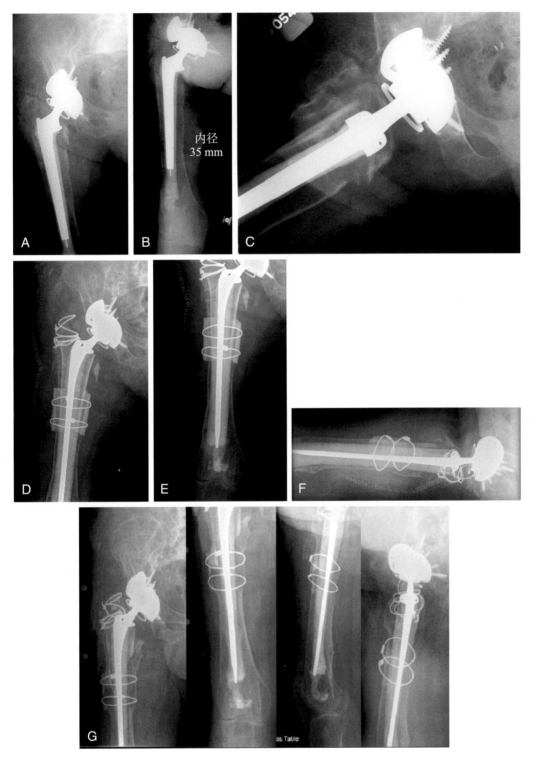

图 33.5　A. 失败的全髋关节置换术（THA）的正位 X 线片。B. 股骨正位 X 线片显示股骨髓腔内径很宽，约 35 mm，整个股骨的骨质很差。C. 术前股骨近端侧位 X 线片显示，股骨近端的转子部骨质明显变薄、粉碎。D. 倒置后的同种异体股骨远端 – 假体复合体植入术后髋关节正位 X 线片。E. 术后全股骨正位片显示，倒置插入的喇叭口状同种异体股骨的"远端"部分现在位于宿主股骨近端，而同种异体股骨转子下的锥形区域现在位于重建后的股骨远端的干骺端内，同时还有一个骨水泥股骨假体贯穿移植物。F. 术后即刻拍的股骨侧位片显示，在同种异体骨周围，用两块同种异体骨板和两道钢缆环扎加压固定缺损的宿主股骨。股骨近端的骨缺损区域，用钢丝将宿主的股骨转子部和股骨远端骨块环扎固定到同种异体移植物上。G. 术后 6 年的 X 线正侧位片显示宿主股骨与同种异体骨愈合牢固，股骨假体稳定

- 将倒置的同种异体股骨靠近端的一个股骨髁修整成类似内侧小转子的形状，而股骨移植物的另一个股骨髁则被修整成大转子的形状，为原宿主股骨近端的残余骨和外展肌提供新的附着部位。
- 就同种异体骨套叠移植技术而言，最好先将同种异体移植物打入股骨至最终稳定的位置，用骨水泥填充整个股骨区域或至少超过移植物交界处，再将股骨假体插入（因为在将同种异体骨移植物插入原股骨之前，很难预测移植物插入股骨的确切位置）。
- 反之，如果在假体置入前先将股骨假体与同种异体骨移植物粘在一起，然后把两者整体沿宿主股骨髓腔向下压紧，则可能出现 APC 实际插入深度和术前计划有出入，肢体可能出现或长或短的长度偏差，进而出现髋关节复位困难或髋关节不稳定等情况。

术后护理

- 术后应关注同种异体股骨近端骨块的愈合情况，以及髋部其他软组织的恢复情况，它们对术后负重状态和活动水平的影响作用不亚于假体固定和骨重建。
- 偶尔会使用髋关节外展支架来限制患者术后前 6 周内的髋关节外展和屈伸活动，因为这种大的翻修手术后很容易出现髋关节不稳定。
- 负重活动状态是因人而异的，但在术后 6~12 周内通常会限制患者部分负重活动，等术后 3 个月左右发生初步骨愈合后，才可以增加负重活动。
- 髋关节翻修手术后患者，尤其是那些有大段同种异体骨移植的手术患者，在进行牙科操作时建议使用抗生素预防感染发生。

第 34 章
股骨近端肿瘤型假体置换与全股骨置换术

KEVIN I. PERRY

翻译：李　毅　　审校：王先泉

关键概念

- 有时，全髋关节置换（THA）术后会遗留股骨的巨大骨缺损，常见原因有：骨溶解、应力遮挡、机械松动、感染（图 34.1）、假体周围骨折、肿瘤切除和既往的多次重建手术。
- 对这些患者，尽可能保留外展肌并将其重新连接到假体上，有助于术后功能恢复。
- 术后发生并发症的概率很高，以脱位和感染最常见。
- 可以考虑使用限制型内衬或双动髋关节假体，以降低脱位的风险。
- 患者在行股骨近端置换或全股骨置换术后，经常出现明显跛行，行走时需要某些辅助设备。

无菌器械和内置物

器械

- 常规髋关节拉钩和膝关节拉钩（用于全股骨置换术），包括 Charnley 拉钩和钝 / 尖的 Hohman 拉钩。
- 直径 2.5 mm 或 3.2 mm 的钻头。
- 钝或尖的骨钩。

假体

- 股骨近端置换和 / 或全股骨置换系统。

体位

- 如果行股骨近端置换术，应采用侧卧位；如果行全股骨置换术，则应采用臀部垫豆枕的斜侧卧位。
- 两个髋部固定支撑板。
- 手术侧下肢消毒铺巾，下肢可自由移动。若行髋部手术，应能够显露髋臼和股骨；若行膝部手术，应能够显露股骨和胫骨。

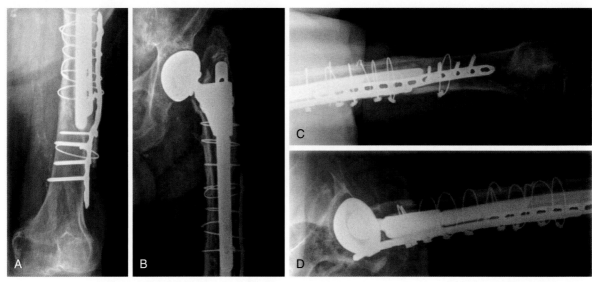

图 34.1 术前 X 线片显示全髋关节置换术后感染，有明显骨缺损，伴有同种异体骨、接骨板和钛缆等的感染。计划行股骨近端切除并放置抗生素骨水泥占位器，为最终的全股骨置换术做准备

手术入路

- 髋关节假体的取出可以通过前外侧或后外侧入路完成，取决于外科医生的个人偏好。
- 对于全股骨置换术，通常需要结合髋关节的外侧入路和膝关节的前方入路；或者，全股骨置换术可以通过延长下外侧入路完成。

术前计划

- 获取既往手术记录至关重要，因其包含之前假体的相关信息，可以准备合适的工具来取出假体。
- 术前应检查相关炎症反应标志物（血沉和 C 反应蛋白），也应抽取髋关节液进行培养以排除感染。
- 术前应拍骨盆正位（AP）和股骨正、侧位片，这对术前计划至关重要（图 34.2，图 34.3），有助于确定骨切除的平面（在股骨近端置换时）、所用假体的直径，以及股骨远端是否还有充足的骨量。如果计划行全股骨置换术，则还应包括膝关节的正、侧位 X 线片。
- 考虑手术入路、截骨的必要性（如果取出假体），以及了解假体的位置，是手术成功的关键。

骨、内置物和软组织技术

股骨近端置换术

- 选择合适的手术入路显露髋关节。
- 如果为了取出假体需要行截骨术，可以通过最初的入路进行。
- 如第 24 章所述取出股骨假体（如果有）。
- 检查髋臼假体（如果有）并确保其位置合适。如果髋臼假体可以匹配限制型内衬或双动髋关节假体，则应考虑使用，因为此类患者术后发生脱位的风险很高。

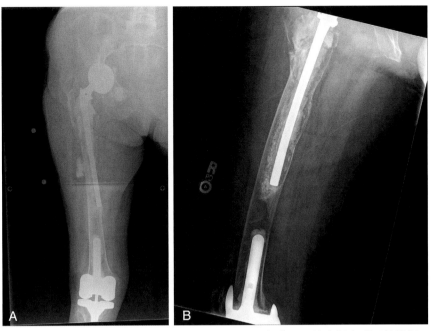

图 34.2　术前 X 线检查显示失败的长柄骨水泥股骨假体，股骨内侧有明显骨缺损，下方还有全膝关节（TKA）假体，需要进行全股骨置换

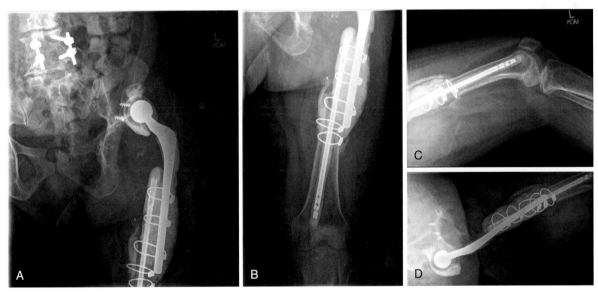

图 34.3　术前 X 线片显示因感染放置占位器后发生脱位，需要行股骨近端置换

- 然后确定股骨近端切除平面。应选择在能够支撑股骨假体远端的平面进行股骨近端的切除。 如果可能，应尽量保留大转子和外展肌的附着点，并在假体安装到位后重新固定。
- 股骨近端切除后，应对剩余股骨的髓腔进行准备，以容纳股骨近端置换假体股骨柄的髓内部分。
- 可以将试模在手术台组装后插入股骨髓腔。切除的标本非常有用，可用于评估所需假体的长度（图 34.4）。

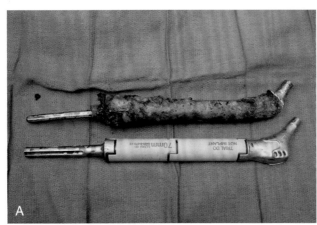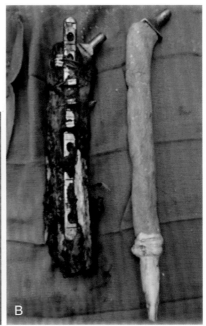

图 34.4　术中根据切除标本的长度，估计股骨近端置换术所用假体的长度

　　应特别注意假体柄的前倾角，这是至关重要的，因为此时许多正常的标志已经与股骨近端一起被移除。

- 复位髋关节后应评估下肢的长度和髋关节的稳定性。
- 如果认为假体试模的位置合适，则应在剩余的股骨上面标记前倾角，以便用骨水泥将真正的假体固定到位时，假体的前倾角与股骨试模的前倾角一致。
- 应将骨水泥塞放置在适当的水平，然后用骨水泥将股骨假体固定在合适的位置。
- 骨水泥硬化后，应进行试复位，以再次评估肢体长度和髋关节稳定性。根据需要，决定是否使用限制型内衬或双动髋关节假体及其附件。
- 将真正的股骨头假体打入假体的锥部，然后复位髋关节。
- 在开始分层缝合伤口前，应该用生理盐水和稀碘伏冲洗伤口。
- 术后应拍 X 线片（图 34.5）。

全股骨置换术

- 采用理想的髋关节入路。
- 检查髋臼假体（如果有）并确保其位置合适。如果假体可以匹配限制型内衬和双动髋关节假体，则应考虑使用它们，因为这些患者发生脱位的风险很高。
- 如果要使用全股骨假体，可以将股骨假体留在原位，并通过髋关节外侧入路联合膝关节前方入路取出整块股骨。切除的股骨标本应保留，以便确定全股骨假体的尺寸（图 34.6）。
- 然后可以利用髓外定位截骨模板进行胫骨近端截骨。
- 鼓励在胫骨近端附加锥形垫块或袖套进行干骺端的固定，具体技术见第 63 章。
- 在手术台上组装全股骨假体试模，并通过膝关节正中入路以由远端到近端的方式进行安装。应特别注意股骨假体的前倾角，尽可能地复制股骨的自然前倾角。建议在股骨试模的连接处使用粘贴巾，以防止在安装假体试模的过程中部件之间发生分离。

- 试复位时应仔细考虑肢体长度并评估髋关节稳定性。术中行 X 线检查有助于确保假体的位置合适。
- 确定股骨假体的长度后，对胫骨侧进行准备，打开真正假体的外包装。
- 然后用骨水泥将胫骨托黏合到位，建议使用带长柄的胫骨托。
- 然后可以打开真正全股骨假体并将其组装。
- 然后可以将真正的假体以从远端到近端的方式插入。膝关节的铰链部分应该装配好，股骨头颈部长度可以再试一次。

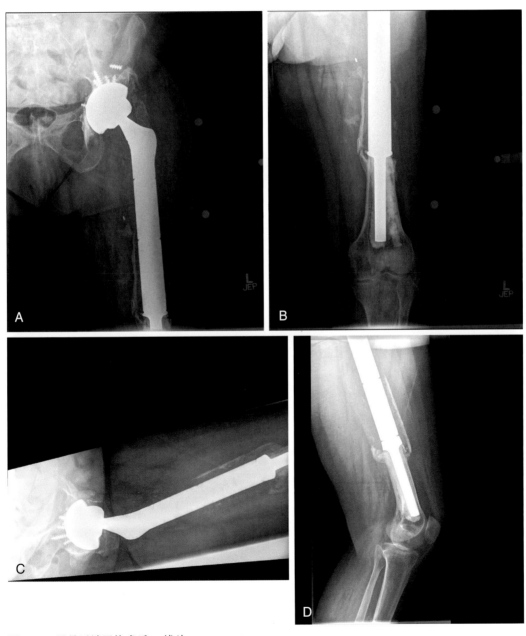

图 34.5 股骨近端置换术后 X 线片

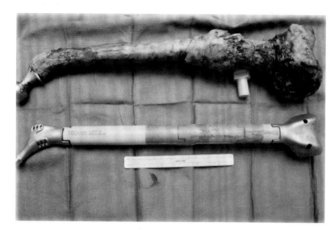

图 34.6　术中根据切除标本的长度来估计全股骨假体的长度

- 然后应该将真正的股骨头假体安装在假体的柄锥部，安装限制型内衬或双动内衬并复位。
- 用生理盐水和稀碘伏灌洗伤口，分层缝合伤口。
- 术后拍 X 线片（图 34.7）。

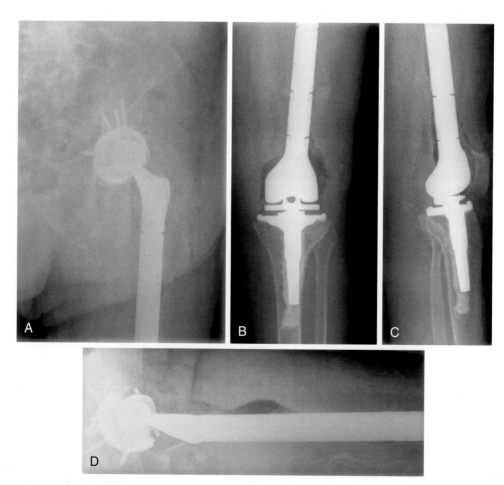

图 34.7　全股骨置换术后 X 线片

术后护理

- 手术后患者通常可以使用拐杖或助行器，根据耐受的程度进行负重。
- 外展肌附着点通常严重受损或完全缺失，因此应采取严格的预防措施，将发生髋关节脱位的风险降至最低。
- 术后用髋外展支具进行固定，也有助于预防术后髋关节脱位。
- 考虑到手术创伤较大，一旦出现感染的并发症其后果将是灾难性的，建议服用一个疗程的抗生素，直到 4 天后术中标本培养结果出来。
- 由于股骨近端置换和全股骨置换会对软组织造成严重的损害，多数患者在行走过程中需要永久使用辅助工具。

第 35 章
皮质骨板移植

DAVID G. LEWALLEN

翻译：李 毅　审校：王先泉

关键概念

- 在全髋关节翻修（THA）术中，股骨的皮质骨板移植有助于修复重建骨缺损和增加骨量，消除可能导致后期骨折的应力集中，提高股骨假体周围骨折固定的稳定性，并可以减轻某些因为股骨假体尖端与股骨的匹配欠佳引起的疼痛。
- 缺点是费用高、感染风险大、暴露面积大、阻断宿主骨血液供应、刺激软组织，可能会造成移植骨板吸收和软组织瘢痕造成的邻近关节僵硬。
- 单块同种异体骨板可根据需要应用在一侧皮质，双骨板可应用在内侧、外侧或彼此呈 90°（通常在前方和外侧皮质上；图 35.1）。
- 只要骨板和宿主骨接触良好，并尽可能地保留剩余的附着在股骨上的软组织，骨板移植物与宿主骨的愈合率较高。
- 从宿主骨过度剥离软组织会妨碍宿主骨断端愈合，并削弱同种异体骨板的融合。

无菌器械和内置物

- 需要标准的髋关节翻修器械和牵引器，来扩大股骨侧暴露。
- 需要具有足够长度和尺寸的大段同种异体皮质骨（通常来自股骨）以完成重建，并可在宿主骨的完整部分向远端良好延伸。
- 需要锯和高速磨钻，进行皮质骨板的制备和形状修整。
- 皮质骨板的固定是通过钢丝、钛缆或塑料环环扎来完成的，需要相应的工具。
- 重要的是准备多种可用的环扎装置，而不是在骨或皮质骨板的初始固定不理想且必须重做的情况下才去准备。

手术方法

- 任何用于 THA 翻修的手术方法，包括后外侧、直接外侧和大转子延长截骨，都可以根据需要进行调整，以实现更好的皮质骨移植。

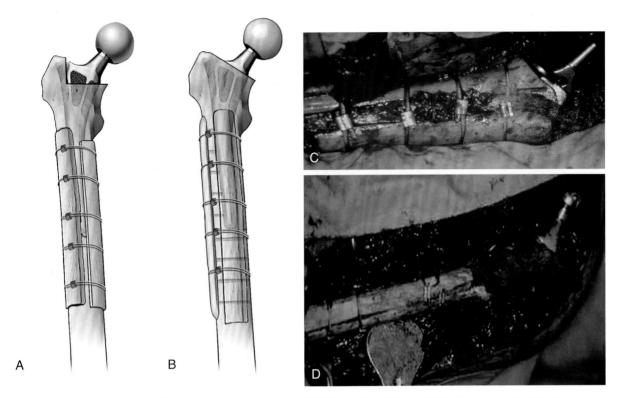

图 35.1 在全髋关节置换翻修术（THA）中应用双支撑骨柱同种异体移植物，骨柱放置在内、外侧表面（A，C），以及在股骨的前方和外侧面，呈 90° 角（B，D）

- 通常通过纵行分开股外侧肌或将股外侧肌向前剥离，将皮质骨板放置在宿主骨骨干远端暴露的区域。
- 必须努力将股骨软组织剥离的程度限制在骨板移植物与宿主骨接触的范围内，以避免股骨血供阻断。

术前计划

- 严重的节段性或空腔性股骨缺损，可能会影响股骨近端和相关肌肉附着部位（如转子）的完整性，并建议准备同种异体骨板。
- 使用皮质骨板移植物可有效跨越由骨缺损或股骨假体尖端产生的应力集中区，有助于降低术后发生骨折的风险，特别是对于骨量减少的患者（图 35.2）。
- 使用骨板移植物可以增强假体周围骨折和股骨截骨术后的固定效果，跨越骨缺损区域或剩余骨碎片之间的间隙，还可以弥补宿主骨质量差等情况，同时增强假体的初始稳定性（图 35.3）。
- 骨板的最佳长度和大小应依据术前 X 线片来计算，并确保能够获得合适的同种异体移植物。
- 市售的可应用于股骨侧的同种异体移植物类型包括已预先切割的皮质骨板、全股骨同种异体移植物、全股骨远端和股骨远端半髁同种异体移植物。

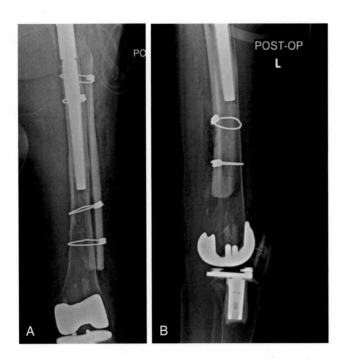

图 35.2 全髋关节置换翻修（THA）术后X 线片。应用长的同种异体股骨远端治疗接受强的松治疗股骨假体松动和股骨近端粉碎性骨折。该患者因类风湿病接受了强的松治疗，出现了骨质疏松

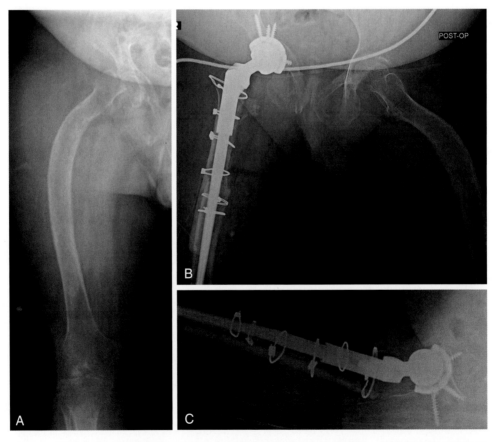

图 35.3 患者术前 X 线片表现为成骨不全和股骨颈骨折不愈合伴疼痛，伴明显的髋内翻股骨近端畸形，是由先前的多处股骨骨折不愈合引起的（A）。复杂的髋关节置换联合股骨截骨术后 X 线片显示用于帮助固定截骨、改善整体骨量和未来骨质的长皮质骨板移植物（B，C）

- 具有干骺端和骨干的整个股骨远端或半髁远端同种异体骨移植，既可以从同种异体骨的股骨髁部分取松质骨，又能从同一同种异体骨板标本中获取所需的长皮质骨板移植物（图 35.4）。
- 骨板移植物的环扎固定需要事先准备环扎钢丝、双环钢丝或钛缆，并准备过线和拧紧的装置。

骨、内置物和软组织技术

- 股骨皮质骨板移植的操作通常是通过在股骨侧插入股骨假体重建后完成的，偶尔也可以在置入假体前完成。捆绑骨板有利于建立完整的股骨管道，用于插入试模或假体。
- 对于某些假体周围骨折病例，最好使用多根钢丝或钛缆直接环扎宿主骨以先保证骨折复位，然后将骨板置于骨上，并用多余的钢丝和钛缆固定骨板移植物。再次置入可以利用与初始环扎相同的软组织窗口。
- 正如前所述，既要注意避免过多的软组织剥离，也要使骨板与宿主股骨直接接触的长度尽量长。
- 主要通过三种方法实现同种异体骨板移植物与宿主骨直接而紧密的接触：①选择与宿主表面轮廓相适合的骨板移植物。当从全长大段异体移植物上切下皮质骨板移植物时，选择具有最佳轮廓的

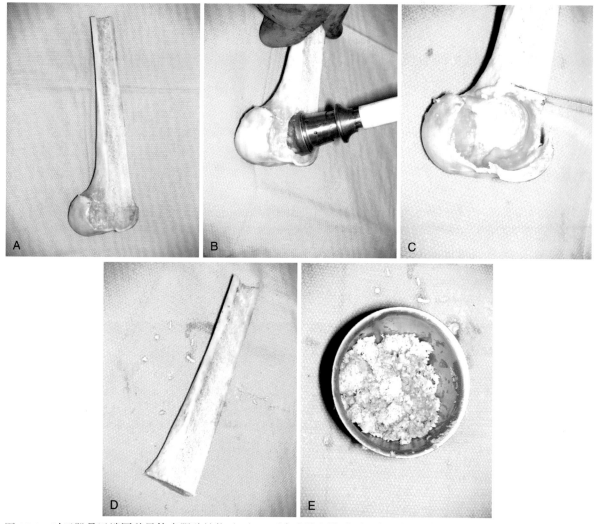

图 35.4 对于股骨远端同种异体半髁移植物（A）。可先小髋臼锉（B）对股骨髁进行研磨，然后用锯切断并去除髁部分（C）。最终的骨板移植物和松质骨取自同一同种异体半髁移植物（D，E）

骨是很重要的。通常使用三分之一周长的全节段异体移植物。②修整移植物下表面以优化宿主骨接触，通常包括使移植物的下表面具有更大的周长，以与宿主股骨的外周紧密贴合。用高速磨钻可以最有效地完成轮廓修整。③将骨板移植物弯曲到与股骨紧密贴合。紧实的钛缆固定可以实现，但多数移植物能被折弯的程度有限。

- 每块骨板至少需要两根钢丝或钛缆环扎固定，但通过额外的环扎可以实现更好的固定，尽管增加了软组织剥离和宿主骨的去血管化。最常见的是在被皮质骨板保护的区域的近端和远端分别使用两根钛缆。

- 钛缆固定比钢丝固定牢固得多，可在最后收紧之前将骨碎片复位，而钢丝只能将复位后的骨和骨板移植物固定在原位。

- 一种节省成本且有效的方法是逐渐收紧钛缆以将碎片复位。在收紧钛缆之前，在同一区域穿过钢丝并首先收紧钢丝。

- 收紧钢丝后，可将与其相伴的钛缆在加压并锁定之前拆除。拆除后的钛缆可以在其他地方重复使用以达到相同目的，或者留在需要钛缆固定的其他地方。

- 当需要沿股骨进行多个区域环扎时，尤其是需要将钢丝和钛缆混合使用时，此技术非常有用。

- 在术中，于钛缆暂时收紧但尚未锁定的情况下拍摄 X 线片，以确保在最终收紧之前复位骨碎片和放置骨板移植物。一旦确定最终位置，收紧钛缆后剪短末端，将末端弯曲并塞入骨凹槽中，以尽量减少对上覆软组织的激惹。

- 在处理钢丝或钛缆断端时要小心，因为锋利的断端会刺破手套，伤害手术团队成员并增加细菌污染和术后感染的风险。

- 手术结束时骨板和宿主骨之间的任何小间隙，都可用松质骨移植物填充，以促进愈合。

术后护理

- 可以使用常规 THA 翻修负重和管理方案。有严重的骨缺损、应力性骨折或假体周围骨折的患者，在手术后 3 个月内不能完全负重，以保证骨愈合（图 35.5）。

- 在沿股骨向远端延伸的翻修手术后，膝关节活动应成为术后康复计划的重点，以避免出现膝关节挛缩、运动丧失或僵硬等。

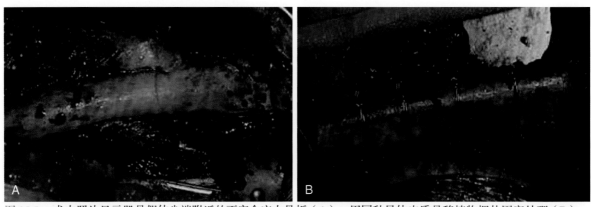

图 35.5　术中照片显示股骨假体尖端附近的不完全应力骨折（A），用同种异体皮质骨移植物捆扎固定处理（B）。术后延长保护下负重时间，直至骨折愈合

第 36 章

假体周围骨溶解

Cory G.Couch，Michael J.Taunton
翻译：李　毅　　审校：王先泉

关键概念

- 骨溶解可能有多种病因，包括感染、肿瘤和与磨损微粒相关的炎症反应。在关节置换术中，非感染相关的骨溶解最常见的原因是聚乙烯碎片、骨水泥碎片、金属碎片或金属离子的反应。
- 骨溶解可能是无症状的，或导致疼痛和功能下降（通常是由于相关颗粒引起的滑膜炎）、股骨和 / 或髋臼部件松动，以及假体周围骨折。
- 在髋臼假体固定良好的情况下，许多病例的髋臼假体周围骨溶解可以通过保留假体来治疗，从而减少手术时间、出血量、费用，并避免额外的骨丢失。
- 当聚乙烯内衬即将磨透、骨溶解进行性加重可能导致假体松动或假体周围骨折时，推荐进行手术治疗。
- 关节置换术后拍摄 X 线片，有助于通过对比来发现骨溶解、放射性透亮区或反应线的变化。

骨溶解的基础知识

- 全髋关节内置物的颗粒碎片或腐蚀产物的形成，会导致炎症反应和巨噬细胞活化，从而导致骨溶解。
- 颗粒碎片可由全髋关节置换术（THA）内置物的磨损形成。聚乙烯（特别是非交联聚乙烯）可以在摩擦界面或在聚乙烯内衬的背面形成颗粒碎片。骨水泥碎片可能是由松动的骨水泥假体产生的（由于假体或骨对骨水泥的磨损）。金属对金属界面可能会产生金属磨损颗粒。此外，组配式金属部件的接口处可能会受到腐蚀，机械撞击的缝隙腐蚀会导致钴和铬离子的释放，从而通过其他途径导致骨溶解和组织坏死。
- 在骨溶解的情况下，首先排除感染是很重要的，因为两者在骨丢失方面可能类似，可通过血沉、C 反应蛋白、关节穿刺（如果有必要的话）和术中培养来完成。

无菌器械和内置物

器械

- 常规髋关节拉钩。
- 翻修工具。
  - 臼杯置入工具。
  - 股骨假体置入器械和工具。
  - 高速磨钻（短 / 长铅笔尖样磨钻，6.5 mm 圆头磨钻）。
  - 骨刀（直的、弯的、可弯曲的）。
  - 骨水泥取出工具（如果有骨水泥）。
  - 超声波骨水泥取出工具（如果有骨水泥并且在股骨髓腔内）。
  - 刮匙。
  - Cobb 骨膜剥离器。
  - 钻、钻头、带螺纹的钻头导向器、测深尺。

内置物

- 微孔表面翻修型髋臼假体。
- 多种髋臼内衬：标准、双动型、限制型。
- 髋臼螺钉。
- 多孔金属垫块。
- 髋臼加强环。
- 翻修型股骨假体（带试柄）。
- 股骨头（带试头）。
- 环扎钛缆和钢丝。
- 同种异体骨条。

体位

- 侧卧位。
  - 多数手术的经典体位。
  - 手术侧肢体消毒范围为从髂嵴到足部，铺单至大腿远端。
    - 允许术中在紧急情况下对远端血运进行评估。
    - 允许术中处理股骨远端骨折。

手术入路

- 手术入路由外科医生根据骨溶解的位置和计划的手术干预部位来选择。
- 多数情况下，作者倾向于采用后方入路，因为有需要时可以很容易地将其向远端延伸。此外，后柱骨溶解更容易通过后方入路进行处理。

- 对于显露时可见严重外展肌损伤，或计划保留臼杯且臼杯前倾角偏小的病例，多采用前外侧入路。
- 直接前方入路对于少数髋关节翻修术是有用的，但扩大暴露比较困难。

术前计划

病史回顾

- 应确定股骨和髋臼假体的尺寸、制造商和品牌，为取出假体做准备。如果需要保留组配式假体的某些部件，则必须有兼容的组配式部件并提前准备好，如股骨头或聚乙烯内衬。
- 之前的手术记录用于确定界面（特别是聚乙烯界面）的类型和特定内置物的追踪记录。
- 内置物粘贴单是必不可少的。
- 确定假体的特征，如拔出孔或对应的可供拔出器拧入的螺纹，有助于确定是使用专用工具还是通用工具取出假体。

实验室检查

- 术前通过炎症标记物和透视引导下髋关节穿刺标本培养来评估感染。
- 如果认为金属腐蚀或磨损是病因，应检查血清钴和铬水平。

髋臼骨溶解的评估和治疗

- 建议对所有的全髋关节置换术患者进行定期筛查；更频繁的筛查适用于年轻、运动量大或置入了公认的临床表现不佳的假体的患者。需要拍摄骨盆正位片、髋关节正侧位片，以及 Judet 位 X 线片。
- 普通 X 线片可能不能充分检测骨溶解的程度，CT（有时可用 MRI）可提高检测敏感性。如果有进行性磨损，和 / 或在虽然有临床症状，但很少有骨溶解的放射学证据的情况下，推荐使用这些检查方法。然而，先进的影像学检查方法对于筛查来说性价比不高。此外，存在大量骨溶解或疑有骨盆不连续时，CT 检查有助于计划进一步的手术治疗。
- CT 在评估骨盆骨丢失方面更为有效，而 MRI 在评估软组织反应方面尤其有用，特别是在骨溶解合并金属反应和软组织肿块的情况下。
- 在全髋关节翻修术中，对由骨溶解导致的骨缺损进行分类是一项重要的工作，有助于指导治疗。

髋臼骨缺损的 Paprosky 分型

- 1 型：髋臼缘相对完整，没有明显的骨缺损和假体移位。
- 2 型：
  - 2A：髋臼有较大的空腔性缺损，髋关节旋转中心上移；穹顶和泪滴相对完整，可防止伴发的假体向外侧或内侧移位。
  - 2B：穹顶缺损，由于缺乏外侧稳定的支撑，假体向外上方移位。
  - 2C：内壁缺损，髋关节中心内移。

- 3 型：
  - 3A 型：10 点到 2 点的位置髋臼缘缺损，髋臼壁和后柱中度至重度破坏。
  - 3B 型：9 点到 5 点的位置髋臼缘缺损，所有的髋臼支撑结构被破坏，包括前后壁和前后柱，导致髋关节中心向内上方移位。

髋臼假体固定牢固的 X 线征象（图 36.1）

- 无透亮线。
- 外上方支撑。
- 内下方支撑。
- 内侧应力遮挡。
- 放射状小梁。

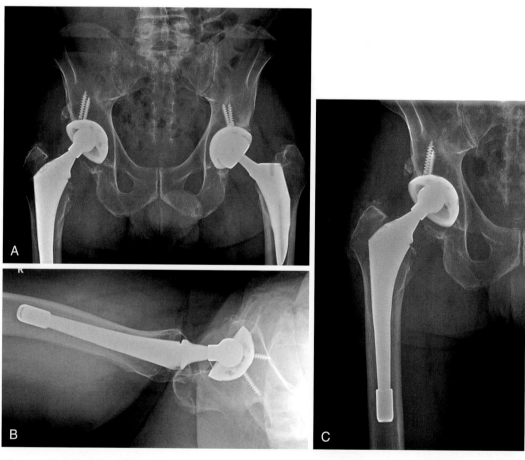

图 36.1　骨盆前后位 X 线片（A）显示一位 62 岁男性右侧全髋关节置换术后髋臼假体周围、大转子和内侧股骨距区域有明显的骨溶解。穿桌位片（B）显示髋臼假体后面有 2 个大的溶骨性缺损，但没有骨盆不连续。股骨前后位 X 线片（C）显示在臼杯边缘和股骨假体的近端有增生，表明内置物固定良好，尽管有明显的聚乙烯磨损和骨溶解，患者的症状轻微

髋臼假体松动的 X 线征象（图 36.4）

- 术后放射性透亮线明显 / 持续进展 2 年以上。
- 术后 DeLee-Charnley 分区有 3 个区均出现连续的透亮线。
- DeLee-Charnley 分区中的任意一个区有 >2 mm 的透亮线。
- 假体移位 > 2 mm，髋臼假体移位提示没有骨整合。

手术治疗

- 做出进行手术治疗的决定通常是一个漫长的过程。通常情况下，一些患者可能已经随访数年，已经知道轻度聚乙烯磨损，轻度骨溶解，症状也很轻。
- 然而，当症状持续存在并继续加重、聚乙烯即将磨透或骨溶解的空腔进行性扩大导致有可能发生假体松动或假体周围骨折时，通常建议对健康状况良好的患者进行手术治疗。
- 查找之前的手术记录，了解所用的臼杯类型和聚乙烯内衬的类型（高交联聚乙烯或普通聚乙烯）。

保留髋臼假体

- 保留固定良好的髋臼杯的好处包括缩短手术时间、减少出血、降低费用和避免额外的骨丢失。
- 以下是保留髋臼假体的部分缺点：
  - 不能完全到达髋臼杯后方的病变区域，不能彻底清除溶骨性病变并植骨。
  - 无法改变假体的位置。一些臼杯的外壳很厚，因此尺寸较小的臼杯只能接受较小直径的股骨头，可能会增加髋关节不稳定的风险。
  - 此外，当保留臼杯时，用于新界面的现成选择通常较少。但在许多情况下，如果没有其他选择，可以将高交联聚乙烯内衬用骨水泥粘到保留的臼杯中。

骨、内置物和软组织技术——髋臼

手术技术：保留髋臼假体

- 髋关节的手术入路通常取决于外科医生的偏好。然而，存在骨溶解时，常用的入路可能需要改变，以允许能够看到、进入，甚至保护某些骨溶解区域。例如，如果有较大的后柱缺损，可能采用后方入路更容易。髋关节不稳是该入路最常见的并发症之一。采用前外侧入路时，发生髋关节脱位的风险较低；如果臼杯的前倾角较小并打算保留髋臼杯，则值得特别考虑（因为在这种情况下，后入路可能会使髋关节不稳定）。
- 像往常一样切除假关节囊组织并检查股骨。如果准备翻修股骨，无论翻修臼杯还是保留臼杯，在处理骨盆骨缺损前将股骨假体取出会使手术变得更容易。注意溶骨区，并在合适的位置放置髋关节拉钩。取出磨损的内衬，然后大体判断臼杯的稳定性。如果臼杯明显松动，则应立即对其进行翻修。如果发现臼杯固定良好，则应移除螺钉，并从臼杯骨界面移除一块组织（建议用高速磨钻将假体 – 骨界面露出来），以确保有真正的骨长入。如果可能，应重新评估臼杯的机械稳定性，方法是将特定的臼杯打入 – 拔出器连接到臼杯上，并严格评估旋转稳定性。在确认臼杯固定良好后，可以进行植骨。

- 保留髋臼假体的植骨技术和植骨范围是不同的，也是有争议的。多数人都同意，如果很容易到达病变区域，对病变进行清创并填充植骨是有意义的。

- 如果缺陷位于中心且臼杯的中央孔较大，则至少部分可通过该孔进行植骨。外科医生可以通过多个螺丝孔进入溶骨区。或者，如果计划用骨水泥固定新的内衬，可以在3个孔之间切开形成一个三角形通道，然后通过此通道处理病变区（图36.2）。如果计划在臼杯内利用现有的锁定机制卡入新的内衬，不建议破坏髋臼假体的结构完整性。

- 用冲子将不同形状和大小的冷冻同种异体松质骨颗粒打压入溶骨性病变区内。作者没有使用植骨替代物或其他人工骨缺损填充物的经验。

- 如果病变区域位于臼杯的外周，不能通过臼杯的中央孔完全达到病变区，可以通过髂骨做一个活板门，这样可以在臼杯上方植骨，或向下进入臼杯的前部和后部。如果做了活板门，应注意不要穿过残留的固定臼杯的坚强的"伪足"骨进行植骨。对坐骨病变，通常可以通过坐骨和臼杯之间的空隙进行植骨。

- 植骨完成后，可以更换已卸下的螺钉。如果螺钉孔的位置合适，可以考虑在这些螺钉孔中拧入新螺钉。

- 多数情况下，应在保留的臼杯里置入新的聚乙烯内衬；如果可能的话，应使用高交联聚乙烯内衬。新的臼杯设计都配有高交联内衬。将一个新臼杯对应的高交联内衬用于老臼杯时，需要用骨水泥将内衬固定于保留的臼杯中。用内衬试模进行测试，选择完全与臼杯匹配，如果可能的话可以稳定地坐入臼杯的内衬。然后用直径4 mm的磨钻在真正内衬的背面制作蜘蛛网状沟槽，用骨水泥实现内衬的交锁固定。在比较稀薄的液体期将骨水泥注入保留的臼杯内以使内衬完全坐入，避免内衬明显突出于保留的臼杯外（图36.3）。

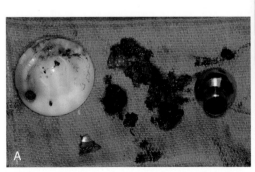
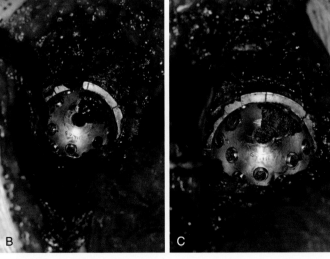

图36.2 术中照片显示由于严重的聚乙烯内衬磨损而行全髋关节翻修术，拆下的聚乙烯内衬磨损严重。在取出内衬、拧出螺钉（A）后，应用铅笔尖样磨钻显露骨－臼杯界面并测试臼杯的稳定性，发现臼杯是稳固的。根据术前X线片可知穹顶处有骨溶解，用螺旋形切割磨钻在3个螺钉孔之间切开形成一个三角形通道，进入臼杯后方（B）。用刮匙清除臼杯后面的骨溶解组织，然后将来自骨库中的颗粒状松质骨打入骨溶解造成的空腔。其余螺钉孔内的2枚螺钉固定良好（C）

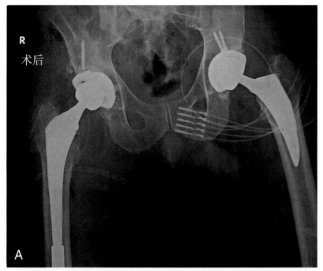

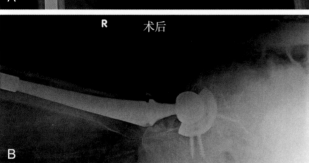

图 36.3 术后骨盆正位片和穿桌位侧位片（A，B）显示将新的聚乙烯内衬用骨水泥固定在保留的金属髋臼假体内。股骨假体固定良好，沿股骨假体外侧肩部上方对股骨转子区进行植骨，将同种异体松质骨填充到转子区的空腔内

翻修髋臼假体

- 翻修髋臼假体对于处理骨溶解有很多好处：能够更通畅地进入溶骨性病变区，并提高了对骨缺损进行植骨的能力；可以将新的假体安装到更好位置，并且可以选择良好的摩擦界面。
- 当然，翻修髋臼假体对于处理骨溶解也有很多弊端：首先，如果臼杯固定得很好，新的髋臼假体有可能达不到稳定的骨生长；其次，在取髋臼或磨锉髋臼的过程中会产生更严重的骨丢失，使重建手术变得更难进行；此外，翻修假体通常会增加手术时间，有限的负重和骨丢失使康复时间延长，住院费用增加。
- 如果必须取出固定良好的臼杯，将臼杯从骨床内取出时应格外小心。推荐使用弯的、可用于不同臼杯外径的、自带球头中心的弧形骨刀来取出臼杯。医生要有准备，臼杯后方的骨缺损有可能比预期得更大（图 36.5）。
- 对骨缺损进行清创，然后将异体松质骨颗粒填充到骨缺损处，通常使用反向磨锉技术。如果半球形臼杯无法获得稳定，医生可以使用垫块、加强环或定制假体等。

股骨骨溶解的评估和治疗

- 建议对全髋关节置换术患者进行定期筛查；更频繁的筛查适用于年轻、活动量大或置入公认的临床表现不佳的假体的患者。双组配式股骨颈假体更容易发生锥度磨损相关的骨溶解就是个例子。需要拍摄骨盆正位片、髋关节正侧位片，有时可能还需要 Judet 位片。

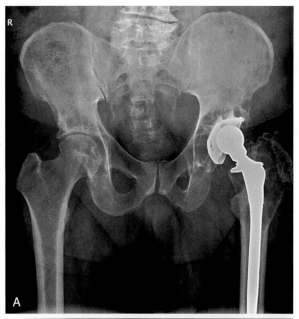

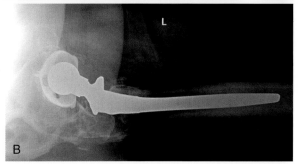

图 36.4　骨盆正位 X 线片（A）显示髋臼周围有巨大的骨溶解灶，伴有髋臼假体的移位和松动。此外，大转子处有气球样骨溶解区，伴有大转子扩张，极易发生骨折。穿桌侧位片（B）显示大量的后柱骨溶解和坐骨骨溶解，翻修时存在骨盆不连续的风险（Daniel J. Berry，MD 提供）

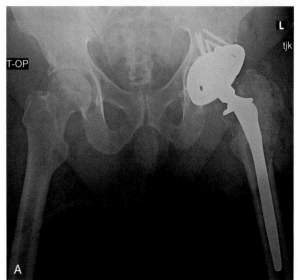

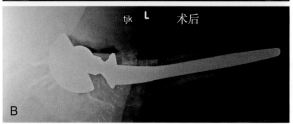

图 36.5　骨盆正位和穿桌侧位片（A，B）显示用半球形高孔隙率髋臼假体进行髋臼侧翻修，外上方加用一个垫块。严重的大转子骨溶解，通过对骨溶解区进行清创和应用大量同种异体颗粒骨植骨来治疗。保留了固定良好的股骨假体（Daniel J. Berry，MD 提供）

- 普通 X 线片可能不能充分检测骨溶解的程度；CT 和 MRI 的敏感性较高，而且 CT 对评估骨缺损更为有效，MRI 在评估软组织反应方面特别有用，特别是在有骨溶解合并金属反应和软组织肿块的情况下。
- 在全髋翻修术中，对溶骨性骨缺损进行分类很重要，有助于指导治疗。

股骨骨缺损的 Paprosky 分型

- 1 型：干骺端和骨干完好。
- 2 型：干骺端骨缺损，骨干完好。
- 3 型：
  - 3A：干骺端广泛骨缺损，完整的股骨干峡部长度 >4 cm。
  - 3B：干骺端广泛骨缺损，完整的股骨干峡部长度 <4 cm。
- 4 型：干骺端广泛的骨缺损，骨干无支撑作用。

股骨骨溶解的诊断和评估

影像学检查应包括骨盆正位片和股骨正侧位片。之前的影像，特别是术后即刻 X 线片，有助于对比假体的位置以及放射性透亮线和反应线的变化。

- 骨水泥假体松动的征象：
  - 在骨水泥 – 假体界面或骨水泥 – 骨界面存在进行性加重的放射性透亮线。
  - 股骨假体下沉。
  - 股骨柄或骨水泥断裂。
- 非骨水泥假体松动的征象：
  - 在多孔涂层附近出现渐进性放射状透亮线。
  - 假体内翻或外翻倾斜。
  - 假体移位并下沉。
  - 股骨多孔涂层后期脱落。

在骨溶解的情况下处理固定良好的股骨柄

- 在翻修时通过高速磨钻来显露骨水泥 – 骨界面或骨 – 假体界面，然后用力进行机械测试，以确定假体是否存在微动，评估柄的稳定性。
- 对于位置良好且未感染的股骨假体，由于髋臼发生骨溶解而需要行髋臼翻修时，首选将股骨假体留在原位。
- 在大转子有较大的溶骨性病变并极易发生骨折的情况下，保留股骨假体并植骨修复股骨转子骨缺损是合理的。
- 如果固定良好的柄不允许进行模块化组配处理以恢复肢体长度和软组织张力，可以考虑翻修。
- 如果骨水泥股骨柄固定良好、骨水泥鞘完整，可以考虑使用在骨水泥鞘内用骨水泥固定假体的方法。然而，如果假体周围有明显的骨溶解，这种技术通常不适用。

在骨溶解的情况下处理松动的股骨假体

- 应确定股骨假体的尺寸、制造商和品牌，以便制订正确的计划来取出假体。确定假体的特征，如拔出孔或对应的可供拔出器拧入的螺纹，有助于确定是专用工具还是通用工具取出假体。

- 如果股骨柄是用骨水泥固定的，在制订翻修计划时评估骨水泥鞘的质量和假体远端骨水泥的长度非常重要。

- 如果股骨柄是非骨水泥型的，医生应该特别注意假体的设计、几何形状和多孔涂层的范围。

骨、内置物和软组织技术——股骨

股骨翻修技术

- 髋部手术入路通常由外科医生的偏好决定。然而，存在股骨骨溶解时，就像骨盆骨溶解一样，可能需要改变常用的手术入路，以扩大视野，达到骨溶解区，甚至保护某些骨溶解区。

- 如果已知股骨近端广泛的骨溶解累及整个股骨近端，Wagner 截骨术可能是实现有效翻修的最佳选择。该截骨术将股骨近端分成两段，然后将骨片"包裹"在翻修型假体的周围。

- 在更典型的情况下，在取后方入路或前外侧入路后，切除反应性假囊可以增加股骨的暴露和活动度，降低大转子骨折的风险并改善髋臼处的视野。

- 松解臀大肌的股骨止点可以增加股骨的活动度，并降低术中发生骨折的风险。

- 截骨术可用于改善暴露情况，方式包括 Wagner 前方延长截骨术、外侧大转子延长截骨术（ETO）、标准大转子截骨术和大转子滑移截骨术。

- 许多骨溶解病例的股骨近端可能发生重塑。如果股骨近端有内翻重塑，可能不截骨就能取出股骨假体，但可能无法进行髓腔准备和安放新的假体。因此，在手术时进行 ETO 可能是一个更明智的决定。通常需要 ETO 来安全取出广泛多孔涂层和双锥形的非骨水泥股骨柄。

- 与股骨翻修一样，用弯骨刀和高速磨钻来帮助取出假体。骨水泥假体拔出后，可以用超声装置取出髓腔内残留的骨水泥。

- 对于大部分 Paprosky 2、3B 和部分 4 型股骨骨缺损来说，最常用的假体类型是带凹槽的锥形假体，可以是组配式的，也可以是非组配式的，根据外科医生的喜好来选用。

- 骨溶解的处理比较特殊，可能需要使用非典型技术。如果近端骨缺损延伸到股骨峡部远端，可以选择骨水泥股骨近端置换（用于老年患者）或同种异体骨－假体复合物（APC，用于年轻或活动量大的患者）。

- 对于宽大的 Ⅳ 型股骨，APC 可能是一种选择，但打压植骨也可能是一种选择。仔细地将同种异体骨打压到股骨髓腔内，重建骨储备，然后将一个长的、抛光的锥形骨水泥股骨柄置入重新制作的有松质骨支撑的髓腔内。

骨、内置物和软组织技术——通用翻修

- 股骨和髋臼假体置入后进行试验性复位。

- 术中拍骨盆 X 线片以验证假体位置是否可以接受，以及髋臼螺钉的长度和位置。

- 评估髋关节稳定性和下肢长度。
- 置入组配式内衬。
- 对于外展肌功能较差的患者（如去神经化、附着点剥离或大转子缺失），可以使用限制型内衬或双动全髋关节假体。其他患者可以使用使用大直径股骨头。
- 如果做了大转子截骨术，将骨折块复位并在小转子下方的平面用钛缆固定。
- 必要时在小转子平面以上用 Luque 钢丝固定。彻底冲洗伤口，分层闭合伤口。尝试关闭任何残留的关节囊结构结构。如果肌肉已被从骨上剥离，应使其重新附着。为了避免出现术后血肿，通常在深筋膜下放置引流管。对于伤口并发症风险较高的患者，可以考虑使用真空辅助伤口闭合装置。

术后护理

- 患者通常在术后 6~8 周内进行足尖着地的部分负重，尤其是在进行了截骨、复杂的髋臼翻修以及骨或软组织固定不太牢固的情况下。在接下来的 1~2 个月内，如临床检查和系列 X 线片显示没有假体移位，可以逐渐增加负重。对于骨盆不连续的患者，限制负重的时间需要进一步延长，直到医生观察到后柱重建愈合良好。
- 对于医生认为有脱位高风险或为保护大转子截骨愈合的患者，可以根据医生的判断使用髋关节外展支具，通常并不常规使用。

推荐阅读

1. Paprosky WG, Perona PG, Lawrence JM. Acetabular defect classification and surgical reconstruction in revision arthroplasty: a 6-year follow-up evaluation. J Arthroplast, 1994, 9:33-44.

2. Valle CJ, Paprosky WG. Classification and algorithmic approach to the reconstruction of femoral deficiency in revision total hip arthroplasty. J Bone Joint Surg Am, 2003, 85-A（suppl 4）:1-6. PMID: 14652388.

3 .Maloney WJ, Herzwurm P, Paprosky W, Rubash HE, Engh CA. Treatment of pelvic osteolysis associated with a stable ace-tabular component inserted without cement as part of a total hip replacement. J Bone Joint Surg Am, 1997, 79（11）:1628-1634. PMID: 9384421

第 37 章

金属磨损和腐蚀

ADAM HART, MICHAEL J. TAUNTON

翻译：李　毅　　审校：王先泉

关键概念

- 如图 37.1 所示，置入的任何金属部件都可能产生金属离子，导致局部组织不良反应（ALTR）：
  - 在金属对金属（MoM）髋关节表面置换术（图 37.2A）中，金属离子可能由接触面的磨损产生，尤其是内径较小的（女性多见）、外展角较大的髋臼假体，以及有不良记录的髋关节假体，最容易出现问题。
  - 在金属对金属（MoM）全髋关节置换术（图 37.2B）中，金属离子可能从磨损表面产生，更常见的是在头颈结合处的锥部产生。很多采用此类设计的假体的失败率很高。
  - 锥度磨损：金属离子是由头颈结合部磨损、腐蚀产生的（图 37.2C）。虽然可能的原因有很多，但主要原因是电偶腐蚀（两种不同的金属相互接触）和机械性裂隙磨损腐蚀（部分原因是假体微动）。
  - 组配假体接口处：类似头颈结合部的锥度磨损腐蚀，金属离子可以在组配式假体接口处（如组配式翻修股骨柄、双组配股骨颈假体；图 37.2D）或螺钉和髋臼假体之间的结合处产生。 通过机械磨损 / 或电化学腐蚀，在两个金属假体之间的界面处会产生离子和 / 或金属碎屑。
  - 撞击：任何金属假体部件的碰撞（如颈部撞击髋臼部件）都可能产生金属碎屑。
- 手术目标包括：
  - 消除局部炎性不良反应（ALTR）并消肿，包括纤维膜的切除，囊肿的引流，以及坏死肌肉、关节囊、肌腱和骨的大面积清创。 在 ALTR 进入腹膜后间隙的情况下，通常可以不完全切除，除非重要结构如股神经或动脉受到明显压迫，此时可能需要通过额外的骨盆内切口进行治疗。
  - 消除金属离子源：翻修假体以消除金属碎屑源。
  - 髋关节重建：处理潜在的骨和软组织缺损。
  - 避免并发症：主要是感染和不稳定。

无菌器械和内置物

- 围术期：术中自体血回输装置和氨甲环酸、Foley 导管插入、术中透视或摄 X 线片。

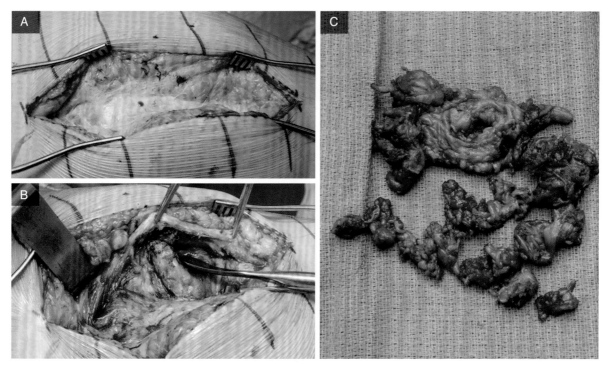

图 37.1 金属对金属全髋关节置换 ALTR 患者，包括暴露中臀中肌和臀小肌（A，B）以及切除的假瘤组织（C）

- 假体：取决于产生金属离子的来源。
  - 髋关节表面置换：将原来的股骨假体替换为具有陶瓷－聚乙烯界面的钛合金股骨假体（如单锥、双锥或圆柱柄，取决于术者的偏好）。如果髋臼假体固定良好、位置合适且型号合适，则可以保留髋臼假体并在臼杯内放置双动股骨头／内衬（超适应证应用；图 37.3）。否则，需要将髋臼假体取出并翻修为非金属界面。
  - 组配式假体头颈结合部的锥度腐蚀：如果股骨柄固定良好且锥部没有明显损坏（图 37.4A，B），可以放置陶瓷头（不符合制造商的建议）或置入带有钛合金套袖的陶瓷股骨头（首选）。如果股骨柄松动、位置不良或锥部严重损坏（图 37.4C），则应将股骨柄换成翻修型股骨柄，后者通常不是由钴铬合金制成的。
  - 金属对金属（MoM）全髋关节：金属碎屑和活性离子通常由锥部和金属－金属界面磨损产生，并且可以按如前所述进行处理。对于组配式髋臼假体，可以将内衬更换成高交联聚乙烯内衬；对于非组配式假体，可以按照以前描述的髋关节表面置换假体进行处理。
  - 双组配股骨颈假体：这些股骨柄即使固定得很牢固，也应该翻修为钛合金翻修柄、陶瓷头和高交联聚乙烯内衬。
  - 其他需要准备的东西：考虑是否需要高速磨钻、钛缆和钢丝、髋臼假体取出工具、刮匙、脉冲冲洗器、引流管。

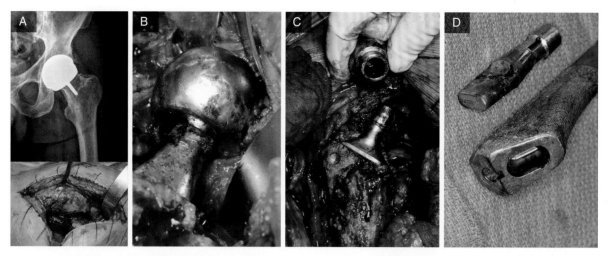

图 37.2　金属微粒的来源包括髋关节表面置换的负重面（A）。MoM 全髋置换的锥部（B）。金属对聚乙烯全髋置换的锥部（C）和颈部双组配式股骨柄（D）等处的磨损

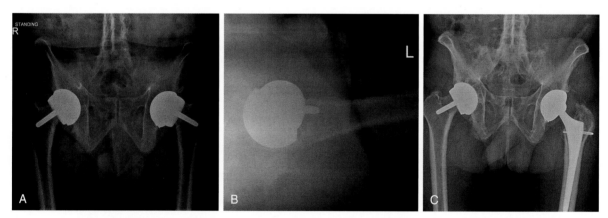

图 37.3　45 岁骨性强直性脊柱炎患者的 X 线片。双侧髋关节表面置换术后，体内金属离子水平升高，双侧髋部疼痛（A，B）。用非骨水泥钛合金双锥度股骨柄进行翻修，保留髋臼假体，置入双动股骨头（C）

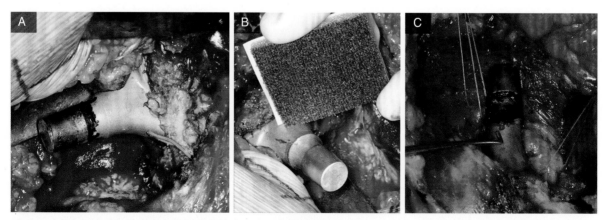

图 37.4　术中照片显示钛合金股骨柄和钴铬合金头的锥度腐蚀导致 ATLR（A）。用电刀清除头端污垢（条件允许时，建议用湿海绵代替电刀进行清洁），与另一个颈部腐蚀严重的假体（该假体无法保留）进行对比（C）

手术入路

• 采用前外侧还是后外侧入路取决于外科医生的偏好。在 ALTR 明显影响外展肌的情况下，采用前外侧入路较好，因其便于修复外展肌，并可降低术后不稳定的风险。

术前计划

• 病史采集和体格检查：特别是与邻近股神经、动脉或腹膜后结构的假瘤相关的压迫症状和体征，需要请血管或普通外科医师进行术前咨询。应积极寻找全身金属中毒的体征和症状，包括精神改变、甲状腺或心脏功能障碍等。此外，髋关节不稳定和外展肌功能不全的病史，是进行重建需要考虑的重要内容。

• 获取以前的手术记录：查看之前的手术入路和置入假体的细节，如部分双组配股骨颈假体有特定的、便于取出的拆卸工具。如果可以保留股骨柄，必须通过术前评估来确定是否需要带钛合金袖套的陶瓷头。

• 金属离子水平（Co、Cr、Ti）：应注意绝对值、相对值随时间的变化趋势，以及 Co 与 Cr 的比例（Co 与 Cr 比例高提示锥度腐蚀）。此外，还应评估肌酐和肾功能，因为这可能影响金属离子的清除。

• 感染检查（C 反应蛋白、红细胞沉降率和髋关节穿刺和白细胞计数）：注意，ALTR 伴感染的发病率较高，区分这两种疾病比较困难。

• 影像学评估和模板测量：评估假体的位置、稳定性和是否有假体周围骨溶解（图 37.5A）。根据情况，选用合适的假体模板进行测量。

• 超声或金属伪影减影序列的 MRI：评估由 ALTR 引起的软组织破坏的位置和程度（图 37.5B，C）。横断面影像可用于评估外展肌的损伤和脂肪浸润。

骨、内置物和软组织技术

• 患者侧卧，用坚固的骨盆支撑物（最好可透射 X 线）牢固固定患者骨盆，铺单的范围要足够大。

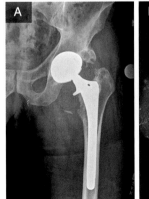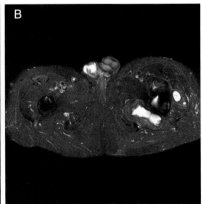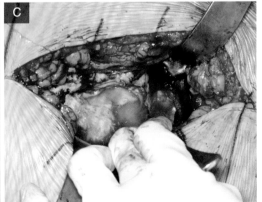

图 37.5 X 线片（A）、MARS MRI 轴位影像（B）和术中照片（C）显示采用钴铬合金股骨柄和股骨头进行金属对聚乙烯初次髋关节置换的锥度腐蚀导致的假瘤

- 对 ALTR 进行清创：
  - 大面积暴露 ALTR，用电刀、咬骨钳和刮匙去除囊膜、液体和周围受损的软组织（图 37.6）。
  - 尽可能多地清除 ALTR，允许留下相对难以清除或在骨盆内也难以显露的少量组织。
  - 如假瘤包绕神经血管，应谨慎处理。在术前评估中要预料到可能需要其他手术入路，也可能需要普外科或血管外科医师的帮助。
  - 常规行术中培养和组织病理学检查。
- 髋关节表面置换术后的髋关节翻修：
  - 在髋关节暴露和脱位后，在股骨颈的常规位置用往复锯进行截骨，并从各个方向切割假体柄（图 37.7）。股骨准备的其余部分遵循常规技术，如果有可能就应用陶瓷头对高交联聚乙烯内衬的界面。

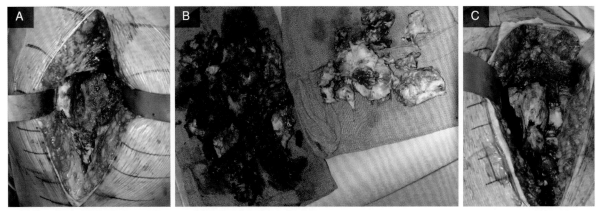

图 37.6　金属对金属髋关节置换术中感染假瘤与明显的外展肌损伤的照片（A），切除假瘤和坏死的关节周围软组织（B），清创和放入抗生素间隔物导致软组织缺损（C）

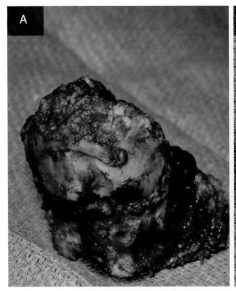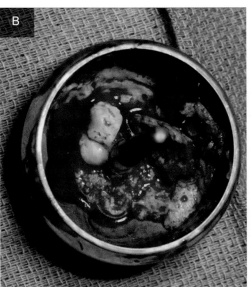

图 37.7　用往复锯进行标准的股骨颈截骨，对髋关节表面置换假体进行翻修，切除的股骨头（A）和股骨假体（B）。股骨假体去除后，股骨假体与股骨头分离

- 保留髋臼假体并置入双动聚乙烯内衬：
  - 显露骨–假体界面的周缘，并使用圆头冲子击打髋臼杯的边缘，以确保臼杯固定牢固。
  - 如果假体位置良好，可考虑保留部分髋臼假体，在臼杯内安装质量良好的双动股骨头假体。这尤其适合小骨盆解剖或臼杯内移，移除髋臼假体后骨量严重不足的情形。
- 臼杯翻修：
  - 使用特定型号的自动定心的弧形骨刀去除假体。
  - 评估取假体造成的骨缺损，并根据需要使用松质骨植骨或多孔钽金属垫块。
  - 重建时使用翻修型髋臼假体，并用多枚螺钉牢固固定。较大的髋臼缺陷可能需要臼杯–加强环结构来固定。
- 股骨头颈结合处锥度腐蚀的翻修：
  - 取出股骨头，检查锥度是否有损伤。使用湿纱布去除金属碎屑后，检查锥度是否有缺口或严重损坏（图 37.8）。如果锥度损伤可以接受，可以使用带有钛合金套袖的陶瓷头来更换金属头。需要注意，有时可能需要定制适配袖套，并且必须提前订购（图 37.9）。另外，根据骨缺损程度和外科医生的偏好，需要用非钴铬合金股骨柄翻修锥度损伤无法修复的股骨柄。

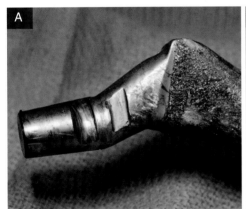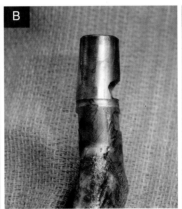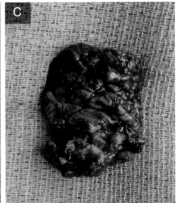

图 37.8　有明显缺口的钛合金股骨柄（A，B）和从钛碎屑中切除的 ALTR（C）

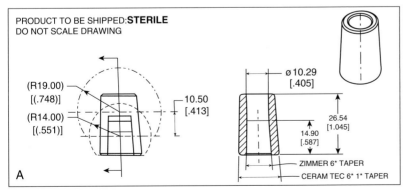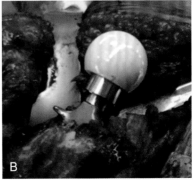

图 37.9　固定良好的 Harris-Galante 柄发生头颈锥度腐蚀，用定制适配袖套进行翻修。袖套的技术图（A）和术中照片（B）

269

- 翻修造成金属颗粒病的组配式假体的连接部：包括双组配式股骨颈和组配柄。通常需要完全取出这些假体，并更换为钛股骨柄，配上陶瓷头。
- 金属对金属全髋关节的翻修：结合前面的描述，来解决 Co-Cr 髋臼假体和股骨假体的锥度腐蚀。
- 外展肌破坏：在对假瘤进行大面积清创后，可能存在明显的软组织缺损，包括外展肌（图 37.6）。应考虑采用多种方案来降低髋关节不稳定的风险。
  - 如第 43 章（外展肌修复 / 重建）所述，可行外展肌修复、同种异体跟腱加强或臀大肌转位。
  - 使用大直径股骨头、双动股骨头或限制型内衬（作为最后的手段），来增加髋关节的稳定性。

术后护理

- 根据采取的手术方式，术后前 8 周仅限足尖着地部分负重；如果修复或重建了外展肌或担心稳定性，可以考虑使用髋外展支具。
- 通常让患者口服抗生素直到术后 14 天术中标本培养结果为阴性时。

第 38 章

股骨假体周围骨折

BRIAN P. CHALMERS，MATTHEW P. ABDEL
翻译：吴　帅　　审校：王先泉

关键概念

- 股骨假体周围骨折处理的关键是准确判断股骨假体是固定良好还是松动，因为对多数固定良好的假体多采用内固定处理，而对多数松动的假体则采用翻修进行处理。
- 仔细分析受伤前后的影像学表现，评估股骨假体的稳定性，有助于对骨折准确进行分型。
- 对于股骨假体固定牢固的（Vancouver B1、C 型）的骨折，应行切开复位内固定术（ORIF），采用锁定接骨板 - 螺钉结合钢缆 / 钢丝的刚性组件进行固定。
- 对于股骨假体松动的假体周围骨折（Vancouver B2、B3 型骨折），通常采用带沟槽的组配式锥形股骨柄行人工全髋关节翻修术。假体需要跨越骨折段，并以生物友好的方式在骨折的近端用 2 或 3 根钢丝将残留的骨折块捆扎在股骨假体的周围。
- 本章重点介绍在 Vancouver B、C 型骨折。

无菌器械和内置物

器械

切开复位内固定术

- 点状复位钳。
- 持骨钳。
- 2 根顶棒。
- 术中透视机。
- 翻修相关器械（未开封），以防改变手术方式。

人工全髋关节翻修术

- 常规髋关节翻修牵开器。
- 摆锯和往复锯。
- 短的和长的尖头磨钻。
- 6.5 mm 球形磨钻。

- 多种型号的宽骨刀。
- 手术室 X 线透视机。

内置物

切开复位内固定术（ORIF）

- 与股骨弧度相似的多角度锁定接骨板。
- 锁定和非锁定螺钉。
- 环扎钢缆和 / 或钢丝。

人工全髋关节翻修术

- 带沟槽的非骨水泥组配式锥形股骨假体柄与相关器械。
- 环扎钢缆和 / 或钢丝。
- 如果可以通过加大股骨头假体直径来降低脱位的风险，可以考虑更换股骨头假体和聚乙烯内衬——在这种情况下，需要准备匹配的聚乙烯内衬和组配式股骨头假体。

体位

切开复位内固定术

- 我们推荐患者取侧卧位，将整个股骨置于可透视手术台上，确保能够透视整个下肢，有助于骨折复位、固定和术中透视。如果术中需要转为人工全髋关节翻修术，也可以很容易地实现。

人工全髋关节翻修术

- 患者取侧卧位，手术野可以显露整个股骨，以方便骨折固定和术中透视。

手术入路

切开复位内固定术

- 在非粉碎性骨折中，以刚性内固定和直接骨愈合为目标。
  - 因此，在骨折床上取股骨外侧入路，于直视下对骨折进行复位。
  - 注意不要过度剥离软组织和骨膜。
  - 插入股骨远端外侧锁定接骨板时应取膝关节外侧入路。
  - 于近端经皮置入螺钉和线缆。
- 对粉碎性骨折，目标是桥接并稳定骨折端，并维持合适的力线。
  - 间接复位技术因剥离软组织最少并且可直接显露骨折部位，是比较理想的。
  - 插入股骨远端外侧锁定接骨板时应取膝关节外侧入路。
  - 采用经皮入路置入近端螺钉和钢缆。

人工全髋关节翻修术

- 应取股骨近端直接外侧入路。
  - 多采用大转子延长截骨术（ETO）或经股骨截骨术，来减少近端骨折块的软组织剥离。

术前计划

- 无论是采用切开复位内固定术还是人工全髋关节翻修术治疗股骨假体周围骨折，最重要的方面是保证股骨假体的稳定性和固定的牢固性。因此，详细的病史采集和影像学评估是必需的。

详细的病史

- 外伤与初次全髋关节置换术之间的时间间隔。
  - 如果骨折发生在全髋关节置换术后 6~8 周内，则应考虑假体松动。
- 受伤前就存在的腹股沟 / 大腿疼痛。
  - 如果受伤前就有明显的腹股沟或大腿疼痛，索取伤前的 X 线片来评估假体的下沉、进展性透亮带和 / 或假体移位是有帮助的。

影像学评估

- 仔细分析前后位和侧位 X 线片来评估骨折的位置和性质。
- 评估假体的稳定性是关键。外科医生应该着重评估以下几方面：
  - 假体下沉。
  - 假体周围透亮带。
  - 假体位置的改变。
  - 骨水泥鞘碎裂。
- 如果对假体的稳定性存在怀疑，则必须与伤前 X 线片进行比较。
- 对于严重的粉碎性骨折、骨折远端不太清楚的股骨远端螺旋形骨折，以及对股骨假体的稳定性有怀疑时，需行 CT 扫描。

骨折分型

- Vancouver 骨折分型可用于指导治疗方案的制订。
  - Vancouver AG（图 38.1）：股骨大转子骨折。
  - Vancouver AL（图 38.2）：股骨小转子骨折。
    - 不常见的骨折类型，常与不同原因导致的骨溶解破坏有关。
    - 可通过 CT 扫描来发现股骨假体周围的隐匿性螺旋形骨折或肿瘤病变。
  - Vancouver B1：股骨假体周围骨折位于固定良好的股骨柄的末端附近（图 38.3）
  - Vancouver B2：股骨假体周围骨折合并假体松动（图 38.4）
  - Vancouver B3：股骨假体周围骨折合并假体松动，伴有明显的骨缺损或骨质欠佳（图 38.5）
  - Vancouver C：骨折远离假体远端，假体固定良好（图 38.6）
- 一般情况下，对伴有股骨假体松动的骨折（Vancouver B2、B3 型）最好采用人工全髋关节翻修术；而对股骨假体稳定的骨折（Vancouver B1、C 型），最好采用切开复位内固定术（ORIF）。

手术计划与模板

无论是进行切开复位内固定术（ORIF）还是全髋关节翻修术，均应尽量获取初次全髋关节置换术的手术记录和假体信息，特别是原手术入路和内置物情况。

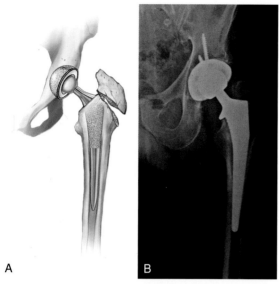

A   B

图 38.1 图解（A）和正位 X 线片（B）显示 Vancouver
AG 型假体周围股骨骨折（Mayo Foundation for Medical
Education and Research）

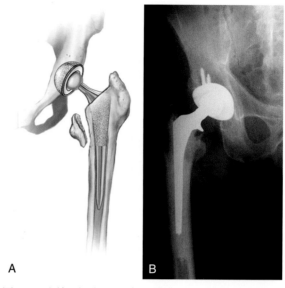

A   B

图 38.2 图解（A）和正位 X 线片（B）显示 Vancouver
AL 型假体周围股骨骨折（Mayo Foundation for Medical
Education and Research）

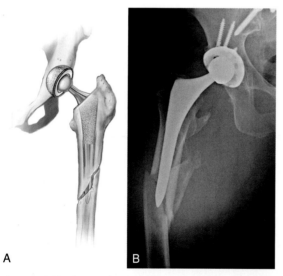

A   B

图 38.3 图解（A）和正位 X 线片（B）显示 Vancouver
B1 型假体周围股骨骨折（Mayo Foundation for Medical
Education and Research）

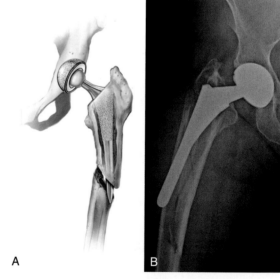

A   B

图 38.4 图解（A）和正位 X 线片（B）显示 Vancouver
B2 型假体周围股骨骨折（Mayo Foundation for Medical
Education and Research）

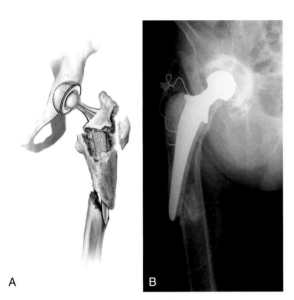

图 38.5　图解（A）和正位 X 线片（B）显示 Vancouver B3 型假体周围股骨骨折（Mayo Foundation for Medical Education and Research）

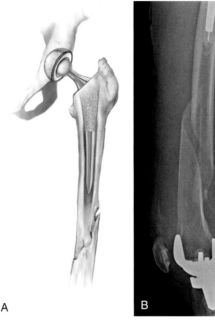

图 38.6　图解（A）和正位 X 线片（B）显示 Vancouver C 型假体周围股骨骨折（Mayo Foundation for Medical Education and Research）

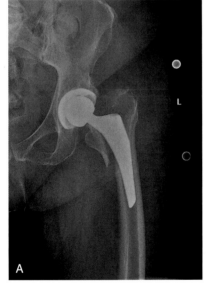

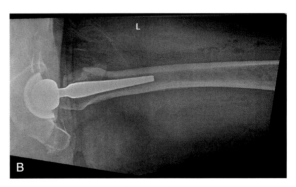

图 38.7　Vancouver B2 型假体周围股骨骨折的正位（A）和侧位（B）X 线片。患者为 79 岁的女性，股骨假体松动，计划使用组配式带槽锥形假体柄行全髋关节翻修

切开复位内固定

- 在股骨全长 X 线片上（测量）初步计划所需接骨板的大致长度，以确保有合适的器械和内置物。
- 注意各种股骨畸形（如前弓过度、内翻或外翻畸形）的存在，以防需要特殊的内置物。

人工全髋关节翻修

- 如果要设计组配式带槽锥形柄（图 38.7），模板应该遵循第 6 章中的建议。

- 初始手术方案应根据术中的情况进行调整，必要时对股骨和髋臼假体进行翻修（如股骨部分松动，THA 术后术中不稳）

骨、内置物和软组织技术

切开复位内固定（Vancouver B1、C 型骨折）

- 对于假体固定良好的假体周围骨折或假体远端骨折（图 38.8），目标应该是切开复位和内固定，直接显露和复位骨折。
- 首先直接显露骨折部位并用点状复位钳或持骨钳对骨折进行复位。
- 用低切迹 Luque 钢丝临时固定，以便将侧方接骨板直接置于其表面（图 38.9）。
- 如果骨折能够承受较大拉力，则应使用拉力螺钉对骨折块进行加压（虽然不是为此目的设计的）。
- 然后通过股骨直接外侧入路显露股骨远端，将股骨远端锁定接骨板自远而近逆行置于股骨处。
- 选择长度合适的股骨远端外侧锁定接骨板，通常应达到股外侧嵴或大转子尖（图 38.10）。
- 从膝关节远端切口直接将股骨远端锁定接骨板贴骨面逆行插入股骨近端。
- 拍摄股骨近端和远端的正侧位 X 线片，以确保接骨板长度和在矢状面上的位置基本合适（图 38.10A）。
- 一旦接骨板的长度和位置满意，用克氏针于股骨的近端和远端进行固定（图 38.11）。
- 通过接骨板的螺钉孔置入 2 或 3 枚螺钉，将其固定于股骨远端上。
- 然后在股骨近端用至少 1 枚螺钉将钢缆或接骨板固定于骨。

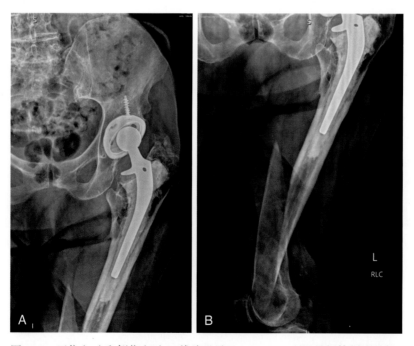

图 38.8　正位（A）和侧位（B）X 线片显示 Vancouver C 型股骨假体周围骨折。患者为 95 岁女性，远端螺旋形骨折位于固定良好的混合型全髋关节假体的下方。（Brandon J. Yuan, MD. 供图）

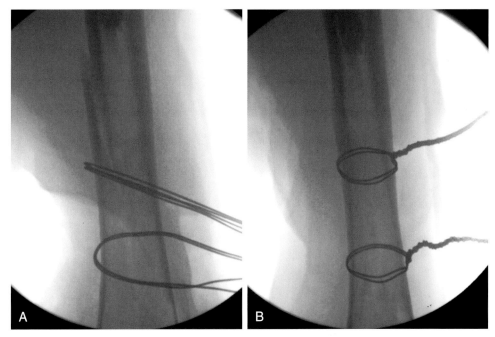

图 38.9 与图 38.8 为同一患者，术中透视影像（A，B）。充分显露并使用 Luque 钢丝临时固定螺旋形骨折（Brandon J. Yuan, MD. 供图）

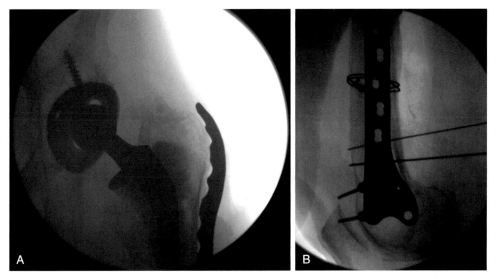

图 38.10 术中透视影像显示患者（图 38.8）从大转子（A）到股骨外侧髁（B）有足够的长度置入接骨板（Brandon J. Yuan, MD. 供图）

- 第一枚螺钉应该是非锁定的皮质骨螺钉。注意不要在放置锁定皮质骨螺钉后再放置非锁定皮质骨螺钉。
- 然后，在接骨板的远端置入其余锁定螺钉。
- 近端固定的目标是非锁定螺钉双皮质固定，通常通过一个更近端的外侧小切口来实现。如果股骨假体很小，并且假体前后有足够的骨质，这是可以做到的。穿过骨水泥鞘的双皮质固定可进一步加强固定效果（图 38.12）。

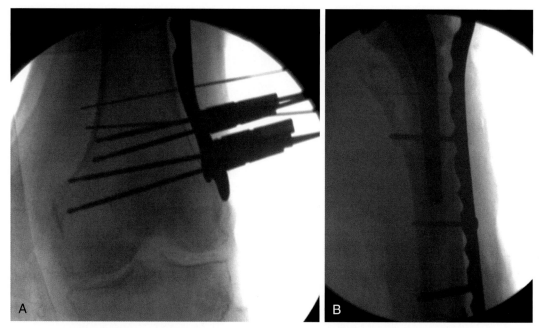

图 38.11　术中透视影像，显示患者（与图 38.8 为同一患者）的股骨远端螺钉的钻孔和测量（A），以及在近端放置多枚双皮质螺钉固定（B）（Brandon J. Yuan, MD. 供图）

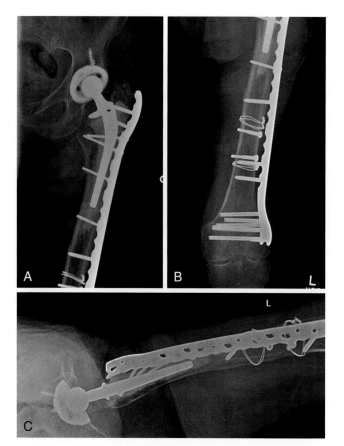

图 38.12　术后患者（与图 38.8 为同一患者）的正位（A，B）和侧位（C）X 线片，显示 Luque 钢丝和加压螺钉对股骨远端螺旋骨折的直接加压，以及股骨近端骨水泥假体周围的双皮质螺钉固定

- 对于较大的非骨水泥股骨假体，双皮质螺钉固定非常困难。因此，可以将 1 枚螺钉穿过小转子进行双皮质固定，同时还可以采用单皮质锁定螺钉 + 钢缆的组合固定。

- 如果骨折已获得直接复位和加压，则接骨板作为中和接骨板发挥作用。因此，在膝关节和股骨假体部位之间的股骨干上放置 2 或 3 枚非锁定螺钉即可，而不需要在每个螺孔用螺钉固定（图 38.12）。这些螺钉通常可以通过复位骨折的切口或经皮放置。

- 如果对粉碎性骨折进行间接复位，则接骨板作为桥接接骨板发挥作用。因此，通过间隔性置入锁定螺钉固定产生的应力来诱导骨折的 II 期愈合。

全髋关节翻修术（Vancouver B2、B3 型骨折）

- 对股骨假体周围骨折伴股骨假体松动的显露，不仅需要显露骨折处，还需要显露股骨髓腔和髋臼。

- 改良的大转子延长截骨或经骨折部位的显露是可行且非常有用的（图 38.13）。改良的大转子延长截骨通常指在冠状面中部劈开股骨近端。总的策略是通过骨折线或有限截骨显露关节和股骨髓腔，尽量少剥离骨折块上的肌肉。更多翻修术显露方面的细节见第 1 章。

- 拆除股骨头并取出松动的股骨假体。

- 检查聚乙烯内衬表面的完整性以及臼杯的牢固度和位置。

- 在股骨的两侧用 Bennet 牵开器显露股骨远端。

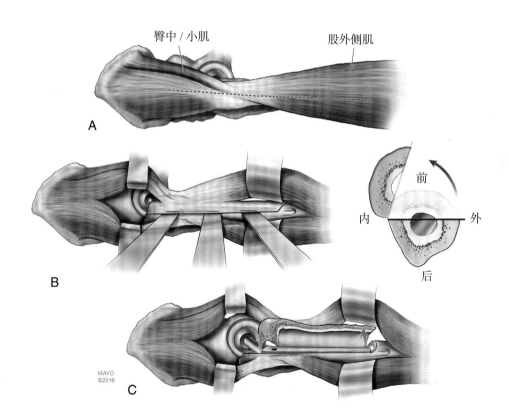

图 38.13 通过股骨前部为基础的股骨大转子延长截骨术显露股骨。沿股骨外侧轴将软组织分离至骨面（A），将股骨外侧皮质用摆锯和磨钻劈开，内侧皮质钻孔，以形成应力集中点；接下来使用宽骨刀轻轻撬起并完成截骨（B）。然后可以将股骨近端前部作为一个整体翻转来显露股骨假体（C）

- 在无骨折、活力好的骨干预先行钢缆捆扎（图 38.14）。
- 按照第 6 章的描述，用带沟槽的锥形铰刀依次对完整的骨干进行扩髓，直到形成有支撑力的锥形髓腔。
- 如第 6 章所述，以带沟槽的锥形柄试模进行测试，以确保轴向和旋转稳定性。术中进行正侧位透视，以确保带沟槽的锥形柄的长度、直径和位置是最佳的。
- 然后，轻轻打入带沟槽的锥形股骨假体柄，同时依次拧紧预扎钢缆（图 38.15）。
- 接下来对股骨近端进行扩髓，并用组配式假体的近端部件试模来优化肢体长度、联合偏距、前倾以及最终的髋关节稳定性。
- 随后，外展髋关节，用点状复位钳和顶棒复位截骨骨块和骨折碎片。
- 最后，用 2 或 3 根钢缆 / 钢丝以一种生物学友好的方式将股骨近端的截骨块和假体柄近端周围的碎骨块捆扎固定（图 38.16A）。
- 有时需要用磨钻来清除大转子内表面的硬化骨和剩余的截骨块，以确保假体柄近端和股骨近端的骨匹配（图 38.16B）。

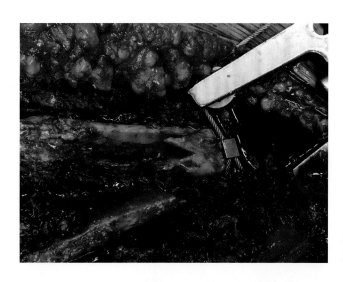

图 38.14　69 岁的女性的术中照片，预防性钢缆环扎于 Vancouver B3 型股骨假体周围骨折的远端

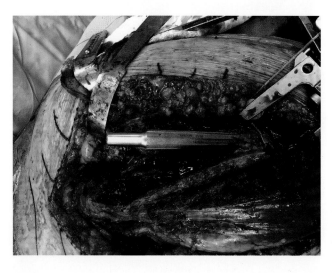

图 38.15　与图 38.14 为同一患者的术中照片，击打假体柄的带槽锥形部分，达到轴向和旋转稳定

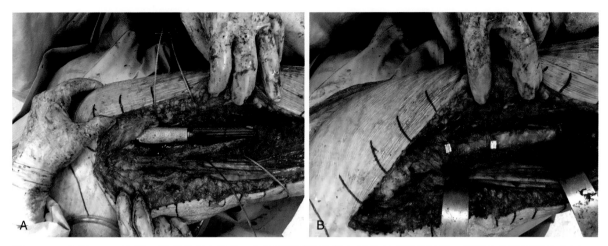

图 38.16　与图 38.14 为同一患者的术中照片，2 根钢缆以生物学友好的方式环扎固定，以减少软组织剥离（A），并足以闭合截骨骨块和骨折片的缝隙（B）

推荐阅读

1. Abdel MP, Cottino U, Larson DR, Hanssen AD, Lewallen DG, Berry DJ. Modular fluted tapered stems in aseptic revision total hip arthroplasty. J Bone Joint Surg Am, 2017, 99（10）：873-881.

2. Abdel MP, Lewallen DG, Berry DJ. Periprosthetic femur fractures treated with modular fluted, tapered stems. Clin Orthop Relat Res, 2014, 472（2）：599-603.

3. Abdel MP, Watts CD, Houdek MT, Lewallen DG, Berry DJ. Epidemiology of periprosthetic fracture of the femur in 32 644 primary total hip arthroplasties: a 40-yearexperience. Bone Joint Lett J, 2016, 98-B（4）：461-467.

第 39 章

髋关节不稳定

BRIAN P. CHALMERS，ROBERT T. TROUSDALE

翻译：吴　帅　　审校：王先泉

关键概念

- 仔细对患者进行评估对于确定临床和身体风险因素是很重要的，因为这些因素使患者处于髋关节不稳定的风险中，包括腰椎病变、外展肌功能障碍、潜在的神经肌肉障碍和认知障碍。
- 对腰椎、内置物、假体位置、髋关节偏距和长度的影像学评估是非常重要的。
- 逐步处理全髋关节翻修术中的不稳定性因素。
  - 固定型股骨头。
    - 可解决假体位置不良、软组织和骨性撞击。
    - 恢复软组织张力、髋关节的长度与偏距。
    - 采用大直径固定型股骨头假体，以增加跳跃距离和无撞击的运动范围，从而增强髋关节的稳定性。
  - 双动型股骨头。
    - 可能是高危患者的首选，可以增加有效的股骨头直径，扩大发生假体撞击前的运动范围。
  - 限制型内衬。
    - 仅限于严重的外展肌和软组织功能不全和 / 或以上方法均失败的情况。

无菌器械和内置物

- 常规髋关节拉钩和器械。
- Explant 髋臼取出系统（苹果铰刀）。
- 髋臼定位器。
- 假体，包括专用股骨头及组配式聚乙烯内衬（包括高偏距、高边内衬）。
- 非骨水泥翻修型髋臼假体（包括器械），包括大直径的股骨头假体。
- 非骨水泥翻修型股骨假体。
- 双动型股骨头假体（包括器械）。
- 限制型内衬（包括器械）。

手术入路

- 患者取侧卧位。
- 采后外侧入路和前外侧入路，因其均可延伸；如有必要可广泛暴露。这两种入路可重复使用或扩大延伸。
- 目前认为直接前方入路手术可用于少数髋关节翻修术，但扩大暴露比较困难。
- 有经验的术者会在发现有严重的外展肌损伤时采用前外侧入路。

术前计划

临床危险因素分析

- 统计学分析显示，老年患者和女性更容易发生脱位（图 39.1）。
- 伴发疾病：
  - 神经系统相关疾病，如帕金森病、Charcot 关节病、脑瘫、脊髓灰质炎后遗症。
  - 腰椎融合 / 僵硬，特别是累及骨盆的情况。
- 初次全髋关节置换术的原因——创伤后（如先前的股骨颈骨折）和缺血性坏死有较高的术后脱位风险。

体格检查危险因素分析

- 外展肌的力量 / 外展功能。
- 肢体长度，包括真实长度、外观长度以及两者的差异。
- 腰椎僵硬。

影像学评估——术前和当前 X 线片的对比

- 聚乙烯内衬磨损 / 骨溶解。
- 假体固定的牢固性。
- 髋臼假体的位置（图 39.1）。
  - 理想的髋臼外展角 = 40°（图 39.2）。
  - 理想的髋臼前倾角 = 15°~20°（图 39.2）。
    - 应该在髋关节标准侧位片上进行测量与分析。
- 髋臼杯的位置应根据腰椎疾病的不同而变化。
- 髋关节的长度和偏度（图 39.3）。

原手术记录

原手术入路

- 指导手术计划的制订，更好地理解不稳定机制，了解复发性脱位的方向。

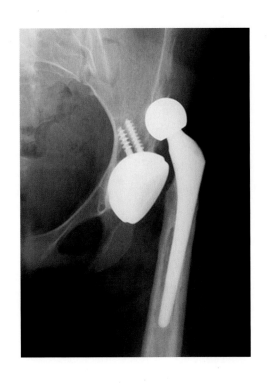

图 39.1　全髋关节置换术后发生股骨头后上脱位，髋臼杯的外展角过大

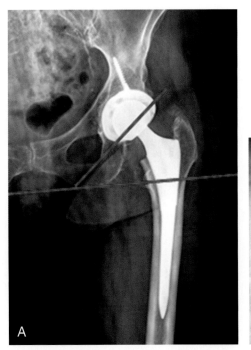

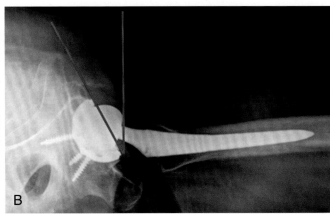

图 39.2　在 X 线片上测量评估假体的位置、髋关节偏距和下肢长度的恢复。理想的髋臼外展角为 40°（A），理想的髋臼前倾角为 15°~ 20°（B）

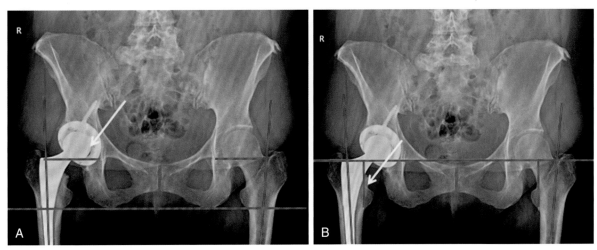

图 39.3 　与术前和对侧髋关节的 X 线片进行对比，髋关节偏距（箭头 A）和髋关节的长度（箭头 B）的恢复也很重要

- 例如，如果初次全髋关节置换术是通过后入路进行的但发生了前脱位，则应对髋臼杯和股骨柄前倾进行仔细评估。

界面的类型

- 如考虑金属对金属界面或锥度的磨损，应对金属离子水平和外展肌功能进行评估（通过查体和减少伪影 MRI 序列）。

内置物记录

- 备好组配式股骨头假体和聚乙烯内衬，以匹配手术中可能保留的内置物。
- 了解内置物是否为高偏距和高边内衬、双动型股骨头假体或限制型内衬。
- 根据需要准备取出原假体的器械。

术前准备

准备多种手术方案

- 如果计划保留原假体的组件，应准备当前假体的组配式股骨头假体和聚乙烯内衬。
- 如果需要行翻修手术（如假体松动、移位），术前需要进行模板测量并备好翻修用的髋臼假体和股骨假体。
- 如果需要增强稳定性，可采用双动型股骨头假体和 / 或限制型内衬。

骨、内置物和软组织技术

- 在切开筋膜后、打开髋关节前，应评估软组织的完整性。
  - 注意后关节囊的缺损，特别是使用先前的后侧入路时（图 39.4）。
  - 注意外展肌的完整性和质量，特别是使用先前的外侧或前外侧入路时（图 39.5）。

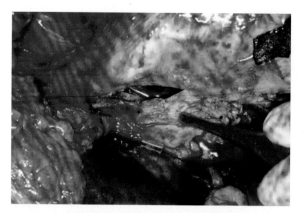

图 39.4　后路全髋关节置换术后（关节囊缺如）

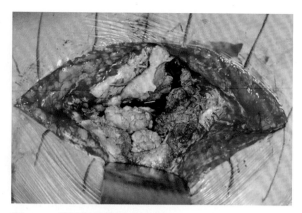

图 39.5　外展肌结构严重缺损

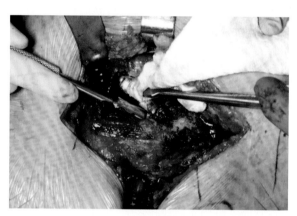

图 39.6　脱位髋关节，用击打器打出股骨头，纱布保护假体柄锥

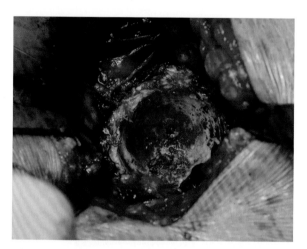

图 39.7　用 Hohmann 牵开器进行髋臼周缘暴露，以正确评估髋臼和 / 或髋臼假体的位置和固定

- 根据使用的手术入路，用骨钩使髋关节向前或向后脱位。
- 用击打器击打取出股骨头，不要直接击打假体柄的柄锥（图 39.6）。
- 手法检测股骨假体柄固定的稳定性。
- 评估股骨假体的位置。
  - 理想情况下，股骨前倾角约为 15°（与髋臼前倾角的和，也就是联合前倾角为 30° ~ 40°）。
  - 根据术者的习惯，用牵开器显露髋臼的周缘部分，有经验的术者一般首选 Hohmann 牵开器（图 39.7）。
- 用弯骨凿和电刀去除突出于髋臼假体外的骨赘和 / 或骨，降低骨赘与股骨发生撞击的风险。撞击可能会将股骨头撬出髋臼（图 39.8）。
- 从髋臼假体上拆下聚乙烯内衬；许多髋臼假体有专用的取出器械；如果没有的话，可用骨凿在臼杯和聚乙烯内衬之间依次打入，或用一枚 4.5 mm 螺钉（髋臼螺钉成套工具中有）拧入臼杯将内衬顶出的方法取出内衬。如果这些方法失败，逐步磨锉聚乙烯内衬是最后的办法。

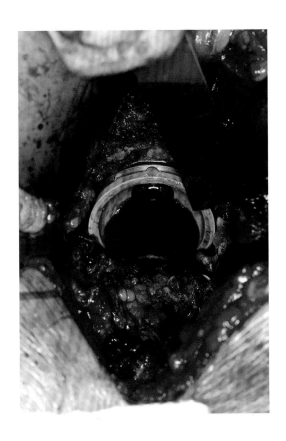

图 39.8　用弯骨凿去除髋臼周围骨赘

- 如髋臼假体上有螺钉固定，应予以拆除。
- 如有专用的臼杯打入 / 拔出器械，则可手动测试髋臼假体的稳定性。或者以击打器轻敲髋臼假体周缘看有无微动。用小的工具检查髋臼假体的周围界面以评估骨长入情况。
- 评估髋臼假体的位置，首选带有髋臼试模的吸盘式臼杯把持器、解剖标志，还有术前 X 线片。
  - 一般情况下，髋臼假体应与后方的坐骨平齐。
    - 如果髋臼假体后缘露出较多，则可能系前倾角过大（或如果髋臼假体周缘露出较多，则髋臼假体打入太浅、太偏外）。
    - 如果髋臼后缘比假体显著突出，则可能存在髋臼假体后倾或前倾不足。
  - 髋臼外展角应为 40° 左右。
    - 如果安放位置正确，臼杯上缘通常会略高于髋臼上缘。

　　注意：处理髋关节不稳定的关键原则是解决导致复发性不稳定的问题，首先要解决的问题包括假体位置不良、骨和软组织的撞击、下肢长度和偏距恢复不充分。我们以逐步递增的方式来增加关节的稳定性，从大直径的固定型股骨头假体到双动型股骨头假体；极少数情况下，其他方法都失败时，可采用限制型内衬。

- 如果髋臼假体松动或位置不佳（图 39.9），应对髋臼假体进行翻修。
  - 用 Explant 臼杯取出系统，以最小的骨丢失取出髋臼假体；从较短的刀片开始，沿髋臼假体的周缘进行分离；需要去掉髋臼牵开器或改变髋臼牵开器的位置来完成髋臼 360° 的分离，以上步骤完成后，更换较长的刀片重复这个过程，确保刀片尽可能深地进行分离。骨长入被分离后，髋臼假体通常会松动并附着于 Explant 臼杯取出系统。

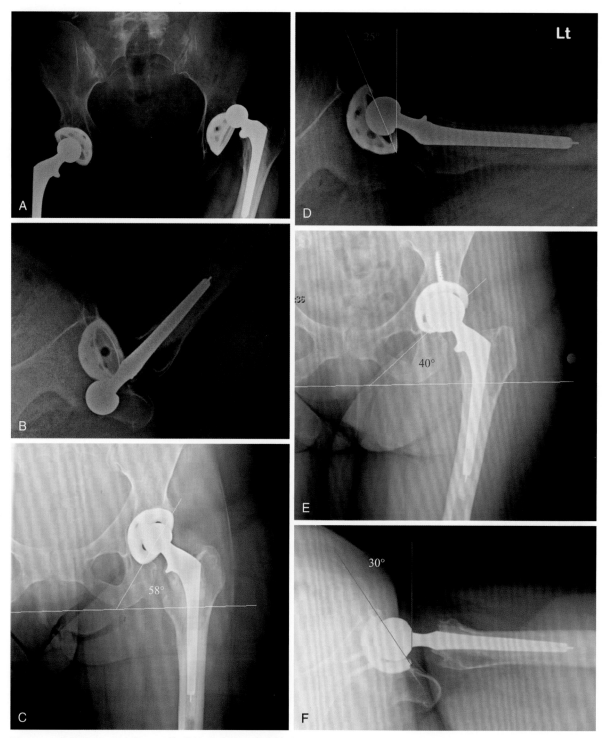

图 39.9 患者为 62 岁女性，12 年前接受双侧后路全髋关节置换术，因假体反复脱位就诊（A，B）。她的左髋臼假体外展角接近 60°（C），对其进行了髋臼假体的翻修，将髋臼假体调整到理想的位置（E，F），更换直径 36 mm 股骨头。随访 3 年，关节稳定，无复发性脱位

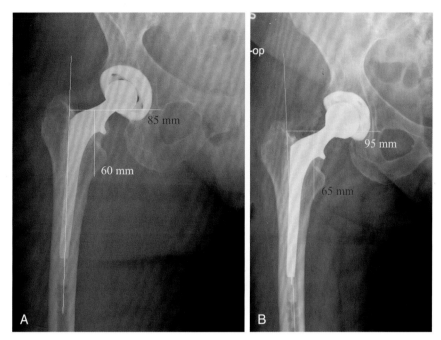

图 39.10 患者为 62 岁女性，12 年前经由后路行双侧全髋关节置换术治疗髋臼发育不全，因髋关节反复脱位而转至本院。右髋臼假体位置良好。她接受了右侧全髋关节翻修术，置入了一个外移 4 mm 的、有 10° 高边的内衬，并将高边置于上后方，同时更换组配式股骨头以增加髋关节的长度和偏距。总的来说，偏距和长度分别比术前增加了 10 mm 和 5 mm（A，B），还更换了直径 36 mm 的股骨头。随访 3 年，关节稳定，无复发性脱位

- 清理髋臼并评估剩余骨量。
- 用逐步增大的髋臼锉依次进行磨锉，直到达到良好的压配。作者倾向于使用髋关节翻修型假体。
- 将新髋臼杯打入到位，注意保持适当的外展角和前倾角。
- 作者常规在髋臼假体内拧入多枚髋臼螺钉，以确保在翻修时得到足够的固定强度。
- 如果髋臼假体固定良好、位置良好，应尝试高偏距型或高边型内衬和组配式股骨头假体来增加髋关节的偏距和长度，以增强髋关节的稳定性（图 39.10）。
- 增加股骨头的直径也会增加髋关节的稳定性（图 39.10）。

    注意：虽然单纯更换股骨头假体 / 内衬有可能解决反复出现的不稳问题，但是这种情况很少发生，除非是最简单的病例。我们反对对多次接受全髋关节翻修术的复杂患者使用简单的组配式股骨头 / 聚乙烯内衬置换。

双动型股骨头假体

- 双动型股骨头假体有更大的有效股骨头直径，增加了假体跳跃距离，在假体发生撞击前有更大的活动范围。
- 在许多高危患者中，双动型股骨头假体是解决髋关节不稳的首选方法，包括从半髋关节置换转为全髋关节置换（图 39.11）、广泛腰椎融合（图 39.12）、患有神经肌肉疾病以及部分进行复杂髋臼重建而避免使用限制型假体的患者。

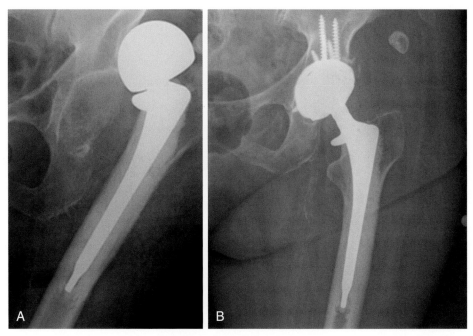

图 39.11　患者为 86 岁女性，因股骨颈囊内骨折行骨水泥半髋置换术，术后再度发生脱位（A）。考虑到先前的脱位和复发性不稳定的多种危险因素（先前的骨折、先前的大股骨头、老年人和女性），为其置入双动结构的髋臼假体（B）

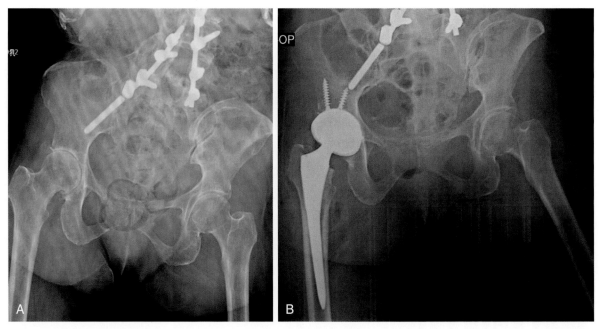

图 39.12　术前（A）和术后（B）X 线片，显示因脊柱广泛畸形行融合术后，髂腰固定的患者接受了双动型股骨头假体的初次全关节置换术

- 双动型股骨头假体可以在髋臼翻修时应用（如果假体松动或位置不良），也可以在兼容型髋臼假体更换组配式部件时使用，或者用于将骨水泥兼容型双动内衬粘到固定良好、位置良好的髋臼假体中。

- 采用双动型股骨头假体翻修髋臼假体（图 39.11）：推荐常规使用具有双动功能的髋臼假体来进行翻修；建议将股骨头假体和较大的聚乙烯部件在体外进行安装，因为在多数系统中很难在体内原位安装。

- 可以将兼容骨水泥固定的双动型股骨头假体粘在固定良好、位置良好，但没有组配式双动功能的髋臼假体内（图 39.13A）。

  - 在确定髋臼假体位置和稳定性理想后，用双动型假体进行测试，双动型假体的内径比原来髋臼杯的内径小 2~4 mm，以留出容纳骨水泥套的空间。

    - 打开真正的双动髋臼杯的包装；作者更喜欢具有多孔或粗糙表面的假体，因其与骨水泥的结合效果优于表面抛光的假体（图 39.13B）。

  - 用金属切削磨钻在髋臼假体内表面进行刻痕（如果需要的话）；彻底冲洗清除所有金属碎屑。

  - 将每包骨水泥与 1.2 g 庆大霉素混合，在面团期用手指将其按入臼杯中。

  - 用塑料打入器将双动型髋臼假体打入骨水泥中，确保其平整、完全地固定于翻修型臼杯中。

  - 清除多余的骨水泥，并使骨水泥杯和聚乙烯部件的周围保持均匀的压力。

  - 如前所述，将股骨头假体和大的聚乙烯部件在体外手术台上进行组装。

  - 将双动关节安装到股骨假体的颈部并复位髋关节（图 39.13C）。

  - 术中检查髋关节的稳定性。

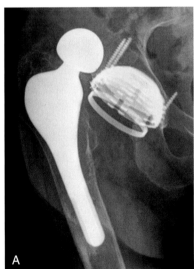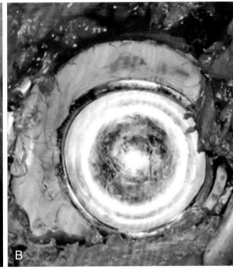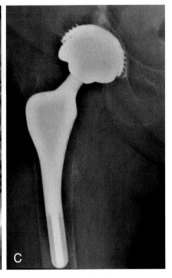

图 39.13　患类风湿性关节炎的 53 岁女性，因复发性关节脱位而在外院置入限制型内衬。转诊至作者所在医院来处理髋关节脱位（A）。为了避免在髋臼假体的翻修过程中出现大量骨丢失，用骨水泥固定了双动型股骨头假体（B，C）。术后 4 年随访时髋关节保持稳定

限制型内衬

- 限制型内衬可通过将股骨头限制于髋臼假体中来防止发生关节脱位，从而补偿软组织的缺失。
- 在反复脱位的全髋关节置换中应用限制型内衬的主要适应证是：
  - 严重的外展肌功能不全和/或严重的关节周围软组织缺损（图39.14，图39.15）。
  - 双动型股骨头假体反复脱位。
- 对于软组织缺损和外展肌功能丧失的患者，作者基于以下关键因素首选双动型股骨头假体：
  - 在发生复发性脱位时，限制型内衬几乎总是需要手术干预。
  - 限制型内衬增加了假体的撞击。
  - 限制型内衬增加了髋臼假体－骨界面的应力，在采用植骨、垫块和/或臼杯－加强环复合体的复杂髋臼重建中更容易出问题。
- 如前面应用双动型股骨头假体翻修部分所述，限制型内衬可置于兼容型假体专用髋臼杯中，或用骨水泥将其粘到适当位置。手术技术遵循上述双动型股骨头假体的技术。
- 一旦选择了最终的假体，装配顺序取决于所选择的限制型假体的类型。

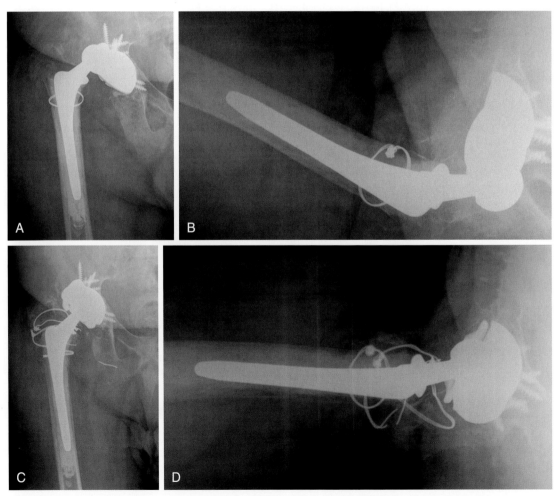

图39.14 患者为52岁男性，应用钽杯和组配式垫块行复杂的髋臼翻修术后，反复发生后脱位（A，B）。注意股骨转子骨折并移位（A）。该患者髋臼翻修术后1年余，髋臼假体位置良好且骨长入良好。考虑到其外展肌功能差，对其进行翻修更换骨水泥限制型内衬（C，D）

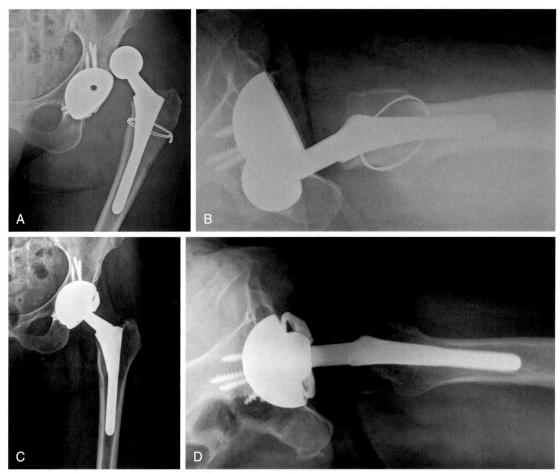

图 39.15 患者为 63 岁女性，因金属对金属表面置换失败，伴有广泛的假瘤和外展肌破坏，出现反复的上、后脱位（A，B）而行全髋关节翻修术。患者髋臼假体固定良好，位置良好。用骨水泥固定限制型内衬（C 和 D），并在随访中保持稳定

术后处理

- 可以使用髋关节外展支具 6~8 周以促进软组织愈合；作者更倾向于在置入限制型内衬后使用这些支具，以防止活动范围的增加和 / 或发生假体撞击。
- 是否负重取决于翻修过程的具体情况，如髋臼假体是否翻修。

第 40 章

感染：二期翻修技术

TIMOTHY S. BROWN，KEVIN I. PERRY
翻译：吴　帅　　审校：王先泉

关键概念

- 在北美，二期翻修是治疗慢性髋关节假体周围感染（PJI）的金标准。

- 第一阶段需要取出所有的髋关节假体和骨水泥，对坏死和感染的组织进行彻底清创，对伤口进行彻底冲洗，然后（通常情况下）放置含抗生素的骨水泥占位器。

- 有三种不同类型的抗生素占位器：非关节型抗生素占位器、成品关节型抗生素占位器和术中制作的关节型抗生素占位器。

- 成品占位器（图 40.1）含抗生素剂量较低，使用时需要补充高剂量抗生素的骨水泥。

- 术中制作的占位器（图 40.2）允许外科医生选择用于占位器的抗生素类型和剂量。

- 抗生素占位器脱位并不罕见，其发病率可能被低估（图 40.3）。

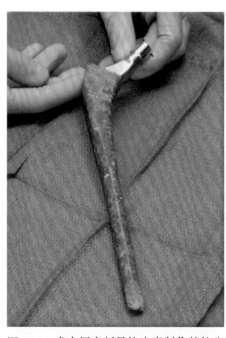

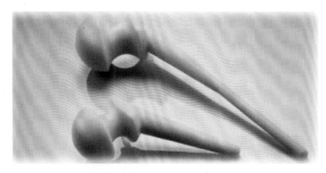

图 40.1　抗生素占位器成品

图 40.2　术中用高剂量抗生素制作的抗生素占位器

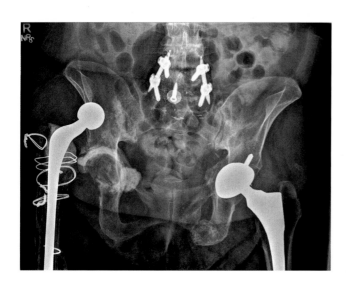

图 40.3 骨盆正位片示关节型抗生素骨水泥占位器脱位

- 术后，患者应在感染专家的指导下静脉应用针对感染病原菌的抗生素治疗。
- 完成抗生素治疗后，患者应停药一段时间，以确保感染已清除，然后再进行翻修。
- 在髋关节翻修过程中，应取多个标本送培养，术中应送病理检查以确保感染已清除。

无菌器械和内置物

清创和占位器置入

- 常规髋关节拉钩。
- 大型摆锯（如果进行截骨手术）。
- 长、短尖头磨钻。
- 用于取出非骨水泥型假体的薄骨刀。
- 超声骨水泥清除设备（如需取出骨水泥假体柄）。

内置物

- 抗生素占位器模具（如果在手术时制作占位器）。
- 骨水泥枪用于制造抗生素销钉（如果使用非关节型占位器）。
- Luque 钢丝。

假体再置入手术

- 用于去除骨水泥的骨凿和咬骨钳。
- 用于去除骨水泥的高速磨钻和刮匙。
- 钢丝剪（如有捆扎钢丝）。
- 常规髋关节拉钩。
- 全髋关节翻修所用的髋臼和股骨假体。
- 考虑使用稳定性高的假体。

体位

- 根据术者的习惯，决定患者取侧卧位或仰卧位。

手术入路

- 根据术者习惯，可通过前外侧或后外侧入路完成髋关节假体取出术。
- 如果使用股骨大转子延长截骨术来取出股骨假体，最好采用后外侧入路。

术前计划

- 既往手术记录中关于假体的信息是至关重要的，可据此备好取出器械。
- 术前应进行影像学检查，包括骨盆正位片、患侧髋关节的正侧位片（图40.4）。
- 考虑手术入路、截骨的必要性，以及假体的位置也是必要的。
- 根据应用非关节型还是关节型抗生素占位器制订手术计划并备好合适的器械。
  - 无占位器（单纯切除成形术）。
    - 很少使用。
    - 主要是针对那些病情严重、免疫功能低下，或那些抗生素占位器治疗失败的患者。
  - 非关节型占位器。
    - 在某些情况下使用，特别是存在严重的骨丢失或软组织缺损导致无法使用关节型占位器时。
    - 非关节型占位器的优点：
      - 无占位器脱位的风险。
      - 骨侵蚀风险低。

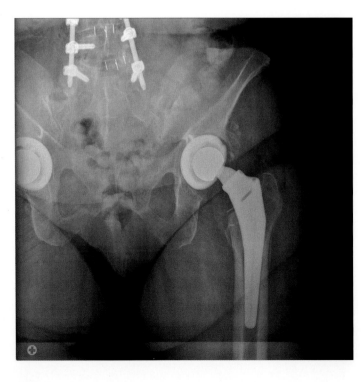

图40.4 人工全髋关节置换术后感染的髋关节正位X线片

- 非关节型占位器的缺点：
  - 从置入占位器到再次置入假体之间的间隔期内患者的髋关节功能较差。
  - 二期手术显露难度加大。
- 关节型占位器。
  - 可用于多数患者。
  - 良好的软组织覆盖可降低占位器脱位的风险。
  - 关节型占位器的优点：
    - 从置入占位器到再次置入假体之间的间隔期内患者的髋关节功能较好。
    - 翻修时显露更容易。
    - 需要患者有良好的依从性，以尽量减少占位器脱位的风险；充分保护，以尽量降低出现股骨骨折或骨侵蚀的风险。
  - 关节型占位器的缺点：
    - 占位器脱位的风险。
    - 因占位器受力增加了骨侵蚀的风险。
    - 增加了占位器周围发生骨折的风险。

骨、内置物和软组织技术

- 取合适的入路显露髋关节。
- 如果需要进行截骨，在切开显露后就可以进行。
- 按照第 24 章所述的方法取出假体。
- 取出假体后，应该对所有感染和坏死组织进行彻底清创。
- 确保清除所有的骨水泥和骨水泥塞（通常是放射不显影的）。
- 应取多个标本送培养和术中病理检查，以鉴别致病微生物并确认 PJI 的存在。
- 清创完成后应该彻底冲洗伤口。
  - 按下列溶液顺序进行冲洗：
    - 3 L 生理盐水，脉冲冲洗。
    - 在 500 ml 生理盐水中加入 15 ml 碘伏溶液进行冲洗。
    - 3 L 生理盐水，脉冲冲洗。
    - 500 ml 外用杀菌药、过氧化氢或氯己定进行冲洗。
    - 3 L 生理盐水，脉冲冲洗。
- 如果没有放置占位器，可以分层缝合关闭切口。
- 如果使用非关节型占位器，应将用大剂量抗生素骨水泥制作的销钉插入股骨髓腔。
  - 大剂量抗生素骨水泥配方：
    - 1 包骨水泥。
    - 3 g 万古霉素。
    - 3.6 g 妥布霉素。

- 150 mg 两性霉素 B（如果怀疑真菌 / 酵母菌感染）。
- 1~2 滴无菌亚甲蓝。
- 先将骨水泥单体和聚合物混合，直到它们发生反应，变为液态。
- 加入 2 滴无菌亚甲蓝。
- 慢慢加入抗生素粉，直到骨水泥面团化。
- 制作骨水泥销钉：
  - 将一包大剂量抗生素水泥放入骨水泥枪中。
  - 将骨水泥推入枪管，旋开枪筒，把骨水泥推离枪筒的螺纹。
  - 让骨水泥完全冷却直到变硬（否则很难取出），然后从骨水泥枪管中取出销钉。如果销钉卡住了，用摆锯纵行剖开破坏骨水泥枪塑料端，然后用咬骨钳将其取出。
  - 制作销钉。
  - 将销钉放入股骨髓腔（图 40.5）。
- 如果使用术中制作的关节型抗生素占位器，应使用套装中的模具（图 40.6）和前述的大剂量抗生素。
- 可用磨钻将髋臼侧抗生素占位器的聚乙烯部背面打磨粗糙，以促进聚乙烯和骨水泥交联和固定（图 40.7）。
- 采用前述的高剂量抗生素配方，可以将髋臼侧的占位器粘到适当的位置（图 40.8）。
- 在制作抗生素骨水泥时，先混合骨水泥，然后分批慢慢加入抗生素，这样就可以得到混合良好的、黏稠的骨水泥（图 40.9）。

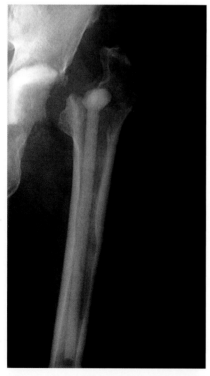

图 40.5 非关节型抗生素占位器的髋关节正位 X 线片

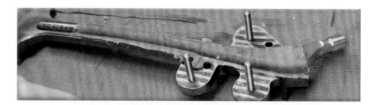

图 40.6 模具中的抗生素占位器

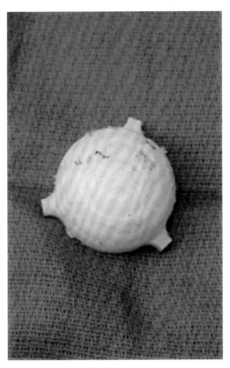

图 40.7　术中照片显示髋臼假体的背面已经用磨钻打磨粗糙，以促进骨水泥黏合

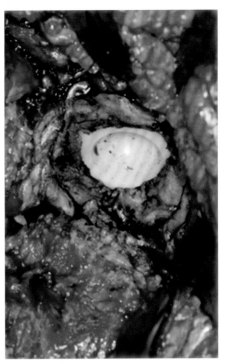

图 40.8　术中照片显示髋臼假体已黏合到位。注意在假体的周围有多余的抗生素骨水泥，有助于抗生素的洗脱和释放

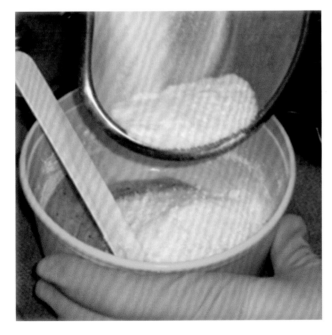

图 40.9　抗生素混入骨水泥的术中照片

- 如果髋臼床渗血较多，骨水泥黏合困难，可以考虑在髋臼内打 3 个小孔，以便更好地固定占位器。
- 然后用 1 或 2 包骨水泥将含抗生素的股骨部分占位器粘到适当的位置。应谨慎地固定内置物，尽量平衡充分固定占位器以获得较好的功能效果，与几个月后取出占位器时尽量减少骨丢失之间的矛盾（注意：如果进行了截骨术，在骨水泥固定股骨占位器前将其复位并用钢丝固定）。
- 在骨水泥硬化后，复位髋关节（图 40.10）并进行一定范围的活动，以确保髋关节的稳定性。如果使用捕获型聚乙烯臼杯，有时密封和空气压力会影响复位，可以通过在杯的边缘钻孔或在臼杯内缘槽来解决。
- 随后，逐层缝合关闭切口。术后拍摄 X 线片（图 40.11）。如果进行了大转子延长截骨，由于存在感染风险，应使用单股钢丝而不是钢缆进行固定。

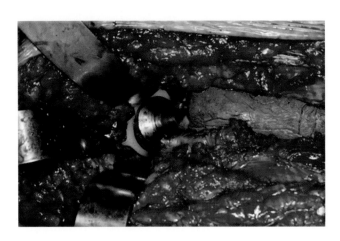

图 40.10　骨水泥硬化后复位的抗生素占位器的术中照片

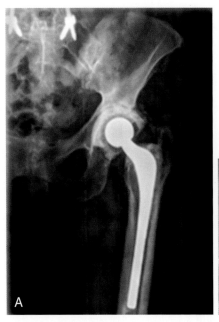
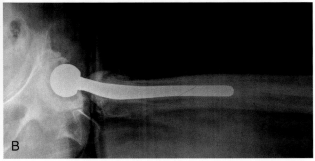

图 40.11　抗生素占位器的正位（A）和侧位 X 线片（B）

术后处理

- 如果进行截骨术以取出股骨假体，术后患者应足尖着地负重；否则，患者应用拐杖或助行器部分负重至少 6 周，这通常也是取出假体与再次置入假体的间隔时间。

假体取出后间隔期的处理

- 在完成两阶段治疗的第一阶段治疗后，需要长期留置静脉通路（Ⅳ）应用抗生素。
- 应针对特定的致病微生物进行一个疗程的静脉应用抗生素治疗。
- 完成抗生素治疗后，应开始 4~6 周的无抗生素观察期，并监测炎性标志物。
- 如果炎性指标和临床影像提示感染清除，可以考虑重新置入髋关节假体（一期和二期手术之间至少有 12 周的窗口期）。在间隔期患者新陈代谢恢复，软组织愈合，外科医生则密切观察感染清除情况。
- 实验室检测结果正常且临床检查提示感染已清除，需要考虑再置入假体。
- 如果对感染是否已经清除有任何疑问，应毫不犹豫地延长抗生素占位器的留置时间。
- 偶尔，如果检查和实验室检查结果提示感染未清除，患者可能需要返回手术室再次进行清创、冲洗，并更换占位器。

假体再置入

- 通常会在行假体再置入手术时尝试切除先前的手术瘢痕。
- 再次取可延伸的切口显露髋关节，如有必要，可采用大转子延长截骨。如果之前在股骨上捆扎了钢丝，则应将其移除。
- 以第 24 章中的技术小心地取出占位器。
- 取多份标本送培养。
- 彻底对股骨髓腔进行清创，确保所有的占位器都被清除。
- 显露髋臼并彻底清创。
- 髋臼的翻修应基于骨缺损的多少，但通常采用多钉孔的高孔隙率假体。如患者发生脱位的风险较高，可使用大直径股骨头或双动假体。
- 股骨假体的选择取决于解剖和骨缺损情况，但作者所在医院最常用的是一种带沟槽的组配式锥形柄。有时需要在骨干远端行预防性钢丝捆扎，以防在扩髓时发生骨折。特别是在以前存在感染的情况下，感染复发的风险是 5%~20%，应避免使用过长的假体柄，以防止万一需要在将来拔除股骨柄时形成更严重的骨丢失。
- 应用试模测试假体稳定性，术中透视确认假体位置。
- 按第 30 章所述打入股骨假体柄。
- 彻底冲洗伤口，然后开始缝合。
- 术后应进行影像学检查，包括骨盆正位片和髋关节侧位片（图 40.12）。
- 患者术后需口服抗生素治疗至少 14 天。目前正在研究对经过选择的部分患者延长使用抗生素时间的效果。

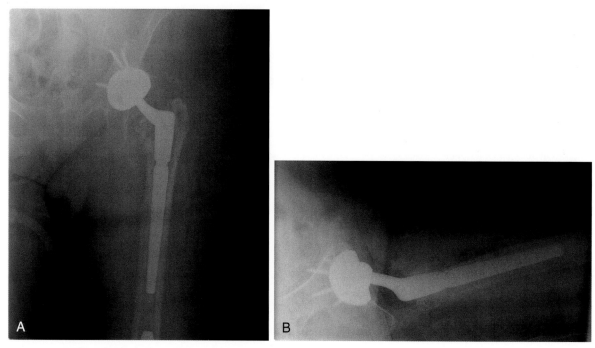

图 40.12　全髋关节翻修术后的正侧位 X 线片

第 41 章

骨盆不连续

MATTHEW P. ABDEL

翻译：吴　帅　　审校：王先泉

关键概念

- 骨盆不连续是指上方的髂骨与下方的坐骨、耻骨分离（图 41.1）。
- 这种情况下行全髋关节翻修术，需达到两个目标：
  1. 使髋臼假体长期保持稳定。
  2. 使骨盆不连续部位形成骨性愈合，或通过将骨盆上部与臼杯上部、骨盆下部与臼杯下部发生骨性愈合，来达到骨盆"一体化"的目的。
- 需进行行术前影像学检查，包括以下内容：
  1. 骨盆正位片。
  2. 髋关节正位片。
  3. 髋关节穿桌位侧位片。

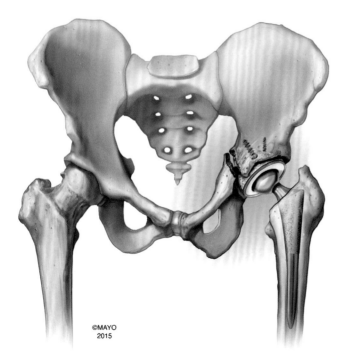

图 41.1　骨盆前视图，显示左侧骨盆不连续，上部的髂骨与下部的坐骨分离。值得注意的是，骨盆不连续性有几个征象，包括可以观察到的骨折线、闭孔环不对称，以及骨盆的下半部向内侧移位伴 Kohler 线中断（Mayo Foundation for Medical Education and Research）

4. 髋关节 65° 斜位片（False profile 位片）。

5. Judet 位片，包括闭孔斜位和髂骨斜位片。

6. 计算机断层扫描（CT）+ 三维重建。

- 目前治疗慢性骨盆不连续的方法包括：

1. 置入半球形髋臼假体并用骨盆接骨板行切开复位内固定（ORIF）（图 41.2）。这种方法对急性骨盆不连续性的治疗效果很好；而用于治疗伴有严重骨丢失的慢性骨盆骨不连时愈合率较低，目前很少使用。

2. 臼杯 – 加强环结构（图 41.3）。

3. 骨盆牵开（图 41.4）。这种方法使骨盆"一体化"，但通常不会使骨折愈合。

4. 定制三翼假体（图 41.5）。这种方法需要几周的准备时间来制作假体。

无菌器械和内置物

器械

- 常规翻修所用的髋关节拉钩。
- 用于取出骨水泥和非骨水泥髋臼假体的常规器械。
- 2 根顶棒。
- 2 把大力钳。
- 术中透视机。

内置物

臼杯 – 加强环结构（作者首选的技术）

- 不同型号的高孔隙率髋臼假体（特别是直径 60 mm 或更大的型号）。
- 各种型号的高空隙率髋臼垫块。
- 配套螺钉。
- 配套的全加强环或半加强环。
- 金属切割磨钻。
- 同种异体骨切片。

定制三翼假体

- 定制三翼假体试模（制造商提供）。
- 定制三翼假体（制造商提供）。
- 定制三翼假体配套螺钉（制造商提供）。

半球形髋臼假体和切开复位接骨板内固定（ORIF）

- 不同直径的高空隙率髋臼假体（特别是直径 60 mm 或更大的型号）。
- 3.5 mm 重建接骨板、2 个接骨板折弯器，以及配套的钻头和螺钉。
- 大号点状复位钳。

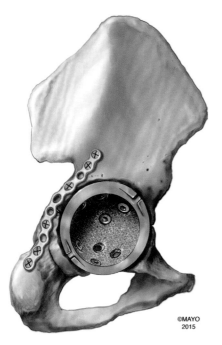

图 41.2　半球形髋臼假体结合后柱加压接骨板，通常用于骨质量良好的急性骨盆不连续（Mayo Foundation for Medical Education and Research）

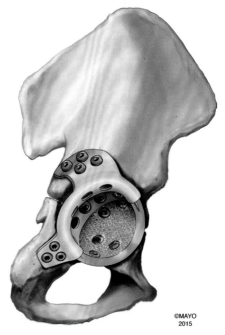

图 41.3　图示臼杯–加强环结构，高孔隙率髋臼假体置于宿主骨上，分别向上方和下方拧入螺钉；置于髋臼假体外面的加强环跨越髂骨至坐骨加强固定（Mayo Foundation for Medical Education and Research）

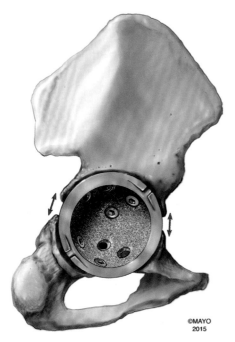

图 41.4　骨盆牵张技术示意图。安放比最后一个髋臼锉大 6~8 mm 的髋臼假体，以骨盆的弹性回缩力为初始夹持提供坚强的固定（Mayo Foundation for Medical Education and Research）

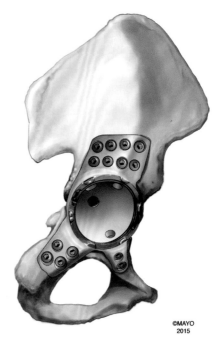

图 41.5　定制三翼假体示意图，包括髂骨、坐骨和耻骨三个翼（Mayo Foundation for Medical Education and Research）

体位

• 患者的侧卧位，如果需要截骨暴露髋臼，则显露整个股骨。

手术入路

• 首选后入路，因为它可以良好的显露髋臼（包括后柱和髂骨）。

• 也可取前外侧入路。

术前计划

• 需获得之前的手术记录和假体信息。

• 术前需行影像学检查，包括：

1. 骨盆正位片（图 41.6）。

2. 髋关节正位片（图 41.7）。

3. 交叉位 X 线片（图 41.8）。

4. 髋关节 65° 斜位片（False profile 位片）（图 41.9）。

5. 闭孔斜位片（图 41.10A）和髂骨斜位片（图 41.10B）。

6. CT 扫描 + 三维重建（图 41.11）。

• 上述影像学资料用于确定骨不连的类型和相对稳定性，以及剩余宿主骨的量和位置。通过这些资料，还可以精确识别体内的内置物。

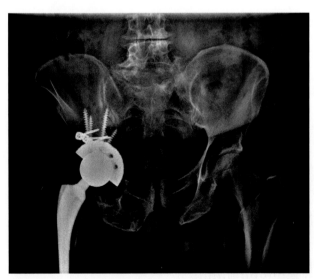

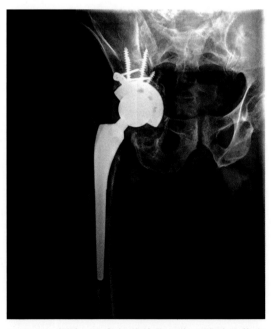

图 41.6　骨盆正位 X 线片显示一例 71 岁男性患者，在外院用半球形髋臼假体和接骨板治疗骨盆不连续失败。骨盆不连续的影像学特征包括通过髋臼前、后柱的明显骨折线，骨盆下半部分相对于上半部分向内移位（科勒线中断），以及骨盆下半部分相对于上半部分旋转（闭孔环不对称）

图 41.7　为同一患者的髋关节正位 X 线片也能充分评估股骨假体

- 如果没有骨盆不连，经放大校正的髋关节正位片有助于根据髂坐线的位置来确定预期的髋关节旋转中心，并估计臼杯的直径。此外，模板可以帮助外科医生评估髋关节当前的偏距和肢体长度差异，以及髋关节预期的偏距和肢体长度的矫正程度。

- 如果使用定制三翼假体，术前需要对患者行 CT 扫描并用软件去除金属伪影。应该提前与假体制造商讨论精确的 CT 参数，然后创建一个3D模型，并发给外科医生进行检查，包括评估股骨头中心、臼杯的方向、翼的大小和位置，以及螺钉的方向和长度。

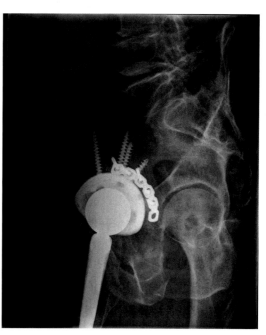

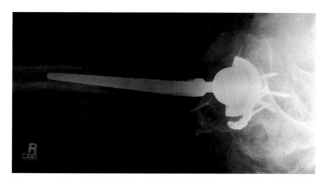

图 41.8　真正的髋关节穿桌位侧位片可以显示髋臼后柱的情况，还可提供髋臼假体的前倾角、螺钉位置和残存骨量等有价值的信息

图 41.9　False profile 位片显示髋关节 65° 斜位影像，可以显示整个后柱

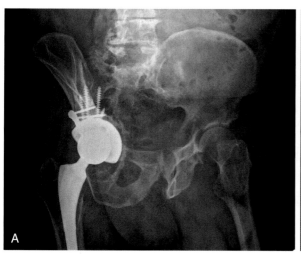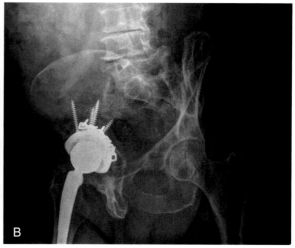

图 41.10　Judet 位片提供闭孔斜位（A, 评估前柱）和髂骨斜位（B, 评估后柱）影像

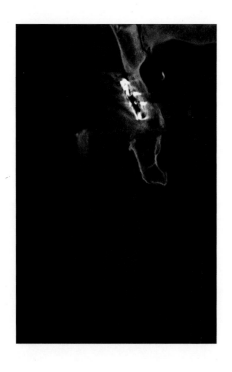

图 41.11　CT 扫描 + 三维重建不仅有助于诊断骨盆不连续，而且有助于确定残留宿主骨的数量和质量（也能确定假体和内置物的位置）

骨、内置物和软组织技术

- 根据术者的习惯选择髋关节手术入路，但通常采用后路。
- 如有可能，仔细辨识并保护坐骨神经。骨不连处的异常活动，以及某些情况下使用髋臼后柱器械，都有造成坐骨神经损伤的风险。
- 取出原来的髋臼假体。
- 清除髋臼窝残余的软组织和碎屑，直到露出骨面。
- 评估骨丢失程度和剩余骨量。
- 使用两根顶棒，一根在上方，一根在下方，来评估是否存在骨盆不连续，寻找经过骨折部位的异常活动。
- 评估骨不连续的活动程度。

臼杯 – 加强环结构

- 用直径以 2 mm 的递增的髋臼锉轻柔磨锉残余的髋臼宿主骨，直到髋臼锉与残余的上方宿主骨和下方宿主骨接触。
- 将含抗生素的骨移植物置于骨不连处并轻轻打压结实。
- 将高孔隙率髋臼假体试模置于大致合适的位置，外展角为 40°，前倾角为 20°。
- 如果型号合适，逐步打入高空隙率髋臼假体直到获得夹持固定。通常夹持发生在髋臼宿主骨的前上方和后下方。
- 分别向上方拧入多枚螺钉至髂骨，向下方拧入多枚螺钉至坐骨或骨盆（图 41.12），使得髋臼假体成为一个"内接骨板"。在传统的"安全区"之外钻孔和拧入螺钉时要非常小心，避免穿进软组织（有损伤血管神经的风险）。

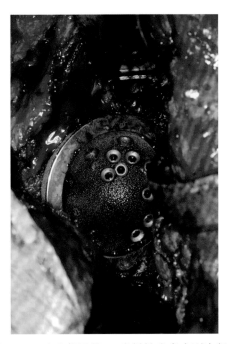

图 41.12 上文提及的 71 岁男性患者在再次行全髋关节翻修时的术中照片。打入高空隙率的髋臼假体结合多枚螺钉固定，这些螺钉向上打入髂骨，向下打入坐骨。用磨钻在髋臼假体内面磨出多个额外的螺钉孔

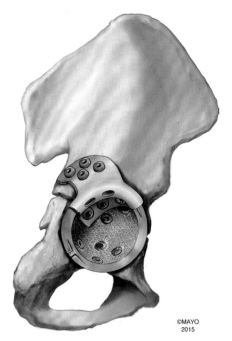

图 41.13 半臼杯 – 加强环结构。将高孔隙率髋臼假体置入宿主骨，分别向上和向下拧入螺钉固定；将辅助的半加强环放置在髋臼假体的外面，加强环的坐骨翼被切除（Mayo Foundation for Medical Education and Research）

- 如果髋臼假体下方螺钉的固定效果不佳，则在髋臼假体外面再放置一个加强环辅助固定，加强环跨越髂骨到坐骨（图 41.3）。

- 如果髋臼假体下方螺钉的固定效果良好，作者则喜欢用半加强环固定（图 41.13），用金属切削磨钻切除加强环的坐骨翼。

- 原位对加强环进行塑形，使其与髋臼假体和残余的髂骨相匹配。

- 为了置入加强环，可以取下 1 枚髂骨螺钉，然后将该螺钉经加强环的孔穿过髋臼假体进入髂骨（图 41.14）。

- 通常可以经加强环的髂骨翼上的螺钉孔由外向内打入 3~4 枚螺钉，螺钉方向大致垂直于臼杯穹隆螺钉的方向。对这些螺钉孔进行钻孔，最好使用直的刚性钻头。

- 然后用抗生素骨水泥（图 41.15）将聚乙烯内衬（背面有纹理）黏合到位，此时允许对整个臼杯复合体的前倾角和外展角进行微调（图 41.16）。如果有专门用于骨水泥固定的全聚乙烯臼杯，则使用全聚乙烯臼杯；如果没有，可以使用非骨水泥臼杯的组配式聚乙烯内衬。如果选择这种方法，应使用 4 mm 磨钻在内衬背面以 "蜘蛛网" 的方式磨出凹痕，以加强骨水泥固定。

骨盆牵张法

- 骨盆牵张法与上述臼杯 – 加强环法相似，都是使用依次增大的髋臼锉磨锉髋臼，直到髋臼锉在髋臼的前上缘和后下缘获得夹持固定。

- 完成髋臼边缘磨锉后，通过使用更大的髋臼假体试模将骨盆不连续处撑开 6~8 mm。

- 将松质骨移植物（自体骨或异体骨）填充于骨不连处和残留的骨缺损处。
- 将比最后的髋臼锉的直径大 6~8 mm 的高空隙率髋臼假体再次置于在残余的坐骨上的理想的位置，通过牵张产生初始的压配。应用比髋臼锉直径更大的臼杯的目的是牵拉骨盆的上方和下方，使假体从被牵拉的骨盆的弹性回缩力中获得稳定性。

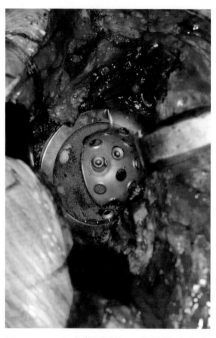

图 41.14　上文提及的 71 岁男性患者在再次行全髋关节翻修时的术中照片。取出 1 枚髂骨螺钉，将该螺钉经加强环上的钉孔穿过髋臼假体拧入髂骨。另用 3~4 枚螺钉通过加强环的髂骨翼上的孔拧入宿主骨

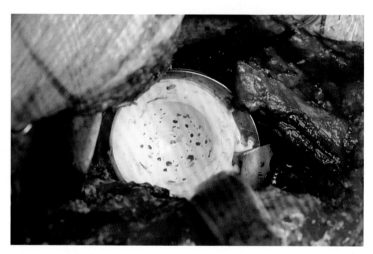

图 41.15　将聚乙烯内衬粘合于半臼杯 – 加强环结构，使整个结构"一体化"

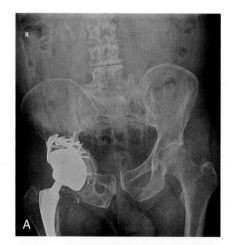

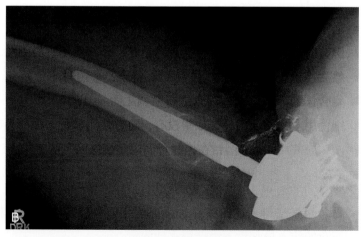

图 41.16　上文提及的 71 岁男性患者在使用半臼杯 – 加强环结构再次翻修骨盆不连续术后 3 个月的骨盆正位片（A）和穿桌位侧位片（B）

- 将多枚螺钉分别向上和向下打入残留的宿主骨。螺钉的良好固定是手术成功的关键。目标是使臼杯上方的骨愈合到臼杯的上方，臼杯下方的骨愈合到髋臼杯的下方，从而使骨盆一体化，即使骨折本身没有愈合也不要紧。
- 高孔隙率金属垫块可用于填补较大的髋臼缺损（图41.17），并通过半骨盆上、下面来改善整个假体的稳定性。在这种情况下，可以通过将螺钉分别打入髂骨和坐骨，并用骨盆牵开器来获得牵张。

定制三翼假体

- 取出失败的髋臼假体，复习术前计划和3D模型，确定必须去除的突出的骨，以使定制三翼假体达到最佳匹配。
- 通常，这一步骤需要用磨钻和试模进行数次打磨和试复位，直到试模与髂骨、坐骨和耻骨完全匹配。
- 然后，轻柔磨锉髋臼窝，以保证假体匹配良好。
- 可以考虑植骨，但不要因植骨过多而导致假体位置异常。可将抗生素粉（如万古霉素，1克）混入骨移植物中。
- 将三翼假体旋转进入外展肌下方的骨盆。
  - 髂骨翼上的第一排螺钉孔通常对着髂骨最下端的块状骨。
  - 坐骨翼通常有3~7个钉孔，以容纳6.5 mm的髋臼螺钉，通常位于坐骨结节的后表面。
  - 耻骨翼通常是最小的，一般没有钉孔。
- 将三翼假体用1枚非锁定松质螺钉固定于髂骨，复位骨不连，然后将1枚螺钉置入坐骨，以使下半骨盆获得初始稳定性。

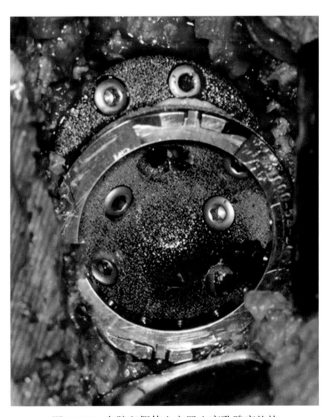

图 41.17　在髋臼假体上方置入高孔隙率垫块

- 最初的松质骨螺钉用于将假体压至骨面。
- 然后，在剩余的钉孔中拧入锁定螺钉。
- 通常使用 9~13 枚螺钉（图 41.18）。

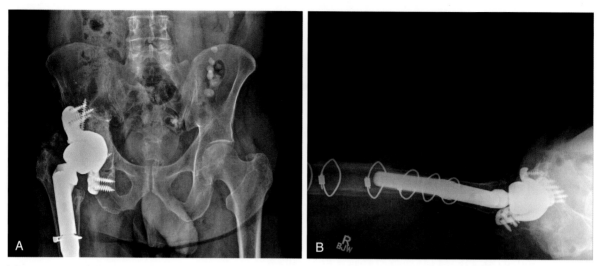

图 41.18　64 岁男性患者，有继发于转移性腺泡细胞癌的病理性骨盆不连续。应用定制三翼假体手术治疗术后 1 年的骨盆正位（A）和穿桌位侧位（B）X 线片

应用半球形髋臼假体和加压接骨板的切开复位内固定术（ORIF）

- 本章不讨论这种技术，因为它现在很少用于治疗慢性骨不连。在急性骨不连的情况下，可于后柱以放置骨盆重建接骨板，置入非骨水泥半球形髋臼杯，用螺钉固定。

术后处理

- 一般情况下，患者需要足尖着地部分负重 6~8 周，根据情况决定是否使用髋关节外展支具。
- 出院后不建议常规进行正规的物理治疗。
- 术后 6~8 周，如果 X 线片显示翻修的假体稳定，患者可在耐受范围内逐渐增加负重。

推荐阅读

1. Abdel MP, Trousdale RT, Berry DJ. Pelvic discontinuity associated with total hip arthroplasty: evaluation and management. J Am Acad Orthop Surg, 2017, 25（5）:330-338.

2. Martin JR, Barrett I, Sierra RJ, Lewallen DG, Berry DJ. Construct rigidity： keystone for treating pelvic discontinuity. J Bone Joint Surg Am, 2017, 99（9）:e43.

3. Martin JR, Barrett I, Sierra RJ, Lewallen DG, Berry DJ. Preoperative radiographic evaluation of patients with pelvic discontinuity. J Arthroplast, 2016, 31（5）:1053-1056.

4. Sculco PK, Ledford CK, Hanssen AD, Abdel MP, Lewallen DG. The evolution of the cup-cage technique for major acetabular defects: full and half cup-reconstruction. J Bone Joint Surg Am, 2017, 99（13）:1104-1110.

5. Taunton MJ, Fehring TK, Edwards P, Bernasek T, Holt GE, Christie MJ. Pelvic discontinuity treated with custom triflange component: a reliable option. Clin Orthop Relat Res, 2012, 470（2）:428-434.

第 42 章

异位骨化

JOSHUA S. BINGHAM，MICHAEL J.TAUNTON

翻译：吴　帅　　审校：王先泉

关键概念

- 在放射学上，髋、膝关节周围有明显的异位骨化（HO）是一个重要的临床发现，在任何择期的手术之前都必须仔细考虑。

- 外部因素（如头部外伤、脑血管意外、烧伤、强直性脊柱炎等）和内部因素（如外展肌和伸肌损伤、手术入路、残留骨碎片、出血等）均会增加发生 HO 的风险。

- 有异位骨化病史的患者更有可能再次发生异位骨化，而且在翻修手术后可能会有更大的异位骨化形成。

- 一旦在 X 线片上发现异位骨化，非手术措施对阻止异位骨形成的进展无效。

- 关节置换术后 HO 最常见的表现为，髋关节是外展肌的异位骨化，膝关节是股骨前方与伸肌装置毗邻部位的异位骨化（图 42.1，图 42.2）。

- 单纯的异位骨切除很少见，主要适应证是严重的活动度（ROM）受限。疼痛不是单纯切除 HO 的指征（图 42.3）。

- 不应在异位骨化影像学成熟前进行切除。术前 CT 三维成像可以明确 HO 的确切位置，有助于术前规划。

- 异位骨化切除手术通常会伴有大量失血。应纠正凝血障碍，并在手术前停用抗凝剂。

- 已经证明体外照射和非甾体抗炎药（NSAIDs）在减少和总体预防翻修术后高危患者发生严重 HO 非常有效。多数外科医生倾向于使用非甾体消炎药来预防中度风险患者的 HO，用体外放疗预防高危患者的 HO（如有症状的 HO 被切除时）。

无菌器械和内置物

- 常规髋关节拉钩。
- 钝的骨膜剥离器。
- 骨刀。
- 骨蜡。
- 自体血回输系统。

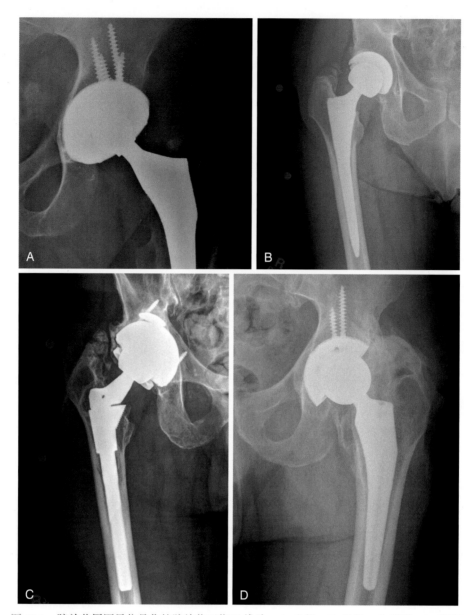

图 42.1　髋关节周围异位骨化的髋关节正位 X 线片。A. Ⅰ 级；B. Ⅱ 级；C. Ⅲ 级；D. Ⅳ 级

体位

- 髋关节：患者取侧卧位，以便根据需要扩大暴露。
- 膝关节：患者取仰卧位，同侧骨盆下垫高，大腿根部扎止血带。
- 术区覆盖应为扩大显露预留足够的空间。

手术入路

- 髋关节：作者首选的入路是切口可延伸的后入路。HO 切除的手术入路应根据 HO 的位置进行调整，目的是尽可能有效地切除异位骨化和保留肌肉组织。
- 皮肤切口可部分沿用原切口，但应基于计划的手术入路。

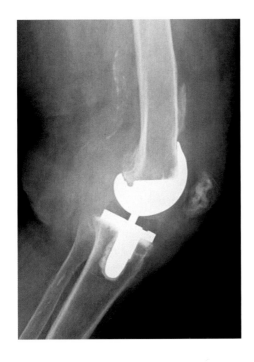

图 42.2　股骨前方异位骨化的侧位 X 线片

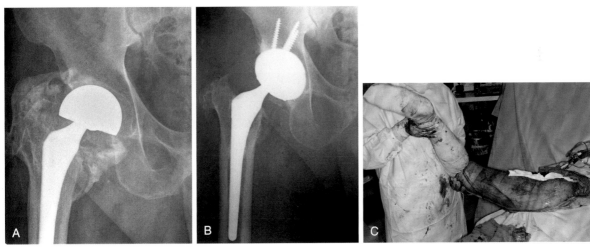

图 42.3　A. Ⅳ级异位骨化，活动功能严重受限，行髋臼翻修术前的 X 线片。B. Ⅳ级异位骨化切除后的 X 线片。
C. 术中髋关节活动范围改善的照片

- 如果存在广泛的异位骨，并且复杂的股骨或髋臼重建需要广泛显露，可以进行大转子截骨，以达到显露的目的，并有助于保护剩余的外展肌。
- 膝关节：作者首选的入路是切口可延伸的髌旁内侧入路。
- 皮肤切口可沿用原切口，但最理想的是选择最外侧的切口。如果对切口有任何担忧，应请会诊，让整形外科医生参与皮肤切口的设计，并为可能需要的任何后续软组织手术做准备。

术前计划

- 受累关节的术前正侧位 X 线片，对于合适的手术计划至关重要。
- Brooker 等基于骨盆正位 X 线片对髋关节 HO 的分型，是目前最常用的髋关节 HO 分型系统（表

42.1，图 42.4）。

- 术前带有金属伪影抑制效果的计算机断层扫描（CT）有助于确定 HO 的位置，含有异位骨或被大量异位骨取代的软组织结构的位置。仔细的术前评估可以降低术中重要结构受损的风险（图 42.5）。

骨、内置物和软组织技术

- 在异位骨成熟前，不应进行单纯的 HO 手术切除或经 HO 病灶的髋关节翻修。
- HO 的成熟需要 12~24 个月。传统通过骨扫描和血清碱性磷酸酶水平来监测病理过程的活动性和消退（图 42.6）。
- 对于严重 HO 患者，必须仔细考虑异位骨周围的重要软组织结构。最常见的是异位骨将软组织结构从其正常解剖位置推开，但也可能将其包绕。
- 切除异位骨化的髋关节翻修术最常使用的手术入路与初次手术的手术入路相同，但必须保证手术入路能够显露异位骨化病灶。
- 打开切口后，必须缓慢、仔细地解剖分离异位骨周围的软组织结构，因为在重要软组织结构的周围进行解剖和分离，会增加发生牵拉相关和直接医源性损伤的风险（图 42.7）。

表 42.1　Brooker 等基于髋关节正位 X 线片对髋关节周围异位骨化的分级

髋关节周围异位骨化的 Brooker 分级	
分级	描述
I	软组织内可见骨岛
II	起源于股骨近端和骨盆的骨化灶之间的距离至少为 1 cm
III	起源于股骨近端和骨盆的骨化灶之间的距离小于 1 cm
IV	骨盆和股骨近端骨桥形成，髋关节骨性强直

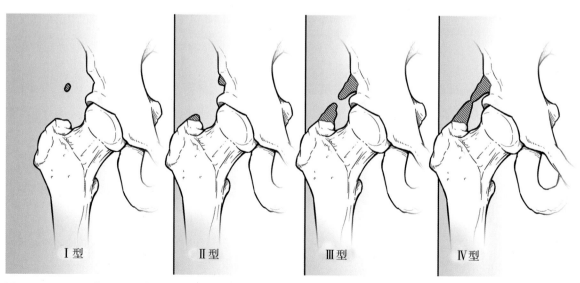

图 42.4　Brooker 等基于髋关节正位 X 线片对髋关节周围 HO 的分型

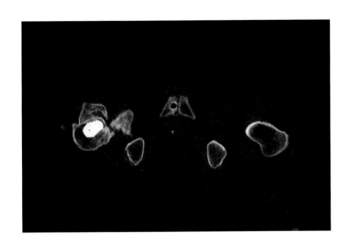

图 42.5 在切除异位骨化前行 CT 扫描，有助于确定 HO 的位置及其与邻近软组织结构的解剖关系

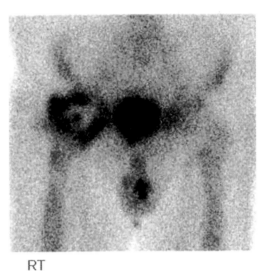

RT

图 42.6 骨盆骨扫描显示未成熟的异位骨化。异位骨化的切除应在其成熟后进行

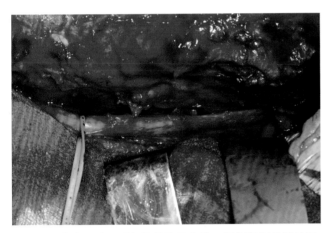

图 42.7 术中照片显示切除异位骨化前，仔细解剖坐骨神经

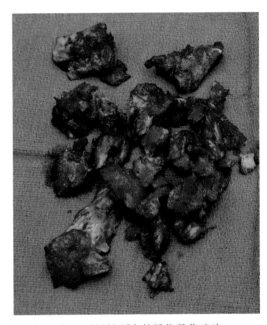

图 42.8 切开后钝性剥离的异位骨化碎片

- 通常在异位骨和天然软组织之间有纤维隔。
- 避免对骨块进行锐性剥离，应该以钝性剥离器将正常结构从异位骨周围剥离。与异位骨结合紧密的软组织可以用电刀分离。
- 骨块的最终分离和移除可能需要用骨凿或骨锯将 HO 骨块从宿主骨下分离。骨蜡涂抹新鲜骨面以减少出血，有人认为这也降低了 HO 复发的风险（图 42.8）。
- 除了去除异位骨外，通常还需要对髋关节周围的髋关节囊进行环形切除。广泛松解膝关节侧副韧带，同时切除残余的后交叉韧带，以最大限度地改善膝关节活动。

- 切除大量异位骨有使髋关节失稳的风险，并可能由于剩余的外展肌群不足而导致永久性跛行。术中应注意保护软组织，尤其是对肌肉的保护。
- 术前应告知患者手术后有长期需要用拐行走的风险。术后不愿使用拐杖是髋关节周围 HO 手术切除的相对禁忌证。
- 当通过异位骨化的软组织进行手术时，有增加失血的可能。术前应纠正存在的凝血障碍，停用抗凝剂。患者进行血型检测和交叉匹配，保证整个围术期有必要时可以及时输血。
- 术中使用自体血回输系统有助于减少输血。
- 在膝关节周围 HO 切除手术中，骨膜周围也可能发生大量出血。可以用骨蜡来帮助控制出血，为此时使用电刀往往无效。
- 术后，出现有症状的术后血肿的风险会增加。

术后处理

- HO 切除后最常见的并发症是 HO 复发，通常比翻修手术前更严重。如果不进行预防，复发几乎是必然的。
- 外展肌无力在 HO 切除后很常见，常需要用拐步行，与异位骨形成和切除后外展肌损失相关。
- 在膝关节 HO 切除后，关节活动受限比较常见，屈曲达到 90° 被认为是一个可接受的理想结果。早期的物理治疗有助于术后活动度的维持。
- 外部射线照射（放疗）和非甾体消炎药是目前研究最多、应用最广泛的 HO 预防措施。双磷酸盐曾被使用，但已被放弃，因为这些药物只是通过阻止骨样基质矿化来延迟 HO 的出现。

放疗

- 在术前 6 小时内或术后 72 小时内给予单剂量 700~800 cGy 的射线照射，已被证明可以有效地消除Ⅲ级和Ⅳ级 HO，并将高危患者Ⅰ级和Ⅱ级 HO 的发生率降低到 10%~20%。
- 作者的做法是在术前 4 小时以内或术后 72 小时以内给予单次剂量 700~800 cGy 的射线照射。术前照射可以消除术后早期由于搬运导致关节脱位的顾虑，有利于计划和安排。然而，它不允许外科医生像应用术后屏蔽辐射那样精确地屏蔽新放置的非骨水泥假体免受辐射。
- 多数情况下，使用以关节腔为中心、平行于髋臼假体的倾斜方向的矩形窗口能有效地屏蔽骨长入型髋关节假体，理论上可减少对损害生物型假体骨长入能力的担忧（图 42.9）。
- 外部照射的相对禁忌证包括 40 岁以下和曾接受过放疗的癌症患者，以避免累计有效辐射剂量超出安全范围。
- 育龄妇女不应接受预防性放疗。

非甾体消炎药

- 作者应用非甾体抗炎药预防 HO 时首选吲哚美辛 25 mg tid（或每日一次 75 mg 缓释片），给药 10 天。
- 与放疗类似，非甾体抗炎药已被证明可以有效消除Ⅲ级和Ⅳ级 HO，并将高危患者的Ⅰ级和Ⅱ级 HO 发生率降低到 <10% 以下。

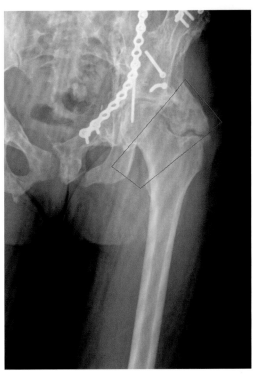

图 42.9　采用以关节腔为中心的倾斜方向的矩形窗口的有限照射，可将骨长入型髋关节假体置于放射野外

- 前瞻对照试验未能显示术后单次放疗和每日分次口服共 75 mg 吲哚美辛预防髋关节周围 HO 的效果存在统计学差异。
- 非甾体抗炎药预防 HO 的相对禁忌证包括终末期肾病、消化性溃疡和既往消化道出血史。
- 接受非甾体抗炎药预防 HO 治疗的患者，在治疗过程中应给予胃保护剂。

第 43 章

外展肌的修复与重建

ADAM HART，RAFAEL J. SIERRA

翻译：吴　帅　　审校：王先泉

关键概念

- 全髋关节置换术后外展肌缺损可导致疼痛、摇摆步态和不稳定。应考虑多种病因：
  - 先前的髋关节前外侧（经臀）入路导致：
    - 外展肌修复失败（图 43.1A）；
    - 臀上神经损伤。
  - 术中或术后发生大转子骨折（图 43.1B）。
  - 不良的局部软组织反应破坏外展肌（图 43.1C）。
- 外展肌缺损通常有 3 种不同的临床表现：
  - 中度外展肌缺损，可表现跛行，常伴有髋关节外侧部疼痛，但无全髋关节置换术后不稳。最常见于通过前外侧入路行髋关节置换后外展肌腱修复失败。
  - 与外展肌相关的严重摇摆跛行，伴有不同程度的疼痛，可能发生在股骨大转子撕脱性骨折，或者外展肌自大转子完全撕脱时。
  - 反复的髋关节脱位与外展肌缺损有关。在没有明显病因导致脱位的情况下，应排除严重锥度腐蚀情况下导致的外展肌坏死。

无菌器械和内置物

- 围术期：可应用氨甲环酸，局部和区域阻滞麻醉。
- 缝合重建肌腱的 Ethibond 粗缝线和加固肌腱的 Fiberwie 缝合线。
- 高速磨钻。
- 新鲜冰冻同种异体跟腱移植物（计划进行同种异体肌腱移植时）。

手术入路

- 根据外科医生的喜好选择前外侧或后外侧入路。作者建议采用后路手术，即在臀大肌中段附近切开臀大肌，以便在需要时行臀大肌转移肌瓣修复外展肌。

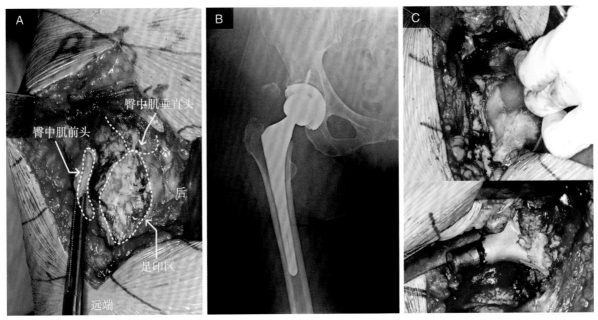

图 43.1　外展肌缺损：通过前外侧入路行全髋关节置换术后。A.臀中肌的垂直头完整附着，但前头未能愈合到大转子足迹。B.全髋关节置换术后大转子撕脱骨折。C.继发于锥度磨损的巨大囊性假瘤，明显破坏外展肌

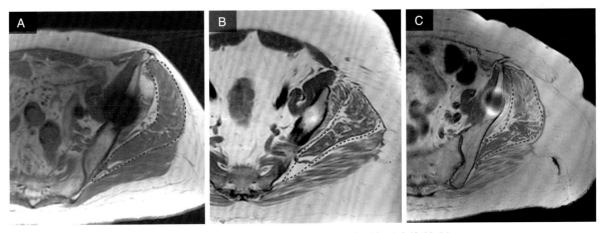

图 43.2　3 例外展肌缺损患者的轴向 TIWI，可见肌肉的脂肪浸润程度增加（虚线所示）

术前计划

- 术前必需详细采集病史与查体，明确症状的发作和严重程度。回顾原来的手术记录，以确定手术入路、内置物和任何相关的术中情况。应检查评估患者的外展肌的力量，是否存在的防痛步态或摇摆步态，以及有无大转子压痛。

- 髋关节 X 线片以评估当前内置物和大转子骨折的存在。

- 金属减影 MRI 可提供臀肌的撕裂形态和状态的宝贵信息，特别是评估外展肌的脂肪浸润应在轴向 TIWI 上进行（图 43.2）。臀小肌前三分之二的脂肪性萎缩常见，而显著的臀中肌脂肪性萎缩提示修复后预后不良，可能需要进行肌瓣转位移植。

- 当疑有臀神经损伤时，肌电图检查可对其进行确认和量化。

骨、内置物和软组织技术

- 外展肌修复：术前 MRI 显示臀中肌的肌肉质量良好时，直接修复并加强是首选。

  - 根据外科医生的喜好选择手术切口，也可以利用之前的切口，向股骨远端直线切开筋膜。作者更倾向于将臀大肌近中段切开，以便在需要时进行肌瓣转移。

  - 大转子常覆有增生的滑囊组织和瘢痕组织，分离这些组织以显露其下方的股肌和臀中肌。这些组织有时有助于覆盖修复物（图 43.3F）。

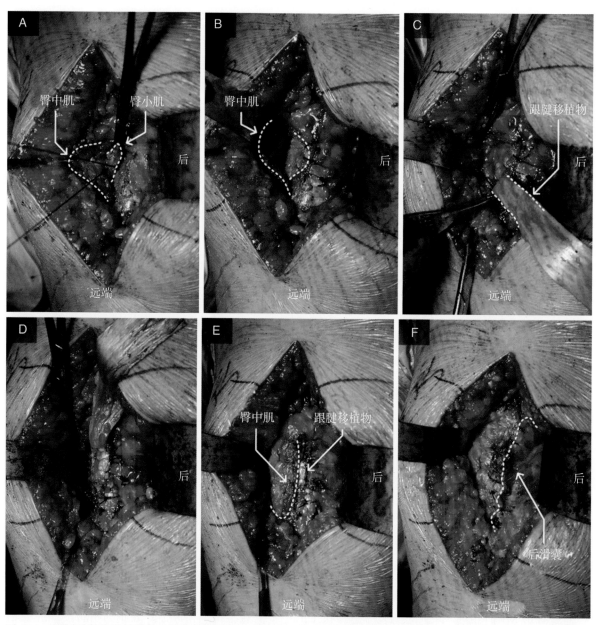

图 43.3 用同种异体跟腱移植直接修复臀小肌和臀中肌。臀小肌和臀中肌的撕裂部分形成肌瓣（A），用 4 条经骨缝线缝合臀小肌（B），将同种异体跟腱固定在股外侧肌（C）；用同种异体跟腱以 Krackow 缝合方法加强修复臀小肌（D），重新固定臀中肌（E），并以滑囊组织覆盖修复组织来隐藏缝线（F）

- 沿着转子前部分离臀中肌前部纤维，而其后部（垂直）纤维通常保留（图 43.1A）。通常，受伤的肌腱周围有积液，肌腱附着部（足印区）有光泽和瘢痕外观（图 43.4A，图 43.5）。

- 在显露出臀中肌撕裂部分和残留的附着部分后，以电刀全层切开并提起撕裂的肌腱，形成全层肌瓣（图 43.3A）。用 Cobb 骨膜剥离器在分离的肌肉和肌腱的上方和下方轻轻剥离，以进一步增加肌肉和肌腱的移动性。

- 随着撕裂的臀中肌肌瓣回缩，则可探查臀小肌。如果撕裂，应以同样的方式处理肌腱和肌肉（图 43.3A，图 43.4A）。单独缝回附着臀小肌也是可取的，但并不总是可以做到的。

- 此时，臀中肌 ± 臀小肌附着的足迹区暴露出来，并用 4.5 mm 磨钻将骨床磨至有新鲜渗血（图 43.6）。

- 应用于肌腱瓣的 Allis 钳应确保有足够的移动性到达暴露的大转子骨面。在罕见的情况下，肌腱明显回缩，可以通过桥接技术用同种异体跟腱（或其他同种异体移植物，合成材料）来跨越间隙。这种情况很少见，而且此类桥接技术的效果并不好。

- 采用 Masson-Allen 法以经骨缝线（#5 Ethibond）通过股骨大转子，并穿过臀中肌 ± 臀小肌瓣（图 43.3B，图 43.4B）。

- 所有缝合线通过后，将它们依次打结，使腿处于旋转中立位并稍稍外展。

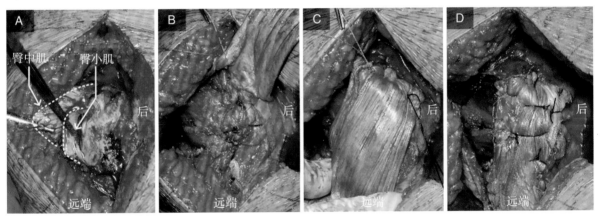

图 43.4 用同种异体跟腱移植直接修复臀小肌和臀中肌。显露肌腱的断裂部及其周围的积液和瘢痕组织（A），重新缝合附着臀小肌并用同种异体跟腱进行加强（B），将同种异体跟腱折叠缝合到修复的臀中肌上方（C~D）

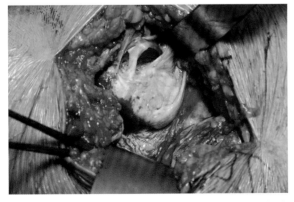

图 43.5 慢性外展肌缺损的典型表现是臀中肌前部瘢痕化和萎缩，周围有积液包绕

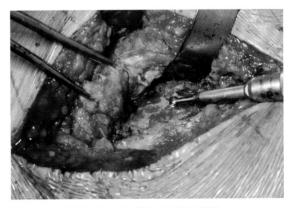

图 43.6 磨钻切新大转子臀中肌的附着部

- 同种异体跟腱加强：尽管外展肌腱牢固修复附着于大转子，但通过同种异体跟腱加强为修复提供了额外的力量，并被作者广泛使用。
  - 分开股外侧肌及其筋膜并向股外侧嵴远端回缩约 4 cm。然后将同种异体跟腱远端置于股骨之上，并通过缝线固定到股肌筋膜（图 43.3C）。另一种方法是，将同种异体跟腱的跟骨块塑成方形，锚入股骨，用 2 根钢缆固定（图 43.7）。
  - 将跟腱移植物覆盖在外展肌修复处，并使用 FiberWire 缝线用 Krackow 缝合方法沿外展肌的前、后、上缘将其与跟腱缝合在一起（图 43.3D，图 43.4C）。
    - 当臀小肌撕裂时，同种异体移植物可置于臀小肌修复处的浅层和臀中肌修复处的深层，从而在两条肌腱之间形成"三明治"样结构（图 43.3E）。
    - 将同种异体移植物植到近端后，可将其折叠覆盖并再次缝合以进一步加强（图 43.4C，D）。
  - 在臀中肌瓣薄弱或不能触及大转子的情况下，可使用同种异体移植物（或替代合成材料）来填补缺口（图 43.6）。
- 臀大肌肌瓣转移（图 43.8）：如果术前 MRI 显示臀肌脂肪萎缩或明显损伤（如巨大的假瘤），建议进行局部肌瓣转移。作者倾向于臀大肌肌瓣转移；阔筋膜张肌和股外侧肌腱固定术是另一种选择，特别是当存在大转子缺损或骨折时。

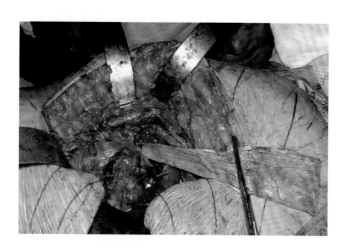

图 43.7 使用钢缆和跟骨骨块固定跟腱移植物的替代技术

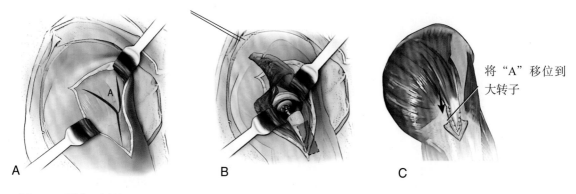

图 43.8 臀大肌瓣转移：术前计划的臀大肌瓣（A），远端肌瓣（B）和近端肌瓣（C）附着于大转子

- 显露髋关节后，评估外展肌，决定是否需行臀大肌肌瓣转移。如有可能，应将臀中肌和臀小肌残余部分作为前瓣（图 43.9A）。
- 广泛暴露臀大肌，向前延伸至阔筋膜张肌的交界处（图 43.9B）。
- 在靠近臀大肌中段处（在显露髋关节过程中）分开臀大肌，然后在阔筋膜张肌的交界处形成三角形肌瓣（图 43.9C）。
- 将肌瓣向远端移至股骨大转子（最好是股外侧肌），以不可吸收粗缝线固定（图 43.9D）。
- 如有可能，将臀中肌前部覆于臀大肌肌瓣上方，用 Krackow 缝合方法缝合固定（图 43.9E，F）。
- 筋膜可在远端肌瓣上方闭合，但近端必须保持开放（图 43.10）。

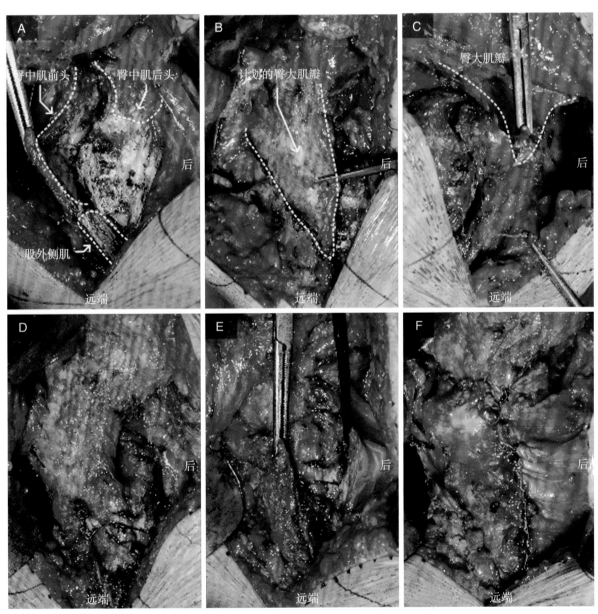

图 43.9 臀大肌瓣转移。臀中肌前部萎缩并瘢痕化，形成臀中肌瓣（A）；显露臀大肌并设计三角形肌瓣（B），形成并移动肌瓣（C）附着固定于大转子（D），以 Krackow 缝合方法将臀中肌和滑囊组织缝合覆盖于臀大肌瓣上方（E，F）

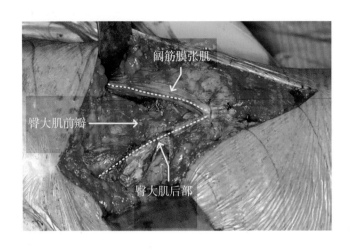

图 43.10　臀大肌瓣转移后关闭

术后处理

- 术后患者卧床并使用外展枕，术后第一天给予人字形石膏固定。保持髋关节外展约 20°、屈曲约 30° 的体位。人字形石膏固定 6 周，然后改为髋关节外展支具固定 6 周。在这段时间里，患者负重方式为足尖着地的部分负重。
- 人字形石膏和支具治疗之后，开始物理治疗以逐步增强外展肌力量。

第三篇

初次全膝关节置换术

第 44 章

初次全膝关节置换术前计划、测量与下肢力线

TIMOTHY B. ALTON，MARK W. PAGNANO
翻译：姜　鹏　　审校：王　健

概述

- 在行全膝关节置换术前制订手术计划有助于医生实现直视下截骨，减少术中出现假体型号和力线的错误（图 44.1）。
- 制订术前计划能够判断是否需要定制非标准化假体，是否有严重的关节外畸形而需要用到截骨或其他替代性的手术技术。
- 数字化模板可使测量迅速而精确，并将电子信息储存在医学数据库中，便于手术时调用。
- 前后向和后前向投照的负重位 X 线片有助于制订精确的计划。
- 包含髋膝踝关节的下肢全长 X 线片对于明确关节外畸形极其有用，可用于排除髋关节病变。

病史

- 详细询问病史以判断是否存在导致骨性畸形的风险。
  - 先前是否存在髋关节股骨、胫骨、踝关节和足部的创伤或感染。
  - 有无 Paget 病、佝偻病、先天性或发育性疾病。
  - 有无特异性的关节外畸形。
- 详细的下肢手术史。
  - 先前的髋关节、股骨、胫骨、踝关节和足部的手术史，可能会影响下肢力线或导致神经血管问题。

体格检查

- 观察患者站立和行走。
  - 鉴别并记录步态异常、冠状面畸形、足下垂、扁平足、膝关节过伸等。
- 检查术侧膝关节。
  - 评估同侧髋关节，以排除表现为膝关节疼痛的髋关节病变。
  - 评估膝关节活动度，鉴别和记录术前挛缩、冠状面不稳和髌骨不稳。
  - 仔细检查皮肤有无创面或陈旧性切口，并制订相应的处理计划。

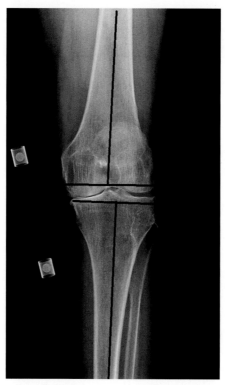

图 44.1　在前后位 X 线片上标注冠状面的股骨和胫骨截骨

影像学

- 四向摄影法。
  - 站立前后位、膝关节负重屈曲后前位、侧位和髌骨轴位（图 44.2）。
  - 评估冠状面畸形时，推荐髋 – 膝 – 踝全长前后位 X 线片（图 44.3）。另一个选择是 EOS 全身成像（图 44.4）。下肢全长 X 线片对于存在显著关节外畸形的患者价值较高，有助于决定是行单纯关节内矫正还是结合截骨和全膝关节置换。
  - 远离膝关节的关节外畸形或小的成角畸形，可能单纯通过全膝关节置换术就能矫正（关节内矫正）。相反，靠近关节的畸形或大的成角畸形，可能还需要进行截骨（关节外矫正），然后一期或二期行全膝关节置换。
  - 人们制定了各种规则，希望能对确定是否需要截骨有所帮助。一个非常实用的办法是，在髋膝踝全长 X 线片上参照机械轴进行判断：如果股骨截面累及一侧内外上髁，那么截骨术就是个更好的选择；在胫骨侧，画一条线从距骨中心经过畸形远端胫骨干的中心，如果远端胫骨干的轴线向近端的延长线不经过胫骨平台，那么截骨术是更好的选择；同样，如果畸形非常接近胫骨平台，挤占了胫骨假体的柄、龙骨、销钉的空间，那么截骨也是有必要的。

模板测量

目标

- 确保术中目标力线尽量精确。

- 术前画出股骨、胫骨、髌骨的预计截骨线，用于术中指导和验证。这个简单步骤偶尔可以避免人为错误，比如不经意间将导板左右侧放反，或将 6° 和 9° 混淆。
- 多数医生使用机械轴原则，垂直于机械轴在股骨远端和胫骨近端进行截骨。
- 确认胫骨后倾角度和选用假体所需要的后倾角度并进行对比（图 44.5）。
- 严重关节外畸形的患者可能需要高限制性假体，或者结合截骨影像和全膝关节置换。
- 选择合适的假体型号：
  - 减小股骨部件和胫骨部件选大或选小的偏差。
  - 鉴别过薄或过厚的髌骨，制订相应的截骨计划。
  - 列出假体清单。

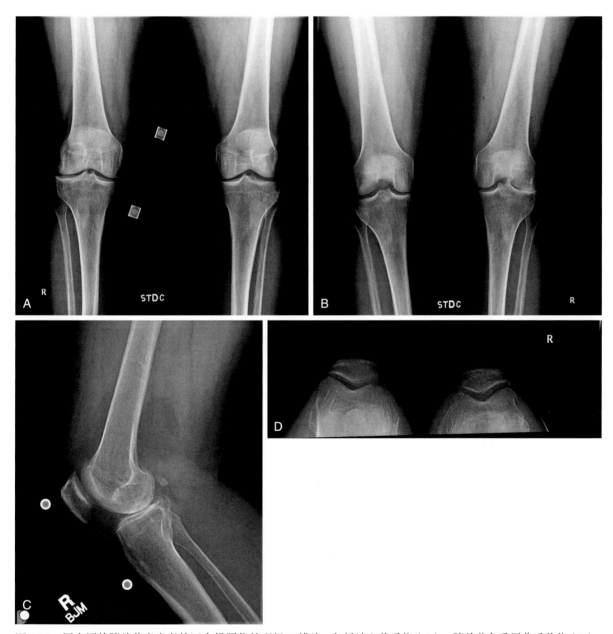

图 44.2　用来评估膝关节炎患者的四个投照位的理想 X 线片，包括站立前后位（A）、膝关节负重屈曲后前位（B）、侧位（C）和髌骨轴位（D）。膝关节负重屈曲后前位对于评估疑似外侧间室关节炎的患者尤其有效

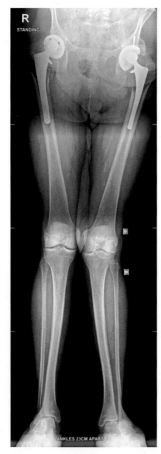

图44.3　站立位髋－膝－踝下肢全长X线片对于评估冠状面畸形非常有用，同时可以显示髋关节病变

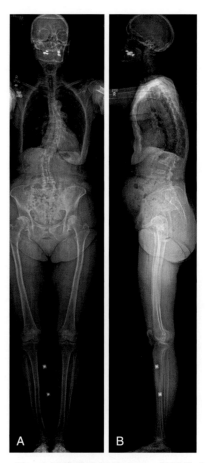

图44.4　另一个影像学选择是EOS。前后位（A）和侧位（B）EOS影像可以判断冠状面和矢状面畸形，评估髋关节病变和脊柱畸形。注意此例患者右髋关节存在严重关节炎，主诉为右膝关节疼痛活动受限

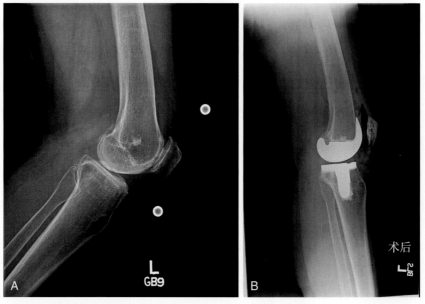

图44.5　在侧位片结合患者的解剖特点和选用假体的特点评估恰当的胫骨后倾角度，术前侧位片（A）和术后侧位片（B）。该例患者使用了后稳定型假体，预期后倾角度为0°

- 评价骨质和畸形：
  - 股骨：
    - 判断股骨畸形有无下列情形：陈旧性骨折，股骨髁发育不良，内固定物存留。
    - 需要使用股骨延长杆的情形（严重的屈曲挛缩，股骨远端骨质差），增加限制性的情形（严重的冠状面畸形）。
    - 识别有无后方骨赘，并制订切除计划。
  - 胫骨：
    - 设计胫骨近端截骨以矫正冠状面畸形，预计是否需要加延长杆，判断缺损是否需要植骨。
    - 识别骨赘并制订切除计划。

步骤

- 放大率：
  - 通过摄片时放置标记物或留存内置物的已知尺寸来确定 X 线片的放大率。
- 侧位片（图 44.6）：
  - 股骨部件：
    - 通过股骨远端前后径来确定型号。在矢状面调整股骨部件的屈和伸，以达到将部件前方凸缘与股骨前方皮质紧贴的目的，然后逐渐增大型号，直到后方凸缘与股骨后髁截骨重合。
    - 避免股骨前方皮质出现切迹。
    - 恢复股骨后方偏心距。
    - 明确股骨后方骨赘并制订切除计划。
  - 胫骨部件：
    - 胫骨后倾角度的确定要综合考虑胫骨矢状面的解剖轴、假体制造商的具体要求，以及 CR 假体和 PS 假体之间的不同设计。

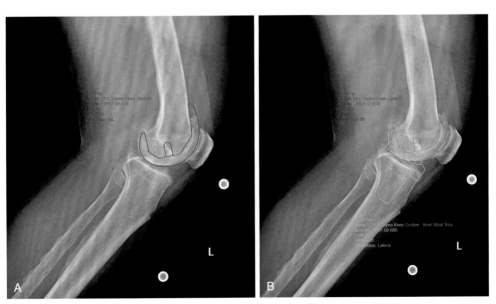

图 44.6 侧位 X 线片用于评估：（A）股骨部件型号和判断有无需要切除的后方骨赘；（B）胫骨后倾角度和胫骨后方骨赘

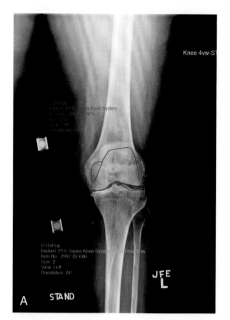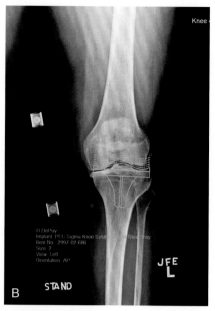

图 44.7　前后位 X 线片用于评估：（A）胫骨预计截骨平面处的内外径，以确定胫骨部件型号；（B）进一步确定通过侧位片选定的股骨部件型号内外径合适而不会悬出

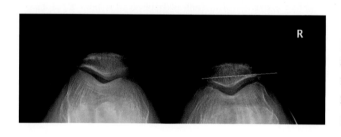

图 44.8　合适的髌骨截骨平面，是从内侧软骨下骨水平到外侧软骨下骨水平，截除的骨面是非对称性的

- 前后位 X 线片（图 44.7）：
  - 胫骨部件：
    - 型号的确定，要在侧位片上用模板测量，并综合考虑胫骨近端的内外侧覆盖程度。通常于此时调整型号大小。
    - 冠状位力线要垂直于机械轴（胫骨平台的中点到距骨中心）。
    - 调整胫骨截骨深度以优化近端截骨量。
  - 股骨部件：
    - 型号通过在侧位片上用模板测量得到，同时在正位片确定该型号内外侧悬出不会太多。
    - 对于冠状位力线的调整，医生各有喜好，但是典型做法是垂直于机械轴。
  - 髌骨轴位：
    - 髌骨截骨平面，选择从内侧软骨下骨水平到外侧软骨下骨水平，截除的骨面是非对称性的（图 44.8）。术中选择假体型号，应保证骨面覆盖最大化，避免假体悬出。

小结

　　全面的术前计划有助于确保术后下肢力线良好、假体型号合适，对关节外畸形或其他骨性异常应选择合适的假体，目前，导航和机器人的使用并不能替代仔细的术前评估和计划。

第 45 章

内侧髌旁入路

TIMOTHY S. BROWN，MICHAEL J. TAUNTON
翻译：姜　鹏　　审校：王　健

关键概念

- 患者取仰卧位，用非无菌的腿部支撑器维持膝关节于屈曲位并防止髋关节被动外展（图 45.1）。

- 取正中切口，自髌骨上极近端约 6 cm 处向下，止于胫骨结节内侧。

- 缝合内侧关节囊时必须仔细、充分——避免累及股内侧肌，在髌骨内缘保留一部分组织，防止平台内侧过度松解。

- 髌骨内缘关节囊的缝合必须紧实严密，因为屈膝时此处承受的压力最大。

无菌器械和内置物

- 沙袋或其他洞巾下方与手术台配套的腿固定器。

- 手术台配套的防止髋关节外展的阻挡器。

- 一把弯曲 Hohmann 拉钩。

- 两把弯曲 Cobra 拉钩。

- 一把 Chandler 钝拉钩。

- 一把膝关节后方拉钩。

- Ioban 或类似的皮肤保护膜。

术前计划

- 术前检查肢体有无陈旧切口、挛缩和畸形。

- 如果存在多个切口，应选择最外侧的切口，可以安全地显露内侧髌旁入路。

- 术前进行详细的神经血管检查并记录在案。

骨、内置物和软组织技术

内侧髌旁入路是初次膝关节置换和膝关节翻修的标准和通用入路。

技术

- 患者体位见图 45.1。
- 患者术肢铺洞巾，用皮肤保护膜 360° 覆盖（图 45.2）。
- 皮肤切口见图 45.3。
  - 屈膝 90° 并用固定器维持。
  - 触摸髌骨和胫骨结节并标记。
  - 做前方直切口，切口从髌骨上极近端约 6 cm 处，向下止于胫骨结节内侧。

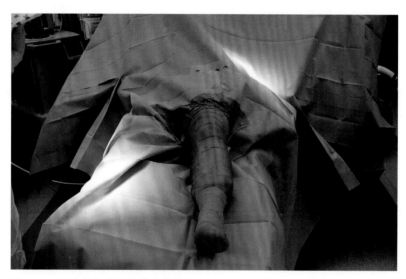

图 45.1　经内侧髌旁入路的患者体位

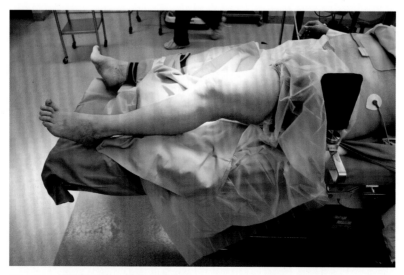

图 45.2　术肢铺洞巾，做好手术准备

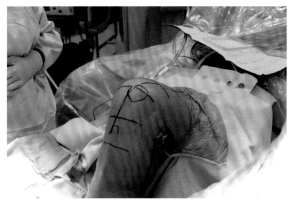

图 45.3　在患者腿上标记切口

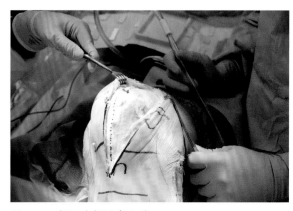

图 45.4　标记内侧髌旁入路

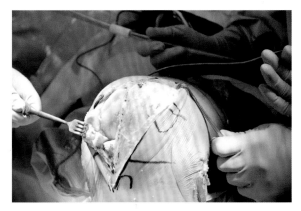

图 45.5　于屈膝位进行软组织松解以便于显露

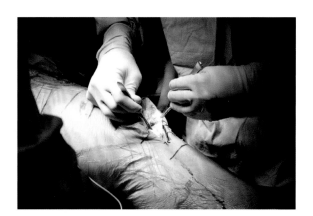

图 45.6　松解髌下滑囊

- 切皮的手术刀用完后立即更换新的手术刀切开皮下组织，识别近端的股四头肌腱。
- 深层显露。
  - 正确入路的内侧界是股内侧肌筋膜，外侧界是髌骨。
  - 全层切开才能提供充分的显露。
  - 在髌骨内上极画水平标记线以利于后面准确缝合，也可以标记关节切开线（图 45.4）。
- 关节切开。
  - 于屈膝位从近端向远端切开关节，至胫骨平台。仔细切开附着于髌骨的股四头肌腱，髌骨内缘保留部分组织便于缝合关闭。
  - 关节切开远端要达到胫骨干骺端，以便于随后进行内侧松解。内侧松解的范围取决于患者畸形的程度和类型（图 45.5）。于内侧组织下方放置一把 Cobb 拉钩，将软组织松解至中间冠状线。
  - 于伸膝位松解髌下滑囊（图 45.6）。
  - 使髌骨半脱位并切除脂肪垫（图 45.7）。
  - 于伸膝位切除髌上囊的脂肪、滑膜以显露股骨前方皮质，便于测量并确定假体型号，避免股骨出现切迹。
  - 于 90° 屈膝使髌骨半脱位，于侧副韧带下方放置一把弯的 Hohmann 拉钩，外侧放置一把弯的 Chandler 拉钩。
  - 弯的 Cobra 拉钩可以置于股骨远端内侧和 / 或外侧，以提供更好的显露（图 45.8）。

- 胫骨显露：
  - 切除前交叉韧带后，通过膝关节后方拉钩将胫骨向前半脱位，使交叉韧带处于紧张状态。膝关节极度屈曲和外旋，保护 MCL，限制髌腱张力。切除内外侧半月板后就可以完全显露胫骨平台，做好胫骨截骨的准备（图 45.9）。
- 关节置换的骨准备：
  - 准备好股骨、胫骨和髌骨，根据手术医生选择的假体，使用配套的置入器械。
- 缝合：
  - 缝合关闭从前面标记的髌骨内上极和股内侧肌（VMO）区域开始（图 45.10）。
  - 关节缝合关闭可以使用 1 号或 0 号 Vicryl 线间断缝合打结，或其他类似的高强度编织缝线（图 45.11）。
  - 皮下缝合使用 0 号或 2-0 缝线。

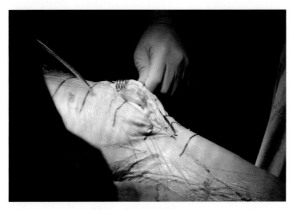

图 45.7　髌骨半脱位，切除脂肪垫

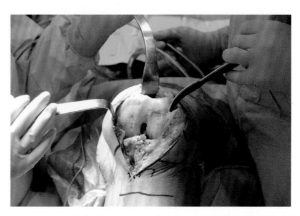

图 45.8　显露完成，股骨远端和胫骨近端做好截骨准备

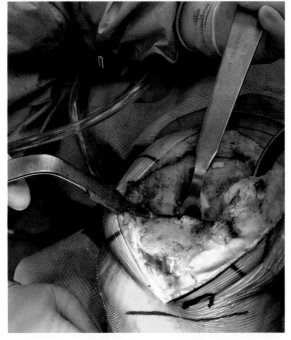

图 45.9　显露胫骨平台以预备胫骨截骨

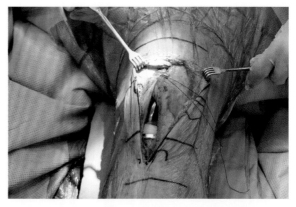

图 45.10　从股内侧肌（VMO）内侧开始缝合关闭

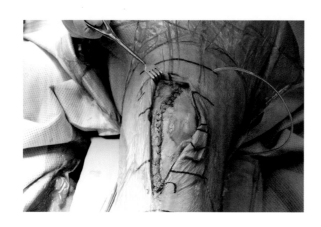

图 45.11　关节缝合关闭采用编织线间断缝合打结技术

- 皮肤可以使用 2-0 带刺尼龙线连续缝合。
- 切口可以使用二辛基黏合剂或浸银敷料覆盖。

术后护理

- 患者术后便可以全范围活动，但切口远端关闭困难的患者例外，其膝关节应固定于完全伸直状态一段时间，直到允许活动。

第46章

经股内侧肌入路与微创经股内侧肌入路

HEATH P. MELUGIN，MARK W. PAGNANO

翻译：姜　鹏　　审校：王　健

关键概念

- 患者取仰卧位，不使用腿固定器或髋垫，便于术中改变膝关节体位，以获得最大范围的屈曲。

- 皮肤切口位于正中线内侧，起自髌骨上极近端 4 cm，向下止于胫骨结节内侧。

- 髌骨上极做横向标记线，髌骨内缘做纵向标记线，于两线的交点处画与股内侧肌纤维方向呈 50° 夹角的标记线，这就是关节切口。

- 关节的缝合关闭应从髌骨上极开始，股内侧肌（VMO）和内侧关节囊相交成角的位置缝合关闭，层次清晰。

- 缝合 VMO 肌肉千万不要过紧，简单对合即可。

无菌器械和内置物

- 两把 90° Hohmann 拉钩。

- 一把 PCL 拉钩。

- 两把 Kocher 钳。

- 一把膝关节拉钩。

- 一把 ¾ 英寸的弯骨刀和锤子。

- 一把撑开器。

- 一把大的咬骨钳。

术前计划

- 检查肢体有无陈旧性手术切口、挛缩、髌骨粘连和畸形。

- 常规检查神经血管并记录在案。

- 膝关节 4 个投照位 X 线片（站立前后位、侧位、膝关节屈曲站立后前位和髌骨轴位）以及站立位髋 – 膝 – 踝下肢全长 X 线片。

- 术前进行模板测量，以提高术中效率，并确定术中合适的截骨方向和水平。

骨、内置物和软组织技术

简介

- 经股内侧肌入路安全可靠。从髌骨上极开始沿 VMO 中部纤维束方向调整近端切口角度，这一入路对伸膝机制的损伤最小。使用这一微创入路时，皮肤切口更小，关闭关节囊更容易。
- 对膝关节僵硬、低位髌骨或内固定物存留的患者，更适宜使用标准的内侧髌旁入路。

技术

- 体位和铺单。
  - 患者在手术床上取仰卧位（图 46.1），不需要使用腿部固定器或髋关节垫来稳定膝关节，这样才能便于手术医生在术中随意改变体位，最大限度地屈曲膝关节。
  - 大腿近端捆扎止血带，膝关节准备好后铺设无菌敷料。
  - 膝关节前方画好横线，然后将所有暴露的皮肤以碘伏贴膜覆盖（图 46.2）。
- 浅层显露。
  - 于屈膝位做中线内侧纵切口，起自髌骨上极近端约 4 cm 处，止于胫骨结节内侧（图 46.2）。
  - 然后在伸膝位用新的手术刀或电刀均匀松解皮肤深层以显露 VMO，注意保留 VMO 表面筋膜。显露到 VMO 筋膜的浅表面，是正确的组织切开深度。
  - 外侧皮肤松解至髌骨外缘，以便于术中增加髌骨的活动度。
- 关节切开。
  - 于髌骨上极做横向标记线（图 46.3）。从胫骨结节内侧，沿着髌骨和髌腱的内侧面做纵向标记线。于两线相交的位置做关节切开线，与 VMO 的纤维束方向呈 50° 夹角（图 46.4）。
  - 于伸膝位用电刀切开关节，使内侧切口与拐角延伸至 VMO 的切口明显成角（图 46.5）。

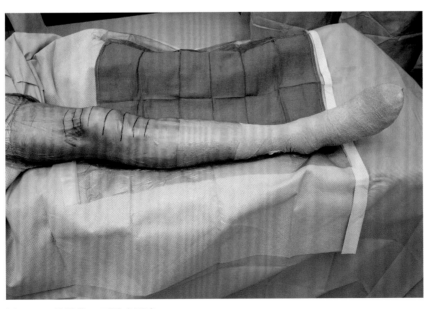

图 46.1 仰卧位，下肢未固定

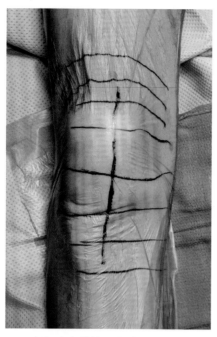

图 46.2　标记多条横线，皮肤切口位于中线内侧

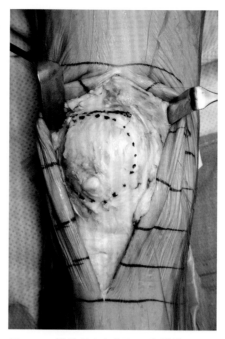

图 46.3　沿髌骨上极标记一条横线

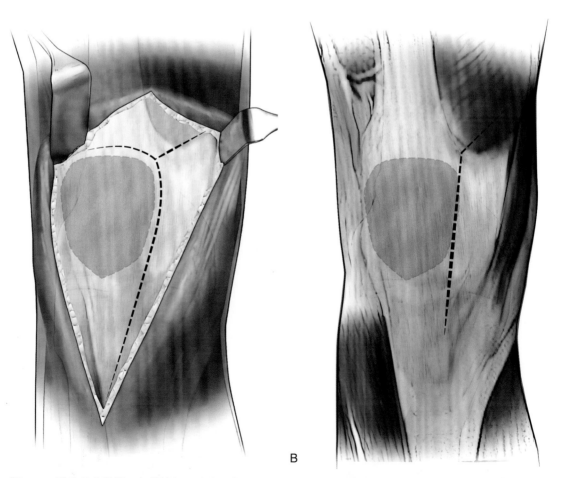

A　　　　　　　　　　　　　　　　　　　　　B

图 46.4　沿髌骨内缘做一条纵线标记髌腱，直到它与先前画的近端横线相交。如此标记出成角的 VMO 切口。（A）相关解剖结构；（B）设计经股内侧肌入路的位置、角度、方向

■ 尤其重要的是，该拐角的顶点位置不能深入 VMO 太多，否则会造成手术显露困难。内侧切口向近端延伸，拐向 VMO 之处一定要在髌骨上极以上。

- 在矢状面，电刀以 45° 角朝向髌骨内缘切开组织，以确保剩余足够的组织可用于修复。
- 深部显露。
  - 松解内侧半月板前角、内侧骨膜下软组织，以显露内侧关节线。
  - 于内侧半月板近端的关节囊反折处放一把 Kocher 钳，以帮助显露。
  - 切除髌下脂肪并松解外侧半月板的前角。
  - 松解胫骨近端外侧的软组织直至髌腱止点。
  - 在髌骨上极水平外侧间沟内放置一把 90° 的 Hohmann 拉钩，使髌骨脱位（图 46.6）。
  - 将髌骨挡在外侧沟内，此时可以屈膝 90°（图 46.7）。
    ■ 如果髌骨脱位困难，要确认 VMO 筋膜和皮下组织间没有粘连。
  - 于股骨远端钻孔，放置股骨远端髓内截骨导板（图 46.8），进行远端截骨。
  - 股骨的旋转参照后髁设定，有时也参照同髁线或 Whiteside 线。
  - 放置四合一截骨板，于内、外沟处分别放置弯的 Hohmann 拉钩用来显露股骨前方皮质。
  - 髌上囊的滑膜组织如有充血水肿可直接用电刀切除，以显露股骨外侧皮质，避免出现切迹。
  - 微伸膝关节到屈曲 60°，可以降低伸膝装置的张力，在股骨前方截骨时有助于充分显露。
  - 完成股骨截骨后，使用咬钳咬除股骨周围增生的骨赘。
- 胫骨显露。
  - 屈膝 90°。

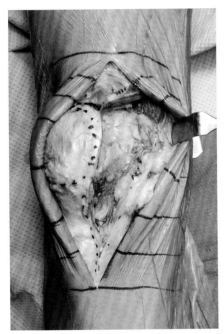

图 46.5 完成关节切开

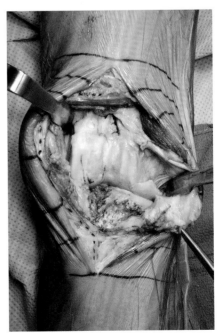

图 46.6 对内侧软组织做骨膜下松解，以显露胫骨内侧关节线，用 90° Hohmann 拉钩使髌骨向外侧半脱位

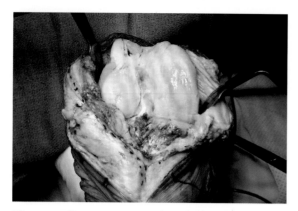

图 46.7 两把 90° Hohmann 拉钩分别放置在内外侧，以显露股骨髁

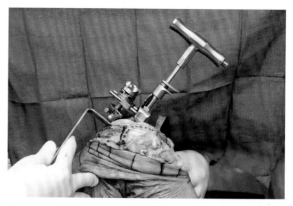

图 46.8 微伸膝关节，使伸膝装置松弛，正确放置股骨远端截骨导板

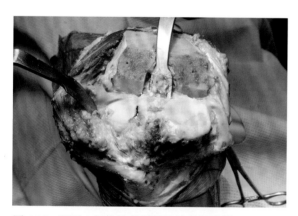

图 46.9 通过 3 把拉钩获得胫骨的充分显露

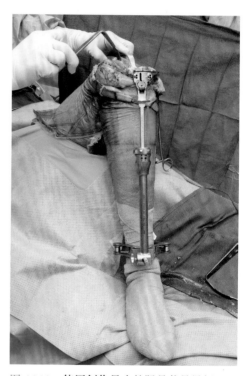

图 46.10 使用创伤最小的胫骨截骨导板

- 内侧放置一把 90° Hohmann 拉钩，以保护 MCL 浅层。
- 另一把 90° Hohmann 拉钩置于在外侧半月板下方，毗邻胫骨边缘。
- 后方放置一把 PCL 拉钩将胫骨向前脱位，显露平台后方（图 46.9）。
- 松解前交叉韧带的胫骨足印区。
- 放置胫骨髓外定位的截骨导板，确定冠状面和矢状面的力线后进行胫骨近端截骨（图 46.10）。
- 平衡。
  - 外侧放置撑开器，将内侧半月板、ACL、PCL（根据假体设计）用电刀切除。后方的骨赘用 ¾ 英寸的弯骨刀和锤子去掉。同样方法处理内侧。

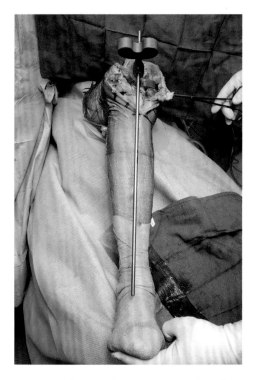

图 46.11 使用间隙块或试模来评估屈伸间隙，验证内外侧软组织是否平衡

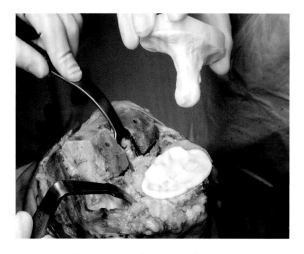

图 46.12 擦干净胫骨平台，防止液体进入骨水泥界面，准备好胫骨假体置入

- 使用间隙块和力线杆评估屈伸间隙是否达到平衡（图 46.11）。
- 髌骨。
  - 完成股骨和胫骨截骨后、安放试模前，进行髌骨截骨。此时肢体缩短、伸膝装置松弛，便于髌骨定位。
  - 切除髌骨周围过多的滑膜组织，以预防术后髌骨异响或撞击。
- 涂装骨水泥。
  - 涂装骨水泥前安放试模进行试验。
  - 先进行胫骨骨水泥的涂装。为了显露清楚，可将两把弯的 Hohmann 拉钩放置于内外侧，在脱位胫骨后放置一把 PCL 拉钩。
  - 胫骨骨水泥涂装前用脉冲冲洗枪冲洗骨面，务必用干纱布吸干水分。
  - 胫骨平台表面涂装骨水泥，避免液体进入假体和骨水泥之间（图 46.12）。
  - 安装胫骨假体，去除周缘多余骨水泥。
  - 向后复位胫骨至股骨髁后方，应谨慎操作以避免撞击或移动胫骨部件。
  - 两把 90° Hohmann 拉钩分别置于在内、外侧副韧带的股骨附着点处，用一把膝关节拉钩拉开 VMO 下方，以显露股骨前方。
  - 将骨水泥涂抹在股骨表面和后髁，以及股骨假体前方的凸缘内。
  - 最后涂装髌骨。

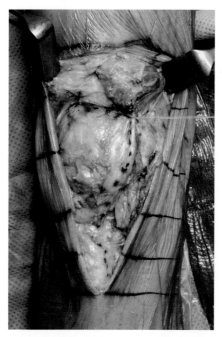

图 46.13　关节缝合要先从关闭髌骨上极的夹角处开始

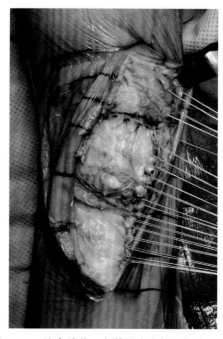

图 46.14　缝合关节，尤其是在内侧组织或 VMO 处要避免打结过紧

- 缝合。
  - 手术创面用稀释的碘伏溶液浸泡，然后用生理盐水彻底清洗。于关节周围注射局麻剂。
  - 骨水泥凝固后，验证髌骨轨迹是否合适，然后进行止血。
  - 关节囊用 0 号 Vicryl 线间断缝合。注意肌肉缝合不要过紧，尤其是浅层的 VMO 筋膜和深层的关节囊（图 46.13，图 46.14）。
  - 皮肤和皮下组织使用 0 号 Vicryl 和 2-0Monocryl 连续缝合。切口覆盖 2- 辛基丙酸盐黏合剂。
  - 无菌敷料覆盖，下肢用 6 英寸宽的弹力绷带从足缠到大腿中段。

术后护理

- 患者当天即可开始理疗。如果能耐受可以负重下地。患者下地时可以用助行器辅助，几天后更换为手杖。如果患者术后 1~2 天可以安全活动并且疼痛可控，多数可以出院。我们要求患者 6 周内每周去看一次理疗师，进行活动度评估。力量的锻炼几乎不做要求。

第 47 章

难处理的膝关节显露：僵硬，陈旧切口

KEVIN I. PERRY

翻译：姜 鹏　审校：王 健

关键概念

- 膝关节周围的陈旧切口和软组织覆盖（图 47.1），增加了切口不愈合和假体周围感染的风险。

- 软组织条件差的患者，早期功能锻炼必须延迟以确保伤口愈合。

- 僵硬的膝关节要通过延长入路获得充分显露。

- 僵硬的膝关节需要更长的显露入路，以保护伸膝装置的完整性。

- 为了充分显露膝关节，经常会采用股四头肌斜切的方法，有时也会进行胫骨结节截骨。切口并发症经常会发生在存在有陈旧切口和周围软组织菲薄的患者（图 47.2）。

- 如果膝关节置换时皮肤或软组织覆盖不足，需要制动一段时间以促进切口愈合。

- 如果条件允许，应在术中使用血管激光造影，有助于确定膝关节周围皮肤和软组织的存活能力，来决定肌皮瓣移植的必要性。

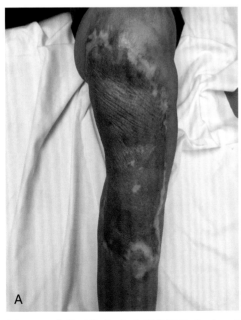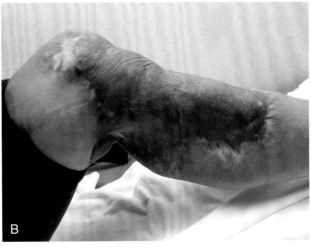

图 47.1　术前正位（A）和侧位照片（B），显示软组织覆盖和膝关节前面和外侧面覆盖有全厚皮瓣

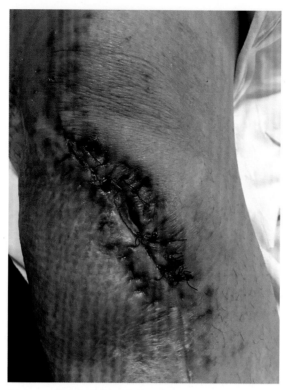

图 47.2　软组织条件恶劣的患者 TKA 术后刀口裂开

无菌器械和内置物

器械

- 标准 TKA 拉钩和器械。
- 竖直摆锯。

内置物

- 在僵硬的膝关节的显露过程中会损伤侧副韧带，所以应选用全限制型假体（后稳定型，限制内外翻，铰链膝）。

体位

- 仰卧位。

手术入路

- 通常，选用最外侧切口进入膝关节。
- 全厚皮瓣的分离应深达筋膜层，关节切开选择标准的正中髌旁入路。
- 僵硬的膝关节的切口要相应延长，可能采用股四头肌斜切技术，个别病例甚至需要胫骨结节截骨。对这些技术将在章节 IV-B-2 中进行描述。

术前计划

- 膝关节常规拍摄正位（AP）、侧位、轴位 X 线片（图 47.3）。另外，拍摄同侧髋关节 X 线片排除髋关节炎。严重的髋关节炎会导致膝关术后康复困难，所以应在 TKA 术前进行处理。
- 术前与整形科医生进行病例讨论，设计切口；如有必要，也可以在术中刀口的显露和缝合关闭时进行（图 47.4）。

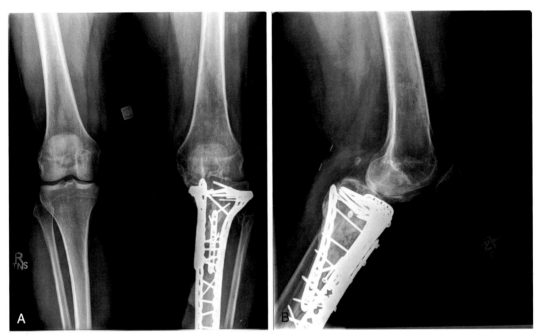

图 47.3　有多处陈旧切口的僵硬膝关节术前正位（A）和侧位（B）X 线片

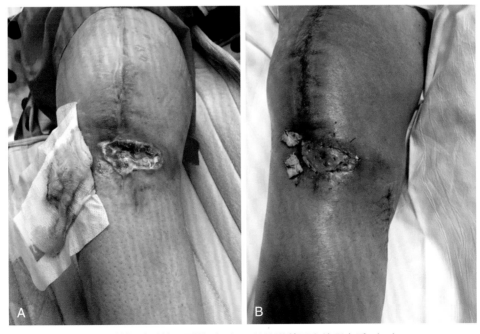

图 47.4　大的软组织缺损需要缺乏覆盖（A），经整形科医生处理之后（B）

- 戒烟及停止使用各种尼古丁制品有助于刀口愈合。术前4周开始连续监测患者血清尼古丁水平，以确保患者真正做到戒除尼古丁。
- 应选用全限制型假体（后稳定型，限制内外翻铰链膝关节）。

骨、内置物和软组织技术

- 术前拍摄并记录活动度范围，与术后对比手术效果（图47.5，图47.6）。
- 对胫骨远端的内侧副韧带的浅层和深层常规进行松解。
- 清理内、外侧间沟，切除脂肪垫。
- 偶尔需要切除部分髌骨，以帮助暴露。
- 如果膝关节无法屈曲，需要股四头肌斜切（见章节Ⅳ-B-2）。
- 如果仍然无法足够显露，可以行胫骨结节截骨（见章节Ⅳ-B-2）。
- 确定使用限制型TKA假体后，可以在内、外侧副韧带的股骨止点处进行剥离来帮助显露。铰链膝多应用于个别极端案例。
- 完成充分显露后，便可以依次进行TKA的手术步骤（见章节Ⅲ-C、Ⅲ-D）。为了充分显露，往往会过多切除软组织，这会增加使用限制型TKA假体的可能。限制型假体的使用章节在Ⅳ-C-5中有介绍。

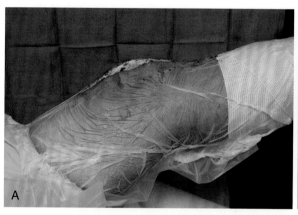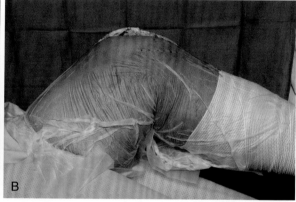

图47.5 术中拍照记录手术前膝关节活动度：（A）伸直；（B）屈曲

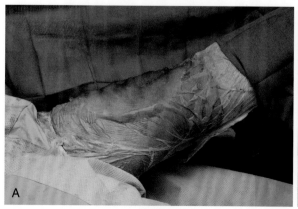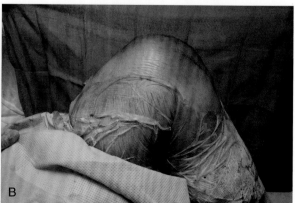

图47.6 术中拍照记录术后的膝关节活动度：（A）伸直；（B）屈曲

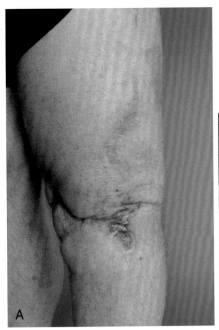
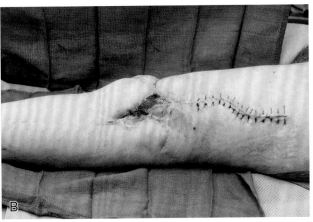

图 47.7　术前拍照记录多处陈旧瘢痕（A）和 复杂切口的缝合（B）

- 仔细缝合刀口，可以联合整形科医生帮助缝合或软组织覆盖（图 47.7）。
- 缝合时使用血管激光造影来判断膝关节周围软组织活性，来决定肌皮瓣移植的必要性。
- 如果软组织菲薄或进行软组织移植覆盖，术后要使用后方夹板对膝关节进行固定、制动，以促进切口愈合。

术后护理

- 患者能耐受的情况下通常可以负重下地。
- 只要软组织条件允许，术后次日即可开始全范围的功能锻炼。对于活动困难的患者进行物理治疗。早期门诊随访，确定是否需要在麻醉下手法松解。
- 当刀口处皮肤菲薄时，需要保持大腿伸直状态一段时间，以促进软组织愈合。
- 如果行完皮瓣转位、游离皮瓣或全厚皮瓣移植（STSG），下肢需要制动 10~14 天直到皮瓣愈合良好。

第 48 章

单髁膝关节置换术

RAFAEL J. SIERRA, MARK W. PAGNANO

翻译：姜　鹏　　审校：王　健

关键概念

- 内侧单髁膝关节置换（UKA）对于单纯内侧间室退变性关节炎、髌股关节软骨损伤尚轻的患者是最好的选择。
- 与全膝关节置换术相比，单髁关节置换术手术小、恢复快，保留了交叉韧带，所以术后功能会更好。
- 在经验丰富的医生手中，不管采用固定衬垫还是活动衬垫，UKA 的长期存活率与 TKA 相当。
  - 固定衬垫还是活动衬垫的选择取决于手术医生的喜好和手术经验。
  - 内侧活动衬垫假体的禁忌证：前交叉韧带缺损、有胫骨上段截骨手术史、内侧平衡困难的患者。
  - 对于活动衬垫 UKA，推荐拍摄外翻压力、屈膝后前位 X 线片，来判断外侧间室的完整性，决定内翻畸形是否可以矫正。固定畸形显示内侧副韧带结构性挛缩，很可能意味着 ACL 失效，是活动衬垫 UKA 的禁忌证。
  - 有些手术医生，包括本文作者之一（MWP），会使用膝关节屈曲负重后前位 X 线片代替外翻压力位 X 线片来确定外侧间室的完整性。

适应证

- UKA 手术适用于各个年龄阶段的单纯内侧间室的严重骨磨损性关节炎。
- 理想的适应证：内翻畸形但膝关节活动度良好，髌股关节炎轻微（屈曲 >100°，屈曲挛缩 <15°，内翻畸形 <15°，没有严重的尤其是涉及外侧面的髌股关节炎）。
- UKA 手术对于前内侧骨关节炎并且 ACL 张力良好的患者效果最好。

无菌器械和内置物

- 常规膝关节拉钩。
- 膝关节单髁置换系统（配套器械）。

体位

- 患者取仰卧位。
- 对于活动平台 UKA，使用托腿、屈髋 20° 的固定器，小腿可以自由悬垂并最大屈膝 100°。

手术入路

- UKA 可以选用多种不同的手术入路。没有必要使用内侧髌旁入路，可以采用创伤更小的入路。可以根据医生的经验和喜好，使用股内侧肌下或经股内侧肌入路。

术前计划

- 依据手术技术，在正位和侧位 X 线片上确认能够满足假体安放的要求。侧位 X 线片助于判断活动平台 UKA 的股骨部件型号，也有助于参考判断胫骨部件型号。当然，胫骨部分的型号最终在术中确定。

骨、内置物和软组织技术

活动衬垫单髁膝关节置换术

股骨优先技术

- 确定 ACL 完整，外侧间室的软骨没有中心型缺损。否则的话，就需要行 TKA 术。
- 标记股骨髓内定位的入点，位于股骨滑车前内侧上方 1 cm（图 48.1）。髓内杆的放置是为了定位股骨部件的屈曲，其曲度在矢状面应该接近 10°。
- 准备股骨，去除股骨周围骨赘，标记股骨髁的中心线（图 48.2）。另外，可以按照 Shakespeare 等描述的技术，测量从内侧髁的外侧面到中线的距离，13 mm、14 mm 或 15 mm 分别对应小、

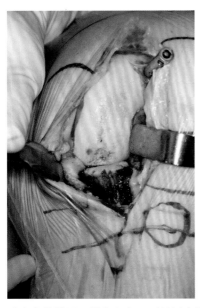

图 48.1 髓内定位器置于滑车上方，可以用来挡开髌骨

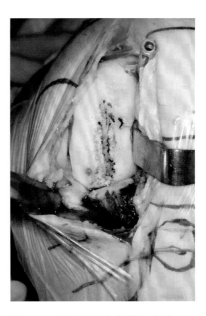

图 48.2 标记股骨内侧髁的中线

中、大号假体，确保半月板衬垫外缘与胫骨托的矢状壁保持 2 mm 的合适距离。此时，将弧形股骨导板先解锁，放置好位置，再将它与髓内杆连接。它是用来给股骨部件定位和钻孔的（图48.3），能够确保股骨部件的位置在屈伸平面均合适（图48.4）。先钻前方小孔，确认导板仍位于内髁中线后再用 6 mm 钻头钻孔（图48.5，图48.6）。确认导板紧贴股骨表面，取下导板后可以看到两处孔眼的位置与标记的股骨髁中线一致。放置股骨后方截骨导板（图48.7，图48.8）。在保护前交叉韧带和内侧副韧带的情况下，完成后方截骨。

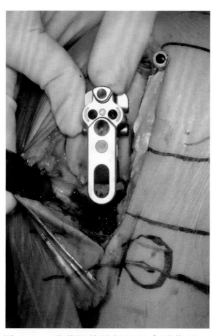

图 48.3 弧形股骨导板置于合适位置，并且孔眼与标记线一致

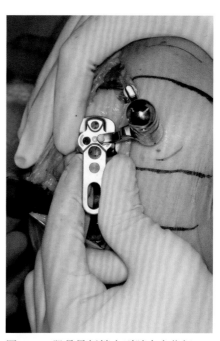

图 48.4 股骨导板锁定到髓内定位杆

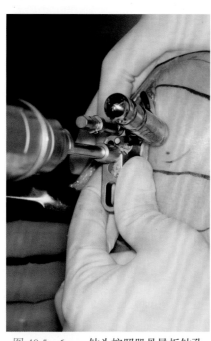

图 48.5 6 mm 钻头按照股骨导板钻孔

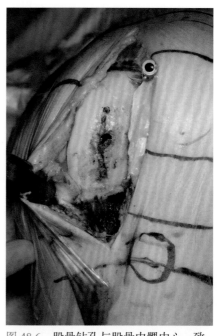

图 48.6 股骨钻孔与股骨内髁中心一致

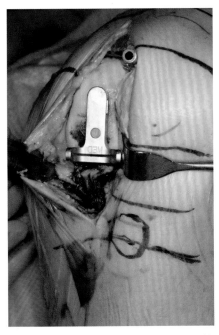

图 48.7　制备好股骨远端截骨导板的钻孔后，安装并确认股骨后方截骨导板

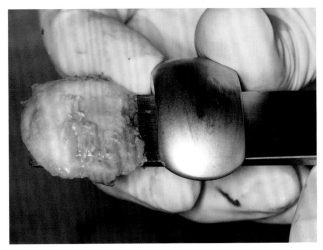

图 48.8　如果型号正确的话，股骨后方的截骨应该与假体后髁的厚度匹配，同时注意截骨时摆锯不允许抬离骨面

- 从 0 号研磨器开始，研磨股骨远端，去除周围的骨赘和多余的骨质，然后放置股骨试模（图 48.9）。剩余的研磨等完成胫骨截骨后再进行。将勺状的间隙测量器置于股骨试模下方（图 48.10）。将胫骨导板平行于胫骨长轴放置，截除胫骨后倾角为 7°。G 形夹固定胫骨导引板，使用 0 mm 厚度，并用无头钉固定胫骨导板（图 48.11，图 48.12）。为防止胫骨截骨过多，将 0 mm 导板改为 +2 后开始截骨。去除 G 形夹，用 C 形测量器确定截骨厚度。先垂直截骨，截骨位置位于 ACL 止点内侧，锯片方向朝向股骨头；同时，使用股骨试模作为胫骨截骨内外旋的参照。接下来进行水平截骨，确保内侧副韧带和胫骨髁间棘得到保护（图 48.13）。去除截下来的胫骨，确认截骨完整，如有必要则改成 0 mm 再次加截。安放胫骨试模，评估屈伸间隙。屈膝 100° 时，3 mm 间隙测量器应该可以轻松插入，拔出时也不需要格外用力（图 48.14）。去除 3 mm 间隙测量器，伸直膝关节，确定伸直间隙。完全伸直时，膝关节后方关节囊会紧张，所以在伸膝 20° 位确定伸直间隙更合适。间隙通常偏小和偏薄，应使用金属间隙测量器来确认（图 48.15）。如果 1 mm 测量器无法放入伸膝间隙，那么认为伸直间隙是 0 或比 0 还紧。
- 股骨远端的研磨器每两个型号之间相差 1 mm 厚度。计算股骨远端去除骨量的公式如下：去除骨质的厚度等于屈曲间隙减去伸直间隙，以 mm 为单位。所以，如果屈膝间隙是 3 mm，伸直间隙是 0，所以要用 3 号研磨器。确保屈膝间隙和伸直间隙相等后，再进行下一步（图 48.16，图 48.17）。
- 反复测试屈伸间隙，直到两者相等。如果屈曲间隙仍大于伸直间隙，则换用一个型号研磨器去除更多的股骨远端骨质。研磨器型号的增加，应参照最初使用的型号。换句话说，如果间隙经过反复测试，屈曲间隙仍然比伸直间隙要紧 2 mm，初次处理使用的是 3 mm 研磨器（如上讨论），那么接下来要用 5 mm 研磨器处理。
- 除非间隙经处理已经平衡，否则屈曲间隙测量器在伸直前必须取出。

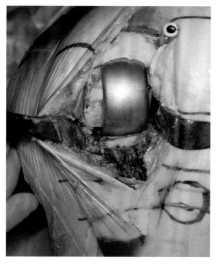

图 48.9　股骨用 0 号研磨器初次处理后便安放股骨试模

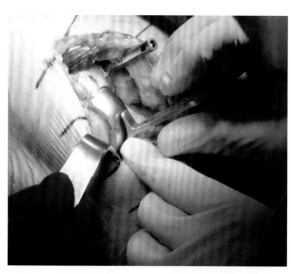

图 48.10　合适型号的勺状间隙测量器，放置在股骨试模下方

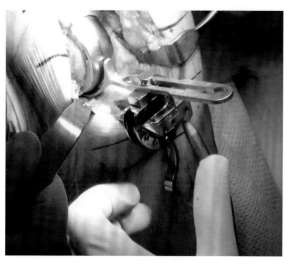

图 48.11　G 形夹将勺状间隙测量器与胫骨导板锁定，用于控制胫骨截骨厚度

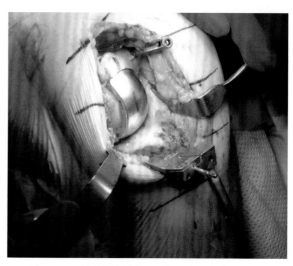

图 48.12　胫骨导板用钉固定于合适的截骨厚度

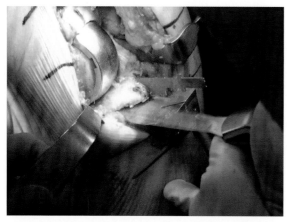

图 48.13　首先进行垂直截骨，然后进行水平截骨

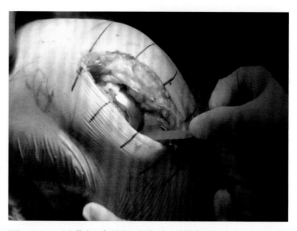

图 48.14　屈曲间隙的松弛度应该能够放置 3 mm 间隙测量器

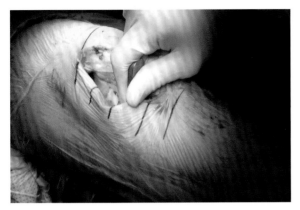

图 48.15 用 1 mm 金属间隙测量器测试伸直间隙。此时最常见的情景是金属测量器无法插入伸直间隙

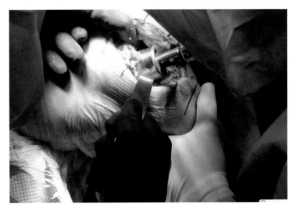

图 48.16 股骨远端需要额外截骨时，使用合适型号的研磨器

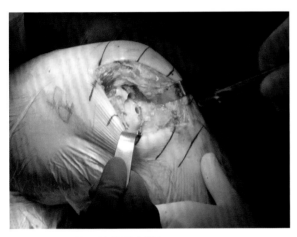

图 48.17 股骨远端的碾磨增加 3 mm

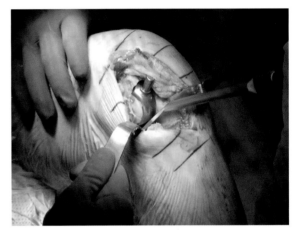

图 48.18 再次测试完毕，确认屈伸间隙相等，去除内侧半月板衬垫，然后放置防撞击导引器，它，修整股骨髁的前方，防止股骨和聚乙烯衬垫之间的撞击

- 完成股骨制备后，使用股骨防撞击导引器去除股骨前后方的骨赘，然后使用骨凿和锤子轻轻去除后方骨赘（图 48.18）。
- 测量胫骨部件的型号：胫骨模板的放置，内缘和后缘均与胫骨平台平齐，使用胫骨钩确认位置合适。将胫骨部件向后推，顶到胫骨后面的钩子上，这样能避免胫骨平台覆盖不足，导致胫骨假体过早下沉（图 48.19）。报道认为，假体在胫骨平台内侧悬出 2 mm 以内是可以接受的。然而，作者倾向于尽可能不要使假体悬出。
- 安放股骨和胫骨试模，测试活动范围。聚乙烯衬垫试模应手动插入，插入时需要拇指施加压力。如果需要格外用力，那么说明间隙太紧，需要进一步调整平衡（图 48.20）。
- 这时，可以用骨水泥固定股骨和胫骨假体。作者使用一份骨水泥同时固定胫骨和股骨部件。安放好假体后，放置间隙测量器，并施加轻度的内翻应力，这样能确保假体紧贴骨面（图 48.21，图 48.22）。
- 去除假体周围过多的骨水泥，彻底冲洗关节腔。关闭关节腔，关闭切口，无菌敷料包扎。
- 术后护理：患者允许负重。

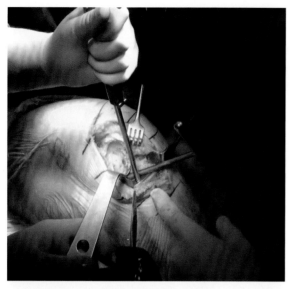

图 48.19 测量胫骨部件的型号时，使用 T 形把手确认胫骨试模的后缘与胫骨后方皮质一致

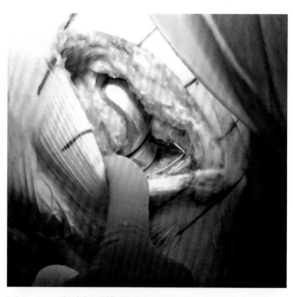

图 48.20 安放好试模和聚乙烯活动衬垫

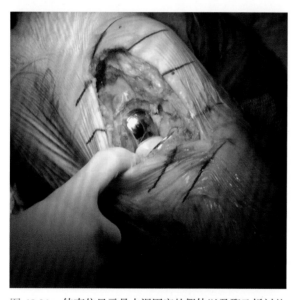

图 48.21 伸直位显示骨水泥固定的假体以及聚乙烯衬垫

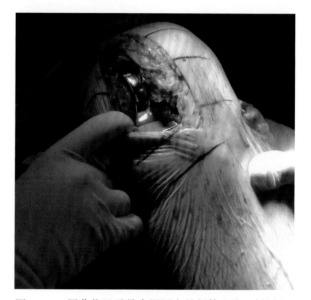

图 48.22 屈曲位显示骨水泥固定的假体和聚乙烯衬垫

固定衬垫单髁膝关节置换术

- 使用标准手术床，患者取仰卧位，不需要使用下肢固定装置。患者身体尽量靠近手术床的远端，这样方便术中进行 X 线成像时能包含同侧髋关节（图 48.23）。
- 使用经股内侧肌的微创入路（图 48.24）。
- 松解 MCL 的深部，放置一把 Coker 钳夹住内侧半月板的近端，以便于术中显露（图 48.25）。切除影响视线的一小部分髌后脂肪垫。
- 鉴别并去除胫骨前方的增生骨赘，因其会影响完全伸直，也会造成术后撞击性疼痛（图 48.26）。
- 于内侧关节间隙放置髓外力线导板，用钉固定前，通过术中快速 X 线成像来评估导板的位置和下肢力线（图 48.27）。接下来依次观察踝（图 48.28）、膝（图 48.29）和髋关节（图 48.30）。

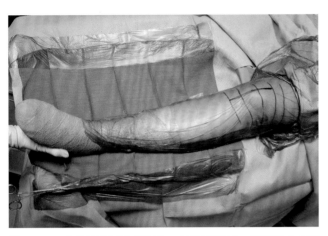

图 48.23 患者仰卧于手术床上，足位于床尾，以便于术中行 X 线成像

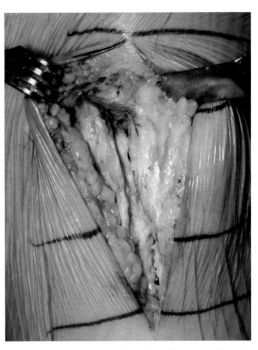

图 48.24 采用向股内侧肌内延伸 2.5 cm 的经股内侧肌微切口

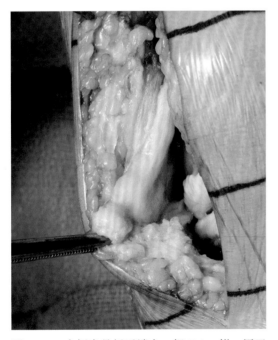

图 48.25 内侧半月板近端夹一把 Coker 钳，用于术中显露

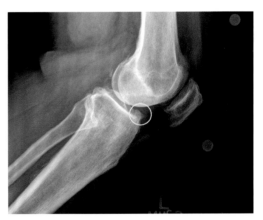

图 48.26 鉴别并去除胫骨前方的增生骨赘，因其会阻碍膝关节完全伸直，也会引起术后撞击性疼痛

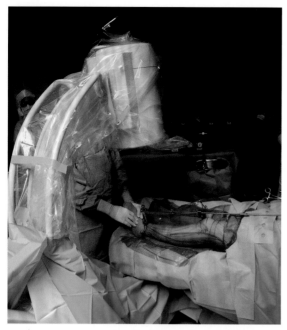

图 48.27　髓外定位力线导引器放置在内侧关节间隙，C 臂评估下肢力线，在置钉固定导引器前迅速调整

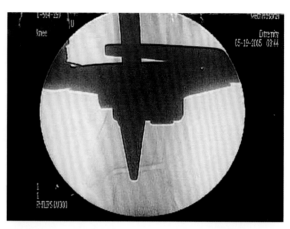

图 48.28　在 X 线影像上确认导引器位于距骨中心

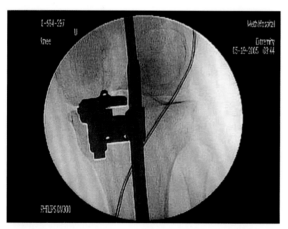

图 48.29　在 X 线影像上确认导引器定位经过膝关节中心

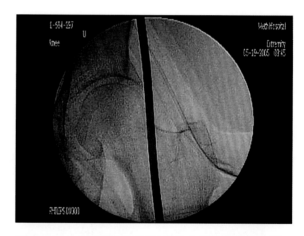

图 48.30　X 线影像显示导引器的力线杆在股骨外侧，说明机械轴轻度内翻，对于内侧单髁膝关节置换术来说，这是目标力线

- 髓外定位系统的优势是允许医生在截骨前调整力线，确保股骨和胫骨的截骨面在伸直位平行。通过股骨远端与假体匹配的截骨，最小的胫骨截骨来实现合适的伸膝间隙（图 48.31）。去除导板，保留胫骨近端的固定钉，胫骨后倾角 3°，屈膝 90°（图 48.32）。
- 徒手进行胫骨垂直截骨，在此过程中保证截骨的旋转定位和中线定位。
- 多数的医生通过使膝、踝关节精确屈曲 90° 来可重复性评估膝关节位置（图 48.33）。
- 截骨的中线与股骨内髁相毗邻，而且经常紧靠 ACL 足印区。截骨的旋转定位类似 TKA 术中胫骨部件的安放位置，锯片与胫骨结节的中内三分之一平齐（图 48.34）。

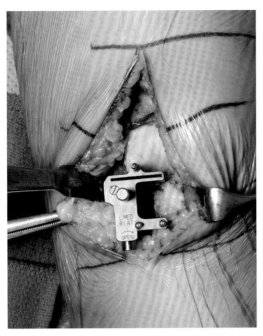

图 48.31　导板置钉固定，进行股骨远端截骨

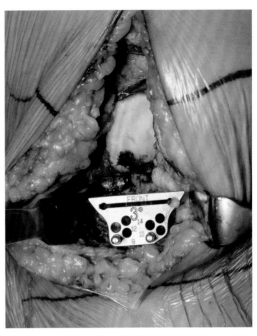

图 48.32　将胫骨近端导板置于胫骨钉上。常规选择 3° 后倾和最小的截骨厚度

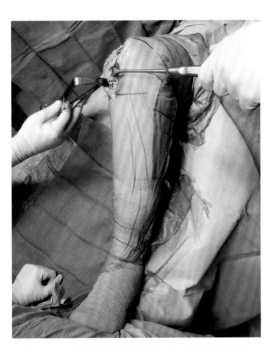

图 48.33　胫骨截骨的标准化和可重复性操作最好在屈膝 90°、屈踝 90° 位进行

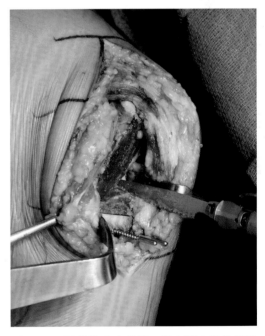

图 48.34　胫骨的垂直截骨，既会影响胫骨部件的型号，也会影响其旋转。这部分截骨毗邻股骨内侧髁，也经常会损伤部分 ACL 的胫骨足印区。垂直截骨经常会与胫骨结节的中内三分之一平齐

- 在典型的单纯内侧间室严重退变性关节炎患者，手术医生会注意到胫骨截骨的后方部分仍保留有全层软骨（图 48.35）。
- 胫骨部件能够从前到后完全覆盖胫骨平台非常重要，同样也要注意避免假体悬出。将胫骨测量模板安放好，并屈膝 90°（图 48.36）。
- 合适型号的股骨假体会延伸到前方的软骨下，但不会伤及关节软骨面（图 48.37）。前方有少量的骨面外露，要比重叠于软骨造成损伤更好。

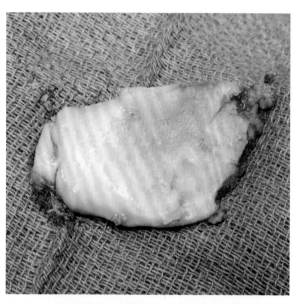

图 48.35　胫骨截骨的典型形态，后方有全厚的关节软骨

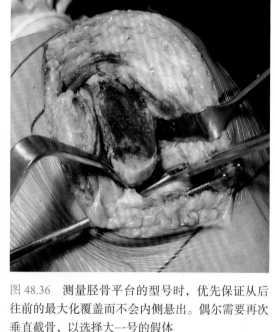

图 48.36　测量胫骨平台的型号时，优先保证从后往前的最大化覆盖而不会内侧悬出。偶尔需要再次垂直截骨，以选择大一号的假体

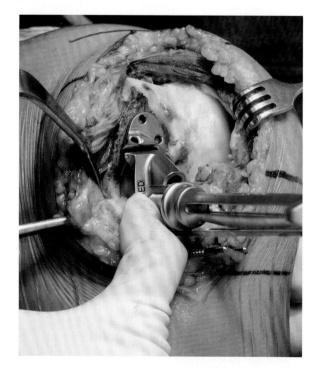

图 48.37　合适型号的股骨假体延伸到前方的软骨下骨，但不会伤及关节软骨面（图 48.37）。前方显露少量的骨面，要比重叠于软骨造成损伤更好。安放好胫骨测量导板并屈膝 90°，会让确定股骨型号和旋转操作更容易。因为股骨型号的测量导板与胫骨的测量导板连锁，所以股骨的旋转定位是合适的。只要髌骨位于滑车内不向外脱位，膝关节屈曲 90°，胫骨和股骨的测量导板锁定，就能确保屈曲位的旋转是合适的

- 因为股骨型号的测量导板与胫骨测量导板连锁，所以股骨的旋转定位是合适的。只要髌骨位于滑车内，膝关节屈曲90°，胫骨和股骨的测量导板连锁同轴，就能确保屈曲位的旋转是合适的。
- 用电刀切除内侧半月板，弯骨刀去除中线和后方骨赘（图48.38）。
- 检查髁间窝，弯骨刀去除所有骨赘。用弯骨刀给胫骨开槽，以容纳胫骨试模的鳍（图48.39）。
- 安放股骨和胫骨试模，屈膝90°（图48.40）。
- 用2 mm或3 mm间隙块测试屈伸间隙（图48.41）。理想的间隙是2 mm且对称，但是屈膝间隙3 mm也可以接受。如果屈曲间隙<2 mm或>3 mm，那么留置的胫骨钉此时可以派上用场，对胫骨进行再次截骨。如果屈曲间隙偏紧（<2 mm），加大胫骨后倾角度（5°截骨板替代3°）可以迅速而精准地解决这个问题。

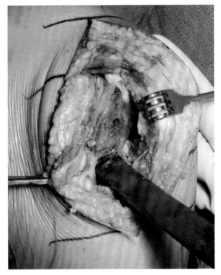

图48.38 用弯骨刀去除后方增生骨赘，髁间窝内侧和外侧骨赘一并去除

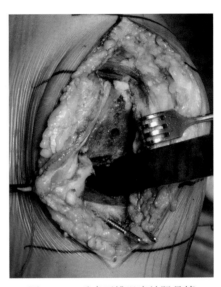

图48.39 垂直开槽以容纳胫骨鳍

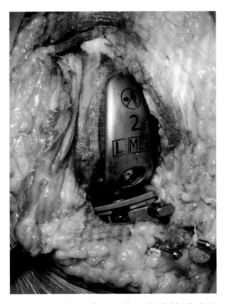

图48.40 在屈膝90°位，安放并测试股骨和胫骨试模

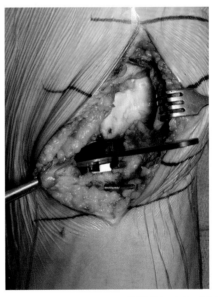

图48.41 以2 mm和3 mm递增的间隙块来评估屈伸间隙平衡。理想的平衡是2 mm并且对称的

- 确定间隙平衡后，透视确认最终试模的位置，确保胫骨内侧没有悬出，股骨和胫骨在伸直时共线，以及合适的胫骨内外翻（理想的状态经常是 1° 内翻而不是中立）（图 48.42）。

- 去除试模，脉冲冲洗关节腔，周围注射局麻药（成分是罗哌卡因、酮洛酸和稀释的肾上腺素；图 48.43）。

- 假体用一份混有 1.2 g 庆大霉素的骨水泥固定。胫骨假体下表面均匀涂抹骨水泥（图 48.44），然后取少量骨水泥用手涂抹到胫骨近端骨面，注意后方不要在后方残留过量骨水泥（图 48.45）。

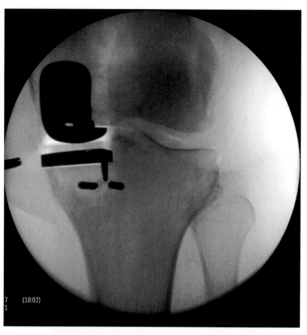

图 48.42　透视确认最终试模的位置，确认胫骨内侧没有悬出，股骨和胫骨在伸直时共线，以及合适的胫骨内外翻（理想的状态经常是 1° 内翻而不是中立）

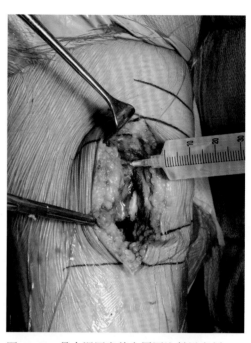

图 48.43　骨水泥固定前在周围注射局麻剂

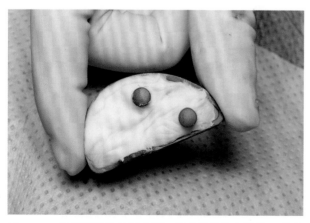

图 48.44　胫骨假体涂抹骨水泥，防止液体渗入假体 - 骨水泥之间

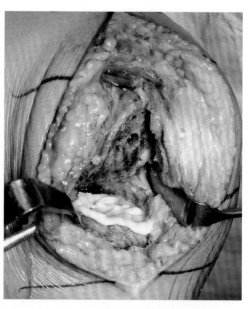

图 48.45　取少量骨水泥涂抹到胫骨表面

- 用手安放胫骨假体，先安放后部，然后用打压器轻柔打压胫骨假体，使其从后方开始整体贴合（图48.46）。使用弯的骨水泥清理器仔细去除多余骨水泥。
- 首先屈膝 95° 安装股骨假体，然后屈膝 80° 最终压紧骨水泥（图 48.47）。胫骨衬垫的安装在屈膝 90° 位进行，通过股骨的重力使后方的燕尾榫到位，然后才压紧前方。
- 轻柔地伸直膝关节，在骨水泥凝固过程中要留意避免过伸（图 48.48）。
- 切口用可吸收缝线多层缝合关闭，皮肤进行皮内缝合。无菌敷料覆盖并加压包扎，松开止血带。常规拍摄术后 X 线片（图 48.49）。

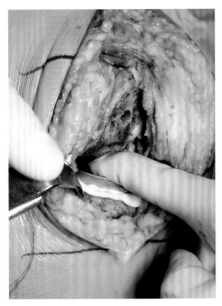

图 48.46 胫骨平台从后向前压紧，确保假体安放妥帖

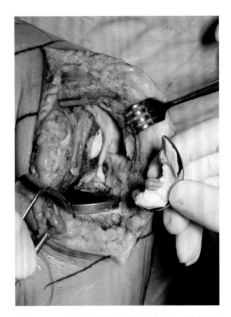

图 48.47 股骨假体涂抹骨水泥，并将股骨上的孔眼填充骨水泥，然后将假体安放好并压紧

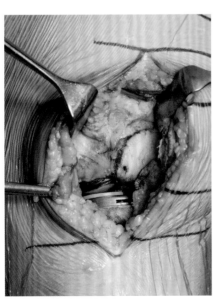

图 48.48 伸直膝关节，但是不要过伸，防止骨水泥凝固过程中胫骨后方抬离骨面

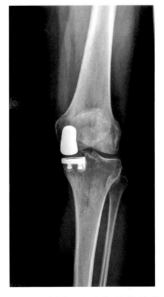

图 48.49 固定衬垫的内侧单髁关节置换术后的典型正位 X 线片

关于固定衬垫 UKA 的最终思考

- 避免对机械轴的过度矫正。下肢的力线应保持轻度内翻，防止外侧间室过载。
- 仔细研究术前侧位 X 线片，如果胫骨前方有骨赘增生，术中必须去除才能保证膝关节伸直效果。
- 为了使显露更容易，尝试膝关节屈曲、胫骨外旋、外翻应力等多种调整组合。通常，体位的微调即可使手术视野大为改善。
- 即使物理治疗很少，多数患者最终也会恢复良好。患者术后早期避免过多的活动其实更有必要。
- 术中常规利用 X 线影像来确认截骨的准确度，确保股骨和胫骨假体伸直位的同轴，确定骨水泥固定之前力线合适。

第 49 章

髌股关节置换术

R. KYLE MARTIN，DIANE L. DAHM

翻译：姜　鹏　　审校：王　健

关键概念

- 髌股关节置换术（PFA）适用于疼痛集中在膝关节前方的退变性关节炎患者。症状主要出现在膝关节屈膝负重活动时，主要包括上下楼梯、从座位上站起、下蹲/下跪，和/或走过不平的路面。
- 如果能把握合适的手术适应证、选择合适的假体并进行细致的手术操作技术，PFA 能获得最佳的效果。
- 对患有单纯性髌股关节炎的老年患者是最佳选择。与 TKA 相比，它具有出血少、住院时间短、术后活动度好的优势。同时，对于相对年轻的髌股关节炎患者，如果胫股关节炎尚属早期，并期望推迟 TKA 的时间，那么 PFA 也是一个不错的选择（图 49.1）。

适应证

- 单纯髌股关节炎晚期。
- 髌股关节炎并滑车发育不良。
  - 据报道，这类患者进展为胫股关节炎的发生率相对较低，非常适合 PFA。
  - 在这一人群中，髌股关节紊乱非常普遍，他们的假体选择和安装常被讨论提及，往往需要相应的矫正骨或软组织的手术。
- 创伤后髌股关节炎。
- 影像学显示髌股关节间隙狭窄。
  - 与髌股关节间隙显著狭窄者相比，轻度屈曲轴位片表现正常的患者手术效果较差。
- 保守治疗失败。

禁忌证

- 中期或晚期的胫股关节软骨软化。
- 炎性关节炎。
  - 没有滑膜炎或炎症性关节病的临床表现或影像学证据，可以考虑行 PFA。

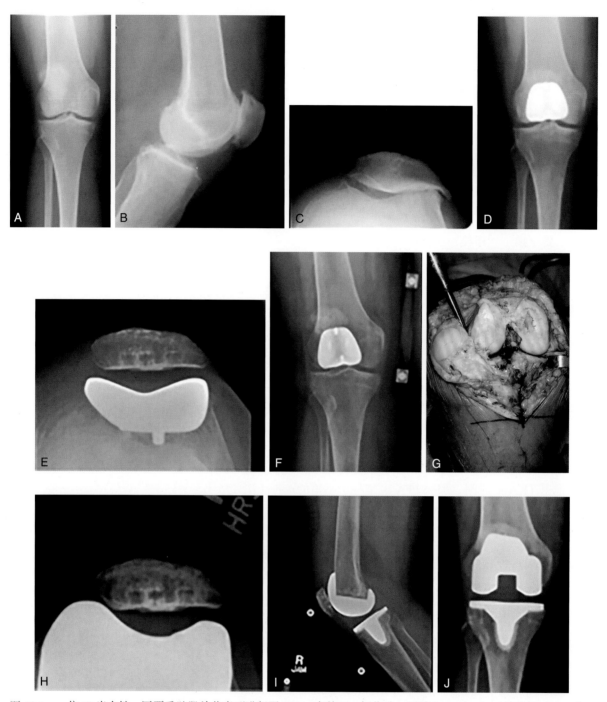

图 49.1　一位 50 岁女性，因严重髌股关节炎而进行了 PFA。术前正、侧位片，屈膝 30° Merchant 轴位片（A~C）；术后正位片，屈膝 30° Merchant 轴位片（D，E）。一位 PFA 术后 12 年的患者出现严重胫股关节炎（F），随后进行了 TKA（G~J）

- 病态肥胖。
- 感染后关节炎。
- 显著冠状面不稳（>5°～10° 内翻 / 外翻）。
- 显著的低位髌骨（Caton–Deschamps 指数 <0.8）。
- 显著的屈曲挛缩（>5°～10°）。

影像学

- X 线片：站立前后位（AP）、屈曲后前位（PA）、侧位、Merchant 轴位、站立位髋膝踝全长片（图 49.2）。
- MRI 排除显著的胫股关节软骨软化（3、4 级）（图 49.3）。
- CT 检查有助于制订术前计划，尤其对有明显的髌骨外侧脱位或半脱位者，可用于确认接下来是否需要进行胫骨结节截骨（TTO）（图 49.4）。

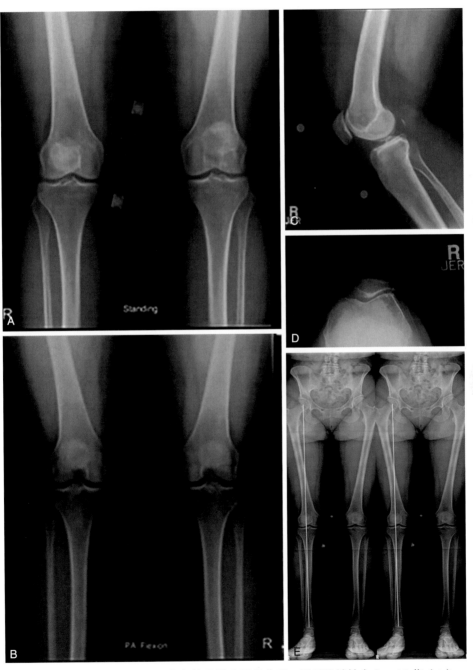

图 49.2　一位 58 岁老年女性，患有单纯的髌股关节炎，显示机械轴中立。AP 位（A）、屈曲 PA 位（B）、侧位（C）、Merchant 位（D）、站立位髋膝踝全长片（E）

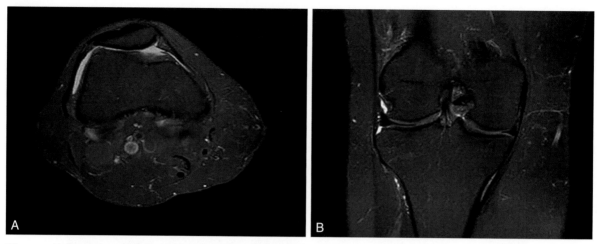

图 49.3　轴位（A）、冠状位（B）MRI 确诊为单纯髌股关节炎

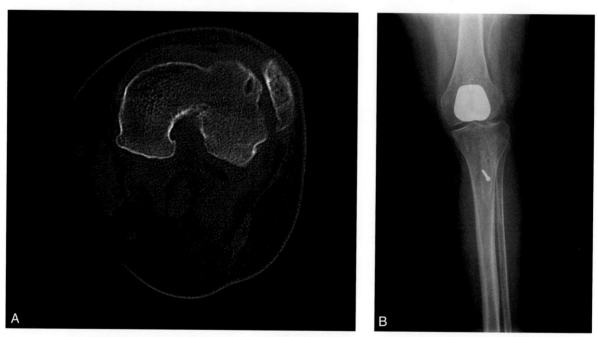

图 49.4　CT 显示高度的髌骨滑车发育不良（A）。该病例除了进行 PFA 之外，需要行胫骨结节截骨和内侧髌股韧带重建（B）

手术技术

- 假体的选择：多数单纯髌股关节炎患者有滑车发育不良和股骨远端的内旋。作者认为，Onlay 设计的假体与 Inlay 设计的假体能提供更好的术后结果（图 49.5）。Inlay 设计的假体通常与患者的解剖相匹配，所以更适合于创伤后关节炎，或轻度甚至没有滑车发育不良的患者（图 49.6）。

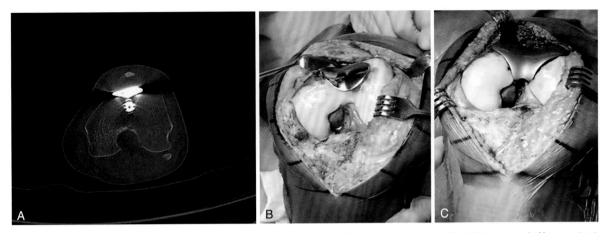

图 49.5 轴位 CT（A）、术中照片（B）显示 Inlay 假体，因为持续出现 "J-sign"，故而需要 Onlay 假体 PFA（C）

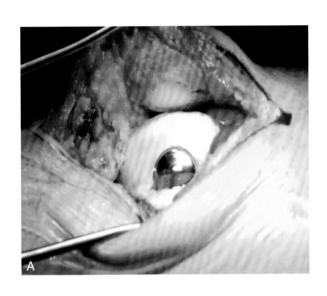

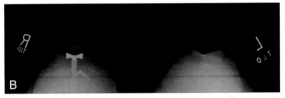

图 49.6 一位没有髌股关节紊乱的患者使用 Inlay 假体。手术照片（A）和 Merchant 位 X 线片（B）（引自 CannonA，StolleyM，WolfB，AmendolaA. Patellofemor alresurfacingarthroplasty: literature review and a description of a novel technique. Iowa Orthop J.2008；28:42-48.）

术前计划

- 滑车部件：型号大小需要综合前后、内外而考虑。对于高位髌骨，要确保假体近端能形成合适的轨道。如果侧位片显示髌骨无法进入滑车轨道，那么考虑分期或在行 PFA 的同时进行胫骨结节远端移位。如果髌骨轨迹偏外或半脱位，一般来说，更换近端更宽的部件可能就不需要结合矫正手术了。

- 髌骨部件：髌骨过度磨损后会变得菲薄，应考虑二期再进行髌骨置换，或一期先进行植骨术（图49.7）。

体位

- 患者取仰卧位，同侧髋关节下方垫高，以保证肢体中立位无旋转（髌骨面向上）。

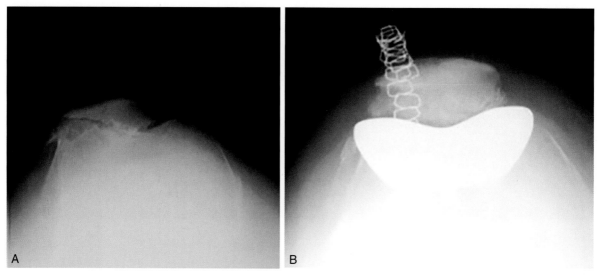

图 49.7　术前（A）术后（B）Merchant 位 X 线片显示，髌骨菲薄，PFA 的同时需要植骨，二期进行髌骨置换

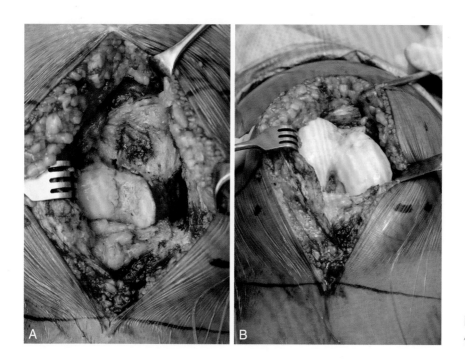

图 49.8　经髌骨内侧旁切开，保留内侧半月板和板间韧带

手术入路

- 标准的髌骨内侧旁（如图所示）经股内侧肌或股内侧肌下入路，保留内侧半月板和板间韧带，可以切除部分髌后脂肪垫以充分显露（图 49.8）。

- 切除周围骨赘。

- 显露股骨远端前方以及相毗邻的滑车。

股骨制备

- 确保滑车部件在矢状面、轴面和冠状面均位于合适的位置。

  - 矢状面定位：股骨前方截骨平行于股骨前方皮质（图 49.9）。

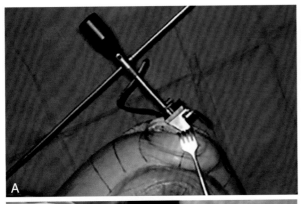
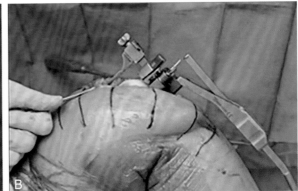
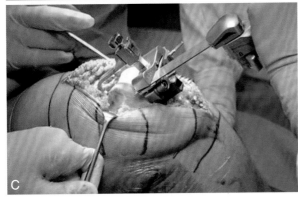

图 49.9 使用力线杆确认股骨前方截骨平行于股骨前方皮质（A）。确认矢状面力线的另一种方法，是用导引器指针直接接触股骨远端前方皮质（B）。术中股骨前方截骨的照片（C）

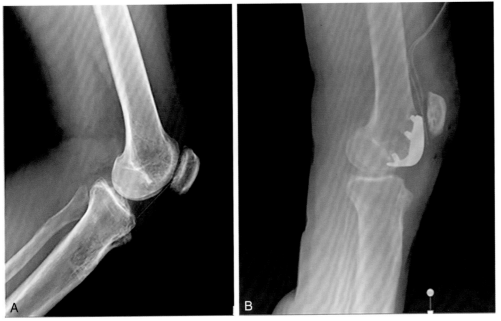

图 49.10 术前侧位片（A）显示高位髌骨。滑车部件的位置轻微过屈，活动时有髌骨与滑车上缘交锁的风险（B）

- 避免股骨远端前方出现切迹（假体过伸）。
- 假体的远端部分不能超过髁间窝，避免在伸膝时碰撞前交叉韧带。
- 假体放置不能过屈，以防止滑车撞击和髌骨与假体近端凸缘产生交锁。高位髌骨的患者该风险最高（图 49.10）。

- 轴向定位：假体的旋转应该与通髁线一致。对于 Onlay 设计的假体，轻度外旋可能效果更好。旋转轴也与胫骨长轴垂直，可以使用导引器来确定（图 49.11）。注意滑车部件要避免置于内旋位。
- 冠状面定位（内翻 – 外翻；图 49.12）：
  - 对称假体：安放垂直于股骨长轴。
  - 不对称假体：该设计有一个嵌入式的外侧轨道角，所以对多数病例来说，假体的安放应垂直于机械轴，并且假体在远端、内侧、外侧应该尽可能地与关节软骨平齐或轻度内陷。

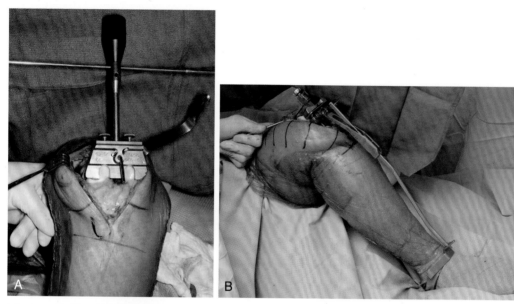

图 49.11 假体的轴向旋转应平行于通髁线（A），并且垂直于胫骨长轴（B）

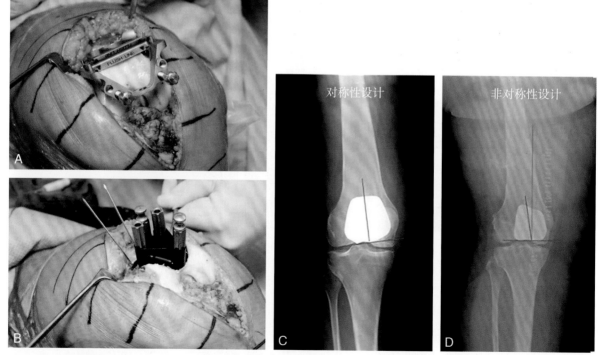

图 49.12 滑车的内、外缘与关节软骨面平齐（A，B）。对称式假体安放垂直于股骨长轴（C）。不对称式假体安放应垂直于机械轴（D）

- 严重髌骨轨迹不良的患者，滑车部件可以轻度外移。然而，也要避免假体向外侧悬出（图 49.13）。

髌骨制备

- 要尽量恢复髌骨的厚度。对于显著磨损而变薄的髌骨来说，过度填充是可以接受的（图 49.14）。
- 髌骨部件可以轻度内移，改善髌骨轨迹。
- 必要时可以松解外侧支持带，注意保护外侧膝上动脉分支。

替代技术

- 置入 Inlay 设计的假体的通用技术包括重建滑车解剖结构，这对中央型髌股关节炎，并有轻度或不存在滑车发育不良和髌骨紊乱的患者是最好的方法。
- 机器人技术可以用于辅助滑车制备，但与标准技术相比，缺乏对比数据。

术后护理

- 保护性负重锻炼，直到患者能够令人满意地控制股四头肌，从容地直腿抬高。
- 早期活动范围的锻炼，通过持续被动活动机器来辅助。
- 控制进行性水肿和渗出。
- 强调髋关节的重要性和核心力量的加强，避免骨盆倾斜。

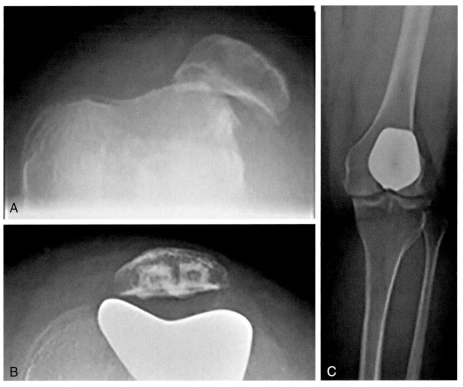

图 49.13　一例严重髌骨轨迹不良的患者，因滑车假体向外侧悬出而出现典型症状。术前（A）术后（B 和 C）X 线影像

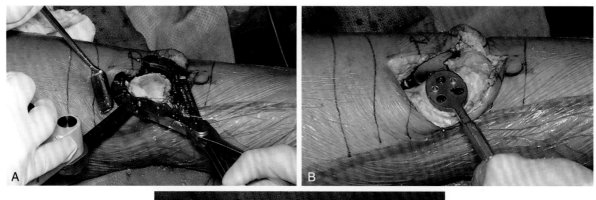

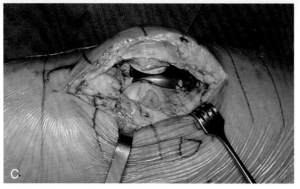

图 49.14　髌骨的制备：带钉的，全聚乙烯部件，使用骨水泥固定的

结果

- 结果取决于选择的患者和手术技术。
- 与 TKA 相比，接受 PFA 的患者出血少、住院时间短，活动范围更大（没有统计学差异）。
- 滑车发育不良的患者发生退变性关节炎的概率低于没有滑车发育不良的患者，所以是进行 PFA 的最佳人选。

并发症

- 退变性胫股关节炎的进展。
  - 在肥胖、内翻并且没有滑车发育不良证据的患者身上最常见。
  - 结果显示 TKA 更合适，故而翻修时改行 TKA（图 49.15）。
  - 偶尔在取下滑车部件时会出现骨缺失，可能需要使用股骨延长杆（图 49.16）。
- 髌骨部件轨迹不良：多数因为假体位置不良或矫正显著的髌骨轨迹不良时失败（图 49.17）。

髌骨骨折

- 相关的风险因素包括 BMI 低、过度截骨、髌骨厚度减少和滑车型号增大（图 49.18）。

要点

- 选择合适的患者是关键。
- 每 10 分钟冲洗一次胫股关节软骨，防止软骨坏死。

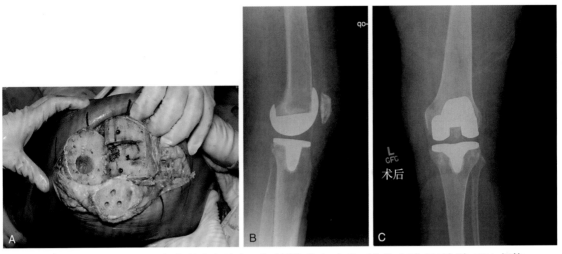

图 49.15 从 PFA 转换为 TKA（A）的术中照片。术后侧位片（B）和正位片（C）显示初次 TKA 假体

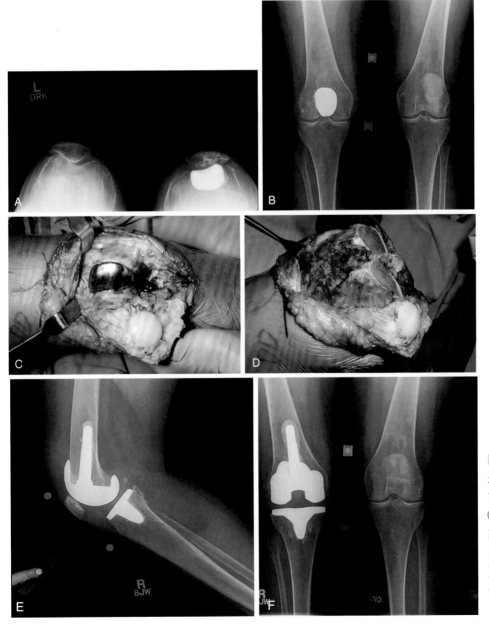

图 49.16 PFA 因轨迹不良失败的患者术前的 Merchant 轴位片（A）和正位片（B）。改行 TKA 的术中照片（C，D）。PFA 更改为 TKA 并加股骨延长杆，术后侧位（E）和正位片（F）

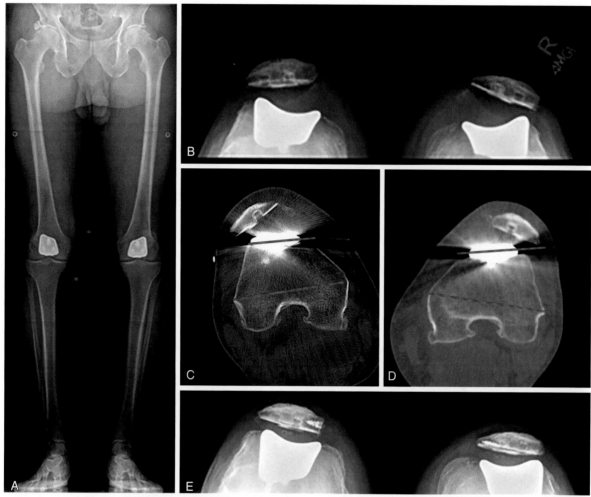

图 49.17　双侧 PFA 术后出现髌骨不稳。站立位全长正位片（A）和 Merchant 轴位片（B）。轴位 CT（C，D）提示内侧髌股韧带失效。滑车部件放置在相对于同髁线内旋的位置，进一步加重了不稳。Merchant 轴位片（E）显示，经过内侧髌股韧带重建和 TTO，髌骨位置和轨迹得到了正确的矫正

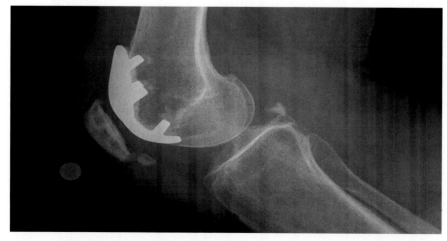

图 49.18　侧位片显示 PFA 术后髌骨下极骨折

- 对于滑车发育不良和 / 或显著髌股关节紊乱的患者，选择 Onlay 设计的假体。
- 考虑对严重高位髌骨进行胫骨结节远端移位截骨（图 49.19）。
- 对于单纯内侧髁或外侧髁软骨损伤的髌股关节炎患者，考虑结合骨软骨自体移植手术（图 49.20）。

难点

- 避免对严重低位髌骨的患者进行 PFA。
- 避免对内翻且没有滑车发育不良的肥胖患者进行 PFA。
- 对髌股关节间隙狭窄但是 X 线影像未见晚期髌股关节炎表现的患者应行保守治疗。

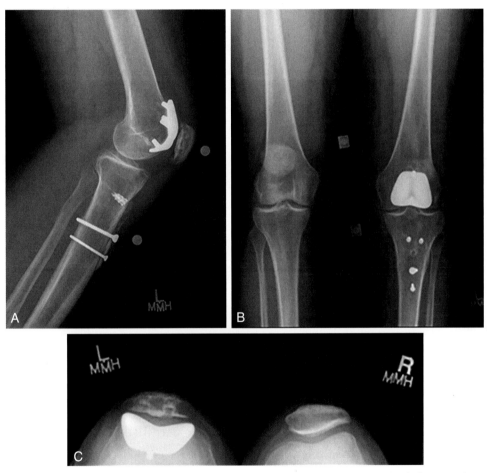

图 49.19 侧位片（A）、正位片（B）和 Merchant 轴位片（C）显示，对严重高位髌骨进行了胫骨结节远端移位截骨

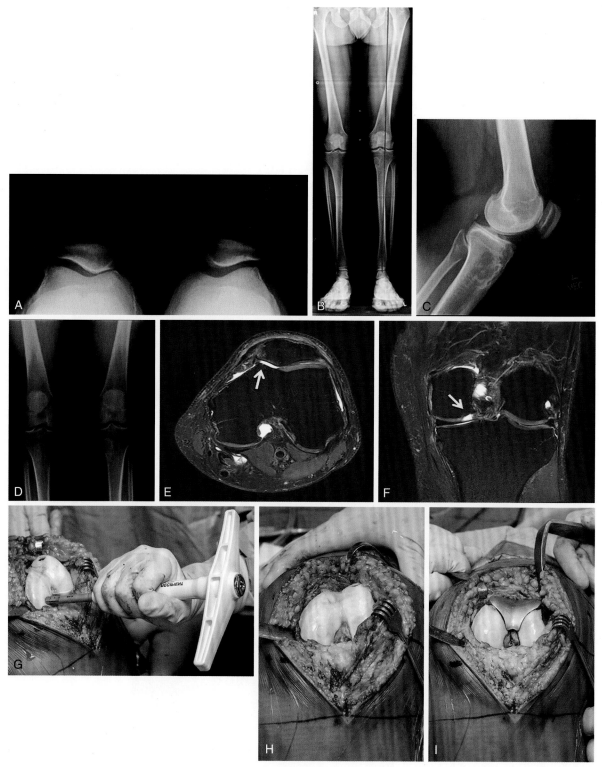

图 49.20　Merchant 轴位片（A）、髋膝踝全长片（B）、侧位片（C）和正位片（D）显示轨迹正常的髌股关节炎，没有胫股关节退变。MRI 显示髌股关节（E）和股骨内侧髁局灶性软骨损伤（F）。PFA 术中同时进行骨软骨自体移植（G–I）

推荐阅读

1. Cannon A, Stolley M, Wolf B, Amendola A. Patellofemoral resurfacing arthroplasty: literature review and a description of a novel technique. Iowa Orthop J, 2008, 28:42−48.

2. Davies AP, Vince AS, Shepstone L, Donell ST, Glasgow MM. The radiologic prevalence of patellofemoral osteoarthritis. Clin Orthop Relat Res, 2002, （402）:206−212；PMID:12218486.

3. Dejour D, Le Coultre B. Osteotomies in patello−femoral instabilities. Sports Med Arthrosc Rev, 2007, 15（1）:39−46；PMID:17301701.

4. Dahm DL, Kalisvaart MM, Stuart MJ, Slettedahl SW. Patellofemoral arthroplasty: outcomes and factors associated with early progression of tibiofemoral arthritis. Knee Surg Sports Traumatol Arthrosc, 2014, 22（10）:2554−2559. doi:10.1007/s00167−014−3202−3.

5. Dahm DL, Al−Rayashi W, Dajani K, Shah JP, Levy BA, Stuart MJ. Patellofemoral arthroplasty versus total knee arthroplasty in patients with isolated patellofemoral osteoarthritis. Am J Orthop, （Belle Mead NJ）. 2010, 39（10）:487−491；PMID:21290009.

6. King AH, Engasser WM, Sousa PL, Arendt EA, Dahm DL. Patellar fracture following patellofemoral arthroplasty. J Arthroplasty, 2015, 30（7）:1203−1206. doi:10.1016/j.arth.2015.02.007. Epub February 18, 2015.

7. Thienpont E, Lonner JH. Coronal alignment of patellofemoral arthroplasty. Knee, 2014, 21（suppl 1）:S52−S57.

第 50 章

全膝关节置换术：后交叉韧带保留型假体和后交叉韧带替代型假体

ASHTON H. GOLDMAN，ROBERT T. TROUSDALE

翻译：吴昌顺　　审校：王　健

关键概念

- 当平衡合适时，使用后稳定型（PS）和后交叉韧带保留型（CR）膝关节假体都可以获得成功。

- 去除后交叉韧带（PCL）后，屈曲间隙的增大可以通过增大股骨远端截骨和减小胫骨后倾截骨来平衡。

- 股骨远端截骨量过多会使关节线明显上移，可能会导致膝关节屈曲中段不稳定。部分观点认为这在 PS 假体设计中更为常见。

- 屈曲不稳定与屈曲中段不稳定不同，是屈伸间隙不平衡的结果，可能与以下因素有关：股骨假体过小，胫骨后倾过大，PCL 功能不全。有人认为这在 CR 假体设计中更为常见。

- 在现代膝关节假体中，尽量避免使用前后径比测量的型号小的股骨假体。

- 髌骨表面置换术可能会减少再次手术发生，但也可能带来意外的风险（如缺血性坏死、骨折、过度 / 不充分填塞）。

无菌器械和内置物

- 膝关节的拉钩。

- 膝关节假体：根据外科医生的喜好，选择股骨 PS 或 CR 假体。

- 使用 PS 假体时，需要较小的锯片或往复锯来开槽。

- 与股骨假体相匹配垫块式或一体化的胫骨假体。

- 按需要准备髌骨假体。

- 关节腔局部麻醉。

手术入路

- 髌旁正中入路——标准的膝关节可延长入路。如有需要，可采用股四头肌斜切或胫骨结节截骨术。

- 经股内侧肌入路——沿股内侧肌纤维方向切开股内侧肌至髌骨，可以完整保留股四头肌腱。由于其在翻修时扩展性较差，所以更常用于内侧单髁置换术。
- 经股内侧肌下方关节囊入路——保留股四头肌腱的微创入路。剥离股内侧肌，从其内侧肌肉间隙进入，其扩展性比其他入路差。

术前计划

- 双下肢站立位全长 X 线片。

  a. 显示畸形的程度和其他关节畸形 / 关节炎情况（髋、踝关节）。

  b. 确定股骨开髓点，对外翻畸形的病例尤为重要。

  c. 如需要的话，也可以通过它确定股骨远端外翻截骨的角度。

- 屈膝后前位（Rosenberg 位）X 线片有时会显示正位片未能显示的明显关节病变。
- 正位 X 线片适用于胫骨平台模板的测量。
- 侧位 X 线片适用于股骨模板的测量。
- 戒烟、糖尿病管理和营养方面的优化，可能有助于减少术后伤口并发症。
- 术前瘢痕：因血液供应是从内侧到外侧，尽量使用膝关节原先的最外侧切口。如果使用内侧切口，外侧皮肤有潜在血供障碍，可能出现伤口愈合问题。横向切口可以忽略。

骨、内置物和软组织技术

- 暴露膝关节后，将开髓钻插入股骨以确定股骨髓腔（图 50.1）。一只手放在股骨内外侧髁上，并确保股骨远端前皮质可见，避免穿孔。可通过以下几种方法确定开髓点：
  - 前后位置：PCL 止点上方约 1 cm，约位于股骨内侧髁磨损的最前方。
  - 内外位置：股骨正位前后轴（Whiteside 线）的内侧。在畸形病例，在站立位全长 X 线片上与股骨髓腔一致。
  - 如果使用阶梯钻（比髓内定位杆更宽），可以在滑车的最深处开髓。必须确保开孔足够大，不改变股骨远端外翻角。

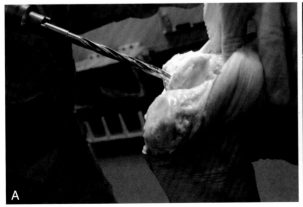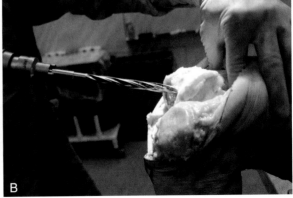

图 50.1 插入髓腔钻的位置。A. 如果术者的手放到股骨后方，可能会穿透股骨而发生神经血管损伤风险。B. 钻的方向与股骨髓腔轴线一致

- 将髓内定位杆置入髓腔后，如髓内定位杆抵住前皮质，会导致髓内定位杆弯曲；应该沿后皮质进入，避免髓内定位杆弯曲。

股骨远端截骨：确定伸直位关节线

- 目标是通过截除与股骨假体厚度相同的骨量来重建关节线，通常为 8~9 mm。
- 抬高关节线会改变内侧副韧带（MCL）和外侧副韧带（LCL）的旋转轴，导致这些韧带在屈曲中段时失衡，引起关节不稳定。
- 对于术前明显屈曲挛缩患者，股骨远端截骨增加 1~2 mm，以便于平衡。
- 注意放正股骨远端截骨板，避免将其放置于突出的骨赘上（图 50.2，图 50.3）。
- 由图 50.4 可见确保股骨滑车截骨后，股骨远端截骨面平整。

股骨前后髁、上下斜面截骨

- 目前的大多数系统使用四合一股骨截骨板。

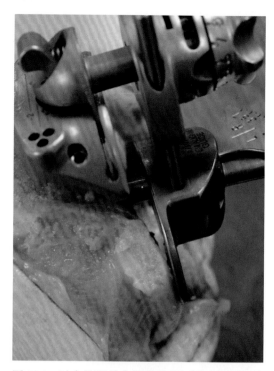

图 50.2 过大的股骨内侧髁骨赘可影响股骨远端截骨，导致股骨远端截骨不足。因此应去除过大的骨赘，使股骨远端截骨板能够与股骨远端平齐

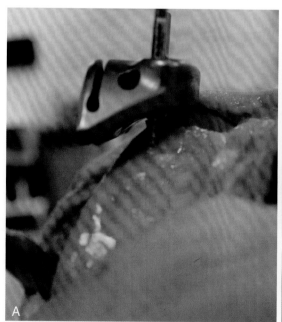
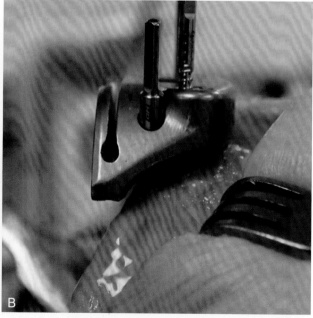

图 50.3 通常情况下，股骨远端截骨垂直于股骨轴线。A. 股骨前方正确放置股骨远端截骨模板。B. 股骨远端截骨模于屈曲位置入，注意截骨板应紧贴股骨远端

旋转 / 前后径

- Whiteside 线、通髁线和股骨后髁连线，都有助于确定股骨截骨旋转的设置。正确的旋转截骨面垂直于 Whiteside 线，平行于通髁线，与后髁连线相比外旋 3°～5°（图 50.5）。
- 过度内旋有造成髌骨轨迹不良的风险，在使用旧的对称型股骨假体时更加明显。过度外旋会使屈曲时外侧关节间隙过紧（图 50.6）。

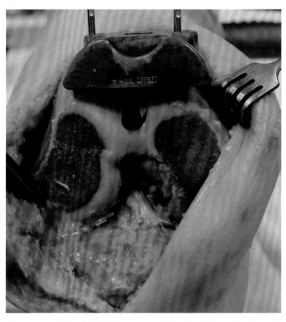

图 50.4　股骨远端截骨过少。滑车软骨没有完全去除是股骨远端截骨过少的标志，会导致假体向远端移动，髌股关节过度填塞。合适的截骨是截除滑车软骨，获得平坦的截骨面

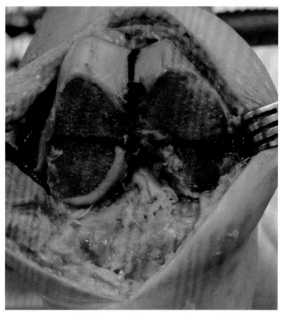

图 50.5　股骨旋转的对线标记。滑车最深点与股骨髁间窝中点连线是 Whiteside 线。LCL 起点到 MCL 起点的最深处的连线为通髁线（垂直于 Whiteside 线）。通常情况下后髁连线相对于上述线有 3°～5° 的内旋

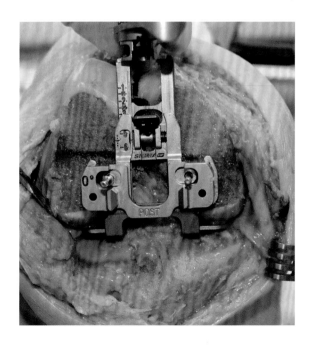

图 50.6　安放前后径测量器时，完好的外侧后髁软骨可使截骨板过度外旋（相对于通髁线和 Whiteside 线），从而后内髁截骨过多，屈膝时内侧关节线升高，可能导致不稳定

- 使用股骨前皮质作为定位的前方参照（图 50.7），即在屈膝位时，随着假体型号的增加，假体的屈曲间隙逐渐增加。这降低了在股骨前方形成切迹的风险；但在 CR 假体中，如果所选假体型号过小、后髁偏距恢复不足的话，可能增加发生屈曲不稳定的风险。如果测量在大小号之间，先用大一号的假体截骨，若出现屈膝过紧再选小一号假体。

- 前参考可以参考不同的解剖标志调整旋转角度，如外旋从 3° 增加到 5°，增加了屈膝位的内侧间隙，这在内侧很紧的内翻膝中是有用的。

- 以股骨后髁为后方参照（图 50.8）设置股骨假体大小和旋转。注意股骨后髁上残留的软骨情况，

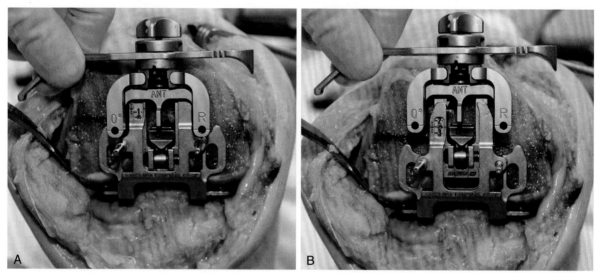

图 50.7 前参考模板（A）。随着尺寸的增加（B），股骨前皮质测量指针到截骨板钉孔距离保持不变，股骨后髁截骨量在变化。过小的尺寸会导致后髁截骨过多，增加屈曲间隙，导致屈伸间隙的不平衡。然而，这种技术降低股骨前皮质形成切迹的风险

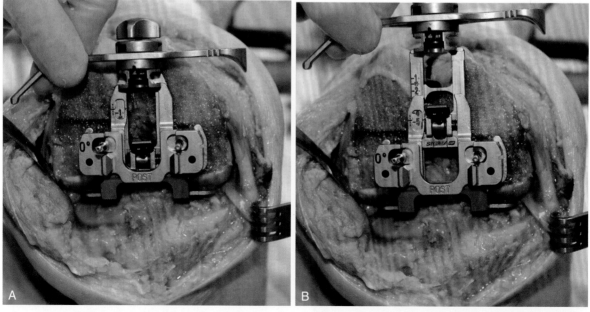

图 50.8 后参考模板（A）。随着截骨板型号增大（B），其上钉孔位置相对于股骨后髁不变，后髁截骨量不变。使用这种技术进行截骨时，必须经常检查股骨前皮质是否形成切迹，如有怀疑，可用大一号截骨板，重新调整截骨板位置，保持稳定的后髁偏距

如果磨损严重，可能会导致过度的内旋或外旋。如果假体大小不合适，股骨前皮质更容易形成前方切迹。在 CR 设计中，后参考更不易引起屈曲不稳定。

- 为了预防股骨前皮质形成切迹，测量时指针应置于股骨远端前皮质外侧嵴上坡处。
- 对于膝外翻，如果股骨外侧髁发育不良，以其作为参考会使截骨模板过度内旋；尤其是股骨后内侧髁软骨完整时，这种情况尤其明显。所以在膝外翻中，应尽量忽略股骨后外侧髁在旋转定位和假体大小测量中的作用。
- 重要的是要注意，在膝内翻中，股骨后外侧髁软骨完整，屈膝时测量模板会过度外旋，但能准确测量大小。
- 相反，如果内、外侧后髁都有磨损，股骨测量的型号会偏小，因为大多数测量模板没有考虑软骨磨损。有疑问时，尽量选用大一号的假体。
- 放置四合一截骨板后，使用合适的伸直间隙测量块放置于截骨板下，粗略评估一下旋转是否合适，再进行截骨。

截骨

避免在股骨前方形成切迹

- 使用角翼有助于预防形成切迹的形成。
- 重要的是要了解所选择的股骨截骨板每个型号尺寸是如何增加的。有部分厂商的股骨截骨板在前后平面上（前参考或后参考）都有增加，而部分则在后方增加截骨量（前参考）。
  - 如果在前参考系统中存在形成切迹的问题，可以前移 2 mm 进行截骨。如果出现后髁截骨过多情况，可以选择大一号的假体。
  - 如果后参考系统，每个型号增加 4 mm（前 2 mm、后 2 mm），为了保持股骨髁偏距相等，使截骨板前移 2 mm，从而股骨前髁表面仅仅增加 2 mm。
- 截骨时如果先截前髁，有切迹形成的话，可以直视发现。
- 先截内侧，然后缓慢截外侧，可以在切迹形成前再进行适当的评估。
- 如果旋转正确，股骨前髁截骨后呈"三角钢琴"状。截骨确定了假体的旋转（图 50.9）。

后髁截骨

- 如果在硬化骨上方截骨量超过 8 mm，往往提示截骨过多，可能导致所选假体尺寸过小。少数情况下会导致在某个方向过度旋转。
- 确保拉钩位于内侧副韧带和外侧副韧带水平，以防止医源性横断。

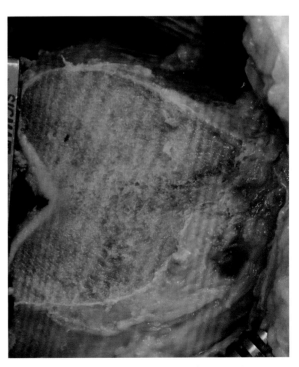

图 50.9 正确股骨前髁截骨后呈"三角钢琴"征

- 只要感到髁"跳"了一下，截骨就完成了。
- 前斜面截骨有损伤皮肤的风险，一定要用拉钩来保护皮肤。后斜面截骨，如果锯得太深，会危及侧副韧带和胫骨平台。

髁间截骨（后稳定型；图 50.10）

- 髁间截骨时，避免对股骨内、外侧髁底部进行切割，因为这样会降低髁的强度，增加骨折的风险。
- 在胫骨平台上放置一把骨刀，可以防止锯片进入胫骨。
- 可以使用摆锯或带长、薄锯片的往复锯。
- 髁间截骨不足会影响假体完全置入。
- 处理股骨时，一定要清除腘肌腱止点处的骨赘，否则其会导致术后弹响（图 50.11）。

胫骨截骨影响屈曲和伸直间隙

- 截骨厚度对骨量的保留很重要。
  - 如果没有明显的畸形，可以内侧 2 mm 为参考；相反，外侧 8 mm 也是合适的。
  - 如果有明显的内翻畸形，以此为标准可能导致过度的外侧截骨，需要使用非常厚的聚乙烯衬垫。

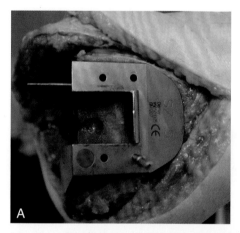
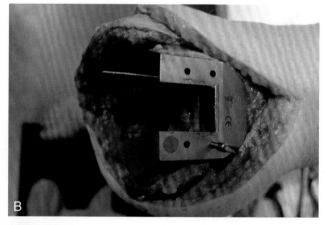

图 50.10　髁间截骨时，注意不要伤到股骨髁底部和胫骨平台

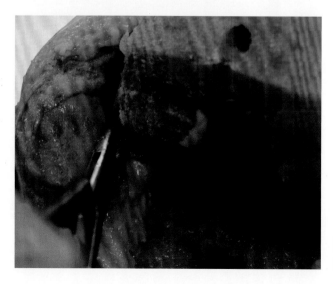

图 50.11　注意清理腘肌止点下方的骨赘，如果不去除，可能会导致术后撞击或弹响

- 同样，在所有的膝内翻中，如果外侧软骨保留完好，以此为参照，截取 8 mm。
- 对于膝外翻或没有任何畸形的膝关节，外侧截骨 6~8 mm，因为这些膝更容易矫正。

胫骨后倾（图 50.12）

- CR 假体的设计是使 PCL 维持后滚效应，要求后倾截骨切入胫骨，其通常为 3° ~ 7°。
- 在 CR 假体截骨时，可以用钉或角翼沿内侧胫骨平台面来评估后倾。
- 过度后倾会导致屈曲松弛和随后的屈曲不稳。
- PS 假体设计使用凸轮咬合进行后滚，通常要求后倾 0° ~ 3°。较少的后倾角可以部分弥补去除 PCL 后增加的屈曲间隙。

胫骨对线（图 50.13~15）

- 胫骨髓外定位：连接第二跖骨、跛长伸肌腱、距骨中心、胫骨远端前嵴、胫骨结节内侧三分之一处的一条线，PCL 的止点可用于参考。髓外定位时可是使用任一或者全部的这些标志。
- 无弯曲畸形的胫骨也可以使用髓内定位。
- 截骨板应置于合适的位置，确保胫骨截骨板的中心标记位于胫骨结节和 PCL 止点连线的正确位置上。如果截骨模板太靠内，会造成内翻截骨。

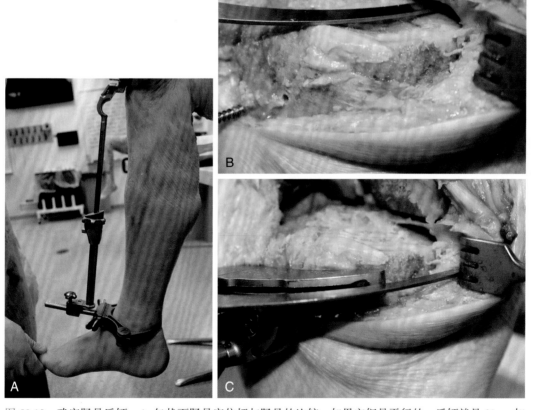

图 50.12 确定胫骨后倾。A. 矢状面胫骨定位杆与胫骨的比较。如果它们是平行的，后倾就是 0°。如果踝关节与定位杆之间的距离在踝关节处增加，则预期会出现后倾。B. 从胫骨平台完整的前、后软骨评估自然后倾，这是使用 CR 假体的目标。C. 胫骨平台前方截骨多于后方，减小自然后倾，这是 PS 假体设计所要求的

- 截骨板固定后，可将力线杆放置于近端，X线片有助于确保力线杆指向股骨头中心。

胫骨截骨

- 保护外侧的髌腱和内侧的MCL是至关重要的。如果计划使用CR假体，则在PCL止点前放置骨刀，保护其不被损伤。

- 保留胫骨截骨板固定螺钉，直到最终截骨完成，避免在需要增加截骨时重新定位，否则会造成多个钉孔和胫骨应力上升。

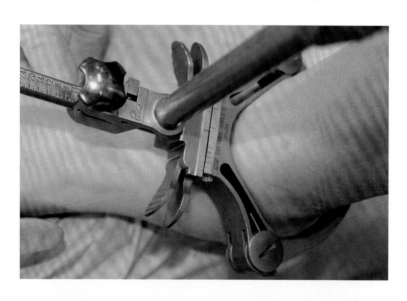

图50.13 胫骨定位杆远端适当位置。轻度内移放置胫骨髓外定位杆将有助于其与距骨中心对线，有助于找到真正的中心点

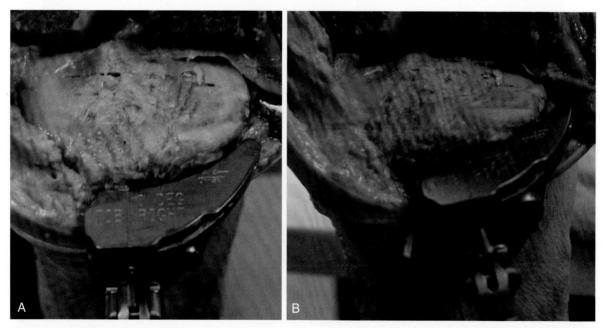

图50.14 胫骨髓外近端放置截骨板。A. 正确的位置和计划的旋转对线。截骨板的中轴应该在胫骨结节的内侧，指向PCL。去除前缘骨赘可以使截骨板保持齐平。B. 偏内侧放置的截骨板将内翻截骨。当将截骨板置于内侧时，所计划的后倾将会导致内侧胫骨平台过多截骨

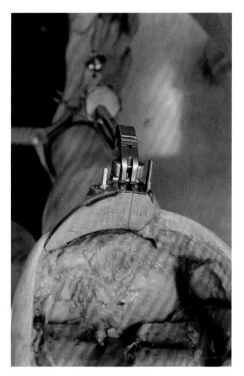

图 50.15 对线正确的膝关节胫骨平台截骨的轴位像。与 PCL 止点到胫骨结节中内三分之一处连线对齐，覆盖胫骨前嵴远端、跛长伸肌和第二跖骨

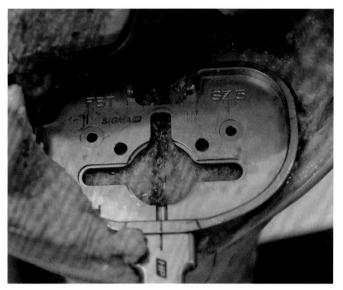

图 50.16 胫骨模板适当大小和旋转。在测量胫骨尺寸时，确保正确的旋转对位，获得最佳股骨－胫骨和髌股关节轨迹。将模板置于胫骨后外侧角，并获得旋转。正确的旋转对位是假体中线与 PCL 止点与胫骨结节中内三分之一处连线重合。这条线与胫骨平台外侧磨损的方向平行。正确的尺寸是如果后外侧悬挂，选小一号假体。如果使用对称设计假体，可以预期胫骨平台后内侧会出现部分骨质裸露

胫骨尺寸 / 旋转（图 50.16）

- 完整暴露胫骨平台外侧皮质，以后外侧皮质为边，测量模板置于正确的旋转位置，确定胫骨平台的大小。正确大小是能完全覆盖胫骨平台且内侧不突出于皮质。考虑到胫骨内侧平台较大，如果旋转对线正确，胫骨平台后内侧角将无法被覆盖。解剖型的胫骨平台模板会尽量减少后内侧角未被覆盖的区域，预防胫骨假体的过度内旋。

- 胫骨假体的内旋会增加髌骨脱位的风险。

- 可以从后交叉韧带胫骨止点的中点到胫骨结节中内 1/3 画一条直线来确定胫骨假体的旋转对线，也可以用平行于胫骨外侧平台磨损条带的线来确定。

清理关节

- 彻底切除内、外侧半月板，对于预防术后软组织卡压很重要。

- 清除腘肌腱周围骨赘，有助于预防术后撞击。

- 去除后方骨赘对于准确评估膝关节伸直间隙至关重要。在膝关节后部使用宽的弯骨刀比使用更窄骨刀更安全，因为穿透重要结构的可能性更小。松解后关节囊能更准确地反映内外侧结构对伸直

间隙的影响（图 50.17）。

- 去除 PCL 会使屈曲间隙增加几毫米，图 50.18 显示了这个效果。

间隙平衡

- 平衡可以用间隙测量块或试模来检验。
- 首先去除骨赘。
- 对于严重的膝内翻，缩窄截骨（胫骨内侧平台）有助于改善膝关节平衡。
- 胫骨截骨面以下 1 cm 内进行内侧松解，包括半膜肌止点到 PCL 止点的位置，有助于平衡。

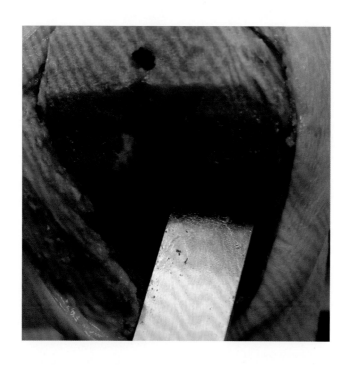

图 50.17　去除后方的骨赘，松解后方挛缩的关节囊，这样伸膝时 MCL 和 LCL 可以恢复正常的张力。应避免用过窄的骨刀去除骨赘，如图所示，应用更宽的骨刀，能避免损伤血管、神经

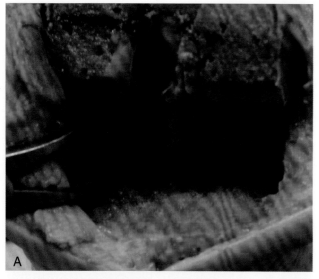
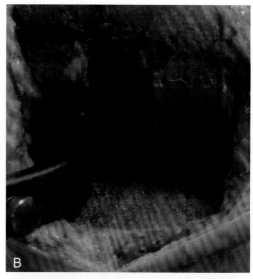

图 50.18　后交叉韧带切除前（A）和切除后（B），注意随着 PCL 的去除而产生的屈曲间隙的增加，可以通过适当增加股骨远端截骨或减小胫骨后倾来补偿

软组织松解

- 前方结构在屈曲时紧张，后方结构在伸直时紧张。
- 行 MCL 部分松解时，垂直于纤维束置入骨膜剥离器，然后用手轻轻地晃动将其从胫骨内侧剥离。同样，也可以用电刀进行松解。
- 目前常用的 MCL 松解方法是用 18 号针头从内向外穿刺 MCL 最紧张的部分，进行松解。
- 对于膝外翻，对在活动范围内触摸到的紧张结构依次用 15 号刀片或 18 号针头进行松解。
- 对于 CR 膝关节假体，必须保持 PCL 平衡，以确保适当的后滚。如果屈曲太紧，可用骨膜剥离器、刀片或电刀对股骨止点进行松解，以达到膝关节的平衡。

髌骨

- 髌骨表面置换可以降低再次手术的风险，但不能改善手术结果。
- 髌骨置换有发生骨折、过度填充／填充不足和缺血性坏死的风险。
- 在髌骨磨损较小或重建困难（髌骨过厚或过薄）的情况下，可能只需要去除骨赘和去神经支配。
- 在 PS 假体设计中，去除股四头肌腱表面的脂肪／滑膜至关重要，有助于防止髌骨弹响或产生捻发音（图 50.19）。
- 从内侧的骨软骨交界处到外侧骨软骨交界处进行徒手截骨，避免破坏股四头肌和髌腱的止点。
- 由于髌骨的弧顶在内侧，为了获得对称的髌骨，所以髌骨内侧要截去更多的骨面。术前髌骨轴位片会给出提示。
- 在四个象限内测量髌骨，确保获得基本一致的厚度，必要时进行修整。

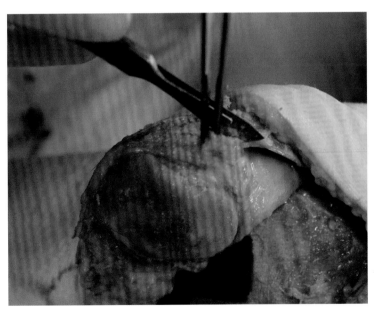

图 50.19　使用 PS 假体时，偶尔会遇到髌骨的捻发音或弹响。去除四头肌腱的下表面紧邻髌骨的纤维组织，有助于减少此类情况的发生

假体置入

- 骨水泥与骨水泥结合最好。将骨水泥置于整个胫骨假体的下表面以及直接放在胫骨骨面上，可最大限度地降低由骨水泥 – 假体界面处血液或脂肪颗粒侵入造成的无菌性松动的风险。
- 骨硬化区可以钻孔，有利于骨水泥的渗入固定。此外，胫骨平台假体翼旁的硬化骨应该去除，否则会影响假体的正确置入（图 50.20）。
- 在股骨假体前、后的内面应放置骨水泥，可避免术后骨水泥覆盖不足。
- 在骨水泥凝固过程中保持腿和假体的静止是很重要的。
- 稀释的碘伏溶液浸泡，在假体置入后用于预防术后感染。
- 在关节周围组织注射局麻药，有助于术后疼痛的控制。

术后处理

- 手术后患者可以在可以耐受疼痛的情况下负重，并用含对乙酰氨基酚、曲马多和阿片类镇痛药进行多模态镇痛，以避免剧烈疼痛。
- 采取个体化深静脉血栓预防措施，阿司匹林（81 mg bid 或 325 mg bid）、依诺肝素（40 mg/d）或香豆素都是可以选择的。需要对血栓形成和出血的风险进行平衡。
- 在伤口愈合有可能出现问题的情况下，保持膝关节伸直几天有助于避免这些问题。建议术后 1~2 天使用柔软的厚敷料。

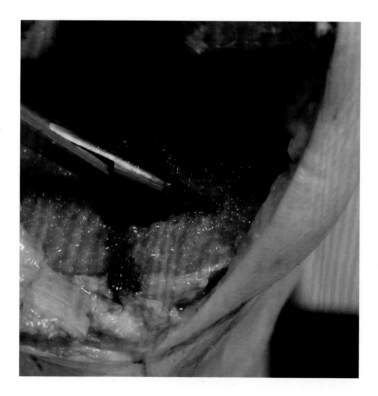

图 50.20　从假体龙骨旁去除硬化骨。如果在假体龙骨旁有硬化骨，可以去除硬化骨，有利于胫骨假体的置入，否则它会妨碍胫骨假体的完全置入，导致膝外翻。最后，这可以确保骨水泥套没有缺损，因为硬化骨会使骨水泥层变薄

第 51 章

初次全膝关节置换术的屈膝间隙平衡技术

NICHOLAS A. BEDARD，MICHAEL J. TAUNTON

翻译：吴昌顺　　审校：王　健

关键概念

- 这项技术的目的是在术后屈曲和伸直时获得稳定的膝关节，同时下肢机械轴线对齐。
- 间隙平衡技术是指在股骨后髁截骨前，伸直位重新建立中立位机械轴线和韧带平衡，以创造平衡伸直位间隙。
- 垂直于胫骨机械轴的胫骨近端截骨很重要，因其决定股骨的旋转。
- 屈膝时对膝关节内侧和外侧韧带结构施加相等的张力，然后调整股骨假体的大小和旋转，以建立平衡的屈膝间隙。屈曲间隙必须与预先确定的伸直间隙匹配。

无菌器械和内置物

- 固定下肢的沙袋放在消毒的无菌巾单下面。
- 挡板置于近端，以防止髋关节外展。
- 两把弯曲的 Hohmann 拉钩。
- 膝关节牵开器。
- 椎板撑开器或特制的张力器。
- 全膝关节置换（TKA）用的假体。

术前计划

- 进行体格检查，评估患者是否存在固定或可纠正的膝关节畸形、膝关节活动范围和之前的手术切口。
- 回顾髌骨正侧位和轴位 X 线片，评估关节炎的类型、骨量情况和有无骨缺损。
- 测量双下肢站立位全长 X 线片，规划股骨远端和胫骨近端截骨。可以在站立位双下肢全长 X 线片胫骨近端计划胫骨截骨线，与胫骨机械轴呈 90° 角。测量股骨解剖轴线与机械轴线之间的夹角，确定股骨远端截骨外翻角度的大小，截骨面与股骨机械轴线垂直（图 51.1）。
- 应注意计划的截骨方向和截骨厚度，能确保重新建立中立位的力线，并垂直胫骨截骨面。

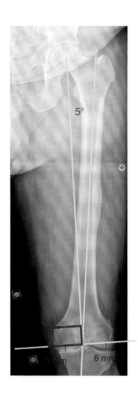

图 51.1 站立位双下肢全长 X 线片，显示股骨解剖轴和机械轴。这两者之间的夹角（在本例中为5°）用于股骨远端截骨，以确保截骨面垂直于股骨的机械轴

骨、内置物和软组织技术

概述

• TKA 的主要目标之一是获得一个对称的屈伸平衡间隙。截骨多少、韧带的平衡、胫骨后倾、股骨的旋转都对屈膝间隙的大小和平衡有影响。测定股骨假体旋转和平衡屈伸间隙的两种主要技术是间隙平衡技术和测量截骨技术。本章在众多技术中将重点介绍间隙平衡技术。我们的间隙平衡技术依赖于首先在伸膝时保持中立位的机械对线，建立韧带平衡的伸直间隙；然后改变屈曲间隙的大小来匹配伸直间隙，有助于防止关节线的改变，并可改善整体膝关节运动学功能。股骨后髁截骨和旋转是基于韧带张力来调整而不是后髁连线，后者是许多测量截骨技术的标准。

间隙平衡技术

• 体位。
  • 患者取仰卧位。
  • 在麻醉状态下进行膝关节检查。
  • 用沙袋和固定于手术床上挡板在手术过程中下肢取屈膝位时避免外展。
• 切口。
  • 手术切口使用的是前一章提到的髌旁内侧入路。
• 股骨远端截骨。
  • 股骨远端截骨使用髓内定位。
  • 股骨远端截骨外翻角度应根据术前计划和股骨远端力线来确定。
  • 股骨远端截骨量应与股骨假体厚度相等，通常截取约 10 mm（内侧）。

- 胫骨近端截骨。

  - 显露胫骨近端，屈膝，外旋，减小髌腱张力，使胫骨半脱位。

  - 胫骨近端截骨使用髓外定位，在冠状面上，做一个与胫骨机械轴呈 90° 角的截骨切口。矢状面后倾角度取决于所使用的假体类型。胫骨近端截骨厚度一般为未磨损侧 8~10 mm，磨损侧约 2 mm（图 51.2）。我们倾向于以外侧胫骨平台为参考，选择与其一致的后倾角度。

  - 残留的胫骨骨缺损很少需要通过增加截骨来去除。相反，根据缺损的大小和位置，可以用骨水泥、骨水泥与螺钉、植骨或金属垫块填充缺损。

- 伸直间隙平衡。

  - 股骨或胫骨骨赘可导致软组织结构过度牵拉，张力过大。因此，在松解软组织前应该去除股骨和胫骨骨赘。

  - 将膝关节伸直，并使用间隙测量块或张力装置来评估伸直间隙。

    - 如果使用间隙测量块，则应施加外翻和内翻应力来评估伸直间隙的对称性。

    - 如果使用张力装置，如椎板撑开器，无须对膝关节施加额外的应力即可评估伸直间隙的对称性。

  - 力线杆穿过伸直间隙测量块的手柄后，可以对下肢力线再次评估，目标是获得一条从股骨头中心通过膝关节中心到踝关节中心的机械力线（图 51.3）。这种检查必须在韧带松解前完成。

  - 如果用最薄的试垫时伸直间隙内外侧都紧，则需要增加股骨远端或胫骨近端的截骨。如果术前有严重的屈曲挛缩畸形，更大的可能是增加股骨远端截骨。

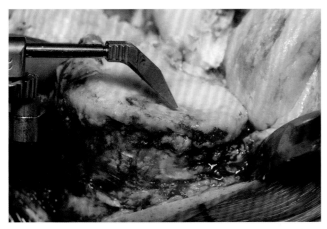

图 51.2 胫骨近端截骨的术中测量，本例计划对磨损的内侧胫骨平台进行最小的截骨

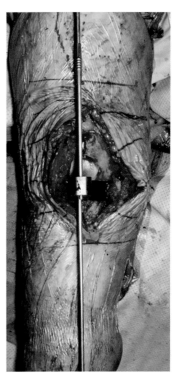

图 51.3 术中力线杆穿过伸直间隙测量块，证明了股骨头中心、膝关节中心、踝关节中心位于下肢机械力线上

- 必要时行韧带松解，以获得完全伸直的膝关节，并在胫骨近端和股骨远端之间形成矩形间隙和理想的下肢力线。
    - 如果膝关节截骨正确，伸直位内侧或外侧紧张，则需要松解膝关节后方结构。
    - 内侧紧张。
        - 进一步显露胫骨平台后内侧角，用电刀松解后斜韧带和半膜肌止点来增加伸直间隙（图 51.4）。
    - 外侧紧张。
        - 当膝关节外侧紧张时，触摸膝关节后外侧的紧张结构，用 15 号刀片以"拉花"技术对紧张结构由内而外进行松解。此时很少需要松解腘肌腱，因为其主要影响屈曲间隙。
- 在正确的力线基础上行韧带松解平衡伸直间隙后，目标是根据伸直间隙去平衡屈曲间隙。
- 股骨前后髁截骨。
- 膝关节屈曲 90°，使用椎板撑开器或专用的张力器使侧副韧带保持相同的张力（图 51.5）。
- 参照股骨干前方外侧皮质测量股骨假体大小。选择适当大小的股骨假体，以保持股骨后髁偏距，同时屈伸曲间隙对称，避免股骨前方形成切迹（图 51.6）。
    - 一般来说，我们倾向于屈曲间隙标准比伸直间隙紧 1~2 mm。
- 前、后髁截骨模板应与胫骨截骨面平行。在间隙平衡技术中，胫骨近端截骨决定了股骨的旋转。在完成股骨截骨前，可以根据股骨的通髁线和 Whiteside 线再检查股骨旋转。
- 如果截骨板没有对锯片起导向作用的截骨槽，在截骨前可以重新置入间隙测量块再次检查屈曲间隙的对称性。
- 股骨前后髁截骨。

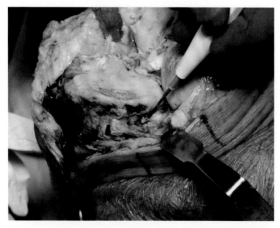

图 51.4　若伸膝位内侧结构紧张，使用电刀松解后斜韧带和半膜肌止点来平衡伸直间隙

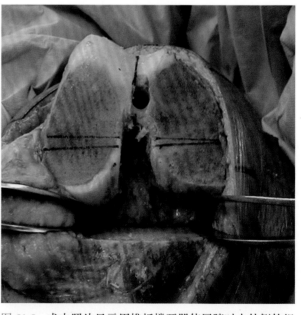

图 51.5　术中照片显示用椎板撑开器使屈膝时内外侧软组织的张力相等

- 屈曲间隙应对称且与伸直间隙相等。这也可以使用椎板撑开器或间隙测量块再次进行评估（图 51.7）。
- 任何屈曲间隙的不对称都应该通过韧带松解来解决，这种情况应该很少发生。外科医生此时应该注意到不平衡的存在，在安装试模后再对韧带进行进一步松解。
  - 如屈膝较紧，应松解前方结构。
  - 若内侧过紧，使用骨膜剥离器或电刀向远端进一步松解内侧副韧带浅层（图 51.8）。
  - 如果外侧过紧，可以使用如前所说的"拉花"技术松解紧张的结构。
- 最终截骨。
  - 根据假体设计进行斜面和髁间截骨（如果使用后稳定膝关节假体）。

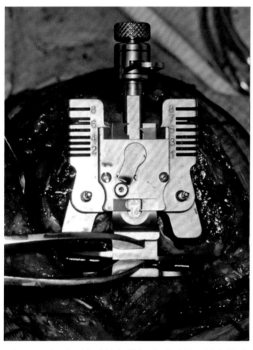

图 51.6 参照股骨干前方外侧皮质测量股骨假体大小，并用专用的张力装置来确保预期的后髁截骨

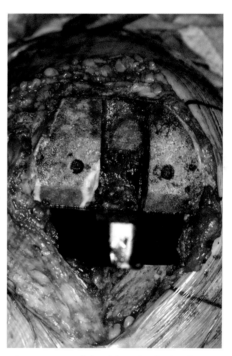

图 51.7 于屈曲间隙插入间隙测量块，以确保合适的大小和平衡

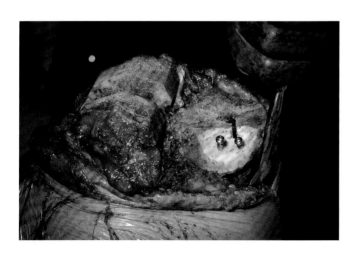

图 51.8 术中使用骨膜剥离器，向远端进一步松解内侧副韧带浅层以平衡屈曲间隙

- 如果要进行髌骨的表面置换，可以在屈伸间隙平衡之前或之后进行。
- 试模。
  - 安装好试模后，活动膝关节使其能够充分屈伸。
  - 检查膝关节屈伸时的内翻/外翻稳定性以及屈膝时的前后稳定性。
  - 目标是在膝关节保持屈曲或伸直状态下，内、外侧间室股骨假体和聚乙烯衬垫在外翻应力和内翻应力作用下张开间隙小于 2 mm。
  - 任何屈曲或伸直位时残留紧张都可以通过如前所述的软组织松解来解决。
- 假体固定。
  - 假体应用骨水泥固定到正确的位置上。
  - 关闭切口的方法如前。

术后处理

- 对于膝关节平衡和稳定性良好的患者，应在允许的情况下进行负重，并立即开始膝关节活动范围的锻炼。
- 手术当天开始活动膝关节。
- 预防静脉血栓形成，应根据外科医生的方案来执行。

第52章

初次全膝关节置换术的动力学对线或解剖学对线技术

ASHTON H. GOLDMAN，MARK W. PAGNANO

翻译：吴昌顺　　审校：王　健

关键概念

- 动力学（解剖）对线是一种真正的测量截骨技术，目的是恢复发生关节炎前的肢体力线，并保持正常的关节线位置和全范围活动。有人认为这样可以最大限度地减少软组织松解，重建一个更自然的膝关节。

  - 本文第一作者的基本原则是，在合理的范围下，应优先安放股骨假体，使其与股骨的三维位置匹配。根据股骨假体的位置，胫骨假体在内翻 2° ～ 3° 的范围内安放，同时在屈伸时达到韧带平衡。

  - 尽管可以简单实现解剖对位，但每个个体都是不同的，不能一概而论。准确地说，并不是在存在膝内翻时可以保留内翻，或者对每例胫骨都内翻截骨，而是有意识地逐步调整股骨和胫骨的截骨，以匹配每例患者的解剖结构，同时不会过度偏离既定的对线标准。

- 在作者的临床实践中，动力学/解剖学对线原理只适用于内翻和中立位膝关节。也有资深作者认为，许多外翻膝存在固有的骨性畸形，机械对线是更好的选择。

- 研究表明，就假体长期使用寿命而言，±3° 是中立位机械轴线对位的安全范围。不推荐超过 ±3° 以外的对线目标，因此这项技术应用有明确的限制。

  - 资深作者认为，虽然现代骨水泥假体允许轻微的机械对线偏差存在，但在一定程度上存在机械性限制。因为我们使用的是生物材料，包括金属、塑料和骨水泥。为此，设定了 2° ～ 3° 的偏差作为安全范围，在此范围内可以调整假体的位置。

- 在典型的内翻膝中，相对于正常解剖而言，采用在屈膝和伸膝位时的标准机械对线方法会使胫骨外侧平台截骨过多（图 52.1）。因此，经常需要加大股骨外旋（通常为 3°）来平衡屈曲间隙，股骨远端以较小的外翻角截骨来平衡伸直间隙。在屈膝和伸膝状态下，过多截骨和过度外旋会抬高内侧关节线（因此有屈曲中段不稳定的风险），并减少股骨后髁偏距（限制最终运动范围）。解剖学对线的原则减少了这些与自身解剖不同的系统性偏差，实现了不需要常规内侧副韧带松解、平衡良好的全膝关节置换（图 52.2）。

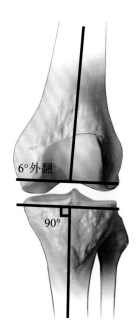

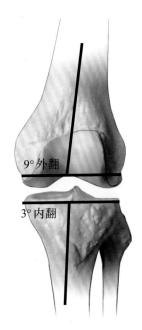

图 52.1　图示与膝关节的解剖对线相比，当遵循机械轴对线原则时，胫骨外侧平台会截骨过多，同时会改变股骨远端关节线

图 52.2　图示典型的膝关节中立位解剖，胫骨近端关节面轻度内翻，伴股骨远端关节面外翻。图中所示值为平均值，关节外科医生应该了解个体差异。注意动力学或解剖学对线技术通常考虑到个体的可变性，而不是预先选择一个平均值作为目标

- 使用这种技术时，外侧胫骨平台屈曲位时不会过多截骨，所以相对于后髁轴线，股前外旋最常为 0°。0° 的股骨外旋更接近于自然状态。
- 在尝试解剖对线这项技术前，关节外科医生必须对自己在轻度内翻 / 外翻膝中进行精确截骨能力有信心，或者应该使用手术导航或机器人技术来达到这种精度。

无菌器械和内置物

- 常规膝关节拉钩。
- 用于去除骨赘的宽和窄的咬骨钳。
- 全膝关节假体系统具有以下特点：
  - 良好的滑车设计。
  - 能够进行内翻 / 外翻调整。
  - 股骨大小和旋转均为后参考的假体。

手术入路

- 髌旁正中入路、经股内侧肌入路、经股内侧肌下方关节囊入路都可以选择。

术前计划

- 资深作者既有简单实用的术前计划，也有更复杂的机械对线方法。

- 在所有病例中，推荐拍摄站立位双下肢全长 X 线片；对于简单的病例可能不一定需要，对于需要规划机械力线的复杂病例则是必需的。

简单、实用的术前计划

- 对于术前有内翻畸形或中立位对线的膝关节：
  - 在正位（AP）X 线片上，通过确定股骨远端软骨下骨连线与股骨解剖轴之间的夹角来测量股骨远端外翻角，通常为 5°～6°，但是可变化的。通过这个角度来设置股骨远端截骨，但如果超过 8°，我们通常将其调整到 7° 或 8°（图 52.3）。
  - 同样在正位（AP）X 线片上测量胫骨近端内翻角，定义为胫骨内外侧平台软骨下骨的长轴与胫骨轴线之间的夹角。如果存在内侧骨缺损，可通过参考未磨损区域或对侧膝关节来估计（图 52.4）。
    - 内翻膝限制在内翻 2° 或 3°，目标是模拟关节炎之前的情况。
    - 因此，如果胫骨测量为 0° 内翻，则在 0° 位截骨（图 52.5）。
    - 如果测量为 2° 内翻，则以 2° 内翻进行截骨（图 52.6）
    - 如果测量为 5° 内翻，那么回调至 2° 或 3° 内翻。

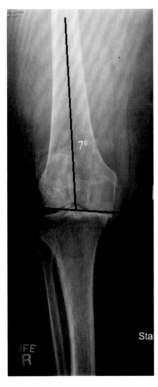

图 52.3　在正位（AP）X 线片上测量股骨远端外翻角。通常为 6° 或 7°，但其是可变的。将测量角度设置为股骨远端外翻截骨角，但如果外翻角度超过 8°，我们将其调回至 7° 或 8°

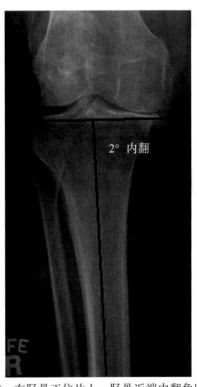

图 52.4　在胫骨正位片上，胫骨近端内翻角以胫骨内外侧平台软骨下骨连线和胫骨长轴夹角来表示。如果有内侧骨缺损，可通过参考未磨损区域或观察对侧膝关节来评估膝关节天然内倾角。然后行胫骨近端截骨，使其与测量的内翻角度相匹配，最大内倾度为 3°。在此病例中，测量的角度是 2°，所以按照内翻 2° 来行胫骨截骨

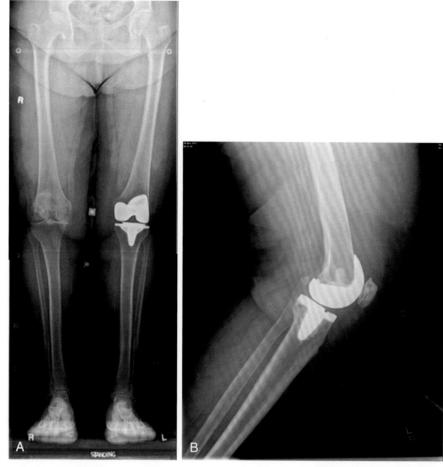

图 52.5　术后 X 线片，包括（A）膝关节正位 X 线片和（B）膝关节侧位 X 线片，显示股骨远端解剖测量为 6° 外翻，胫骨近端解剖测量为 0° 内翻

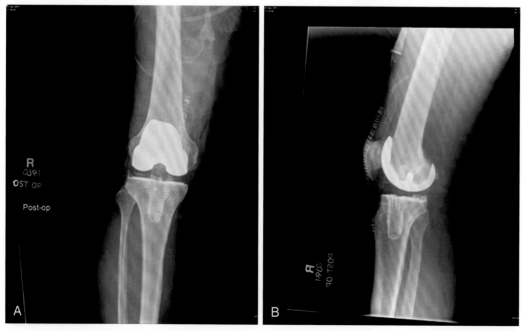

图 52.6　术后 X 线片，包括（A）膝关节 X 线片和（B）膝关节侧位 X 线片，显示股骨远端解剖测量为 7° 外翻，胫骨近端解剖测量为 2° 内翻

- 股骨旋转定位与后髁轴线平行，因为这模拟了股骨在屈曲时的天然解剖方向。通常设置在 0° 外旋，而不是传统的 3° 外旋。

需要规划机械对线的复杂病例的术前计划

- 髋－膝－踝（HKA）对线 = 胫骨关节线内翻角（T）+ 股骨外翻角（F）－ 股骨解剖轴线角（X）（图 52.7）。
- 术前计划有助于解剖学或动力学对线，了解其安全范围是天然角度 HKA（HKA = 177° ~183°）±3°。

    从根本上说，这个复杂的过程确保了整个下肢力线的目标在机械轴线的 ±3° 范围内，股骨和胫骨也分别在机械轴线的 ±3° 范围内。

- F 边界 ≤ 98°（即股骨远端截骨外翻不能 > 8°）。通过股骨干与股骨远端软骨下骨连线的内侧夹角计算 F。
- X = 股骨解剖轴线与机械轴线的夹角。在机械对线中，这是股骨远端截骨角度。
- 在动力学对线中，X 不用于股骨远端截骨，而仅用于估算 HKA。动力学对线股骨远端截骨角度 = F － 90°。
- T 边界 = 87° ~ 90°（换句话说，胫骨近端截骨内翻不能 >3°）。T 是踝关节中心与胫骨内外侧平台软骨下骨连线的内侧夹角。

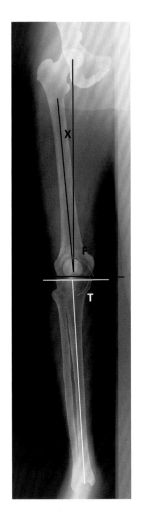

图 52.7 复杂的术前规划可以通过在髋－膝－踝 X 线片进行测量来计算多个数值，从而确保所选择的解剖对线目标在机械轴线 ±3° 的范围内。X 代表股骨机械轴线的角度，F 为股骨远端解剖外翻的角度，T 是表示胫骨近端解剖内翻的角度。外科医生如果希望其保留在传统的"安全港"内，可以使用这些测量方法来验证：①选择股骨远端截骨在股骨机械轴线 ±3° 范围内；②胫骨近端内翻截骨在胫骨机械轴线 ±3° 内；③在患者的髋－膝－踝 X 线片上，组合截骨使膝关节测量到的机械轴线的夹角在 ±3° 内

- T + F − X = HKA 用于评估术前肢体力线（HKA < 180° = 内翻，HKA > 180° = 外翻）。
- 确保所有的术前测量都在范围内；如果没有，对 F 和 T 进行调整。
  - 如果 F 大于或等于 99°，则将其更改为在范围内（即 98°）。新计划的股骨远端截骨角度为 98° − 90° = 8°。
  - 同样，如果 T 在 87° ~ 90° 外，应进行调整以确保截骨在这个范围内。
- 实例

参数	角度	是否范围内	手术计划
F（可变量）	97°	是	97° = 7° 股骨远端截骨
X（固定值）	6°	不适用	6°
T（可变量）	89°	是，1° 内翻	89° = 1° 内翻截骨
HKA（F + T − FAA）	180°	是	180°
F（可变量）	99°	否	变成 98° = 8° 股骨远端截骨
X（固定值）	7°	不适用	7°
T（可变量）	86°	否	变成 87° = 3° 内翻截骨
HKA（F + T − X）	178°	是	178°

骨、内置物和软组织技术

- 在暴露膝关节和去除骨赘后，进行内外翻应力检查来确认韧带张力和软骨缺损的程度。如果韧带有明显异常，则行标准机械轴线人工全膝关节置换术。

股骨远端截骨

- 计划股骨远端截骨的角度（FV−90°）。截骨的厚度应考虑到软骨的缺失厚度，并与假体的厚度相匹配（在现代的人工膝关节假体设计中，通常为 8 mm 或 9 mm）。
- 游标卡尺可用于截骨厚度的测量。从股骨外侧髁切除的完整软骨和骨的厚度应等于假体的厚度（减去锯片的厚度）。由于软骨的缺失，内侧截骨常比假体薄。

前后径测量 / 完成股骨截骨

- 相对于股骨内外侧后髁连线，前后径测量设置为 0° 外旋，目的是获得与假体厚度相等的对称后髁截骨。外旋的增大会抬高屈膝位的内侧关节线，可能导致不稳定。
- 值得注意的是，设计比较陈旧的部分股骨假体的滑车部分，需要通过增加股骨外旋截骨来改善髌骨的运动轨迹。对于现代的分左右侧的股骨假体，如果胫骨平台旋转合适，假体适当外移、髌骨假体嵴内移，则不需要额外的外旋。
- 后参考测量股骨大小和旋转，确保后髁截骨一致。
- 将测量前后径测量器对准后髁，调整外旋至 0° 固定。
- 测量前后径大小，避免前方切迹形成。放置四合一截骨板。
- 如果预计前方会形成切迹，应增大股骨假体型号。确保了解所使用的假体。型号的改变在向前、向后，或前、后两个方向上。有可能需要调整截骨板在前后方向上的位置，以确保稳定的屈曲间隙。

- 股骨截骨完成后，确保后髁与假体厚度相匹配，软骨缺损和锯片厚度都在计算范围之内。

胫骨制备

- 将胫骨截骨导向器按照标准机械轴线 0° 位置安放。截骨厚度设置为胫骨平台软骨未磨损侧 9~10 mm，与胫骨假体厚度匹配。

- 对于后交叉韧带保留型（CR）或后稳定型（PS）假体，使用标准的假体后倾。对于 CR 假体，使用角翼测量后截骨形成自然后倾是首选（通常为 5° ~ 7°）。同样，为了弥补 PCL 去除后屈曲间隙的增加，PS 假体首选 0° 后倾。

- 根据胫骨长度，在踝关节处对内翻 / 外翻进行精细调整，以实现术前计划。如果测量的胫骨内倾角在安全范围内，对胫骨平台对称截骨（包括软骨的丢失量）。

- 在踝关节处调整内翻 / 外翻时，胫骨较长时需要更大的矫正角度，而较短的胫骨则需要较小的矫正角度。

- 有些截骨系统在踝关节处提供内翻 / 外翻角度变化的数值，以简化这一过程。

- 相反，也可以通过直视下与自然的关节线相匹配来设置内翻 / 外翻角度，同时考虑骨和软骨的缺损。同时参照截骨导向器，以确保它是在适当的界限内。

- 按标准方法进行胫骨截骨，保护局部结构。

试模 / 平衡

- 确保去除所有骨赘。一定要去除后方骨赘，以避免伸膝位时骨赘对内外侧副韧带施加不恰当的张力。

- 如果胫骨内翻在 0° ~ 3° 内，可以通过胫骨截骨进行微调来实现平衡，从而最大限度地减少软组织的松解，使这些结构保持其自然的方向和张力。

  如果屈曲和伸直间隙都对称性地紧张，则胫骨近端截骨加截 2 mm。

  如果只是屈曲间隙紧张，在胫骨截骨时后倾增加 2°。

  如果屈曲间隙太松，应减小后倾，使用较厚的聚乙烯垫片。

  如内侧偏紧，胫骨平台增加 1° 内翻（不超过 3°）。

  如果截骨正确仍然不平衡，行软组织松解。

术后管理

- 标准的术后管理包括：早期活动，活动范围锻炼，疼痛控制，预防深静脉血栓形成。

第 53 章

内翻膝

KAPIL MEHROTRA，DANIEL J. BERRY

翻译：吴昌顺　　审校：王　健

关键概念

- 平衡内翻膝时，首先在膝关节中立位（或接近）机械轴线上进行截骨，然后对软组织进行处理，以获得膝关节内、外侧软组织张力的平衡（或接近）。
- 多数情况下，软组织处理过程是按步骤重复松解膝关节内侧紧张的软组织结构。
- 内侧软组织的过度松解是一个需要关注的问题，应该避免，以降低导致膝关节不稳的风险。
- 对于部分严重的病例，限制型假体可以提供额外的内翻 / 外翻稳定性。

无菌器械和内置物

需要消毒的器械

- 常规膝关节拉钩。
- 骨膜剥离器。
- 18 号针头。
- 骨膜剥离器。
- 往复锯。

假体

- 常规膝关节置换器械。
- 有明显骨缺损的病例：金属垫块填补骨缺损，来保护假体固定。
- 严重畸形的病例：带延长杆的限制型假体，来保护假体固定。

体位

- 患者取仰卧位。
- 止血带位于大腿根部，膝关节切口上方。

手术切口

* 多数情况下关节外科医生会采用常规膝关节入路——内侧髌旁入路。
* 即使关节外科医生通常在轻微畸形的病例中采用不同的暴露方式，但对于畸形较严重病例，也应采用内侧髌旁入路。

术前计划

* 除了进行人工全膝关节置换（TKA）所需的常规骨科和临床评估外，仔细检查在外翻应力下内翻畸形的纠正程度，以及内翻应力下外侧结构的牵拉程度，这是软组织平衡所必需的。
* 拍摄髋关节中心至踝关节中心的双下肢站立位全长 X 线片，进行术前截骨规划，恢复下肢中立位或接近中立位的机械力线（图 53.1）。
* 测量胫股角（胫骨和股骨解剖轴之间形成的角），以确定膝关节内翻畸形的严重程度。
* 评估股骨内侧髁或胫骨平台骨缺损。
* 在侧位片上确定后方骨赘大小。
* 模板测量股骨和胫骨假体大小。
* 考虑是否需要垫块，延长杆或限制型假体。

骨、内置物和软组织技术

截骨

* 通过内侧髌旁入路常规显露后，根据外科医生的常规方法（测量截骨法或屈曲间隙平衡法）对股骨和胫骨进行截骨（见第 2、50、51 章）。
* 常规暴露胫骨平台近端内侧时，应于骨膜下剥离，保护内侧副韧带（MCL），它可以与内侧骨赘粘连，为随后的修复提供了良好的软组织袖套。

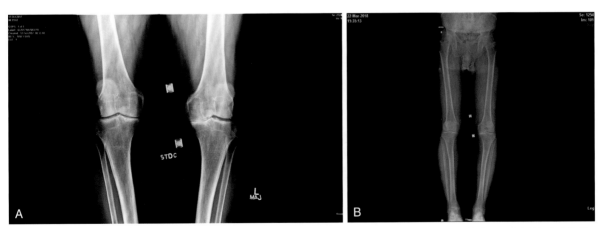

图 53.1　A.站立负重位膝关节 X 线片。B.髋关节中心至踝关节中心的站立位双下肢全长 X 线片，用来评估下肢力线，进行术前规划

- 如果存在骨缺损，内翻膝通常是在胫骨平台内侧进行截骨，注意避免过多截骨。如果胫骨平台内侧有明显骨缺损，则应考虑使用金属垫块而不是过度截骨。通常情况下，内侧骨缺损将由金属垫块填充（图53.2），非常小的缺损可以用骨水泥来填补。应认识到胫骨平台内侧部分的骨缺损可以通过去除内侧骨赘而消失（图53.3）。

- 去除股骨后、内和胫骨内侧骨赘（图53.4），有助于松弛被这些骨赘撑起的后内侧软组织。

- 根据每个医生的喜好，使用假体试模、间隙测量块或软组织张力器来评估内、外侧软组织张力和屈伸间隙。

- 对于畸形程度较轻的病例，除了常规暴露和去除骨赘外，无须进一步的软组织松解。然而，在大多数内翻畸形较重的病例中，通常需要进一步松解，并且可以反复进行。

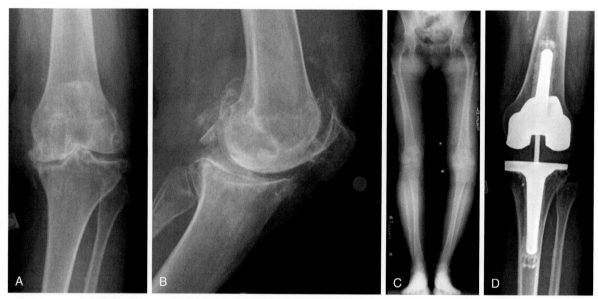

图 53.2　A~C.左膝关节正位、侧位 X 线片、站立位双下肢全长 X 线片，显示左膝内翻畸形合并胫骨平台近端内侧骨缺损；D. TKA 术后 X 线片，采用金属垫块填补胫骨内侧骨缺损

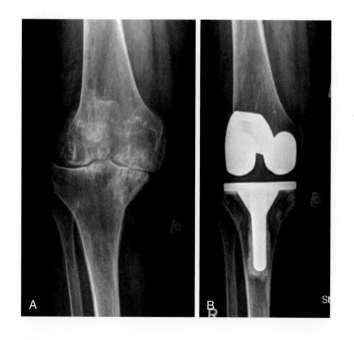

图 53.3　A.膝关节内翻畸形伴胫骨近端中度骨缺损患者的 X 线片。B. TKA 后的 X 线片，通过标准胫骨截骨去除骨缺损

- 首先在胫骨平台附着处松解 MCL 深层，这一步可能已通过常规暴露和去除骨赘完成了。在此过程中，小心保护 MCL 浅层，用骨膜剥离器将其从骨面上剥离，操作时将其置于 MCL 深面，并通过胫骨内侧近端行骨膜下剥离。评估软组织平衡情况。

- 接下来，如果需要，用电刀在骨膜下对胫骨后内侧结构进行松解，包括半膜肌止点（图 53.5）。重新评估软组织平衡情况。

- 接下来，如果需要，使用骨膜剥离器行内侧软组织袖套松解，包括 MCL 浅层的上止点，从近端到远端进行（图 53.6）。畸形较严重的往往需要较多的松解，畸形较轻的则较少。进行这一步时要非常小心：MCL 浅层松解过多，可能会导致膝关节内侧不稳定。一般来说，骨膜组织致密的男性比女性更能耐受膝关节内侧的骨膜下剥离松解。膝关节后方的松解主要影响伸直间隙，膝关节前方结构松解影响屈曲间隙。重新评估软组织平衡。

- 如果膝关节内侧仍然紧张，可以采用"拉花"技术，用 18 号针头（像一个小刀片）穿刺松解 MCL（图 53.7）。在 MCL 紧张的情况下，用 18 号针从前到后在不同水平穿刺。避免过度松解。通常在 MCL 不同水平（胫骨近端）上穿刺 5~15 个孔。重新评估软组织平衡情况。

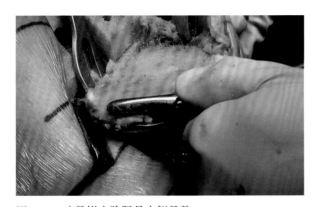

图 53.4 咬骨钳去除胫骨内侧骨赘

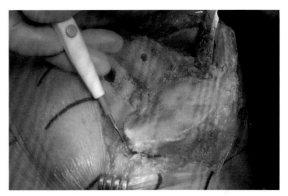

图 53.5 电刀行胫骨平台后内侧软组松解，主要是半膜肌止点

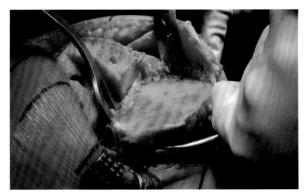

图 53.6 使用骨膜剥离器行内侧软组织袖套松解，包括内侧副韧带浅层止点处纤维

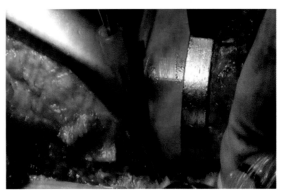

图 53.7 "拉花"技术，用 18 针头在不同水平上松解内侧副韧带

- 如果上述措施仍不能使软组织达到平衡，可以考虑以下方法：
  - 截除更多的胫骨内侧平台，用小号胫骨假体并外移（图 53.8），可以减小内侧软组织张力。将小号假体放到正确的位置，使用咬骨钳或摆锯来去除没有对小号胫骨假体起支撑作用的多余的胫骨平台内侧骨质。
  - 股骨内侧髁滑移截骨术。用小的摆锯截取包含内收肌止点和 MCL 起点的薄骨片（厚约 0.5 cm）（图 53.9），允许 MCL 向远处滑动。确保保留近端软组织止点，以提供 MCL 的动态张力。如果离关节太近，可以将一小部分远端截骨片修剪掉。在保持膝关节张力后，内上髁截骨片在新的位置上用缝线缝合固定。确保截骨块固定稳定，缝合固定后不再向后半脱位。
- 如果进行上述松解但关节外侧仍然过于松弛，外侧软组织可能会被拉伸或损伤，进一步的内侧松解可能会导致膝关节多向不稳定。在这种情况下，这通常是最严重的畸形，关节外科医生可选择使用限制性更高的髁限制型假体，少数情况下甚至会用到铰链假体（图 53.10）。
- 对于年龄较大、需求较低的患者，在大量的内侧结构松解后，也可以考虑使用髁限制型假体作为"内夹板"保护松解的软组织。

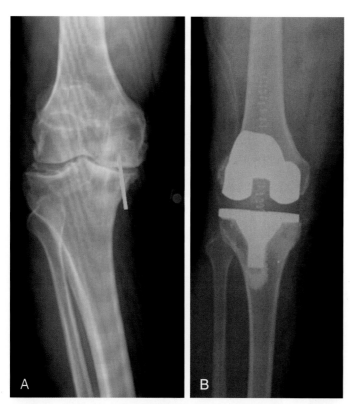

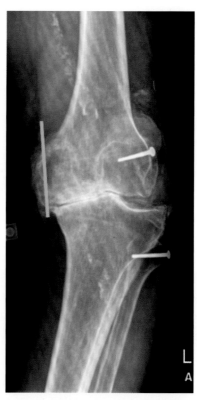

图 53.8　A. 膝关节内翻畸形患者 X 线片。这条线显示了截骨的位置来减少内侧副韧带的张力。B. 去除骨赘，截除少量胫骨平台内侧，胫骨假体适度外移，TKA 术后 X 线片

图 53.9　膝关节内翻畸形患者的 X 线片，可以行股骨内侧髁滑移截骨术

- 分层缝合切口。在这些病例中，注意将远端的软组织袖套向近端充分移位并重新附着于骨床，避免在此区域放置引流。缝合前先将远端缝合线放置到位，更有效地封闭内侧软组织袖套。

术后管理

- 多数情况下遵循常规 TKA 术后管理方案，在能耐受情况下负重，早期进行膝关节活动范围锻炼。

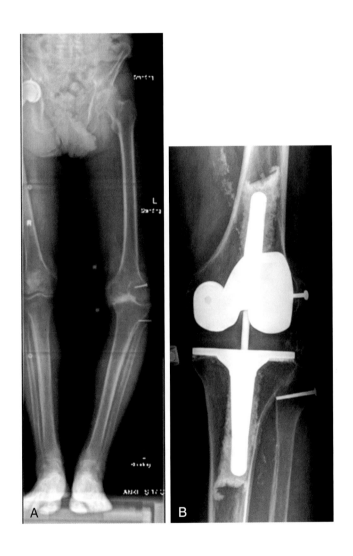

图 53.10 A. 89 岁患者，髋关节中心至踝关节中心站立位双下肢全长 X 线片，膝关节明显内翻畸形，既往有外侧副韧带损伤。B. 使用限制型假体行 TKA 术后 X 线片。注意，短杆用于降低接触界面的应力

第 54 章

外翻膝

KAPIL MEHROTRA，MARK W. PAGNANO

翻译：吴昌顺　　审校：王　健

关键概念

- 轻中度膝关节外翻畸形可以通过软组织平衡来纠正，方法是有选择性地松解外侧偏紧的软组织。
- 一种非常实用的松解方法是由内到外多点穿刺或使用拉花技术进行松解。在伸膝状态下紧张外侧结构，然后触诊最紧张的外侧结构，用 15 号刀片依次刺穿直至充分松解，可进一步简化松解过程。
- 严重的外翻畸形会导致内侧副韧带（MCL）的拉长，可能需要使用限制型膝关节假体。
- 少部分畸形较大的固定畸形患者可能需要进行股骨外侧髁滑移截骨术。
- 在实际操作中，约 95% 的外翻膝可以使用多针穿刺技术来解决；5% 的患者，特别是老年人，最好轻微残留部分外翻畸形并使用限制型膝关节假体。对少数年轻的外翻畸形较大的固定畸形患者，可能需要外侧髁滑移截骨。

无菌器械和内置物

手术器械

- 常规的膝关节拉钩（如弯曲的 Hohmann 拉钩、Z 形拉钩、Chandler 拉钩等）。
- 大型和小型往复锯。
- 骨刀（3/4 英寸弯骨刀，宽直骨刀）。
- 椎板撑开器。
- 间隙测量块和力线杆。
- 髌骨卡尺。
- 骨膜剥离器。

假体

- 骨水泥股骨、胫骨和髌骨假体。
- 对于固定畸形患者，准备髁限制型假体。

体位

- 仰卧位。
- 大腿根部上止血带。

手术入路

- 前正中切口起于髌骨尖上方 3~5 cm，至胫骨结节远端。
- 如果畸形可矫正，可采用内侧髌旁入路或经股内侧肌入路。
- 在外翻膝中，作者未采用过外侧髌旁入路，但其他手术者有过描述。

术前计划

体格检查

- 检查皮肤是否有以前的切口，如果其距离计划的切口 5 cm 以内，一般应纳入全膝关节置换切口。
- 在冠状位和矢状位下肢力线 X 线片上评估膝关节是否存在反屈或屈曲挛缩畸形。
  - 评估外翻畸形是否可以纠正。
  - 查找可能存在的反屈或屈曲挛缩。
  - 确定后交叉韧带和 MCL 的完整性。
  - 严重外翻畸形合并屈曲挛缩的患者，术后发生腓总神经损伤的风险较高。

影像学检查

- 测量胫股角（胫骨和股骨解剖轴之间的夹角）以确定外翻畸形的严重程度（图 54.1）。
- 在外翻膝，屈膝后前位（Rosenberg 位）X 线片往往比标准前后位 X 线片更能反映关节炎的情况（图 54.2）。
- 查看内侧关节间隙情况，可能提示 MCL 松弛。
- 评估股骨外侧髁和胫骨外侧平台骨缺损。
- 许多外翻畸形患者在轴位 X 线片上会有严重的髌股关节退变性关节炎。
- 在侧位 X 线片上确定后方有无骨赘。
- 模板测量股骨和胫骨假体大小。
- 考虑是否需要垫块、延长杆或限制型假体。

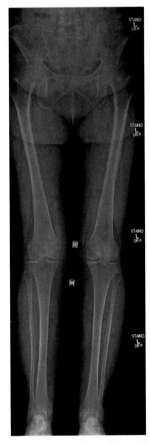

图 54.1 包括髋–膝–踝关节在内的站立位双下肢全长 X 线片，可用于评估整个下肢力线及是否存在异常

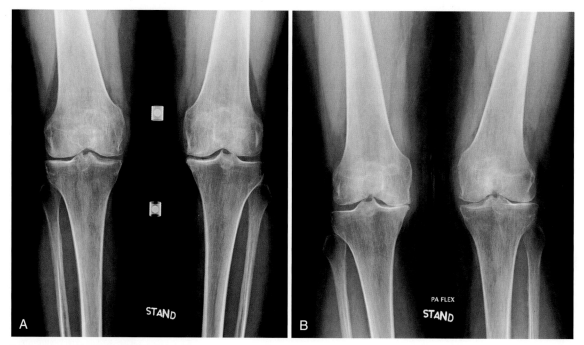

图 54.2　A. 典型的站立前后位 X 线片往往低估了外侧间室退变性关节炎的程度。B. 同一膝关节负重屈膝后前位 X 线片显示晚期外侧间室退行性关节炎，4 级骨 – 骨改变

骨、内置物和软组织技术

显露

- 取内侧髌旁入路（见第 1 章）。
- 对内侧软组织进行有限的骨膜下剥离。广泛的内侧松解会使内侧松弛，增加软组织平衡的复杂性。

截骨

- 股骨远端截骨厚度应与假体厚度相匹配。对有严重屈曲挛缩的患者，股骨远端可能需要增加截骨，以获得完全伸直。
- 应用股骨 Whiteside 线或通髁线来设定股骨的旋转角度。在外翻膝中，参照后髁来设置股骨外旋会产生误差，因为后髁磨损会导致股骨假体内旋，从而加重髌骨轨迹不良。如果参照后髁来设置旋转，通常选择 5° 外旋是正确的（与内翻膝典型的 3° 不同）。
- 胫骨截骨厚度一般小于内翻膝。一般情况下，可以参照软骨完整 / 正常的胫骨外侧平台区域来测量；在其他情况下，关节外科医生也可以内侧为参考。
- 在许多病例中，外侧平台磨损区域仅被截去薄薄一层，这是合适的厚度。
- 通常情况下，外翻膝的胫骨近端截骨尽量偏少。
- 使用髓外定位杆和占位器来评估截骨力线和屈伸间隙的平衡。

软组织平衡

- 放置占位器后，在内翻和外翻应力的作用下，于完全伸膝位评估内侧和外侧关节的稳定性（图 54.3）。

- 外翻膝中常表现为外侧间隙相对于内侧偏紧。
- 可以使用 Ranawat 等描述的"由内而外"技术松解。
  - 去除边缘骨赘。
  - 于伸膝位使用撑开器撑开间隙（图 54.4）。
  - 触摸外侧紧张的结构。
  - 使用 15 号刀片以拉花枝术松解紧张的外侧结构，先从最紧处开始，可多次进行（图 54.5）。
  - 在这个阶段避免松解腘肌腱（图 54.6）。
- 然后再次在外侧关节间隙放置撑开器撑开外侧间隙。在伸膝位状态下，用占位器重新评估内外侧关节的稳定性。如果外侧仍紧张，重复前面的步骤，直到获得对称的伸膝间隙。
- 如果内外间隙仍然不对称，腘肌腱可能需要完全松解。
- 如果仍然存在不对称，那么最后的松解方法是股骨外上髁滑移截骨（通常对严重固定外翻畸形和屈曲挛缩的患者）。使用宽而平的骨刀截取一块薄骨块，包括外侧副韧带、腘肌腱止点。多数情况下，保持骨块的后外侧关节囊附着完整，这样骨块就不会发生移位（图 54.7）。

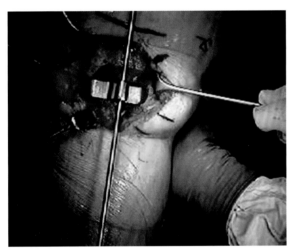

图 54.3 间隙测量块和力线杆有助于评估伸直和屈曲状态下内外侧间隙的相对平衡。力线杆还可用于评估矫正后下肢的整体力线

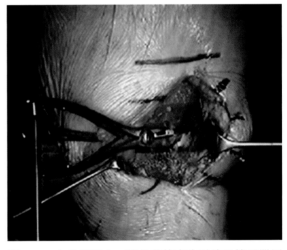

图 54.4 在外翻膝中，膝关节伸直位时放置撑开器用来测试外侧结构的张力。随着外侧结构的松解，可以进一步撑开，直到获得所需的平衡间隙

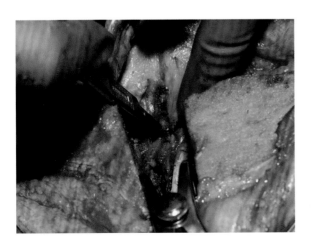

图 54.5 在外翻膝中，使用拉花技术多次松解外侧紧张结构是最常用的方法。关节外科医生可以从膝关节内侧触摸外侧结构，很容易地确定张力最大的结构

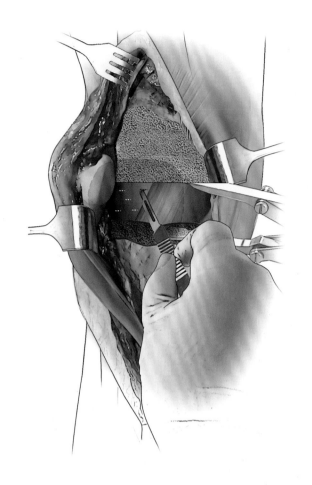

图 54.6　从最紧的结构开始，用 15 号刀片多次穿刺外侧组织，直至获得充分松解。可以使用撑开器进一步拉伸外侧结构，并通过占位器评估间隙的平衡，最后通过假体试模进行确认

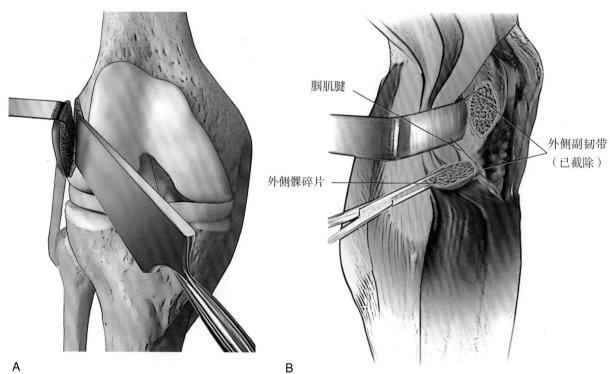

腘肌腱

外侧副韧带
（已截除）

外侧髁碎片

A　　　　　　　　　　　　　B

图 54.7　在相对年轻的患者中，如果存在严重固定外翻畸形，可能需要股骨外上髁滑移截骨来完全平衡膝关节。A. 使用宽而薄的骨刀从股骨外上髁截取一块骨片，包括外侧副韧带、腘肌腱止点。B. 截骨块可根据平衡膝关节的需要向远端和后方移动，可以在新的位置上使用缝线将其固定，防止术后再次移位

- 膝关节在伸膝时达到平衡后,安装假体试模,于屈膝位进行评估,以确保其没有过度松解。当膝关节处于"4"字形体位时(屈膝90°,同时髋关节极度外旋位,施加内翻应力),后方稳定膝关节的假体柱不应发生半脱位或脱位。如果存在半脱位或脱位情况,说明膝关节松解过度,有术后发生脱位的风险,关节外科医生最好选择限制型假体(图54.8)。

假体选择

- 如果 MCL 失效,或者无意中过度松解外侧副韧带,那么可能需要使用内外翻限制型假体(图54.9)。

- 对于合并固定外翻和屈曲畸形的老年患者,限制型假体也是一个很好的选择,因为这些患者如果完全松解,有发生腓总神经麻痹的风险(图54.10)。在这一亚组中,可保留轻微外翻畸形,使用内外翻限制型膝关节假体设计有助于弥补这种不对称(图54.11)。

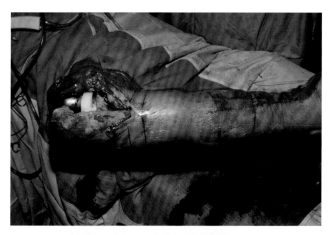

图 54.8 在获得伸直位矫正后,确认在屈曲位时没有过度松解,以及由此导致的术后半脱位或脱位。安装假体试模,屈膝90°并置于"4"字形体位,同时髋关节极度外旋,施加内翻应力。如果膝关节假体出现半脱位或后稳定型膝关节假体的胫骨柱从股骨髁间脱位,那么关节外科医生应该考虑更换限制性更高的假体

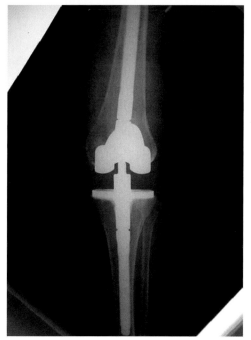

图 54.9 内外翻限制型假体用于屈曲间隙不对称的情况;对于部分老年、需求较低的患者,试图矫正部分较大的畸形以尽量减少对腓总神经牵拉的风险时也可以应用

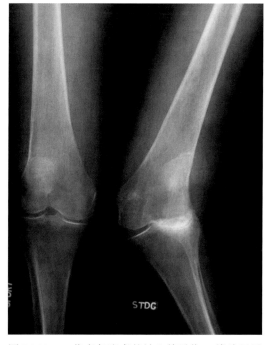

图 54.10 一位老年患者的站立前后位 X 线片显示巨大的固定外翻畸形。对该患者无须完全纠正外翻畸形,应选择内外翻限制型假体

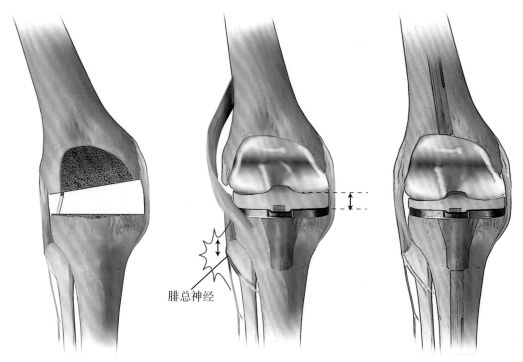

腓总神经

图 54.11　通过外软组织松解完全纠正固定外翻畸形会导致肢体延长，有牵拉损伤腓总神经的风险。相反，部分松解外侧软组织残留外翻畸形，使用内外翻限制型假体获得最终的稳定性

- 严重外翻畸形患者即使 MCL 是完整的，也很难实现软组织的平衡。
- 在非常罕见的情况下，对股骨外侧髁发育不良或胫骨外侧平台缺损的患者，可以考虑使用垫块。如果胫骨近端增加 2 mm 的截骨能够避免使用垫块，通常考虑增加 2 mm 截骨。另外，对于胫骨骨缺损病例我们也考虑使用干骺端袖套或锥形块来替代近端缺损，避免额外的胫骨截骨。

术后管理

- 对于严重的外翻膝，通常术后避免周围神经阻滞，以免术后影响腓神经功能的早期评估。
- 术后监测手术侧肢体是否有腓总神经麻痹的征象，对于屈曲挛缩和外翻畸形术中得到完全矫正的患者尤其重要。
- 如果对术后神经功能受损有任何顾虑，则应将膝关节屈曲至 30°，髋部保持伸直，松开手术敷料，以降低坐骨神经和腓总神经的张力。

推荐阅读

1. Clarke HD，Fuchs R，Scuderi GR，Scott WN，Insall JN. Clinical results in valgus total knee arthroplasty with the "pie crust" technique of lateral soft tissue releases. J Arthroplasty, 2005, 20:1010-1014.

2. Clarke HD，Schwartz JB，Math KR，Scuderi GR. Anatomic risk of peroneal nerve injury with the pie crust technique for valgus release in total knee arthroplasty. J Arthroplasty, 2004, 19:40-44.

3. Kanayima T，Whiteside LA，Nakamura T，Mihalko WM，Steiger J，Naito M. Ranawat Award paper: effect of selective lateral ligament release on stability in knee arthroplasty. Clin Orthop and Relat Research, 2002, 304:24-31.

4. Krackow KA，Mihalko WM. Flexion-extensiongap changes after lateral structure release for valgus deformity correction in total knee arthroplasty: a cadaveric study. J Arthroplasty. 1999,14:994-1004.

第 55 章

屈曲挛缩畸形

STEPHEN M. PETIS，MATTHEW P. ABDEL

翻译：吴昌顺　　审校：王　健

关键概念

- 屈曲挛缩在全膝关节置换术（TKA）中并不少见，在膝内翻和膝外翻中都可能发生。
- 屈曲挛缩大于 5°～10° 需要手术矫正，因为 TKA 术后残留的挛缩畸形会导致行走能力的降低。
- 病因是多方面的，更常见于严重膝关节畸形、创伤后关节炎、膝关节术后（如关节镜检查、胫骨高位截骨），以及神经肌肉疾病。
- 矢状面畸形通常首先通过截骨、去除骨赘、松解软组织来矫正。
- 通过一些技巧优先增加伸直间隙同时不影响屈曲间隙，否则会导致屈伸间隙不匹配。

无菌器械和内置物

器械

- 常规膝关节拉钩。
- 椎板撑开器。
- 钝的软组织剥离器（如 Cobb 骨膜剥离器）。

假体

- 后交叉韧带保留型或后稳定型 TKA 系统。
- 限制型假体和铰链膝（30° 或更大挛缩畸形）。
- 股骨和胫骨的延长杆。
- 如果需要增加假体的限制性，考虑使用干骺端锥形垫块。

体位

- 仰卧位。

手术入路

- 在几乎所有的病例都采用经正中切口的内侧髌旁入路。
- 极少数情况下，严重外翻畸形的使用外侧入路。

术前计划

- 建议行站立位双下肢全长 X 线检查，包括髋 – 膝 – 踝 X 线片（图 55.1）、站立前后位（AP）X 线片（图 55.2）、屈膝后前位 X 线片（图 55.3）、侧位 X 线片（图 55.4）和髌骨轴位 X 线片（图 55.5）。X 线片用于预测为改善屈曲挛缩畸形需要松解的膝关节区域［如后方骨赘（图 55.6）、游离体（图 55.7）］或需要处理的骨性畸形［如胫骨后倾、创伤后关节内畸形（图 55.8）］。
- 术前体格检查应记录屈曲畸形的被动矫正程度，预测所需的手术矫正 / 松解程度。
- 重要的是要记录完整的神经血管检查结果，因为纠正严重的屈曲挛缩（特别是合并严重固定外翻畸形）可能导致神经的牵拉后麻痹。

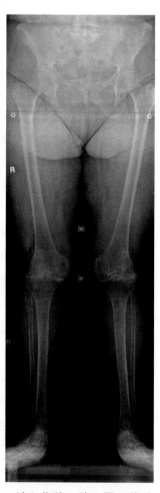

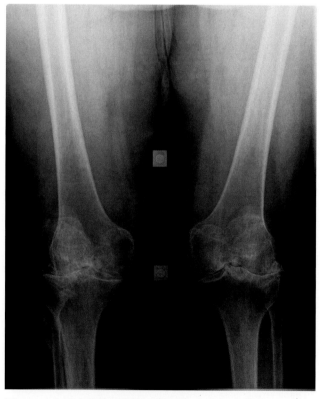

图 55.1　站立位髋 – 膝 – 踝 X 线片，71 岁女性，双侧膝外翻，20° 屈曲挛缩

图 55.2　上述患者膝关节站立前后位（AP）X 线片

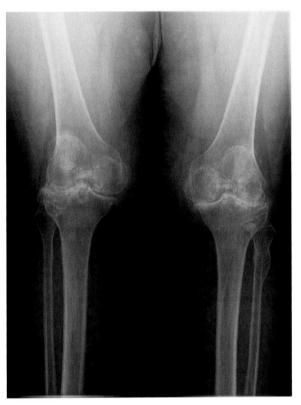

图 55.3　上述患者膝关节站立屈膝后前位 X 线片

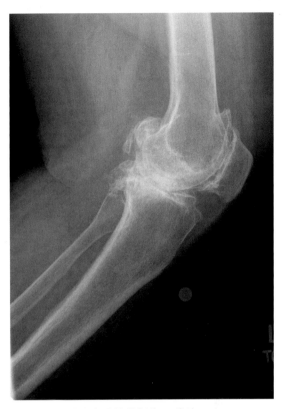

图 55.4　上述患者膝关节侧位 X 线片

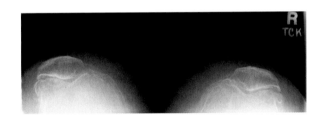

图 55.5　上述患者双侧髌骨轴位 X 线片

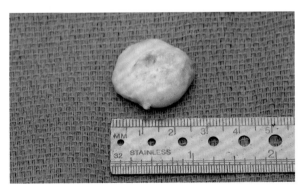

图 55.7　术中后方巨大游离体的照片，将后关节囊顶起

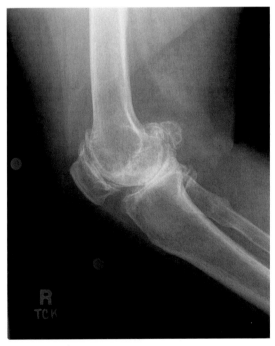

图 55.6　患者侧位 X 线片显示明显的后方骨赘和巨大的游离体，两者均导致膝关节无法伸直。因此，在 TKA 时必须将两者去除，使后关节囊得到松解，促进膝关节伸直

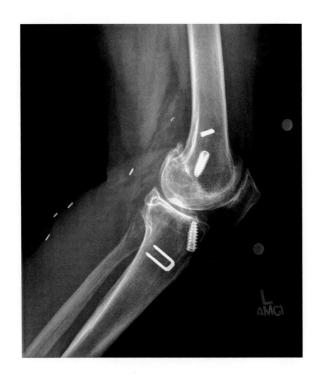

图 55.8　创伤后的膝关节有 15° 屈曲畸形，在 TKA 时必须纠正过大的胫骨后倾，以平衡屈曲和伸直间隙

骨、内置物和软组织技术

- 当患者处于麻醉状态时，评估并记录屈曲挛缩的程度，并考虑术中拍照片记录（图 55.9）。
- 取正中入路的髌旁内侧入路，切除患者因既往手术在髌上囊、内侧和外侧间沟以及髌下脂肪垫区域残留的瘢痕组织。
- 屈曲挛缩大于 15° 时，常规从股骨远端增加截骨（图 55.10），以便在手术早期获得伸直间隙（即截骨增加 2~4 mm；图 55.11）。
- 重要的是胫骨截骨时后倾不要太大，因为这可能会导致伸直间隙紧张而屈曲间隙松弛。
- 完成股骨截骨后，用带深度标记的骨刀去除股骨后方骨赘（图 55.12），因其会引起后关节囊挛缩（图 55.13）。
- 完成股骨和胫骨截骨后，间隙测量块有助于确定需要松解的紧张区域，以获得最佳的冠状面和矢状面平衡（图 55.14）。
- 在伸膝状态下用撑开器识别导致屈曲挛缩的后方结构。伸膝状态下冠状面（内翻 – 外翻）的平衡可以通过选择性松解来实现。
  - 内翻膝：内侧副韧带深层，半膜肌止点，后内侧关节囊。
  - 外翻膝：后外侧关节囊，腘肌腱，外侧副韧带，髂胫束。
- 如果屈曲挛缩畸形仍存在，应用骨膜剥离器和电刀在股骨后方小心地在骨膜下剥离，松解后关节囊（图 55.15）。
- 根据畸形的严重程度和松解的需求，可能需要进一步增加股骨远端截骨。这可能导致屈曲中段不稳定，需要使用限制型或铰链式假体（罕见；图 55.16）。

- 在非常严重的屈曲挛缩中，可能需要完全松解侧副韧带，这就需要使用铰链式膝关节假体（图55.17）。
- 手术结束前，需要获取术中侧位 X 线影像（图 55.18A）和大体照片（图 55.18B），以确认肢体完全伸直。

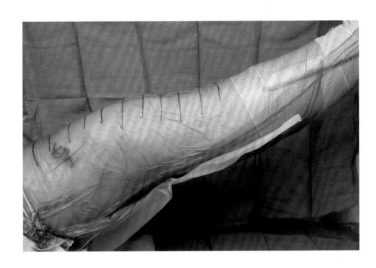

图 55.9　61 岁男性，在麻醉状态下，术中切皮前出现10°屈曲挛缩

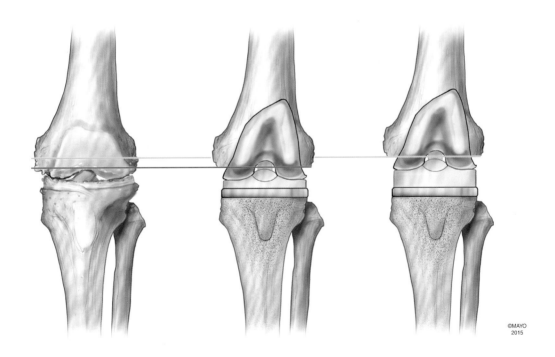

图 55.10　对没有明显后方骨赘或游离体、屈曲挛缩 >20° 的患者，需要增加 2 mm 的股骨远端截骨（Mayo Foundation for Medical Education and Research）

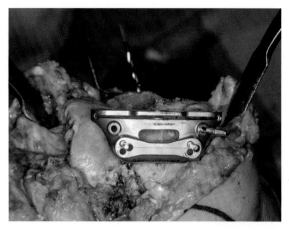

图 55.11　在此特殊病例中，术前屈曲挛缩 >25°，股骨远端截骨模板向近端移动了 4 mm

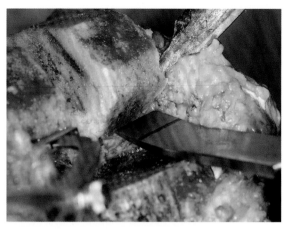

图 55.12　术中用做了标记的弯骨刀去除股骨后方骨赘

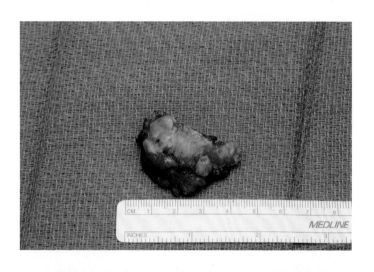

图 55.13　巨大的后方骨赘，它在 TKA 术中顶着后关节囊并阻止其完全伸直。小心地用弯骨刀去除

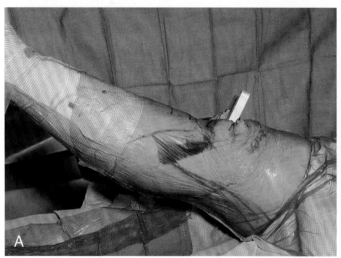

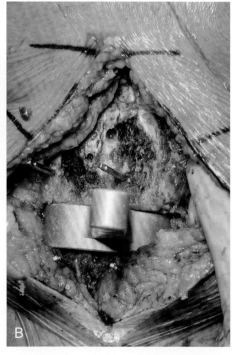

图 55.14　完成股骨远端和近端截骨后，通过在膝关节内放置占位器，外科医生可以确定对于没有明显的后方骨赘或游离体的患者，股骨远端是否需要增加截骨。在此特别病例中，在没拔出定位钉前股骨远端截骨增加额外的 2 mm，以便获得完全的伸直间隙（B）

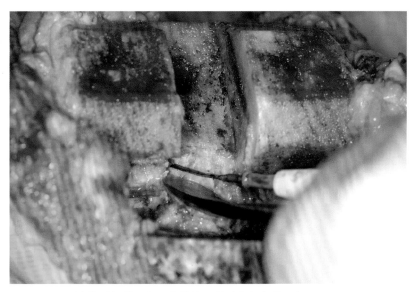

图 55.15　用骨膜剥离器、电刀直接从股骨后方松解软组织

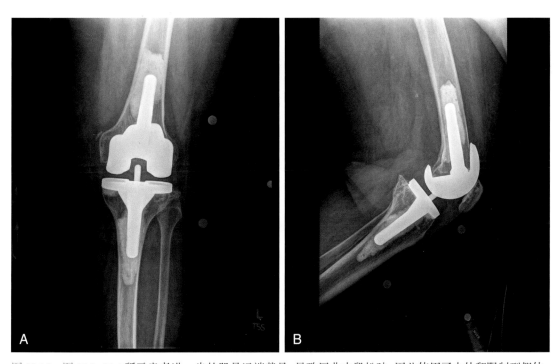

图 55.16　图 55.1~55.5 所示患者进一步的股骨远端截骨，导致屈曲中段松弛，因此使用了内外翻限制型假体，如前后位（A）和侧位（B）X 线片所示

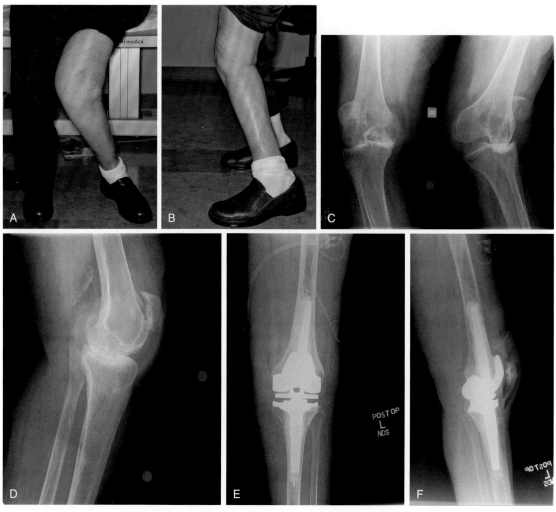

图 55.17　92 岁女性患者的照片显示 45° 外翻畸形和 40° 固定屈曲挛缩，在膝关节前后位（C）和侧位（D）X 线片上也能看到。考虑到畸形较大且 MCL 不完整，我们选择了旋转铰链 TKA，以纠正患者的冠状位（E）和矢状位（F）畸形

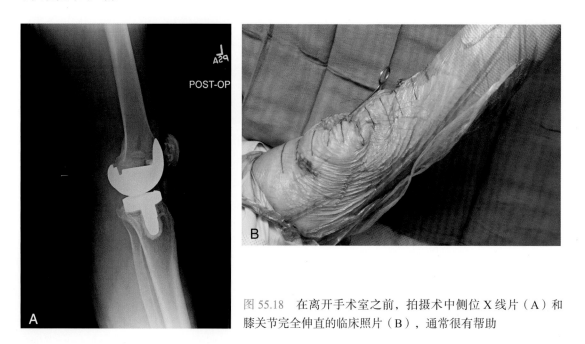

图 55.18　在离开手术室之前，拍摄术中侧位 X 线片（A）和膝关节完全伸直的临床照片（B），通常很有帮助

术后管理

- 患者在允许的范围内可以负重。在 TKA 术后早期恢复期间，物理治疗主要集中在膝关节伸直上，合并固定屈曲和外翻畸形的患者存在腓总神经麻痹的风险是唯一的例外。在这些患者中，膝关节保持屈曲 45°，夜间保持敷料宽松。
- 术后第二天早晨在腓总神经功能正常的情况下缓慢进行伸直锻炼。
- 术后应考虑延长口服消炎药治疗时间，以减少严重屈曲挛缩的复发。
- 对于有明显后方骨赘或异位骨化病史的患者，可以考虑预防性放疗（750 cGy）。
- 如果患者对侧膝关节有屈曲挛缩需要分期处理，关节外科医生可以考虑将对侧鞋垫高，以减少最近完成的 TKA 屈曲挛缩的复发。

第56章

胫骨高位截骨后的全膝关节置换术

BRIAN P. CHALMERS TAD M. MABRY

翻译：田　雷　　审校：王　健

关键概念

- 胫骨高位截骨（HTO）后的全膝关节置换（TKA）术，会因先前的皮肤切口、低位髌骨、内固定物存留、胫骨解剖结构和膝关节动力学的改变而变得具有挑战性。
- 必须仔细设计切口，以避免先前切口的坏死，同时也便于暴露，并考虑选择性地进行内固定物取出。
- 对于低位髌骨或膝关节僵硬者，非常重要的是术前必须考虑到术中视野的逐步显露。
- 对于术后疼痛的患者，应当取出内固定物；否则，最好是在不影响假体置入的情况下原位保留或部分移除之前的内固定物。
- 对于胫骨外侧骨丢失和闭合楔形胫骨高位截骨所导致的有胫骨髓腔偏移的胫骨近端解剖畸形，需要针对胫骨截骨和假体放置在术前进行规划；对于畸形严重患者，可有必要采用定制假体或截骨矫形治疗。
- 膝关节动力学的改变要求注意适当的韧带平衡，以获得对称的间隙；建议使用后稳定型全膝关节假体。

无菌器械和内置物

基本膝关节器械

- 骨水泥全膝关节假体（手术医生的选择）；先前行胫骨近端高位截骨对于非骨水泥全膝关节假体而言属于一种相对禁忌证；此外，即使不遵从这种手术惯例，我们还是强烈建议使用后稳定型假体，同时应当准备限制型假体和延长杆。
- 内固定物专用改锥、内固定物拔除工具，金属切割磨钻等工具。

手术入路

- 对原手术切口的皮肤条件进行仔细评估。术前切口设计对于术后切口的良好愈合至关重要，所做切口应避免太偏外。

- 因为先前进行的许多胫骨近端高位截骨都存在侧方闭合楔形截骨，因此皮肤切口可稍偏内，与之前侧方切口之间留下至少 6 cm 的皮肤桥。如之前为基于内侧的截骨术，传统的内侧切口是可以接受的。
- 垂直于横断面做交叉切口、S 形或倒 L 形切口，垂直支可向近端延长。
- 有僵直膝或者低位髌骨时（图 56.1），逐步延长切口是有必要的，可以获得恰当的术野暴露：
  - 内侧髌旁入路的适当延长。
  - 清除内、外侧间沟的瘢痕组织。
  - 胫骨结节截骨较少使用，但是对于非常严重的病例还是有必要的。

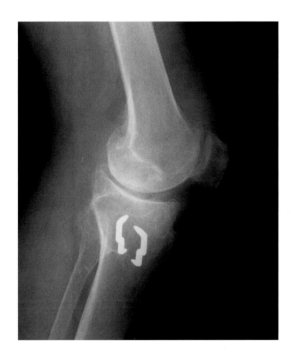

图 56.1 一例行胫骨高位截骨后的侧位 X 线片显示内固定物"门形钉"的存在。注意低位髌骨和胫骨近端后移

术前计划

- 对于既往具有膝关节开放手术史以及置入内固定的患者，应基于 C 反应蛋白、红细胞沉降率及术后切口愈合情况做出感染诊断；对于任何有异常炎症标志物、伤口引流史或感染史的患者，应考虑进行膝关节穿刺来明确感染诊断。
- 术前评估患者膝关节活动度；对于僵直膝的患者，安全的术野暴露将会是一个挑战。
- 术前仔细检查内、外侧副韧带，以确认之前的手术未导致侧副韧带功能不全；如果有损伤，则需要使用限制型假体。
- 标准的正侧位以及站立位下肢全长片可以对置入的内固定物、低位髌骨、胫股畸形以及胫骨髓腔的偏移程度进行评估。
- 术者应当警惕低位髌骨及胫骨平台后移，这对于术野的充分暴露十分重要。
- 由于常存在胫骨平台侧方缺损（图 56.2），因此术前计划有必要考虑到胫骨近端截骨，可以避免胫骨平台内侧的过度截骨。

- 胫骨髓腔偏移（图 56.3）对选择胫骨平台假体来说是一个挑战；如果选用带延长杆的胫骨平台，则需要使用带偏心延长杆的或定制的胫骨平台。
- 注意原内置物的位置以及是否需要保留。

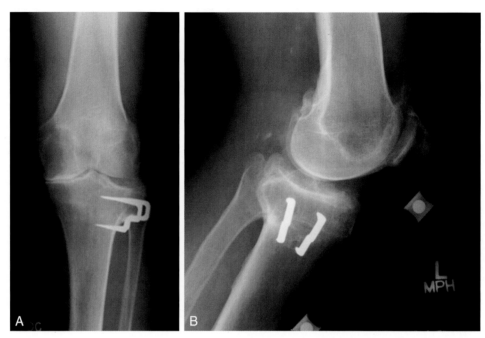

图 56.2　正位（A）和侧位片（B）显示接骨胫骨高位截骨后于胫骨外侧用门形钉固定的患者，同时伴有膝内翻和胫骨外侧的骨缺损

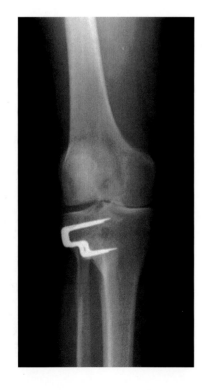

图 56.3　外侧闭合楔形胫骨高位截骨（HTO）后患者的正位片，显示相对近端胫骨髓腔出现由中心向外侧的偏移

骨、内置物和软组织技术

- 作者的常规原则是首先准备股骨侧后稳定型假体。
- 继而再准备胫骨端假体。如胫骨内侧有骨赘,在确认胫骨侧假体安放位置合适前应先尽量避免去除。
- 用髓外定位器并垂直于胫骨近端解剖轴进行胫骨近端截骨,根据术前计划和患者解剖特点适当调整。
- 对膝内翻患者,首先将胫骨截骨定位器置于胫骨平台内侧关节炎/磨损处下方 2~3 mm 处;对膝外翻患者,应于胫骨平台非关节炎的内侧最低点下方 7~8 mm 处。
- 如果胫骨平台外侧存在轻度骨缺损,可以增加胫骨近端截骨 2~4 mm,以弥补骨缺损并使得胫骨平台外侧获得渗血的截骨面。
- 如果胫骨平台外侧骨缺损严重,可以采用骨移植或外侧楔形垫块(图 56.4),但目前很少用。
- 在处理胫骨近端前,需要使用力线杆参照胫骨解剖轴来检测胫骨侧的截骨力线;如果出现不能接受的内翻或外翻,应调整。
- 置入假体试模并进行检查,使膝关节保持屈伸平衡,以获得对称的内外侧间隙。

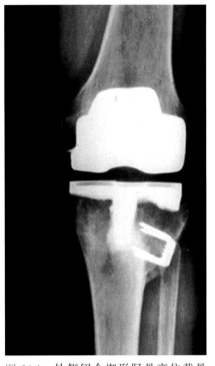

图 56.4 外侧闭合楔形胫骨高位截骨(HTO)术后患者的正位片,外侧用楔形植骨来适当弥补外侧骨缺损

- 存留的内固定可以通过手术切口外部去除(在处理胫骨近端之前;图 56.5)或内部去除(处理胫骨近端时);如果患者对于之前内固定物无任何不适,建议最好保留内固定物,或有必要时通过手术切口取出,以防止胫骨近段应力增加,和/或者骨水泥经过之前内固定物的位置时被挤出(图 56.6)。
- 完成胫骨截骨并且保证膝关节的间隙平衡,完成胫骨近端的处理。
- 胫骨假体可以在一定程度上弥补胫骨平台外侧的骨缺损,但要避开外侧内固定物;置入完成后,应确保保证胫骨平台假体的位置准确。
- 在置入胫骨平台龙骨前,要根据术前 X 线片来预测是否需要保留内固定物,以防止其影响随后的操作。
- 假如内固定物影响手术操作,可以用金属磨钻去除部分内固定物(图 56.6)。
- 在准备胫骨延长杆时应该考虑到多种情况,包括病理性肥胖、明显畸形和广泛去除内固定物后潜在的应力升高等(图 56.5)。
- 如果胫骨髓腔和近端力线一致,则可以使用普通延长杆;如果是存在偏心性髓腔,则考虑使用有偏心延长杆或无延长杆的胫骨平台假体,或者配有较小龙骨的打入器假体,或者定制的全膝关节假体。
- 一般来说,除了移除部分内固定物以及在胫骨平台假体中置入外,标准的无延长杆胫骨平台假体适用于多数患者,即便那些有胫骨平台外侧骨缺损(图 56.7)或偏心性胫骨髓腔(图 56.8)的患者。

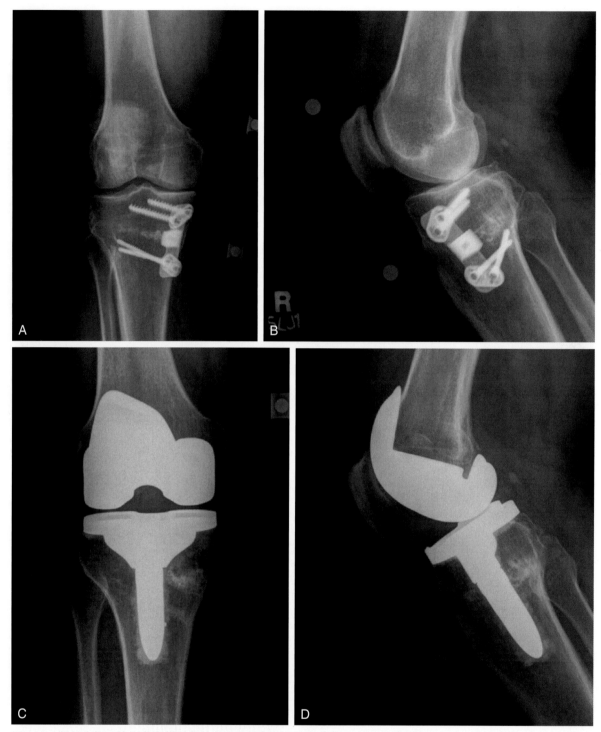

图 56.5　胫骨内侧开放楔高位截骨术后内固定物存留症状患者的正（A）、侧位片（B）。需要通过原手术切口完全取出内固定物，将手术切口分别向近、远端延长以完成全膝关节置换。在术后正（C）、侧位片（D）上可以看到胫骨平台延长杆通过最远端的螺钉孔

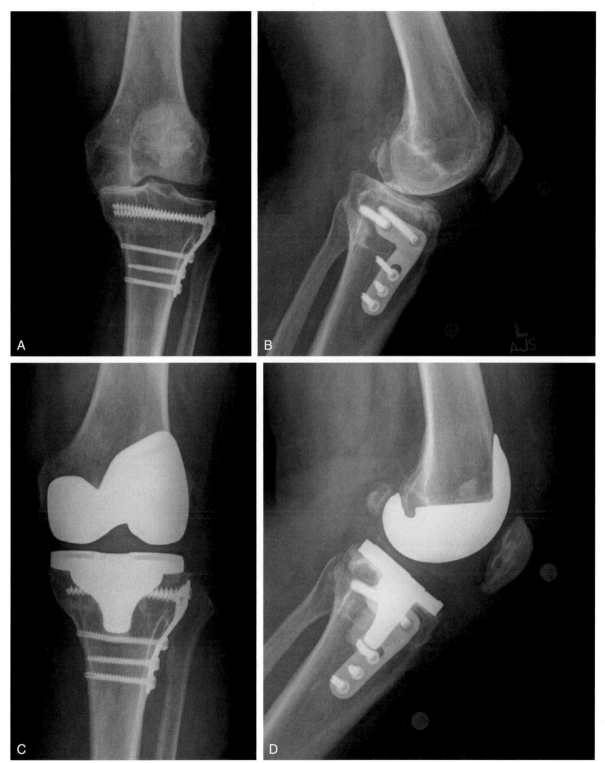

图 56.6　行胫骨外侧闭合楔形高位截骨联合接骨板固定治疗晚期膝内翻关节炎患者的正（A）、侧位片（B）。该患者接受了使用后方稳定型假体的全膝关节置换术，术中取出了部分内固定物。C，D. 术后 X 线片

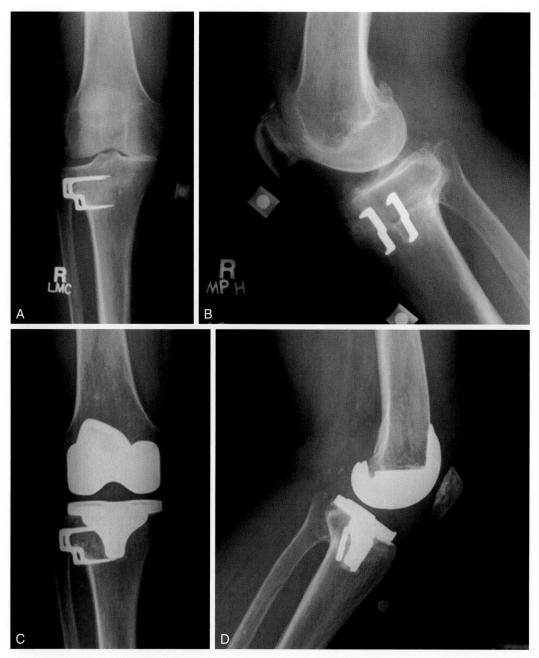

图 56.7　因胫骨平台外侧骨缺损行外侧闭合楔胫骨高位截骨术患者的术后正（A）、侧位片（B），可见将胫骨平台假体中置置入，以尽量避开残存的内固定物和弥补平台外侧的骨缺损（C，D）

- 完成胫骨准备，测试膝关节平衡合适，就可以按照标准方式用骨水泥固定全膝关节假体。对于这些患者，使用含抗生素的骨水泥是明智的选择。
- 在骨水泥完全凝固并且膝关节维持适当平衡稳定的情况下，才能置入真正的聚乙烯垫片。
- 仔细分层缝合，关闭切口。

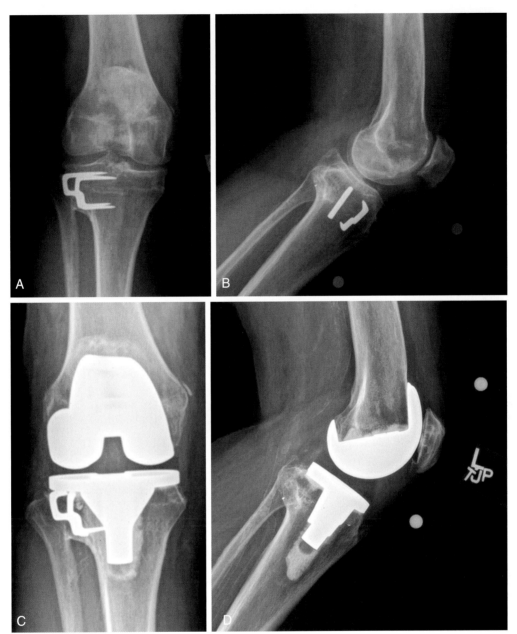

图 56.8　胫骨髓腔相对胫骨平台中位线向外侧偏移患者行外侧闭合楔胫骨高位截骨术后伴的正（A）、侧位片（B）。该患者接受了使用后方稳定型假体的全膝关节置换术，并且术后 X 线片发现其胫骨假体并未使用偏心延长杆（C，D）

术后康复

● 全膝关节置换术后常规康复包括适当的负重锻炼、有计划的逐步锻炼关节活动度等，适用于多数患者。对于存在切口感染等风险，或者为了充分显露或取出假体而行广泛软组织剥离的患者，需要根据情况优先谨慎考虑切口愈合问题，随后才是关节活动度锻炼。此时，需要将患膝于完全伸直位固定 48 小时到 10 天，最大限度减轻肿胀以促进切口愈合。

第57章
关节外畸形

ALAN K. SUTAK，MATTHEW P. ABDEL

翻译：田 雷 审校：王 健

关键概念

- 膝关节畸形既见于关节内也见于关节外。

- 关节外畸形可见于股骨侧（图 57.1A）或胫骨侧（图 57.1B）。此外，畸形可以靠近关节线（图 57.2A）或远离关节线（图 57.2B）。总之，畸形离关节越远，对全膝关节手术技术的影响越小。

- 术前摄取站立位双下肢全长片（图 57.3），对于了解畸形和所需的矫形方案来讲是非常重要的［关节内矫形、截骨还是铰链膝假体（全膝关节置换术）］。

- 如果计划的股骨远端截骨会损伤侧副韧带（图 57.4A），或胫骨干轴线不通过胫骨平台（图 57.4B），以及年轻或关节活动量大的患者，则应考虑行关节外矫形截骨术；对于期望值不高的老年患者，则可考虑行牺牲侧副韧带的全膝关节铰链膝置换术（图 57.5）。

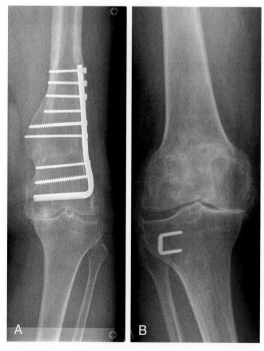

图 57.1 A. 55 岁老年男性，左侧股骨远端骨折后继发股骨远端畸形，随后行切开复位内固定术来治疗骨不连的膝关节正位（AP）片。B. 51 岁老年男性，18 年前行右侧胫骨高位截骨术后继发胫骨近端畸形的膝关节正位（AP）片

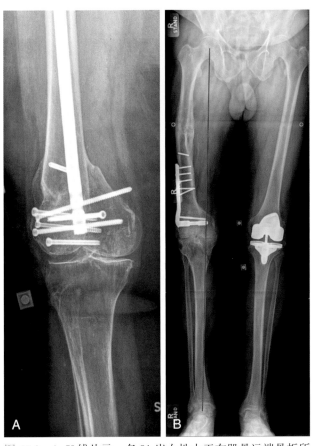

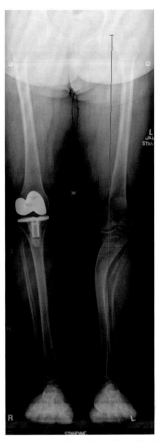

图 57.2　A. X 线片示一名 81 岁女性由于右股骨远端骨折所导致的股骨远端近关节处畸形。B. 站立位双下肢全长正位片示一名 62 岁女性右股骨由于松质骨骨骺发育不良所致的 2 处关节外畸形（一个远离关节，一个靠近关节）

图 57.3　站立位下肢全长正位片示一名 53 岁女性由于 Blount 病所致的左胫骨近端关节明显畸形，但其下肢整个机械轴力线还是近似正常的

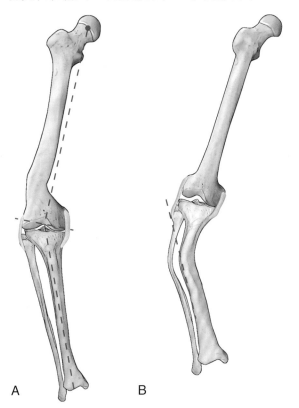

图 57.4　依据标准的站立位下肢全长片来进行模板测量，如果股骨侧的截骨会损伤侧副韧带止点（A），或者胫骨干轴线不经过胫骨平台（B）时，应考虑截骨术［Wang JW, Wang CJ. Total knee arthroplasty for arthritis of the knee with extra-articular deformity. J Bone Joint Surg Am. 2002, 84-A（10）:1769-1774.］

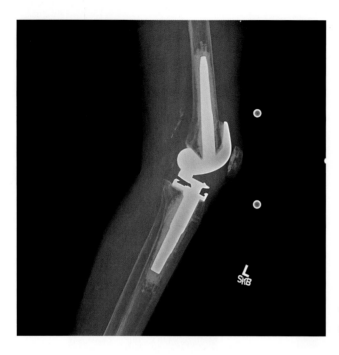

图 57.5　左膝关节侧位片示一名行初次铰链全膝关节置换的 91 岁女性，之前可能接受过截骨术治疗，畸形非常明显

- 无论采用何种技术，假体在所有平面上的位置都应该正确，并且关节线应该垂直于机械轴（图 57.6）。

本章将重点讨论非截骨解决方案。

无菌器械和内置物

手术器械

- 标准的全膝关节置换手术器械。
- 用于取出之前的内置物和 / 或假体的适当工具和手术器械，包括金刚石切削磨钻和砂轮以及断钉取出工具。
- 术中摄 X 线片或行透视以验证力线。
- 考虑使用：
  - 髓外定位杆来确定力线（图 57.7）。
  - 手持式导航器（图 57.8）。
  - 计算机辅助下 / 机器人辅助手术（图 57.9）。

假体

- 所有患者都需要准备好不同的限制型假体，从后稳定型、内外翻限制型到旋转铰链膝假体。

手术入路

- 多数情况下可以采用髌旁内侧入路，有时可能需要扩大显露，如股四头肌斜切术（图 57.10）。

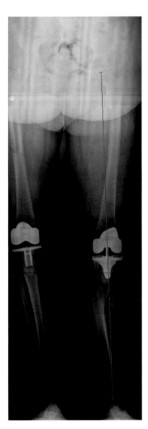

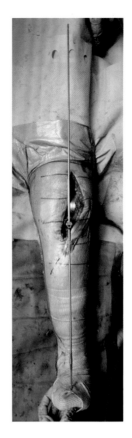

图 57.6　在充分计划、使用髓外定位和术中透视的情况下，图 57.3 中的患者的左膝关节接受了无截骨的初次人工全膝关节置换术。术后站立位下肢全长 X 线片显示下肢力线良好，关节线垂直于机械轴

图 57.7　图 57.3 和图 57.6 患者的术中照片，显示在不考虑胫骨畸形的情况下，使用髓外定位，可以获得良好的机械轴力线

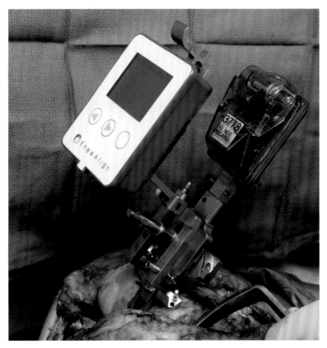

图 57.8　术中照片显示于股骨侧使用手持导航器联合股骨手术器械来处理股骨远端关节外畸形

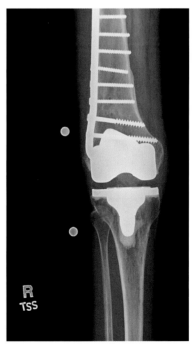

图 57.9　对图 57.2B 中干骺端骨骺发育不良的患者和股骨存在两处关节外畸形的患者，在机器人辅助下完成常规的右侧人工全膝关节置换术

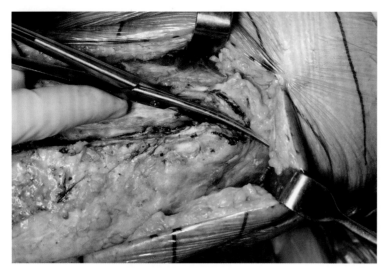

图 57.10 术中照片展示了股四头肌斜切术，在股四头肌腱的上方以 45° 角向外倾斜切断肌纤维

术前计划

- 对存在关节外畸形的患者，术前计划要详细，主要有 3 个重要原因：
  - 在许多情况下，需要处理先前的皮肤切口和受损的软组织皮瓣。
  - 需要取出先前的内置物和 / 或假体。
  - 必须解决关节外畸形以优化假体在所有平面上的位置，以确保关节线垂直于机械轴。
- 通常来说，这些患者可能由于创伤而导致畸形，存在既往手术史或者皮肤损伤（图 57.11A）。尽管通常应选择最外侧切口，也可考虑术前请整形外科医生会诊（图 57.11B）。

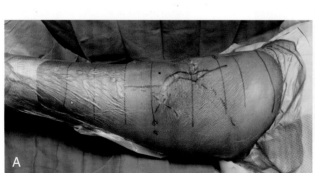
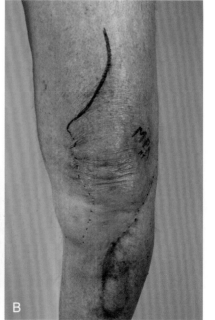

图 57.11 A. 关节外畸形患者通常会存在多个之前的原手术切口，需要在行全膝关节置换时设计好切口位置。B. 一般来说，行全膝关节置换术最好选择最外侧切口。如果不适合行最外侧切口（在这种情况下），则需要请整形外科会诊

- 此外，许多关节外畸形患者体内还有之前的内固定物或假体（图 57.12）。术前需要仔细规划，以决定是否需要取出部分（图 57.13）或全部内固定物。
- 如果需要取出内固定物，可以考虑在全膝关节置换手术（首选技术）时分步取出内固定物。
- 制作截骨模板和假体的试模时，设计的截骨要使关节线垂直于机械轴（图 57.6）。
- 站立位下肢全长 X 线片有助于发现冠状位的畸形（图 57.14），确定关节内矫形是否会损伤侧副韧带止点，胫骨干轴线是否通过胫骨平台。如有需要，可行截骨术或行使用铰链或假体的全膝关节置换术。

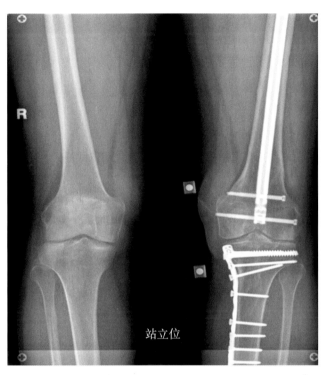

图 57.12　手术医生需要准备将胫骨侧和股骨侧的内固定物取出

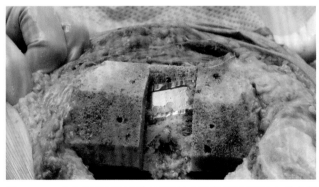

图 57.13　术中照片显示用切割磨钻去除股骨远端影响手术操作的接骨板部分。作者倾向于只去除会直接影响 TKA 手术操作的内固定物

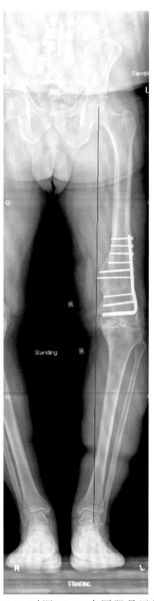

图 57.14　对图 57.1A 中因股骨远端骨折继发畸形，随后出现骨不连的 55 岁男性患者术前行站立位下肢全长 X 线检查，有助于制订术前计划

- 此外，需要标准的膝关节正位（AP 位；图 57.15A）、侧位片（图 57.15B）和髌骨轴位片（图 57.15C）来明确冠状面和矢状面的畸形。
- 在膝关节正位片上，应使用模板对股骨远端和胫骨近端的截骨进行测量和标记（图 57.16），以指导截骨。

骨、内置物和软组织技术

- 对存在关节外畸形的患者，皮肤切口的位置是非常重要的，因为许多患者有多个之前的手术切口（图 57.11A）。
- 一般来说，使用最外侧的切口有助于保护皮瓣的血运（图 57.11B）。
- 如果可能的话，应与之前的切口呈 90° 角。在显露时，要保持全层皮瓣切开。
- 通常采用标准的内侧髌旁入路切开关节。如需扩大显露，可采用股四头肌斜切术（图 57.10）。
- 将牵开器置于合适的位置以保护侧副韧带；保持胫骨外旋，以最大限度降低伸膝装置的张力。
- 采用下列治疗确保在截骨时关节线垂直于机械轴力线：
  - 术中透视下采用髓外定位（见图 57.7）。

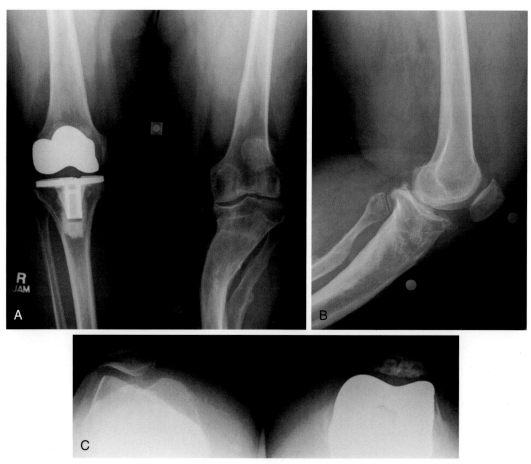

图 57.15　对图 57.3 和图 57.6 中左侧胫骨患有 Blount 病的 53 岁女性行正（A）、侧位片（B）和髌骨轴位片（C）检查，有助于制订术前计划

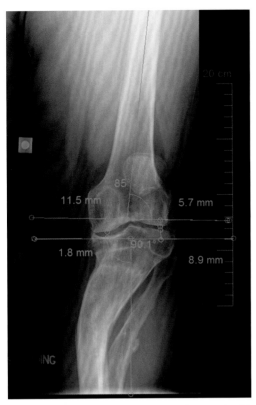

图 57.16 此外，术前设计股骨远端和胫骨近端的截骨方案，有助于指导术中截骨

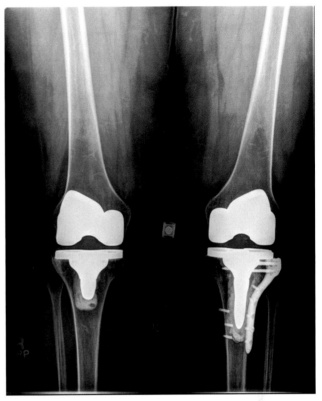

图 57.17 在此病例中，只去除胫骨侧影响全膝关节置换术手术操作的内固定物

- 手持导航仪（图 57.8）。
- 在计算机 / 机器人辅助下进行手术（图 57.9）。
- 决定是否保留股骨和 / 或胫骨内固定物（图 57.17）。

髓外力线定位

- 根据术前模板，采用测量截骨板完成股骨远端和胫骨近端截骨（图 57.16）。
- 初步完成股骨远端和胫骨近端截骨后，将型号合适的间隙测量垫块和力线杆于膝关节伸直位置入，来测量评估下肢整体力线（图 57.18）。
- 术中需要获取包含髋（图 57.19A）、踝关节（图 57.19B）的 X 线影像（X 线片或透视）。于股骨远端内侧增加截骨，以加大股骨内翻；或在外侧增加截骨，以加大股骨外翻，直到力线杆位于髋关节中心（图 57.19A）。
- 胫骨近端内侧增加截骨以加大胫骨内翻，或在外侧增加截骨以加大股骨外翻，直到力线杆位于距骨中心（见图 57.19B）。
- 手术医生可以使用术中透视和髓外定位杆，在进行初步截骨时，使得股骨远端和胫骨近端截骨面垂直于股骨和胫骨的机械轴力线。

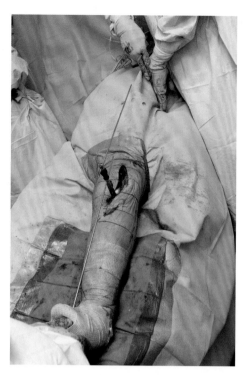

图 57.18 图 57.3、图 57.6 和图 57.15 所示患者的术中照片，显示在不考虑胫骨畸形的情况下使用髓外定位可以获得一个良好的机械轴力线

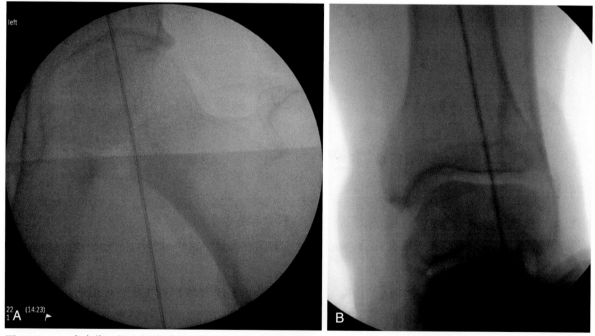

图 57.19 A. 术中将一根电灯线放置于股骨头中心后进行透视，显示股骨假体的机械轴力线位置良好；B，术中将一根电灯线放置于距骨中心后进行透视，显示胫骨假体机械轴力线位置良好

手持式导航

- 可利用手持式导航等先进技术来代替髓外定位杆和术中透视。

- 作者多使用一种基于加速度计的系统（如 OrthAlign, Aliso Viejo,CA,USA），可以捕捉患者髋关节中心和踝关节中心，分别进行股骨和胫骨机械轴的注册。

- 手持导航可以按术者的决定来矫正股骨的冠状面（内翻和外翻）和矢状面畸形（屈曲和伸直；图 57.20A）。

- 手持导航可以按术者的决定来矫正胫骨的冠状畸形（内翻和外翻）和矢状面畸形（倾斜角；图 57.20B），从而获得良好的机械轴力线，使关节线垂直于机械轴。

计算机辅助导航 / 机器人辅助手术

- 计算机辅助导航 / 机器人辅助手术的最佳适应证是股骨和 / 或胫骨畸形，作者多使用 MAKO 计算机辅助系统（Stryker, Mahwah, NJ, USA）。

- 在此系统中，术前需要获取髋、膝和踝关节的 CT 数据，用于创建患者股骨和胫骨的冠状面、矢状面和轴位力线的自定义方案。

- 术中，在充分显露后注册机器人。机械臂有助于术者在不考虑股骨和 / 或胫骨畸形的情况下对所有的截骨进行模板测量，达到与术前计划相同的精确性和准确性（图 57.21）。

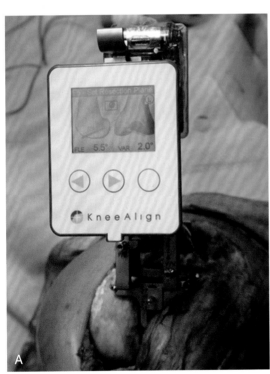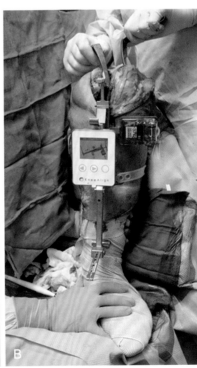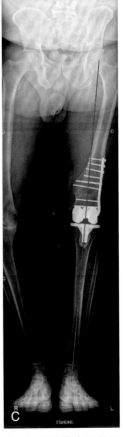

图 57.20 A. 图 57.1A 和图 57.14 中 55 岁男性患者术中使用手持导航系统的术中影像，用于确定股骨假体合适的冠状面和矢状面力线。B. 同样，手持导航被用来确定胫骨假体合适的冠状位力线和后倾角。C. 标准的下肢站立位全长 X 线片显示机械轴力线位置良好，关节线垂直于机械轴

术后处理

- 多数情况下，术后处理遵照标准的全膝关节置换术后处理方案，包括患者负重锻炼以及可耐受下的关节屈伸活动度锻炼。

- 如果进行截骨，应在有保护下负重 6~8 周以利于截骨部位的愈合。

- 如果术前患者膝关节存在明显的外翻畸形和 / 或屈曲挛缩，应考虑术后用非过紧的敷料保持固定膝关节于屈曲位 1~2 天，以最大限度减少腓总神经麻痹的风险。

- 如果担心切口愈合问题（如患者有多次手术史和先前外伤所致原切口皮肤紧张），则可考虑术后将膝关节固定于伸直位几天（图 57.22），避免冷敷膝关节，并且在患者住院期间给予吸氧治疗。

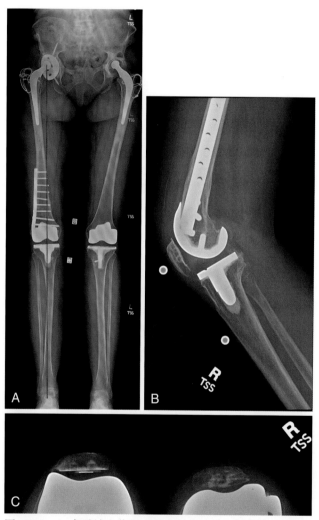

图 57.21　A. 术后站立位双下肢全长正位片、侧位片（B）和髌骨轴位片（C）示图 57.2B 和图 57.9 的干骺端松质骨发育不良的 62 岁女性接受了机器人辅助的复杂人工全膝关节置换术

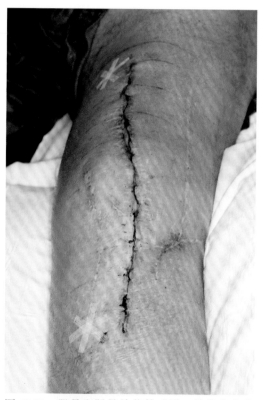

图 57.22　股骨和胫骨关节外畸形、外伤和多次手术治疗（因此有切口）患者在 TKA 术后固定几天后切口愈合良好

推荐阅读

1. Wang JW, Wang CJ. Total knee arthroplasty for arthritis of the knee with extra-articular deformity. J Bone Joint Surg Am, 2002, 84-A（10）:1769-1774.

第四篇
全膝关节翻修术

第 58 章

全膝关节翻修术的术前评估、术前计划和模板测量

TIMOTHY S. BROWN，DANIEL J. BERRY

翻译：田　雷　　审校：孙　水

术前评估

- 首先要诊断明确，了解上次置换失败的原因和此次的翻修计划。
- 要对翻修所面临的挑战有所预见，如手术显露、假体取出、骨重建、膝关节稳定性以及伸膝装置等。
- 手术的最终目标是解决患者现存的问题且不引发新问题。成功的全膝关节翻修术是要获得一个耐用的、坚固的、力线好的、稳定的膝关节；同时，应尽量降低骨缺损程度和软组织损伤程度，同时要尽量保护伸膝装置。

病史

- 除了明确上次置换失败的原因外，还需要掌握更多关于上次置换前的膝关节情况，如关节炎的评分等级（包括预后评分）、畸形程度，以及是否还存在其他特殊情况等。
- 获取并回顾上次的手术记录。
- 根据"标签"来确认置入假体的品牌和型号。
- 明确病史是否提示感染。

体格检查

- 评估原切口：使用何种切口？绝大多数情况下，术者会选择外侧切口或靠近原切口的纵切口。如果预计会引发切口问题，则需要考虑咨询整形外科医生（图 58.1）。
- 评估并记录术前膝关节活动度。如果存在僵直，则需要提前计划延长切口进行显露。
- 评估膝关节稳定性和韧带功能。如果有明显的韧带功能不全，则需要提前准备限制型假体，如髁限制型假体或铰链膝假体。
- 评估并记录下肢血管神经状况。如果动脉搏动较差，建议考虑血管无创评估以及经皮氧饱和度测定。如果条件允许，可以请血管外科专家会诊。

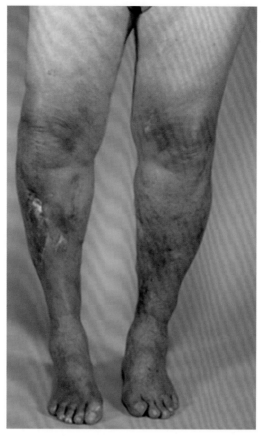

图 58.1　患者有严重的软组织损伤和多次膝关节感染。术前评估和整形外科医生的配合是很有必要的

- 评估伸膝装置的功能及髌骨运动轨迹。
- 对髋关节进行查体以确保没有合并髋部疾病，因为其疼痛可以累及膝关节。

影像学检查

- 获得膝关节正、侧位片和髌骨轴位片（图 58.2）。
- 站立位双下肢全长片可以明确是否存在关节外畸形和髋关节的问题（图 58.2）。
- 透视定位可以从另一角度较好地观察假体界面，这对寻找松动是很有价值的（图 58.3）；透视定位对寻找非骨水泥假体周围透亮带也特别有价值。

实验室检查

- 常规检查红细胞沉降率、C 反应蛋白，寻找感染的可能。
- 多数病例需要抽取膝关节液来评估感染，主要用于细菌培养和细胞计数。
  - 单核细胞计数 >1 800，多核中性粒细胞（PMN）>80%，提示慢性假体周围感染。
  - 中性粒细胞计数 >10 000，多核中性粒细胞 >90%，提示急性假体周围感染。
- 在感染不明的情况下，检查关节液中的 α - 防御素可能会提供更多的信息。

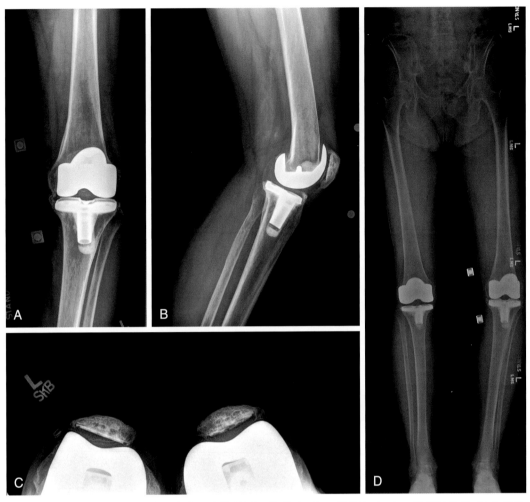

图 58.2　对全膝关节置换失败的患者，术前拍摄正位片（A）、侧位片（B）、髌骨轴位片（C）和站立位双下肢全长片（D）

术前计划

- 为了应对术中的意外情况，需要准备多个手术方案。
- 手术入路：常规准备髌旁内侧入路、股四头肌斜切术、胫骨结节截骨术。
- 假体取出：是否会用到特殊器械和显露技术方式?
  - 了解如何取出旧的聚乙烯垫片。
  - 评估是否需要准备特殊的假体取出器械。
  - 预估假体取出过程中可能遇到的困难（如骨水泥假体柄固定牢固；图 58.4），以及是否需要超声振荡器、环锯、特殊锯片和金属切割装置。

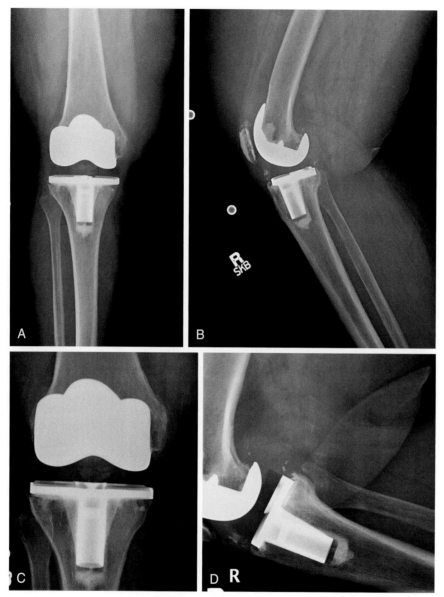

图 58.3　对于临床上高度怀疑胫骨假体松动的患者，拍摄膝关节正位片（A）和侧位片（B）。X 线检查并未发现明显的假体松动。C，D. 同一膝关节正侧位 X 线检查。在这些照片中，视线与胫骨假体完全平行，在前后视图中可见胫骨平台下有骨溶解。在侧位视图中可见胫骨平台的分离，证实存在假体松动

骨重建

- 建议在几乎所有的翻修术中使用延长杆来减小应力和 / 或获得假体稳定固定。与选择性使用延长杆相比，直接使用延长杆进行翻修的失败率更低。

- 考虑使用带多孔金属袖套或锥形块来固定干骺端，特别是在有明显骨缺损的情况下。

- 如果存在骨缺损（通常是），应明确如何重建（如采用骨移植、干骺端带多孔金属袖套或锥形体）。将骨水泥直接粘在硬化的骨缺损部位，通常不能提供良好的骨水泥交错结合，以达到持久的固定。

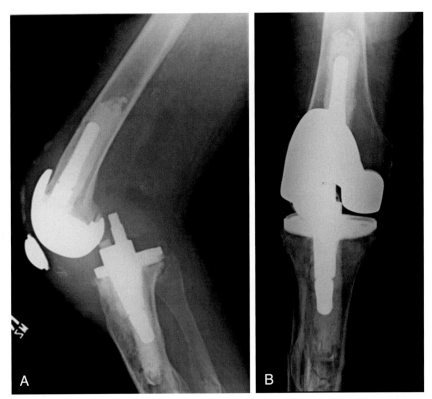

图 58.4　全膝关节置换术后长期慢性感染导致膝关节脱位（A）并且骨水泥延长杆仍然固定良好的患者（B）。在此病例中，需要预先计划特殊的手术方式和假体，以及如何取出原假体

膝关节稳定性

- 预估是否会需要增加关节的限制程度（限制内 – 外翻或铰链膝）。术前存在膝关节内 / 外翻不稳定，包括明显的内 / 外侧软组织功能较差或髁受损，以及存在较大骨缺损的情况，可能需要增加膝关节的限制程度。

伸膝装置

- 明确是否需要翻修髌骨假体，评估髌骨的骨量或是否存在骨缺损（在这种情况下，需要使用特殊假体或者行髌骨重建）。
- 明确是否伸膝装置存在缺陷 （股四头肌或髌韧带）。如果是，准备用高分子聚合物补片来进行重建或者伸膝装置的同种异体移植物。

切口闭合

- 是否需要特殊的切口闭合方法或使用皮瓣？需要整形外科医生来处理吗？

模板测量

- 使用模板测量胫骨和股骨假体的类型和型号（图 58.5）。
- 使用模板测量假体的长度、直径，确认柄的类型（骨水泥 / 非骨水泥），以及使用带偏心延长杆的假体是否适合。
- 对于任何特殊的关节外畸形，需要明确是否调整假体类型或手术方式。

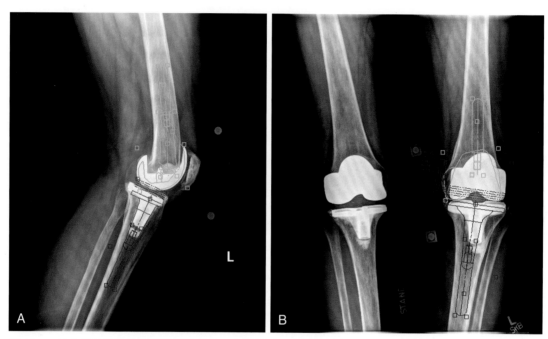

图 58.5　对之前置换失败病例的假体型号、安放位置、假体柄的直径和长度（A，B）进行模板测量。这种情况下计划使用骨水泥假体

第 59 章

全膝关节翻修术：手术顺序

MARKW. PAGNANO

翻译：田 雷 审校：孙 水

关键概念

- 在行全膝关节翻修前，制订可行的方案有助于术者统一思想，即使是在遇到意外情况下也可以做出正确的决策。

- 对于遇到非标准的假体类型以及存在关节畸形需要截骨处理或者改变手术方式的情况，一定要明确术前计划。

- 全膝关节翻修术中需要遵循以下三步原则，这已经被证明是可靠的、随时间推移也是可重复的：①重建胫骨平台；②通过调整股骨假体前后径或者偏心距来恢复屈曲间隙平衡；③通过向近端或者远端调整关节线来恢复伸直间隙平衡。

- 对于某些难度非常大的全膝关节翻修病例，由于关节严重松弛，恢复良好的屈曲间隙是不现实的，需要使用铰链膝假体。

无菌器械和内置物

- 选择一套完整的全膝关节翻修器械和假体，要确保其具有全部型号的胫骨垫片。

- 不要在术中才发现假体型号不全从而使自己陷入困境。

- 适当增大器械和假体的选择范围，准备延长杆、多孔金属锥形体和/或干骺端金属袖套，以便处理术中系列骨缺损。

- 如前述安全有效地取出初次置换失败的假体的器械。如果是复杂的全膝关节翻修或术前查体发现有明显的韧带松弛、韧带功能欠佳，则需要使用铰链膝假体。

- 术中 X 线检查有助于明确假体试模的安放位置是否合适。

术前计划

- 详细的病史采集可以明确影响切口愈合和局部神经血管问题的危险因素。

  - 既往存在影响伤口愈合的因素或者感染的病史。

  - 服用过免疫抑制剂。

- 吸烟史。
- 下肢的详细手术史。
  - 通过之前的手术记录、病历，明确在术中显露、韧带平衡和骨质方面存在的问题。
  - 这次全膝关节翻修术距离上次置换的时间和上次置换失败的因素，以及从之前手术失败中能吸取什么教训。

体格检查

- 观察患者的站立和行走情况。
  - 明确并记录下肢异常步态、冠状面畸形、足下垂、扁平足畸形，以及膝关节过伸等情况。
- 术侧膝关节查体。
  - 评估关节活动度：明确并记录术前有无关节挛缩、冠状面不稳以及髌骨稳定性的情况。
  - 应当特别重视对韧带的检查，应仔细检查以发现是否存在过度松弛而需要准备铰链膝假体；仔细检查发现是否有关节过度僵直或者感觉减退 / 纤维化的组织，这对手术显露而言是挑战。
  - 检查之前的手术切口皮肤有无破溃，以制订相应的治疗计划。
- 影像学回顾。
  - 明确股骨、胫骨和髌骨假体的固定情况，作为预测手术难度和手术时间的指标。
  - 预测股骨、胫骨和髌骨的骨缺损程度，并做好应对意外情况的准备。
  - 评估每个假体组件的位置，并确定是否存在需要特别注意的问题。例如，如果胫骨处于内翻位、过度后倾位，则应特别注意处理后倾，以准确恢复冠状位的力线；如果在前后位上发现股骨假体型号太过于小，则应在翻修中有意地使股骨部件的尺寸增大 1~2 个号。
  - 总的来说，如果在标准的全膝关节翻修术中以获得良好的下肢力线作为目标，术前可以对下肢力线进行评估，以确保髋关节有无实质性病变或者足踝无畸形，这可明显影响下肢力线的准确性，从而导致严重的力线不准。

骨、内置物和软组织技术

显露

- 通常做一个既稍微靠近原切口又要稍微和它有点距离的长切口（图 59.1）。在绝大多数全膝关节翻修术中，通常通过一个长的髌旁内侧入路切开，必要时可联合股四头肌斜切术（图 59.2）。重建膝关节内侧外侧间沟，切除髌下区域的瘢痕组织以帮助显露。
- 将胫骨垫片取出。
- 将膝关节屈曲、胫骨外旋将胫骨平台从股骨下方脱出（图 59.3）。关于切口延长的细节将会在下一章详细介绍。

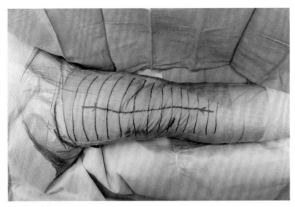

图 59.1 术前切口的范围（以箭头为标志）和标准的切口上下可延伸程度

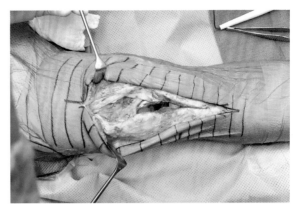

图 59.2 全膝关节翻修术标准的长的髌旁内侧切口

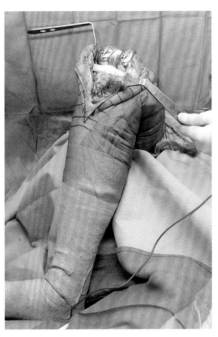

图 59.3 于标准的膝关节屈曲外旋位对内侧软组织进行松解，在全膝关节翻修术中可以获得良好的胫骨近端显露

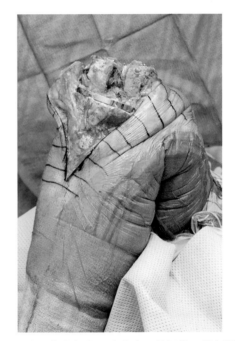

图 59.4 本书作者倾向于先取出股骨假体，保留胫骨平台假体，以防止股骨端的碎片落入胫骨髓腔内

股骨假体取出

- 本书的作者倾向于先取出股骨假体，因为保留的胫骨部分可以防止骨水泥和骨碎片落入胫骨髓腔（图 59.4）。
- 假体取出的细节将在随后的章节中进行概述，但一个通用原则是要最大限度地减少医源性骨缺损。股骨侧的初步准备包括钻孔、冲洗和彻底清理髓腔（图 59.5）。

胫骨假体取出

- 假体取出的细节将在随后的章节中进行概述，但一个通用原则是要最大限度地减少医源性骨缺损。显露充分和仔细处理假体与骨接触面有助于胫骨假体的取出（图 59.6）。

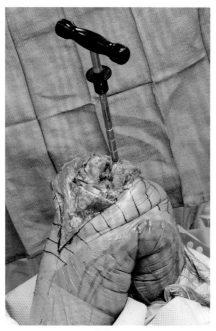

图 59.5　股骨扩髓用于股骨延长杆的准备。扩髓后要进行彻底的清理和冲洗

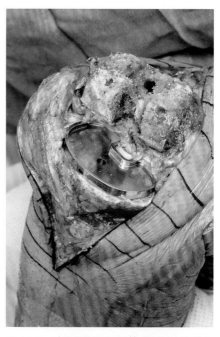

图 59.6　在试图取出假体前需要对整个胫骨平台周缘进行良好显露。进入骨水泥 – 假体界面对于安全地取出胫骨假体而不造成过度的骨破坏是很重要的

评估髌骨假体

- 在非感染性翻修中，绝大多数稳定性好的髌骨假体可以保留。
- 对髌骨假体松动移位，需要行假体翻修。

重建步骤 1：　重建胫骨平台

- 从概念上讲，胫骨可以被认为是全膝关节翻修术中假体取出后重建的基础。坚实而良好的重建基础是非常重要的。
- 目前，全膝关节翻修术中只有少量骨丢失来自胫骨近端。
- 通常需要联合使用髓内（扩髓）和髓外（定位杆）力线测量技术，以确保胫骨在冠状面上的力线处于中立位。此外，绝大多数病例在术中假体试模安装后进行 X 线检查是有帮助的。
- 如果考虑力线而使用髓内扩髓或延长杆，手术医生应了解导致力线不良的两个因素：
  - 与关节面中心相比，胫骨髓腔中心通常存在偏心距，向内侧偏移约 4 mm。
  - 在内侧较硬的硬化骨容易使胫骨扩髓和干骺端金属袖套的铰刀滑向外侧。
  - 为了避免胫骨延长杆和金属袖套外翻定位，必须特别注意应该有意偏向内侧磨钻（图 59.7）。
- 重建适当的胫骨后倾角。多数但不是全部的全膝关节翻修的胫骨假体为 0° 后倾设计。然而，有一个很强的趋势是让胫骨近端呈过度倾斜，因为通常会存在一些后方骨缺损，自然的趋势是让假体后倾以填补这些缺损。
  - 复查翻修前的侧位片，可以发现之前胫骨是否存在过度后倾并提醒手术医生。

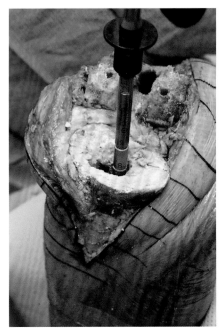

图 59.7　胫骨扩髓的标准定位，以确保恰当的力线对齐。注意扩髓是有意地比胫骨近端关节面中心要偏内侧且稍偏前

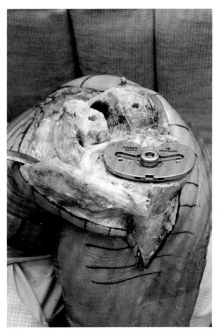

图 59.8　重建的胫骨平台要与胫骨长轴力线垂直并且呈 0° 后倾。注意假体外侧可允许轻度的胫骨平台不覆盖，典型情况是使用直的胫骨延长杆假体但是胫骨髓腔是比胫骨近端中心要向内、向前并轻度偏心

- 在术中，胫骨扩髓通常需要有意地轻度朝前方和内侧移动，以在冠状位和矢状位上获得适当的力线。
- 胫骨过度后倾可以有选择性地增大屈曲间隙（与伸直间隙相比），这在全膝关节翻修中是很少需要或用到。
- 根据手术医生首选的方法来处理骨缺损。骨缺损处理的细节将在后面的章节中介绍，但所选择的方法必须保证胫骨假体在冠状面的力线中立对齐，在矢状面上的后倾角为 0°，重建足够靠近端的胫骨关节线，使其满足一系列厚度的胫骨试垫，并保证胫骨假体的机械稳定和持久的使用（图 59.8）。

重建步骤 2：重建屈曲间隙平衡

- 确定适当的股骨假体旋转，标准是平行于股骨内外上髁连线。
- 确定合适的股骨假体型号。一般是和股骨前后径大小一致或者是比原假体大一号（图 59.9）。
- 确保股骨假体不要超出股骨内外侧直径大小。
- 通过股骨髓内定位让手术医生选择是否需要延长杆。
- 使用模式化垫块来处理股骨侧骨缺损。
- 使用多孔金属锥或者干骺端金属袖套，处理腔隙性或者节段性骨缺损。
- 安放股骨假体试模和胫骨聚乙烯垫片试模来测试屈曲稳定性。
- 如果需要的话，可以在屈曲位对股骨假体的位置进行微调。

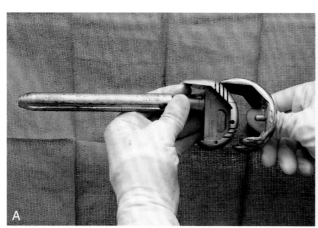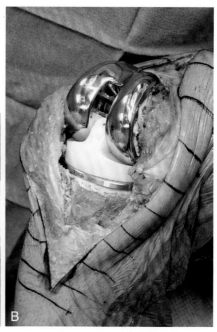

图 59.9　当在全膝关节翻修中选择合适的股骨假体型号时，通常谨慎的做法就是从比原假体大一个号开始。稍微大一号的假体有助于手术医生在术中平衡屈曲间隙和恢复稳定性

- 可以使用股骨偏心延长杆对屈曲间隙进行微调，或者使股骨假体稍微屈曲的位置并且用骨水泥股骨延长杆，以获得良好的屈曲间隙平衡。

重建步骤 3：　确保伸直间隙平衡

- 确定伸直间隙是否与所选的股骨假体试模加上胫骨垫片的总厚度所形成的屈曲间隙相匹配。
- 在某些全膝关节翻修病例中，伸直间隙相对于屈曲间隙太松或者过大。在这种情况下，可以在股骨远端用金属垫块使关节线向远端移动来恢复其平衡稳定。
- 在部分全膝关节翻修病例中，伸直间隙相对于屈曲间隙太紧或者过小。在这种情况下，可以适当增加股骨远端截骨直至膝关节可以完全伸直。尽管增加截骨会使关节线上移，但是获得良好的平衡稳定的膝关节要明显优于维持恒定的关节线。

术中 X 线检查

- 多数全膝关节翻修病例在术中置入假体试模后都需要行 X 线检查，以明确位置是否合适。
- 在下肢全长正位片上，需要评估每个组件的内 - 外翻力线和延长杆的位置。
- 在胫骨侧位片上，需要评估股骨偏心距和延长杆的位置。

骨水泥假体

- 在许多全膝关节翻修病例中，尤其是有明显骨缺损的病例，需要特别谨慎地由胫骨侧开始用骨水泥固定翻修假体。
- 一般来讲，先黏合股骨假体，然后再置入聚乙烯试模垫片。

- 在置入真正的聚乙烯垫片之前，必须仔细确保已置入的假体周围的骨水泥已被清理干净。骨水泥在股骨凸轮周围、单侧或双侧股骨后髁线处突出的情况并不少见（图 59.9）。

切口闭合

- 切口要分层缝合。
- 有证据证明最常用的皮肤闭合方式是采用皮下连续缝合，这可以使皮肤血运恢复最佳。

术后处理

- 术后绝大多数患者可以负重锻炼（图 59.10）。
- 如骨和软组织条件不允许，要求有保护下的负重锻炼一段时间。
- 有些情况是皮肤自身条件不允许或者切口愈合缓慢，应优先考虑使切口愈合，其次再考虑恢复关节活动度和肢体运动。

小结

- 行翻修术前需要术者制订一个清晰的方案，即使术中遇到意外情况也能从容应对。
- 全膝关节翻修术中三个原则步骤已经被证实是可靠的、可重复的和实用的：①重建胫骨平台；②通过调整股骨假体前后径或者偏心距来恢复屈曲间隙平衡；③通过向近端或者远端调整关节线位置来恢复伸直间隙平衡。

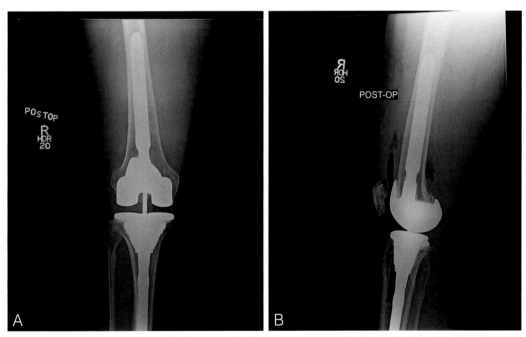

图 59.10　全膝关节翻修术后正位片（A）和侧位片（B），显示在矢状面和冠状面均恰当地对胫骨平台进行了重建，通过恢复股骨后髁偏心距也较好地重建了屈曲间隙和伸直间隙的平衡

第60章

扩大显露

ADAM HART，ROBERT T. TROUSDALE

翻译：田 雷 审校：孙 水

关键概念

- 在翻修术中，应在术前发现并考虑可能会引起显露困难的情况（图 60.1）：
  - 浅层显露：评估翻修术中会涉及的皮肤和之前手术切口的情况，或者请整形外科医生来提出建议／帮助。
  - 深层显露：评估之前手术和假体情况、关节活动度受限程度、明显的肥胖以及低位髌骨。
- 按照本章描述的一系列步骤进行操作可以获得安全良好的显露，包括：
  - 皮肤和浅层切开时尽量形成全厚皮瓣。
  - 关节内侧切开和有序的软组织松解。
  - 取出假体。
  - 额外的扩大显露，如股四头肌斜切术和胫骨结节截骨术。

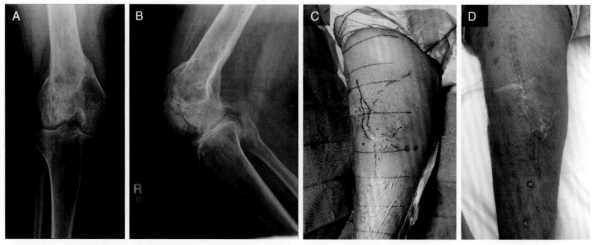

图 60.1　20 岁右膝创伤性关节炎患者，因车祸、开放性外伤行关节切开清创以及随后的切开复位内固定术（内固定物已取出）。术前 X 线片（A，B）、设计切口的照片（实线；C）和全膝关节置换术后 6 周切口愈合的照片（D）

无菌器械和内置物

- 术前：术中准备自体血回输装置，应用氨甲环酸，使用止血带，术前导尿，术中准备透视和 X 线检查。
- 此外：准备小锯片、弯型骨刀和环扎钢丝（用于胫骨结节截骨的固定）。

手术入路

- 最常用的是正中切口（除非因之前的手术问题而不能使用），自髌旁内侧切开后将髌骨半脱位。经股中间肌或其下方和外侧髌旁入路难以扩大显露，因此不适用于翻修手术。

术前计划

- 皮肤注意事项：必须仔细评估皮肤病变、损伤以及之前手术切口的情况。一般来说，皮肤的血供是从内侧到外侧的，因此，最常用的是采用外侧的纵切口，也能最大限度地减少对淋巴系统的破坏，因为淋巴系统是从外侧向内侧流动的。7 cm 的皮桥通常就足够了，如果是十字切口应成直角（图 60.2）。对某些复杂病例，可以考虑请整形外科医生会诊是否需要使用软组织扩张器或者皮瓣技术。
- 体格检查：具有明显关节僵直的患者可能会在显露时有困难。检查关节的被动活动度，以及冠、矢状面的松弛度、伸膝装置的功能是最重要的。
- 影像学检查：评估有无畸形、骨质、髌骨位置以及当前的假体情况。带延长杆的骨水泥胫骨假体提示可能会需要胫骨结节截骨，以便取出假体和骨水泥（图 60.3）。此外，回顾之前的手术记录可以准确了解的假体类型。翻修手术需要用到的器械和组件都要提前计划并准备好。

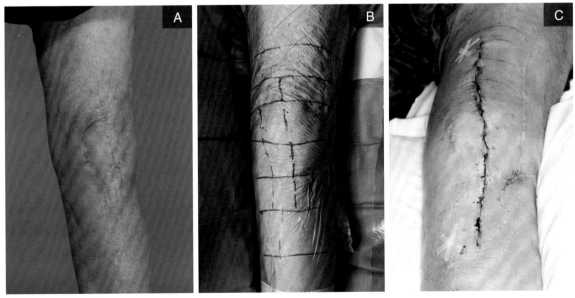

图 60.2 一例已行多次膝关节手术的患者的切口设计。照片分别为术前（A）、术中（B）和术后（C）所见

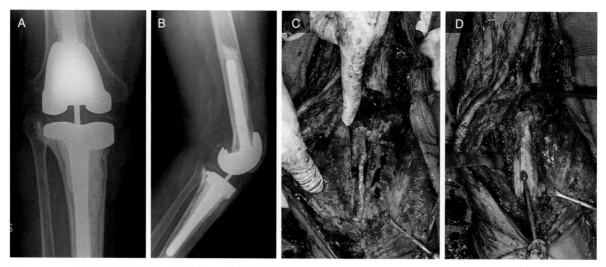

图 60.3　一例全膝关节置换术后感染的 59 岁男性患者。术前的 X 线片（A，B），以及为了方便显露和取出胫骨假体组件（C，D），术中行胫骨结节截骨后的照片

骨、内置物和软组织技术

- 根据术者的习惯将患者置于仰卧位，铺单显露的术野要比常规更宽。
- 浅层显露：根据设计切取全厚皮瓣。以髌骨为深层解剖平面的标志物，在屈膝切开过程中对软组织进行牵引，并将切口延伸至瘢痕组织近端，找到股四头肌上方未受影响的软组织平面，可以显露正确的切开平面。
- 内侧髌旁入路关节切开术：通过触摸定位髌骨内侧缘、髌腱和胫骨结节。之前手术切口的缝线有助于引导切开。下半部分可使用 Mayo 剪刀进行锐性分离并将近端肌腱剪开。
- 软组织松解：系统松解有助于关节显露。
  - 内侧松解（图 60.4A）：使用耙形拉钩对内侧软组织加以牵引，然后对胫骨近端内侧实行全层袖套样剥离，有助于使胫骨外旋和减轻伸直装置的张力。松解可以延伸至胫骨平台的后内侧。必须小心地保护内侧副韧带浅层止点，其距离关节线 5~7 cm。
  - 股骨隆起缘和间沟：膝关节伸直，位于股骨假体上方的股骨前方的瘢痕和滑膜应该可以分离去除。接下来，用手指插入内、外侧间沟分离必要的组织粘连带。
  - 髌骨后方（图 60.4B）：在翻修手术时，伸肌装置往往增厚并由瘢痕组织填充。在伸膝状态下，用巾钳将髌骨外翻，仔细切除伸膝装置深层的瘢痕 / 增生组织，注意不要伤及肌腱。
- 取出假体。
  - 在评估是否需要扩大显露之前，应取出聚乙烯垫片，使关节松动并有助于髌骨的活动。许多限制型垫片会有一个螺钉或金属锁扣，在取出垫片之前需要先将其拆下。在垫片和胫骨假体平台间插入大概 1 英寸长的弯曲骨凿，以解锁和撬出聚乙烯垫片（图 60.4C）。
  - 如果需要（如因感染或假体松动需要行翻修术），可取出髌骨假体，有助于减小伸膝装置的张力。
  - 通过在胫骨假体外侧放置一个牵开器来评估髌骨向外半脱位的能力，此时应将下肢固定于最大外旋位，小心地在屈膝同时评估伸膝装置的张力。如果膝关节仍然很紧并影响显露，则应考虑扩大显露（稍后讨论）。在许多翻修术中，髌骨向外半脱位而不发生髌骨外翻便是显露充分和安全的。

- 如果显露充分的话，取出股骨和胫骨假体将会进一步增加显露范围。
  - 股骨假体：用一把薄锯片的摆锯来分离假体－骨水泥界面（图 60.5A），用一把薄的骨凿来松解股骨远端和后髁，然后用一把顶端为方形的敲击器来敲击移除假体（图 60.5B）。
  - 胫骨假体：以类似的方式用一把薄锯片的摆锯来分离胫骨平台下方的假体－骨水泥界面。在假体龙骨位置的后方用一把骨凿分别松解胫骨后内侧和后外侧的假体－骨水泥界面，用一把顶端为方形的敲击器置入胫骨平台假体底部，从前方通过敲击来移除假体（图 60.5C）。

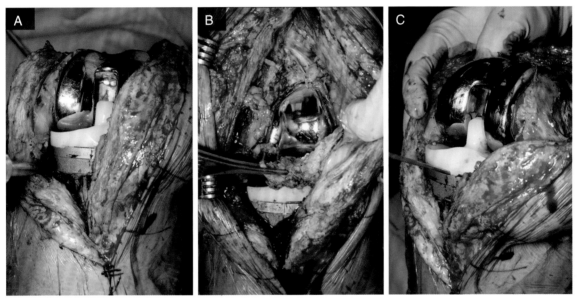

图 60.4 内侧松解显露（A），清理内、外侧间沟和髌骨后方瘢痕组织（B），取出聚乙烯垫片（C）

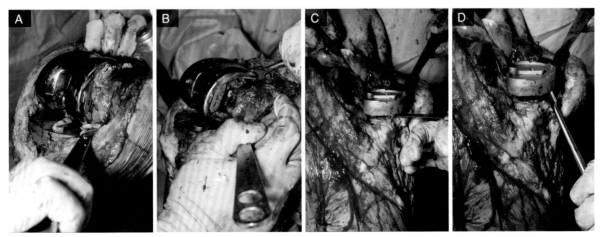

图 60.5 取出假体：利用摆锯切割分离股骨假体－骨水泥界面（A），用小的方形敲击器来分离股骨假体（B），用摆锯分离胫骨假体平台下方的骨水泥界面（C），用小的方形敲击器来分离胫骨假体（D）

- 扩大显露。
  - 股四头肌斜切术：这应该是被视为首要的扩大显露方式，因其操作简单、快捷并且可以通过减小轻伸膝装置的张力来扩大显露。
    - 采用内侧髌旁入路（图 60.6A，B），用刀或剪刀将股四头肌腱在距离髌骨约 10 cm 处从外侧以 45° 角切断（图 60.6C，D）。
    - 在肌腱断端两侧缝合标记线定位，以便在关闭切口时进行修复。
    - 本书作者使用简单的抗菌薇乔缝线来缝合关节，包括股四头肌腱断端的缝合修复。
  - 胫骨结节截骨术（图 60.7）：通过将伸膝装置完全向外侧翻转来提供良好的显露，也可用于通过改变胫骨结节的位置以重新调整髌骨力线轨迹，或者帮助取出固定牢固的胫骨假体（图 60.3）。
    - 向远端扩大显露至距离关节线下 10~20 cm 处，用小型摆锯沿胫骨前内侧（从内到外）截取一段长而厚的胫骨嵴（包括胫骨结节）。
    - 在近端，为了提高截骨修复后的稳定性和对近端移位的抵抗力，在骨表面加行横向截骨。
    - 远端锥形截骨有利于避免在截骨尖端形成应力集中。
    - 使用平骨凿从前内侧小心地将骨块楔形凿开，有效地保留了外侧的骨膜和肌肉附着物。
    - 将几根 16 号钢丝穿过完整的胫骨前内侧，进行环扎并固定截骨部位。螺钉或稳固缝合也可使用。
  - 股四头肌 V–Y 翻转成形术（图 60.8）：是髌骨和髌腱存在问题时的一种非常好的显露方式。股四头肌翻转成形术一般很少使用，其愈后和临床疗效通常不如其他扩大显露方式，仅当股四头肌斜切术不能充分显露和胫骨结节受损时（例如具有明显的骨溶解可能会影响胫骨结节截骨术后的骨愈合）才会使用。这种显露方式并非必需。
    - 采用标准的内侧髌旁入路（图 60.8E）。
    - 从髌骨上方开始，股四头肌腱在股外侧肌的肌腱交界处以 45° 角斜行切开并向下延伸（图 60.8F，G）。外侧部分可以向下延伸至关节线，将伸膝装置向下翻转。
    - 修复肌腱需要在关节内侧和外侧切开处进行。如果伸膝装置太紧而不能恢复解剖重建，可以通过 V–Y 成形术使连接处向近端延伸。注意应当避免过度拉长肌腱，因为这可能会导致伸膝迟滞。

术后处理

- 股四头肌斜切术：术后的护理并无特殊。除非另有所限制，否则允许完全负重功能锻炼。
- 胫骨结节截骨术：如果截骨片得到了相对稳固的修复，允许可以在有保护下负重锻炼关节活动度 6 周。
- 股四头肌 V–Y 成形术：术后将膝关节于完全伸直位固定于石膏或固定器中，并且在 6 周内部分负重，以保护肌肉修复。然后在接下来的 6 周内，使用铰链支撑器以 30° 的间隔进行膝关节屈曲锻炼。

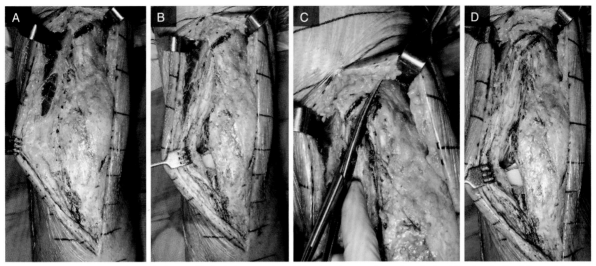

图 60.6　在膝关节置换术后感染的翻修术中行股四头肌斜切术。在股四头肌腱上方合适的平面行广泛的显露（A）；在髌上约 10 cm 的位置行 45° 斜行切开（B，D）

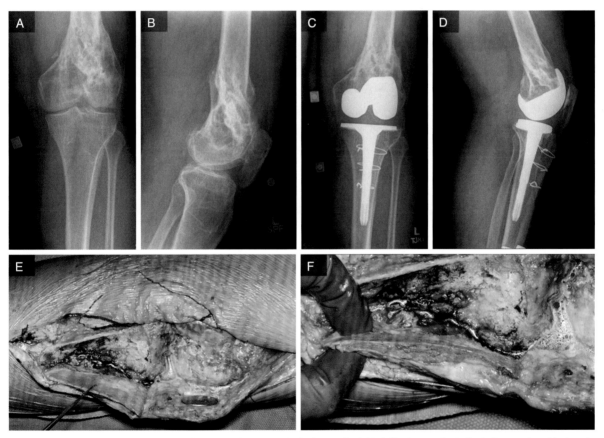

图 60.7　一例创伤性关节炎合并僵直膝的患者行初次全膝关节置换术的术前（A，B）和术后（C，D）X 线片。术中照片（E，F）展示了采用胫骨结节截骨术以便于显露。为了防止胫骨骨折，通常使用带延长杆的假体，同时要避开截骨区域

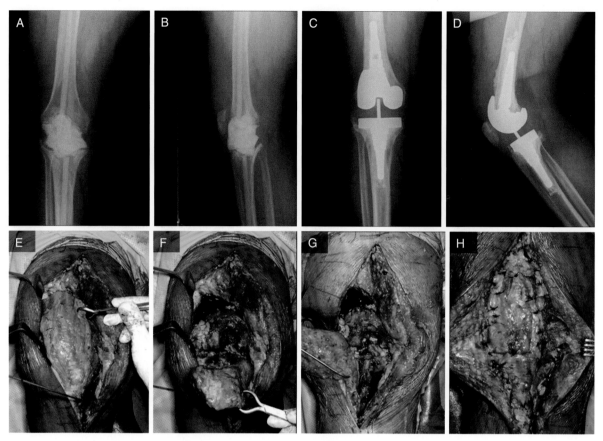

图 60.8　一例关节置换术后感染假体取出旷置术后再翻修患者的术前（A，B）和术后（C，D）X 线片。由于伸膝装置存在较大的瘢痕组织并且胫骨结节止点处肌腱纤薄，而采用股四头肌 V–Y 翻转成形术。术中照片展示形成瘢痕组织的伸膝装置（E），采用肌腱翻转显露（F，G）和缝合修复（H）

第 61 章

假体取出

ASHTON H. GOLDMAN，KEVIN I. PERRY

翻译：田　雷　　审校：孙　水

关键概念

- 在翻修中，骨量保留对非骨水泥假体在宿主骨干骺端的固定，以及骨水泥或非骨水泥假体在骨干部的固定至关重要。

- 对于骨水泥假体的取出，首先要找出并明确假体 – 骨水泥界面，然后先用锯小心地破坏几毫米的假体 – 骨水泥界面，接下来用骨凿将界面完全地分离破坏。

- 在假体 – 骨水泥交界面未完全破坏之前千万不要尝试取出假体。

- 一般来讲会保留髌骨假体。需要取出髌骨假体的情况，包括假体磨损严重、假体松动或者考虑假体周围感染。

- 在整个手术过程中，需要仔细地保护好髌韧带。

无菌器械和内置物

- 标准的膝关节撑开器。

- 摆锯。

- 取出非骨水泥假体的线锯。

- 各种宽度的坚硬的骨凿。

- 各种类型的骨凿。

- 6.5 mm 的尖头磨钻。

- 如果需要截骨，则准备环扎钢丝。

- 金属切割磨钻（如果需要的话）。

- 钻石切割齿轮（如果需要的话）。

手术入路

- 建议采用可延长的标准髌旁内侧入路。

- 对于僵直膝的翻修，推荐使用股四头肌斜切术。术后无须改变治疗方案。

- 对于严重的低位髌骨、固定牢固的长的压配型延长杆或者骨水泥延长杆，可以采用胫骨结节截骨的方法来方便假体取出。
- 微创切口入路是不推荐使用的。

术前计划

- 包含全假体的正侧位 X 线片有助于明确可能会增加假体取出难度的假体类型、固定方式以及解剖特点（如低位髌骨）。
- 有些假体在其聚乙烯垫片上有特定的锁定装置或者组配式连接装置，意识到这些装置的存在对于假体的取出是至关重要的。
- 术前 X 线片往往会低估假体周围骨溶解的情况，对这一点要有所警惕。金属物的存在会干扰 CT 扫描，有时这对于更加精确地评估骨缺损是非常有用的。
- 对特殊假体的翻修，一定要在术前制订详细的计划并且要有备用计划。通常需要更高资历的医生来讨论完成。如果股骨侧确实存在骨溶解，而且侧副韧带也有问题，那么可能需要选择铰链膝假体。

骨、内置物和软组织技术

- 首先做标准膝关节手术入路。
- 采用内侧髌旁入路切开后，清理内、外侧间沟并且评估是否需要行股四头肌斜切或胫骨结节截骨来保护伸膝装置。

聚乙烯衬垫

- 取出组配式聚乙烯垫片得需要可以破坏假体锁定机制的特殊器械，或者使用骨凿或者锤子来慢慢取出。如果取出内 – 外侧限制型垫片，通常在取出聚乙烯垫片之前必须要先取出后方的金属支撑物。
- 对于全聚乙烯垫片，可以用锯来使假体龙骨部分的假体 – 骨水泥界面分离从而顺利取出。

股骨假体

- 明确出股骨假体的界面并使用一个锯片来分离假体 – 骨水泥界面。但这不适用于股骨假体的后髁部分，它可以使用一个笔尖形磨钻来完成分离（图 61.1，图 61.2）。
- 用锋利的骨凿来分离假体内、外侧与前方连接处的隆起部分的骨水泥界面。对于后交叉韧带保留型假体，为了更好地保留骨量，可以用小骨凿直接在中间截骨部位进行操作（图 61.3，图 61.4）。
- 在保护内、外侧副韧带的同时，需要用锋利的窄骨凿分别分离内、外侧后髁部位的假体 – 骨水泥界面。（图 61.5）。
- 将假体敲击取下。操作过程中注意不要使伸膝装置应力过大。胫骨外旋可以适当保护髌韧带。
- 假体取出时，可以使用骨凿在骨水泥表面凿出几个裂缝。把骨水泥分成小块取出，这样可以最大限度地降低骨缺损程度。

- 用 Moreland 骨凿取髓腔内骨水泥，用窄骨凿在骨水泥界面周围沿圆周方向凿出多个裂缝。
- 如果骨水泥面异常坚固，则需要使用超声振荡器来取出骨水泥。
- 如果需要取出骨水泥限流器，用电钻在其上钻孔后用髓腔清理工具反复来回刮除。如果胫骨假体带延长杆，进行此项操作可能会造成骨穿孔，应在透视下完成。

胫骨假体

- 在保证髌腱安全的前提下，明确假体 – 骨水泥界面时越靠外侧越好，使所有的操作器械能到达后交叉韧带。在距离关节线 1 cm 的范围内进行操作是安全的。

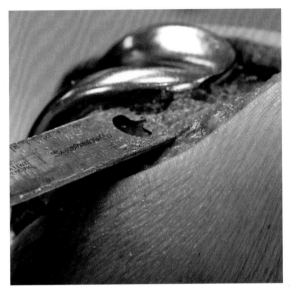

图 61.1 用摆锯来分离假体 – 骨水泥界面

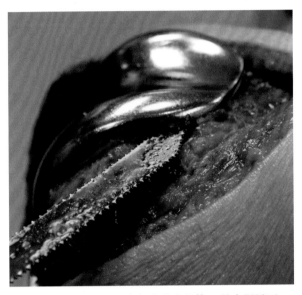

图 61.2 或者选择用往复锯来分离假体 – 骨水泥界面

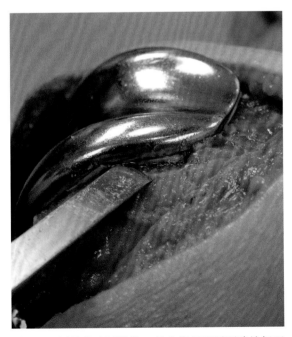

图 61.3 用骨凿破坏假体 – 骨水泥界面后要确认好正确的位置

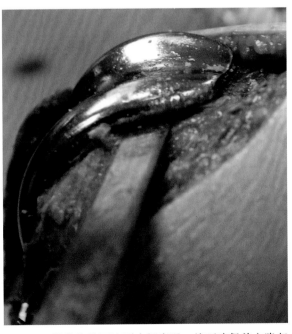

图 61.4 骨凿能从两边到中间穿通，从而确保前方隆起的界面已经被完全破坏

- 膝关节屈曲外旋可以暴露出胫骨后内侧角。使用锯和骨凿先从前方开始破坏假体的骨水泥界面。
- 用小的窄骨凿沿假体龙骨端的后方由内向外松解至后外侧角。此区域是松解最困难的区域，松解不当则会导致明显的骨缺损（图 61.6）。
- 不推荐用宽骨凿和锯来松解后外侧角，因为具有损伤神经血管的风险。
- 有一种取胫骨假体的方法可以作为选择：在胫骨内外侧干骺端钻孔，将一个小的圆形敲击器通过干骺端小孔顶在胫骨假体上，利用它击打胫骨假体使其逐渐松动（图 61.7）。
- 注意千万不要通过胫骨来撬拨假体，这样很容易造成骨折（图 61.8）。

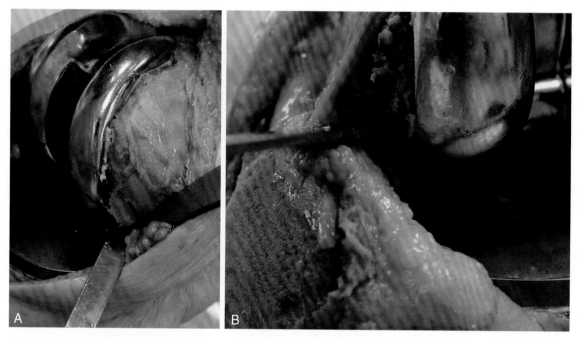

图 61.5　沿股骨后髁在内侧（A）和外侧（B）用小骨凿松解这部分的假体。如果不能穿过，则股骨后方可能会出现明显的骨缺损，会使翻修假体的大小选择和旋转功能的恢复变得比较困难

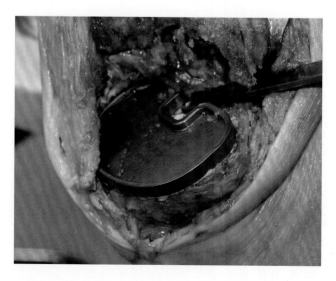

图 61.6　在内侧完全松解至后内侧角直至可以插进一把骨凿，从而可以松解后外侧带有龙骨的胫骨假体后方

474

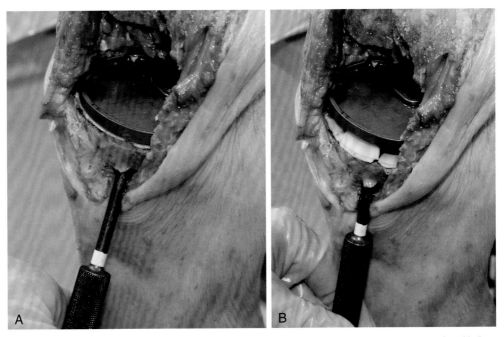

图 61.7 一个小的圆形的敲击器可以帮助来取出胫骨假体组件。可以在干骺端进行适当的钻孔，使用小型敲击器敲击胫骨托干骺端，有助于取出胫骨假体组件

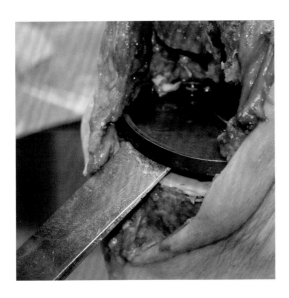

图 61.8 开始取出胫骨假体时，不要在界面骨组织上撬假体，这会非常容易造成骨折

髌骨假体

- 用锯来分离假体－骨水泥界面便可以将整个聚乙烯髌骨假体取下。用 6.5 mm 磨钻可以依次取下假体上的固定钉。
- 用窄骨凿在固定钉间松解金属支撑部件从而将假体取出。如果仍旧固定牢固，可以用金刚石砂轮来破坏骨与假体间的界面并且将固定钉截断。在非感染的翻修中，如果固定钉仍然牢固且残留难以取出，可以使用金属切割钻将其取出。

带延长杆的假体组件

- 多数带延长杆的非骨水泥假体并非骨长入设计，在早期通过常规手段就可以将其取出。同样，多数骨水泥假体也可以利用上述方法取出。

- 带延长杆的假体由于延长杆与假体连接，通常不需要将假体和延长杆分开取出。如果需要分开取出，则会用到以下步骤。

- 首先，将组配式的连接部分拆开，然后再取出假体的连接部分。这样就可以接触延长杆和骨水泥部分。

- 在很少的情况下，可能需要使用金刚石切割砂轮或者金属切割钻在胫骨平台假体上切下一块方形的假体，这样便可以接近延长杆。同样，在股骨侧，延长杆可以在最接近股骨假体的部位进行切割。

- 在延长杆上切割出沟槽样结构，然后通过倒打将延长杆拔出。

- 要避免将骨凿置于假体表面进行操作，因为这样会造成骨折或者穿孔。

- 如果股骨假体近端的延长杆非常牢固，可以采用股骨侧方劈开或者前方截骨的方法来取出假体。如果实施截骨术，应尽量保留骨皮质表面的血供以实现后期骨愈合。

- 可以使用胫骨结节截骨术来暴露胫骨髓腔，从而便于取出假体或骨水泥。

- 在极少数情况下，如果通过胫骨截骨也不能取出远端的假体组件，可以使用金属切割钻来截断延长杆，然后用环锯来取出残留的延长杆。

骨水泥塞

- 应在透视下取出骨水泥塞，以防止骨组织穿孔或骨折。

- 可以在骨水泥塞上钻孔和使用髓腔倒钩／锉来帮助取出。

- 超声波振荡器可以方便地取出骨水泥塞，但是价格非常昂贵，通常不选择使用。

具有骨长入功能的干骺端锥形垫块和袖套

- 窄骨凿和笔尖状细磨钻可用来破坏骨 – 假体界面。

- 在全部假体取出后，必须确保骨水泥也清除干净。髓腔内残留的骨水泥会对翻修时确定力线产生干扰，或者在因假体周围感染进行翻修时造成反复多次感染的可能。

- 必须仔细彻底地检查以确保骨水泥已经全部取出，有时可以改变一下位置（如移动到手术床的头端或者另一边）以获得足够的观测视野来确保骨水泥被清除干净。有 3 处最容易残留骨水泥的部位，分别是：股骨假体桩柱对应的凹坑、髌骨假体桩柱对应的凹坑以及胫骨侧为髓外定位截骨时钻的孔。

术后处理

- 对于因感染导致的翻修，关键是仔细分析术后 X 线片，以确保所有的骨水泥已经被取出。

- 对于之前压迫固定的假体柄可无菌翻修，要了解由于髓腔经过翻修清理后变得比较光滑，骨干端的骨水泥并不能完全地固定假体。

- 如果采用股四头肌斜切或者 TTO 术后能较好地进行修复，术后并不需要进行其他特殊处理。

- 如果翻修中术野实施了进一步的扩大侧切或者皮质骨开窗，建议术后先不完全负重。

第 62 章

延长杆的选择：骨水泥型或非骨水泥型

GRAHAM D. PALLANTE，DANIEL J. BERRY

翻译：田　雷　　审校：孙　水

关键概念

- 几乎所有的全膝关节翻修术都会使用延长杆。统计数据表明，在全膝关节翻修术中，常规使用延长杆的手术失败率低。

- 延长杆提供了可以增强假体力学固定的好处，同时将应力负荷分散到更大的面积，这在全膝关节翻修（TKAR）中很重要，因为骨的质量通常会受损，如受之前置换失败假体的影响、应力遮挡或因假体取出所造成的骨缺损。

- 从概念上讲，在全膝关节翻修术中需要固定假体的有三个区域：①股骨和胫骨表面；②股骨和胫骨的干骺端；③股骨和胫骨的骨干。骨表面通常会使用骨水泥来进行固定。干骺端通常会使用骨水泥或非骨水泥金属袖套、锥形垫块进行固定。骨干的固定需要延长杆，可以是骨水泥型或非骨水泥型的。

- 在全膝关节翻修术中，骨水泥和非骨水泥的延长杆均可以提供可靠、稳定的固定，各有优缺点。

- 延长杆的选择应当基于所使用的假体类型、剩余骨量、是否存在骨缺损以及假体取出的难易程度。

- 多数非水泥型延长杆在骨干可以获得较好的压合，但不能提供真正的生物型固定，因为多数没有骨长入界面。非骨水泥型延长杆可能比骨水泥型更容易插入和拔除。假体置入的最终位置是由骨干决定的。有时可以使用偏心延长杆来修正位置。存在骨缺损时，非骨水泥延长杆允许的调整范围比骨水泥型的小。有报道称，部分使用非骨水泥延长杆的患者的杆末端部位会出现疼痛。

- 使用骨水泥延长杆可以获得即时的和长期的固定，在有骨缺损的情况下用途会比非骨水泥延长杆更广泛，但在正常解剖情况下对力线的矫正能力较弱。骨水泥延长杆可允许局部抗生素在水泥间传递，但通常比非骨水泥延长杆更难取出。

- 尽管每种方法各有优缺点，多数情况下会根据手术医生的偏好来使用骨水泥或非骨水泥延长杆（图 62.1，图 62.2）。

- 使用非骨水泥延长杆的推荐指征：

  - 骨干的骨质量良好，髓腔解剖形态良好，干骺端骨缺损较小或可重建，能实现良好的骨 – 骨水泥界面。

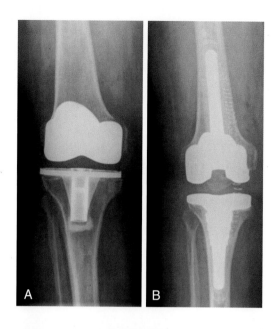

图 62.1　A.胫骨假体松动患者术前 X 线片。B.采用骨水泥延长杆假体翻修术后 X 线片

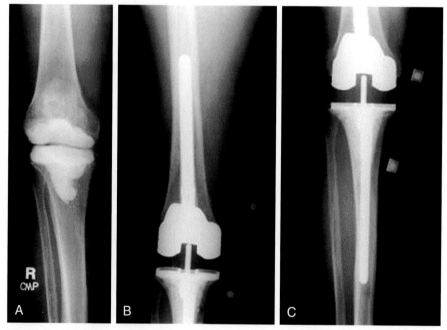

图 62.2　A.因感染取出假体后行抗生素骨水泥占位器旷置术患者的 X 线片。B，C.使用非骨水泥延长杆假体翻修术后的 X 线片

- 使用骨水泥延长杆的推荐指征：
  - 骨干的骨质量差，髓腔解剖形态不利于使用非骨水泥假体。

无菌器械和内置物

器械

- 全膝关节翻修器械。
- 取出骨水泥或非骨水泥延长杆所使用的铰刀。

- 骨水泥或非骨水泥延长杆所使用的假体试模。
- 电动和 / 或手动铰刀。
- 冲洗股骨侧髓腔用到的脉冲冲洗枪。
- 干骺端金属锥形垫块或金属袖套。
- 需要植骨。
- 具备术中透视的条件。
- 对于骨水泥延长杆，应准备骨水泥喷枪、骨水泥限流器、真空骨水泥搅拌器。

假体

- 准备多种长度和直径的非骨水泥延长杆（连同手术器械），包括偏心距延长杆。
- 准备多种长度和直径的骨水泥延长杆（连同手术器械）。

定位

- 全膝关节翻修术：股骨和胫骨假体。
- 仰卧位。
- 止血带。

手术入路

- 比较好的是标准膝关节正中切口，自髌旁内侧入路切开膝关节。要考虑到之前的手术切口和软组织存在的问题。
- 如果行股四头肌斜切术或者胫骨结节截骨术，可能需要延长手术切口，见第 2 章。

术前计划

- 获取之前的手术记录和假体型号。
- 拍摄站立位下肢全长 X 线片。术前设计好力线并确定使用何种假体延长杆，有助于获得较好的结果。
- 如果想要保留股骨或胫骨假体，应查阅假体制造商提供的关于翻修器械的相关内容。定制或很少使用的假体可能需要从设备公司发货。
- 使用模板设计股骨和胫骨延长杆的长度、直径和安放位置。预计将要使用非骨水泥延长杆还是骨水泥延长杆。

骨、内置物和软组织技术

- 采用所设计好的膝关节手术入路，必要时可扩大入路。如果可能的话，最好使用原切口。如果有多个切口，最好使用最外侧切口。
- 取出假体时，注意一定要尽量多地保留骨量（见第 3 章）。假体取出后，通常会有一层很薄的纤维组织薄膜包裹髓腔，也需要清除。可用反向刮匙或子宫刮匙刮除这层薄膜。

- 根据需要，用骨凿、刮匙、高速磨钻和超声波骨水泥去除器将宿主骨中的骨水泥清除干净。如果计划使用非骨水泥延长杆，很重要的一点是小心地清除骨干中的骨水泥，并实现向心性压配。
- 清理完毕后，干骺端和髓腔内需要彻底冲洗干净。

骨准备

- 评估骨缺损和畸形，以确定是否需要金属垫块、袖套或锥形垫块。
- 利用胫骨结节、股骨髁、腓骨头和半月板残迹等标志来评估关节线平面。
- 根据术前模板来确定胫骨和/或股骨的扩髓直径，深度可根据铰刀上的标记进行近似计算。
- 股骨扩髓时，利用术前的正、侧位片来确定开髓点。
- 扩髓过程中要确保铰刀保持中立位，髓腔内避免使用电钻扩髓。这在股骨侧尤为重要，如果铰刀与股骨轴线不一致，股骨前弓可导致置入假体屈曲。
- 对于非骨水泥延长杆，要扩髓直到接触皮质骨。骨干部的结合是保证稳定性的关键（图 62.3）。对存在骨质疏松的骨干进行扩髓时应特别注意，以确保不会发生医源性骨折或穿孔。扩髓时，使用手动铰刀可使手术医生获得直接的触觉反馈。柔性铰刀可以降低穿透特别薄的骨皮质的风险，但通常仅在使用弯曲延长杆时使用。线对线扩髓是一种比较好的方法。然而，根据延长杆的形状，可能需要轻微的过度扩髓或扩髓不足。
- 对于骨水泥延长杆，髓腔可能需要轻微过度扩髓（使用比延长杆直径大约 2 mm 的铰刀）来适应延长杆和骨水泥面。应注意避免不必要的过度扩髓，以避免去除骨水泥交错结合固定时所需松质骨（图 62.4）。此外，过度扩髓会留下较粗的管状骨袖套，增加出现假体力线位置不良的概率。

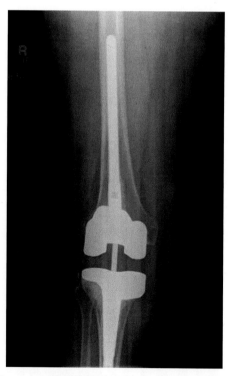

图 62.3 行线对线扩髓后将股骨非骨水泥延长杆插入股骨远端的 X 线片

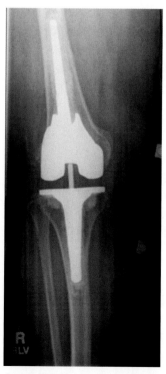

图 62.4 在股骨使用骨水泥延长杆和干骺端金属锥形垫块来重建膝关节。良好的骨水泥结合面需要良好的松质骨条件和合理的骨水泥加压来实现

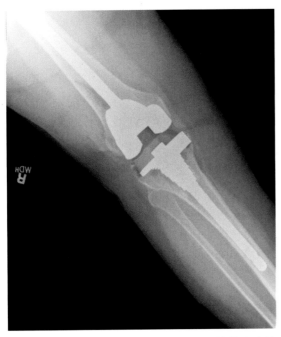

图 62.5　在全膝关节翻修术中，通过 X 线检查确认假体力线位置和非骨水泥延长杆匹配良好

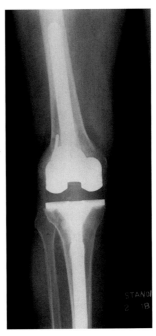

图 62.6　当使用非骨水泥延长杆时，需要将骨水泥较好地压入干骺端骨质

- 如果要使用干骺端金属袖套或锥形垫块，应准备铰刀、磨钻、扩髓器来用于置入假体。
- 接下来将假体试模组装好后置入，视情况而定是否加用金属垫块。如果需要的话，可以选择偏心距延长杆来优化股骨远端和胫骨近端假体的位置。
- 评估屈曲与伸直间隙。确定是否需要进行调整以在屈伸过程中实现良好的软组织平衡。
- 术中在置入假体试模后要拍摄 X 线片以检查假体位置和力线。对于非骨水泥延长杆而言，尤为重要的是要评估延长杆的大小和力线（图 62.5），对骨水泥延长杆也要评估其力线。

假体置入

非骨水泥延长杆

- 使用脉冲冲洗枪彻底清除骨表面的碎屑。在搅拌骨水泥的同时，对显露的骨表面进行干燥处理。用骨水泥覆盖骨表面，将骨水泥较好地涂抹到股骨远端和胫骨近端的干骺端松质骨处（图 62.6）。这一步很重要，因为它提供了干骺端骨水泥对假体的固定，以及通过在准备好的股骨和胫骨表面进行骨水泥黏合来提供恰当的固定。避免将骨水泥置于髓腔中心，因为可能会通过延长杆尖端将骨水泥带入到髓腔深部（图 62.7）。
- 在股骨远端和胫骨近端假体上涂抹骨水泥，包括假体到干骺端 5~8 cm 的范围（图 62.8）。接下来，轻轻地将假体击打到正确的位置。
- 非骨水泥延长杆与骨干啮合时，应确保假体的旋转位置是正确的，因为一旦延长杆与骨干啮合，假体凹槽（如果存在）可能会导致其旋转。

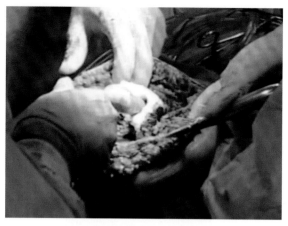

图 62.7　将骨水泥挤压在股骨干骺端，准备放入的带延长杆的翻修假体，其股骨干部分未涂抹骨水泥

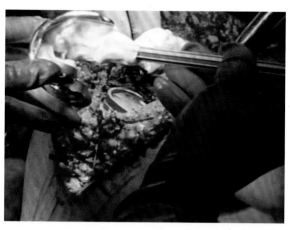

图 62.8　使用非水泥延长杆假体时，在假体的干骺端涂抹上骨水泥

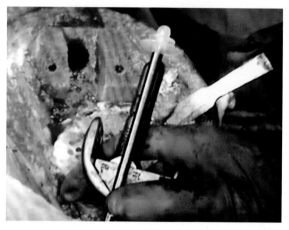

图 62.9　测量骨水泥限制器的插入深度。用记号笔在插入杆上标记深度

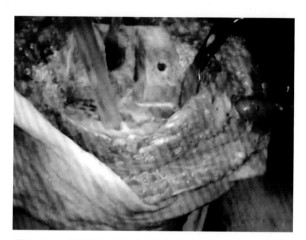

图 62.10　为了骨水泥更好地交错结合，清除显露的骨组织上所有的纤维组织并用脉冲枪冲洗表面，然后仔细干燥骨表面

骨水泥延长杆

- 骨水泥限制器应置于在延长杆尖端以外不超过 1 cm 的地方。将带延长杆的假体试模置于骨水泥限制器置入工具旁并进行测量，用记号笔标记置入的深度（图 62.9）。

- 置入骨水泥限制器后，使用标准的和带有股骨侧冲洗装置的脉冲枪彻底冲洗髓腔，并清理股骨和胫骨表面，以清除骨－骨水泥界面所有的碎屑（图 62.10）。使用吸引器和干纱布干燥骨表面，确保其完全无水、干燥。

- 搅拌骨水泥前，准备 / 组装最终假体，确保置入假体所需的器械立即可用。

- 利用骨水泥真空搅拌枪系统来搅拌骨水泥。通常会在骨水泥中混入抗生素，以提供特定部位的抗菌效果。

- 如果股骨和胫骨都需要翻修，应使用 2 支骨水泥枪，可以分两个阶段来置入骨水泥或先将骨水泥混合后放入胫骨髓腔，然后立刻再混合后放入股骨髓腔。胫骨通常需要两包骨水泥，股骨则至少需要两包骨水泥。一旦髓腔和显露的骨组织清洁干燥后，开始使用骨水泥枪灌入骨水泥。插入骨水泥枪喷嘴，直到尖端接触骨水泥限制器。逐渐向外拉，使骨水泥在髓腔内均匀填充，同时避免形成气泡。但是，小心不要因骨水泥枪的喷嘴取出太慢而埋在里面。用拇指加压髓腔内的骨水泥，用手将骨水泥压入显露的骨表面（图 62.11）。

- 置入假体时要将其对齐，以尽量减少延长杆在髓腔中的移动。缓慢而谨慎地插入假体。一旦延长杆和骨水泥接触，轻微的移动就会把骨水泥从假体上或骨组织上带出，破坏其界面（图 62.12A，B）。
- 将假体边缘和后方的骨水泥清理干净（图 62.12C）。最后放入聚乙烯垫片试模。
- 一旦骨水泥完全硬化，最后取出试模垫片。
- 感觉满意后可置入聚乙烯垫片。

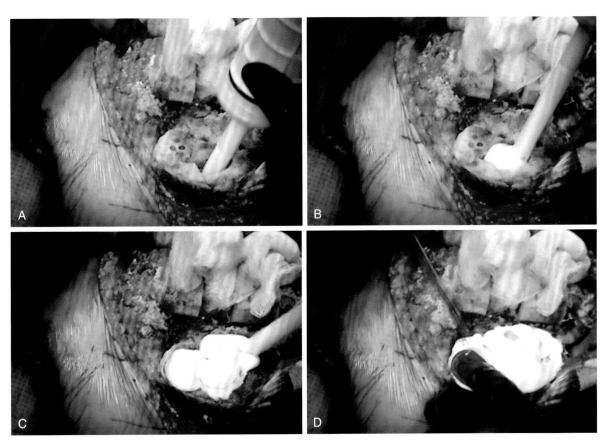

图 62.11　用骨水泥枪将骨水泥注入髓腔，并在骨表面和髓腔内将其压实

483

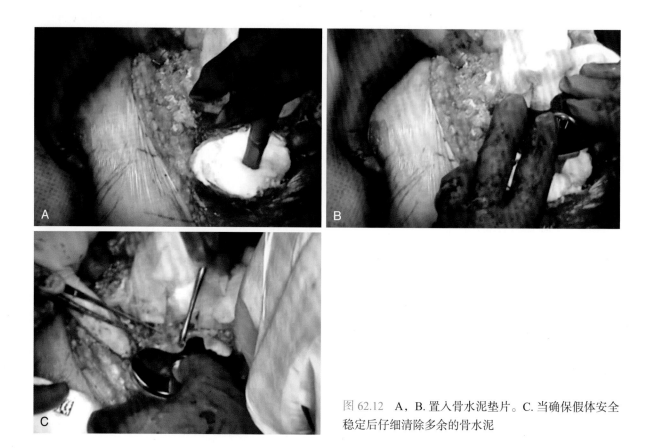

图 62.12　A，B. 置入骨水泥垫片。C. 当确保假体安全稳定后仔细清除多余的骨水泥

术后处理

- 负重锻炼要根据每个人手术重建的具体情况来决定。在有轻度骨缺损和软组织条件良好的情况下，可以耐受负重锻炼，而在有较严重骨缺损或软组织受损的情况下，通常会术后 8 周再进行负重锻炼。

第 63 章

干骺端固定：袖套填充块和锥形填充块

BRIAN P. CHALMERS，DAVID G. LEWALLEN

翻译：袁　林　　审校：孙　水

关键概念

- 骨长入的多孔金属干骺端锥形填充块或多孔涂层干骺端袖套填充块用于全膝关节翻修，以重建干骺端的支撑。
- 联合固定可确保长期稳定。
  - 骨水泥假体和杆（骨水泥或生物型）可提供即刻稳定性，促进干骺端锥形填充块或袖套填充块的生物长入。
  - 多孔长入锥形填充块或袖套填充块可以实现骨的长入，从而提供长期的稳定性，减少骨水泥界面的应力。

无菌器械和内置物

- 基本的全膝关节翻修拉钩。
- 干骺端锥形填充块和试模（假体专用器械），和 / 或干骺端袖套填充块，以及试模（假体专用器械）。
- 具有高限制性（在需要辅助干骺端固定的全膝关节翻修中，通常至少有内翻 - 外翻限制设计）的全膝关节翻修假体（工具）。
- 标准金属切割磨钻。
- 锯。

手术入路

- 标准髌旁内侧切开，胫骨侧广泛内侧松解。
- 必要时延长切口，股四头肌切断或胫骨结节截骨。

术前计划

- 获得之前的手术记录以便更好地了解当前的假体和任何标记，明确患者解剖或术中挑战的特点。

- 制作全膝关节翻修股骨和胫骨假体模板。
- 评估可能的骨缺损（位置、大小、节段与腔），以帮助规划植骨，使用袖套填充块、锥形填充块，确保手术的可行性。需要牢记的是，影像学检查往往会低估骨缺损的程度。

骨、内置物和软组织技术

- 于髌旁内侧切开皮肤，向内侧广泛松解，向内、外侧沟松解；如有必要，可通过股切断四头肌延长切口，来安全显露膝关节。
- 更长的切口和更广泛的软组织松解是标准。
- 小心取出聚乙烯垫，松解伸膝装置，降低软组织张力。
- 使用电刀或小的咬骨钳切除瘢痕组织，显露股骨和胫骨假体周围的骨水泥界面。
- 尽量减少假体取出过程中对宿主骨的损伤，使用小的摆锯或笔尖样磨钻分割股骨假体的骨水泥界面。
- 尽量分割所有的股骨界面（前髁、后髁和斜面）。
- 使用薄的可弯曲骨凿，以确保尽可能地分离骨水泥－假体黏合部位。
- 用方头冲子顶住假体的前翼，用锤子轻轻打出股骨假体。如果不能打出，就重复上面的步骤。
- 取出股骨假体后，使小腿极度屈曲外旋以显露胫骨。再次使用小的摆锯或笔尖样磨钻分割胫骨假体下方的骨水泥界面。在胫骨后内侧角使用窄的摆锯进入平台托后部（柱的后方），在假体的下方从内向外平行于胫骨后部的皮质推进。
- 后外侧角和髌腱后方的前外侧部分是最难进入的区域，尽量确保薄骨刀尽可能多地从假体下面通过，特别是在外侧区域。
- 极度屈曲膝关节，将窄的方头冲子放在平台托前内侧下方或髌腱外侧的窄的垂直开窗处，取出胫骨假体。确保股骨后外侧髁不阻挡胫骨假体的取出。胫骨假体取出前，如果没有充分松解骨水泥－假体界面，发生医源性骨损伤的最大风险就是后外侧胫骨骨折。
- 如果使用这种方法不能很容易地松解股骨或胫骨假体，则从一开始重复每一步，然后再试一次。
- 假体取出后评估骨缺损，估计需要使用的锥形填充块（图 63.1）或袖套填充块填充块（图 63.2）的合适大小。
- 使用磨钻或咬骨钳清除股骨和胫骨表面残留的骨水泥碎片。
- 于胫骨近端再次截骨去除最少的骨质，重建中立的机械轴和后倾。通常为了尽量减少骨去除，会残留部分缺损。
- 使用大刮匙取出股骨和胫骨（如果还存在）干骺端中央骨质，以便置入铰刀。保留这些骨质作为自体移植骨。
- 顺序磨锉胫骨髓腔至 14 mm 或 15 mm，方便使用中等长度的骨水泥杆；或者磨锉直到与骨干稳定接触，以使用更长的非骨水泥杆。
  - 由于致密的胫骨内侧骨会将胫骨铰刀和钻头推至外翻位置，因此，特别是在为多孔涂层干骺端袖套填充块填充块扩髓时，应特别注意避免这种情况发生。
- 为放置锥形填充块或袖套填充块进行骨准备，将最后的铰刀或带延长杆的试模杆留在适当的位置，作为磨锉／扩髓的髓内指引（取决于工具系统；图 63.3）。

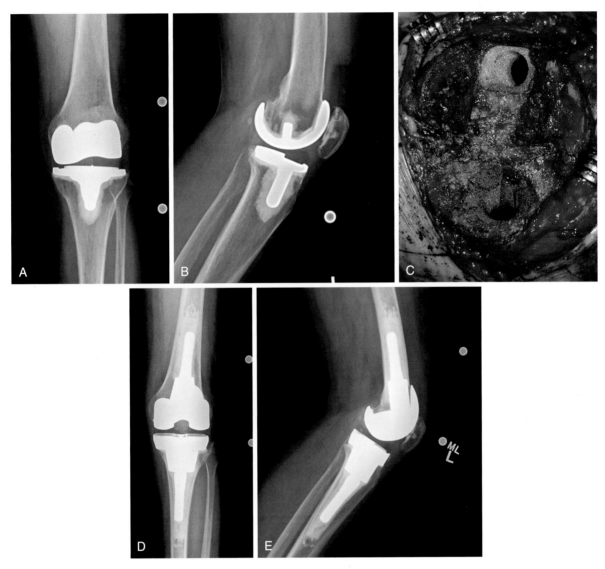

图 63.1 一名 69 岁老年男性患者，因屈膝不稳同时进行双假体翻修全膝关节置换术（A，B）。为了填充这些 Ⅱb 型骨缺损，使用了多孔金属股骨和胫骨锥形填充块（C），以及中等长度的骨水泥杆（D，E）

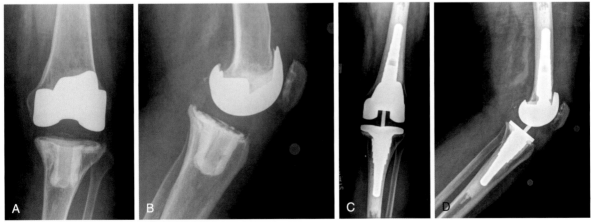

图 63.2 一名 76 岁老年女性患者，因无菌性松动进行双假体翻修全膝关节置换术（A，B）。为了填充这些 Ⅱb 型胫骨和股骨缺损，使用了带骨水泥杆的多孔涂层干骺端袖套填充块（C，D）

- 从最小号铰刀开始顺序扩髓（磨锉）。
- 尽量做好骨准备，以便在最少去除骨质的同时实现锥形填充块或袖套填充块与宿主骨接触最大化。
- 将胫骨锥形填充块/袖套填充块适当旋转，使其与胫骨结节内侧缘和胫骨前嵴对齐（图 63.4）。
- 按顺序扩髓或磨锉，直至填充干骺端缺损，并且干骺端假体轴向和旋转稳定。
- 部分锥形填充块系统有椭圆形或阶梯形锥形填充块，能更好地填充特定形状的缺损；在评估胫骨和股骨骨缺损的大小和形状时，术中注意这些选择是很重要的（图 63.5）。
- 放入胫骨锥形填充块试模（图 63.3）。

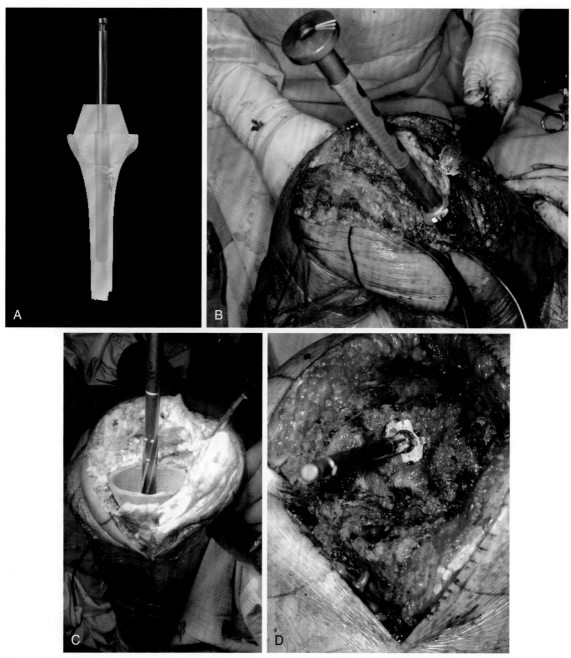

图 63.3 示意图（A）和术中照片（B）显示，用长髓内铰刀作为髓内引导，用于干骺端锥形填充块扩髓和最终置入假体（C）。在为股骨多孔涂层干骺端袖套填充块扩髓前，使用髓内铰刀作为引导（D）

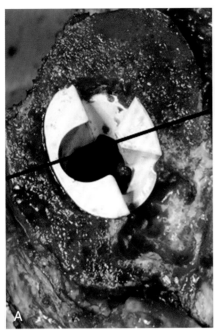
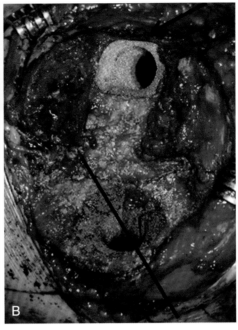

图 63.4 术中照片显示胫骨锥形试模适当外旋，如图中与胫骨结节相关的黑线所示。黑色箭头（B）显示股骨锥形填充块相对于前皮质的位置，以防止锥形填充块的弯曲；当前皮层在椎放置时变薄时，应注意扩髓/磨锉

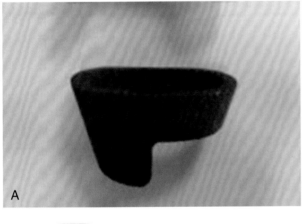
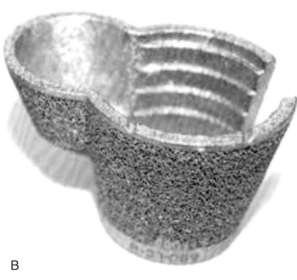
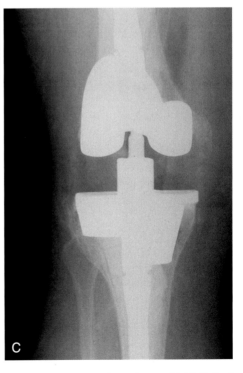

图 63.5 阶梯式多孔金属锥形填充块（A）和椭圆形多孔金属锥形填充块（B）的照片，以及用来填充不规则的干骺端缺损的 X 线片（C），显示多孔金属锥形填充块置入到位

- 再次行胫骨截骨，使任何突出的骨与锥形 / 袖套填充块的上边缘齐平。
- 置入胫骨假体试模，确保胫骨托完全坐在锥形填充块 / 袖套填充块试模上。如果胫骨托没有完全坐在准备的骨或锥形填充块 / 袖套填充块位置上，应调整胫骨假体试模的位置。
  - 如果有关于对齐、杆的大小或位置的疑点，则考虑行术中 X 线检查。
- 确认位置满意后，置入真正的胫骨锥形填充块，将其和胫骨假体试模一起打入最终位置（图 63.6），使预期的髓内杆达到在适当的位置和方向。
- 袖套填充块是非组配式的（即与真的胫骨和 / 或股骨假体和杆配对），所以必须和最终假体一起打入；因此，试模一般维持在位直到最终置入假体；锥形填充块是组配式（即不与真的胫骨和 / 或股骨假体和杆配对），所以可以在最终假体置入前放置（图 63.7）。
- 在股骨侧，清除股骨上多余的骨水泥；评估骨缺损；去除所有残留的后方骨赘。在无菌翻修中，没有必要去除与下方骨质固定良好的骨水泥，通常保留的骨水泥会对残留的软松质骨起保护作用。
- 评估内翻、外翻、对齐、旋转，以使用试模垫重建的胫骨为标准测量股骨试模的大小。
- 根据股骨缺损的位置和形态，如有需要，用髓内截骨定位器或徒手行股骨远端、股骨前方和斜面的少量再截骨。
- 如果选择使用短的或中等长度骨水泥杆，则顺序磨锉股骨髓腔至 14 mm 或 15 mm。如果计划使用长的非骨水泥杆，则顺序磨锉直至骨干接触。

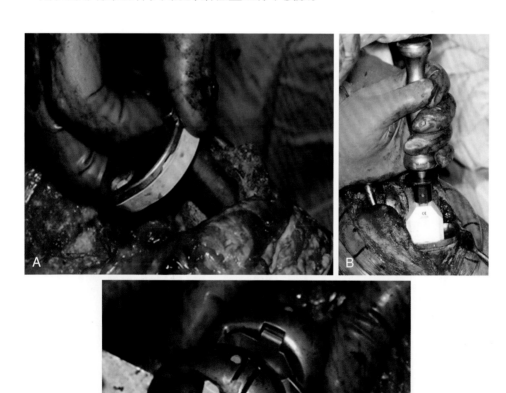

图 63.6 术中照片显示胫骨（A，B）和股骨（C）的多孔金属干骺端锥形块与试模假体和杆一起打入，以确保锥形块充分就位，假体放置合适

- 用大刮匙取出磨锉的骨质。

- 将最后的铰刀置于适当的位置，作为放置锥形填充块 / 袖套填充块的髓内引导（图 63.3）。

- 顺序扩髓或磨锉股骨，直至使用干骺端袖套填充块 / 锥形填充块可填充干骺端缺损，并且锥形 / 袖套填充块旋转和轴向都稳定（图 63.4）。

- 放置股骨锥形填充块 / 袖套填充块试模，可以和股骨假体以杆试模一起打入到位，以确保干骺端锥形 / 袖套填充块位于正确的位置，并且股骨假体完全位于骨上（图 63.6）。

- 锥形 / 袖套填充块和股骨假体试模放置到位后，再次评估旋转和内翻 / 外翻对齐，根据需要进行调整。

- 放置股骨、胫骨试模和试垫，根据需要决定是否在胫骨托下，股骨远端或后方应用垫块，以优化骨与假体的接触和支撑。

- 在膝关节屈曲和伸直位平衡软组织，并确定所需假体的限制水平。

- 确认稳定性和活动度满意后，拍摄正侧位 X 线片，评估全膝关节置换假体对齐和大小，如有需要及时调整。

- 将保存的自体骨和 / 或同种异体骨泥、碎片植入骨与干骺端锥形 / 袖套填充块之间的缝隙中，以保护骨长入界面不受骨水泥的影响，并有助于实现生物骨长入（图 63.8）。

- 选择使用骨水泥还是非骨水泥杆，并组装真正的假体。

- 如果使用全骨水泥杆，则使用骨水泥塞以帮助骨水泥加压和限制髓腔内骨水泥填塞。

- 骨水泥杆直径比最终铰刀小 2~4 mm，长度通常为 30~60 mm，胫骨延长杆的复合长度或总长度为 50~100 mm，股骨为 100~150 mm（图 63.1，图 63.2）。非骨水泥杆必须更长才能完全接触骨干。

- 在后台组装好股骨和胫骨假体 / 杆并将其插入膝关节，先不使用骨水泥黏合，确保它们完全坐入锥形填充块内。

- 由于所使用的系统以及锥形填充块和假体的大小的不同，胫骨假体的翼和股骨中央盒子之间可能会不匹配，可能需要使用金属切割磨钻调整或对其中一个假体进行修整（图 63.8）。

- 在后台将干骺端袖套填充块安装到膝关节假体上。因此，在插入过程中，任何的不匹配会表现在骨 - 假体界面上。外科医生必须认识到这一点，因为它可能需要在插入非组配式的袖套填充块膝关节假体时做额外的骨准备（图 63.7）。

- 如果之前没有充气止血带，先使止血带充气，冲洗骨表面并完全干燥；将 2~3 份骨水泥与 2~2.4 g 粉状抗生素混合，并且每份骨水泥加入

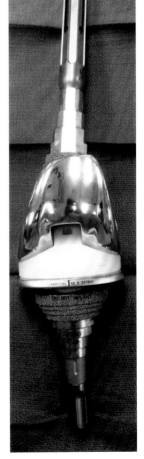

图 63.7 在置入前组装好的股骨和胫骨多孔涂层干骺端袖套填充块，以及各自的股骨、胫骨假体和杆

几滴亚甲蓝。

- 将假体用骨水泥固定到位。许多情况下，最好是将胫骨和股骨假体分别进行骨水泥固定，对于有大量骨缺损的病例尤其如此。多数外科医生选择先用骨水泥固定胫骨假体，让骨水泥变硬，然后再用骨水泥固定股骨假体。
- 置入聚乙烯试垫，并在膝关节完全伸直时保持轴向用力，直至骨水泥完全变硬。
- 使用聚乙烯试垫，以优化活动范围和所有平面的稳定性，并确保良好的髌骨轨迹。
- 去除膝关节假体后方和界面周围多余的骨水泥。
- 确认位置满意后，置入最终的聚乙烯垫。
- 冲洗膝关节。
- 经典分层缝合。

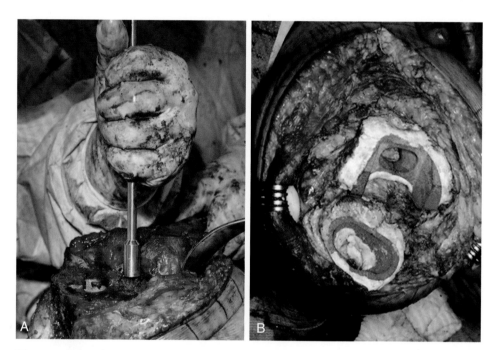

图 63.8　术中照片显示将局部获得的自体骨和同种异体骨打入充填孔金属干骺端－锥形块－骨界面以限制骨水泥进入，促进生物固定

术后处理

- 术后处理与其他全膝关节翻修术后处理相似，由软组织状态决定，优先考虑切口的良好愈合而不是活动范围。然而，通常情况下，活动范围练习和部分负重的步行可以立即开始。
- 6周后，负重通常在承受范围内增加。如果出现骨或软组织问题，上述时间表是可变化的和可推迟的。

第 64 章

股骨远端置换术

GRAHAM D. PALLANTE，RAFAEL J. SIERRA

翻译：袁 林　审校：孙 水

关键概念

- 在全膝关节翻修术中，股骨远端置换术是最常用的一种补救手术，用于处理严重的骨缺损和肿瘤切除后，或骨质较差且假体松动 / 移位的髁上股骨假体周围骨折。
- 股骨远端切除涉及切除侧副韧带，因此假体设计具有高限制性。通常最好使用旋转铰链假体，以减少向骨 – 假体界面的应力转移。
- 股骨远端置换术后可即刻获得稳定固定，因此可以立即负重。
- 在特定的全膝关节翻修术中，如果不能单独使用金属垫块、袖套填充块或锥形填充块处理骨缺损，则可考虑股骨远端置换术。
- 可用非骨水泥或骨水泥杆进行固定。如果患者股骨干骨质较差，或存在可能限制骨长入的宿主因素，则首选骨水泥杆。
- 软组织管理很重要。通常软组织覆盖不足。在这种情况下，尽量使用最小的假体，以最大限度地减少对局部或游离软组织转移的需要。
- 假体设计的改进降低了无菌松动的发生率。但是，股骨远端置换术仍然有增加感染、假体周围骨折和力学结构破坏的风险。

无菌器械和内置物

- 常规膝关节拉钩。
- 大小摆锯。
- 直细骨凿。
- 磨钻。
- 骨水泥去除工具。如果要去除固定良好的杆状假体，则使用环锯（见第 61 章）。
- 适合股骨的脉冲灌洗，用于股骨干冲洗。
- 干骺端锥形填充块，袖套填充块。
- 手动和 / 或电动铰刀，可以是直的或可弯曲的，主要考虑被铰骨干的骨质量和畸形程度。

- 术中 X 线检查。
- 使用骨水泥杆时，需要骨水泥枪、骨水泥塞、骨水泥真空搅拌器。
- 假体。
- 非骨水泥骨柄（器械）或骨水泥柄（器械）。

体位

- 仰卧，消毒铺巾范围较大，首选非消毒止血带。

手术入路

- 首选标准髌旁内侧入路，需考虑先前的皮肤切口或软组织缺损。
- 可能需要可延长的膝关节入路，如股四头肌斜切或胫骨结节截骨，详见第 60 章。

术前计划

- 如果是翻修手术，应先获取之前的手术记录和假体记录。
- 术前拍摄下肢全长片有助于评估下肢力线和长度。专用的股骨全长和 / 或胫骨全长片在进行模板测量时也可能有用。
- 确定股骨切除水平，并据此确定模板。膝关节线可作为股骨长度的参考。
- 测量股骨干的直径，估算延长杆的大小，取决于是否需要骨水泥或非骨水泥假体。
- 检查骨切除的假体特定要求，因为可能需要调整股骨切除水平，从而适应不同的假体。
- 仔细评估软组织的情况。通常，患者经历多次手术后，切口闭合 / 愈合可能是一个问题，可能需要植皮、原位或游离皮瓣覆盖。

骨、内置物和软组织技术

- 采用预计的膝关节入路，必要时可延长以显露股骨远端和胫骨近端。在翻修的情况下，最好使用先前最外侧的可用切口。
- 在膝关节伸直的情况下，用直尺或电刀线在股骨前皮质上做一条纵切线，使其与切除面上方的股骨嵴对齐。接下来，在胫骨近端画一条相应的垂直线。这些标记将用于判断假体的旋转，因为这在股骨远端切除后会很难判断。如果任意一个股骨髁存在，也可以作为参考。小心注意旋转，这对于避免髌骨轨迹不良很重要。
- 根据术前模板测量，在进行任何骨切除或取出假体前测量并标记股骨远端的切除水平。
- 如果在计划处理的股骨或胫骨截骨术面上存在之前的内固定物，必要时取出，尽可能保留宿主骨（见第 61 章）。

股骨切除

- 首先切除股骨远端，以方便显露胫骨。注意紧贴骨面进行解剖，以保护神经血管结构。
- 在计划的股骨截骨面切除股骨周围软组织。
- 在膝关节伸直位，通过比较手术侧和健侧肢体来评估下肢长度。如果长度一样，用尺子测量切除的总长度。用定制假体来计算大概长度时，该长度可作为参考（图 64.1）。
- 用摆锯在计划的股骨截骨水平远端 1~2 mm 处截骨。根据假体的设计，应在远端留一小圈骨以供磨锉。在截骨时，可使用一把或多把弯曲的光滑膝关节拉钩保护软组织和后内侧股神经血管束。
- 从近端到远端依次去除股骨远端附着的软组织。重要的一点是，在股骨截骨后要对股骨进行支撑，以免损伤附近的神经血管结构（图 64.2）。还要注意保持解剖平面紧贴骨面，以保护神经血管结构。
- 然后去除远端股骨，显露胫骨近端。
- 可以暂时松开止血带，以确认充分止血。
- 在对之前的骨水泥假体进行翻修时，应根据需要使用骨凿、刮匙、磨钻和超声刀从宿主骨中清除所有剩余的骨水泥。如果计划使用非骨水泥假体，在需要同心压配的股骨干处细致地取出骨水泥是很重要的。

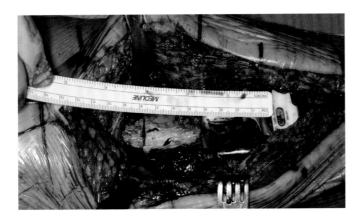

图 64.1　用尺子测量和记录计划切除的部分，应与术前模板一致。插入试模后，可以重复此测量，以确保装入膝关节假体的长度

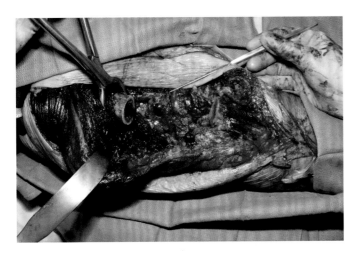

图 64.2　股骨远端已被切除，并用持骨钳固定在适当的位置。注意接近股神经血管束（探针）

胫骨准备

- 如果要进行全膝关节翻修术，采用所需的技术取出胫骨假体。如果有假体，应尽早清除多余的骨水泥。

- 对于肿瘤病例，应执行标准的胫骨切除术，并为置入带杆的胫骨假体准备髓腔。

- 根据模板测量结果，使用序列直铰刀准备胫骨髓腔，直至预定的深度和直径。继续逐渐增加铰刀直径，直到获得牢固的骨内接触。避免偏心磨锉。

- 如有严重骨质疏松，可以使用手动铰刀，这样术者可以在磨锉过程中获得直接的触觉反馈。

- 通常需要使用金属垫块、干骺端袖套填充块或多孔锥形填充块来处理骨缺损。在可能的情况下，使用锥形填充块或袖套填充块进行辅助固定，可降低与假体相关的无菌松动风险。通过磨锉、铣磨和扩髓来置入锥形填充块或袖套填充块，可在此阶段提供辅助的非骨水泥固定（图64.3）。

- 使用髓内定位安装胫骨截骨器。根据系统的不同，截骨器可以根据最后一个（最大的）铰刀或者单独的定位器来安装。以重建关节线为目标，在所需的平面截骨并测量胫骨。利用如胫骨结节、股骨髁、腓骨头、残留半月板和髌骨等标记来评估关节线的平面。如果使用袖套填充块或锥形填充块，还可以用来定位截骨。

股骨准备

- 评估骨缺损和畸形情况，从而确定是否需要在股骨侧使用金属垫块、袖套填充块或锥形填充块来增强固定。与在胫骨侧一样，增加非骨水泥锥形填充块或袖套填充块可以提供非骨水泥固定，可以提高这些限制型假体的耐用性。

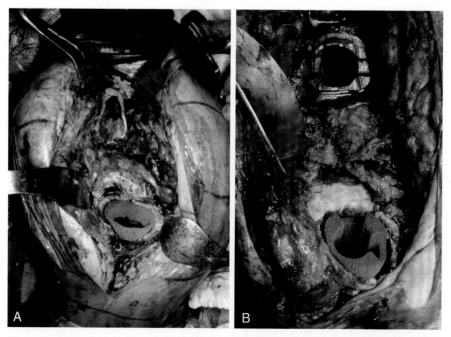

图64.3　多孔金属垫块可在骨缺损的地方提供额外的固定支持，从而增加股骨、胫骨（A）或两者（B）的骨－假体界面的稳定性

- 然后根据计划使用弓形或直的延长杆，用直的和／或可弯曲的铰刀准备股骨侧。
- 根据术前模板测量，将股骨磨锉至所需直径。可以在导丝引导下用可弯曲的铰刀扩髓来适应股骨弓。可以在股骨近端预防性放置钢丝或钢缆，以降低发生医源性骨折的风险。这一点在磨锉骨质疏松骨时尤为重要，如假体周围骨折的治疗。
- 如果使用骨水泥杆，应磨锉至比杆直径大 2 mm，以容纳骨水泥套；深度可以根据铰刀上的附件或标记来估算。
- 使用骨水泥杆时应注意不要过度磨锉，避免去除了骨水泥嵌合所需的有价值的松质骨。
- 使用非骨水泥杆时，应磨锉至骨内膜皮质接触牢固。骨干接触对于获得稳定至关重要。磨锉时要小心，以确保不会发生医源性骨折或穿孔。为了获得压配，通常首选同号假体或稍微减小磨锉。根据杆和／或宿主骨的几何形状可能需要轻微增大或减小磨锉。
- 有些杆有锥形填充块，如有必要，可再次使用锥形填充块形铰刀。另外，可以在股骨截骨部位使用锥形填充块或袖套填充块以增加稳定性。在此阶段进行磨锉或扩髓。

髌骨准备

- 如果髌骨轨迹良好，则可以不用显露或翻修稳定的、完整的髌骨或髌骨假体。
- 如果不满足这些条件，则去除先前的髌骨假体（如果有），清除无活性组织，并显露髌骨表面。
- 可能存在髌骨骨缺损或伸膝装置缺陷。相关的处理策略见第 72、73 章。

试模复位

- 组装并插入股骨侧和胫骨侧试模（图 64.4）。
- 参考股骨和胫骨上先前的标记，以确保在试模插入过程中适当旋转。骨性标记可能不存在，可用股骨嵴引导股骨旋转，但这有时可能会产生误导。因此，标记预切除的旋转很重要。
- 复位膝关节。评估其长度和软组织张力。粗略估算皮肤和皮下组织，以确保假体的大小不会妨碍闭合切口，并要认识到其总长度会影响软组织包膜的张力。使用较小的股骨假体可能有助于闭合软组织。尽管小心谨慎并使用了适当大小的假体，但还是可能会需要辅助技术来闭合切口，如原位肌肉皮瓣覆盖。
- 在一定范围内活动膝关节，密切注意髌骨的高度和对位，以及伸膝装置的张力和轨迹。松解软组织，并根据需要调整聚乙烯垫的厚度。髌骨轨迹不良是该手术常见的一种并发症，因此注意此步骤很重要。
- 如果松解软组织也无法对长度进行精细的调节，则可能需要从股骨或胫骨再行骨切除。如果采用此策略，

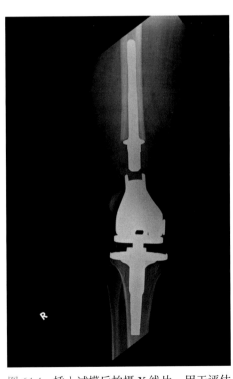

图 64.4 插入试模后拍摄 X 线片，用于评估假体的长度、力线和旋转

则可能需要磨锉。

- 如果使用带龙骨的胫骨平台，则在此阶段制作容纳龙骨的骨槽。

最终的假体置入

- 在后台组装好最终的假体。
- 用脉冲冲洗法彻底清除骨表面的碎屑。置入最终的胫骨或股骨锥形填充块 / 袖套填充块。在假体最终置入前重新试验一次。
- 首先置入胫骨假体。如果置入的是骨水泥假体，最好分两个阶段进行骨水泥固定。
- 最后对髌骨假体进行骨水泥固定。

非骨水泥股骨杆的插入

- 根据先前的股骨标记，用锤子在适当的旋转位置敲打非骨水泥杆。为避免在敲打过程中发生骨折，应适度用力，多次轻敲，确保杆不断前进。如果感觉阻力很大，可能需要取出假体并重新磨锉。

骨水泥股骨杆的插入

- 骨水泥塞应置于距计划的杆尖位置近端不超过 1 cm 处。将带杆试模假体紧贴在骨水泥塞植入工具旁，用记号笔标记深度。
- 固定好骨水泥塞后，采用脉冲冲洗枪彻底冲洗股骨髓腔，清除骨 – 骨水泥界面处的所有碎屑。
- 搅拌骨水泥前，在后台准备 / 组装好最终的假体。确保假体置入所需的工具立即可用。
- 用真空骨水泥搅拌系统混合聚甲基丙烯酸甲酯（骨水泥）。通常，可在此阶段向骨水泥中添加抗生素，或者可以使用预混合的抗生素骨水泥，以确保特定位置的抗菌效果。
- 尽可能使髓腔清洁和干燥后，开始用骨水泥枪注入骨水泥。插入骨水泥枪管口，直到管尖端接触骨水泥塞。开始填充髓腔，用力挤压骨水泥枪机，对骨水泥加压使其进入剩余的松质骨中，并帮助其嵌合。逐渐向外拉骨水泥枪，使髓腔均匀注满，同时避免形成气泡。注意移动不宜过慢，以免将骨水泥枪管埋入其中。
- 插入假体之前，将其对齐，最大限度地减少杆在髓腔内的移动。一定要仔细而缓慢地插入杆。一旦杆和骨水泥接触，除了可进行微调外，任何其他动作都可能导致骨水泥与假体或骨分离，破坏接触面。
- 使用神经剥离匙和小镊子去除多余的骨水泥。
- 在牢固置入所有假体之后，进行最终的试垫复位。应特别注意稳定性、髌骨轨迹和高度。根据需要调整聚乙烯垫厚度。
- 确认置入位置满意，插入最终的聚乙烯垫（图 64.5），完成铰链假体的组装。
- 注意软组织的张力，逐层闭合切口。

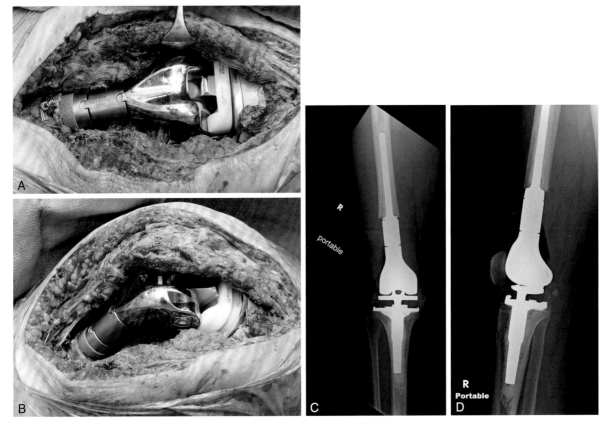

图 64.5　将假体用骨水泥固定在位后的临床照片（A，B）和最终 X 线片（C，D）

术后处理

- 通常在可承受范围内令患者负重。存在大量骨缺损，或者当软组织需要额外的保护时，应限制负重或活动范围。
- 对于使用股神经阻滞或神经置管的患者，开始可使用膝关节支具，直到股四头肌功能恢复。

第 65 章

骨移植方法与同种异体骨－假体复合体置换术

ROBERT T. TROUSDALE

翻译：袁　林　　审校：孙　水

关键概念

- 进行全膝关节翻修术时，对某些特殊病例，松质骨移植和结构性同种异体骨仍然是解决骨缺损问题的绝佳选择。
- 存在不规则骨缺损或骨膨胀时，使用袖套填充块或锥形填充块不太可能获得稳定性，松质骨移植是一个良好选择（图 65.1）。
- 在袖套填充块或锥形填充块不太可能获得稳定性时，选择同种异体骨套叠是治疗较大骨缺损的良好选择（图 65.2）。

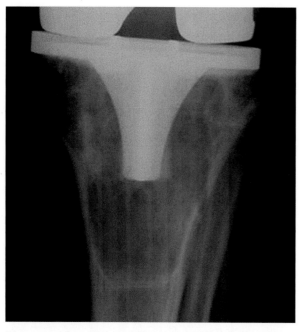

图 65.1　正位 X 线片显示明显的骨溶解伴假体周围骨折。在这种情况下，袖套填充块或锥形填充块将很难获得良好的稳定性

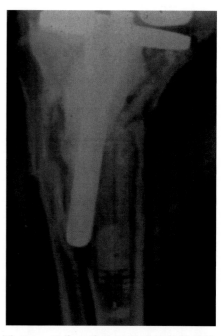

图 65.2　正位 X 线片显示明显的胫骨骨缺损，随后用同种异体骨套叠治疗（见图 65.7）

无菌器械和内置物

- 常规的膝关节翻修组件。
- 避开骨缺损的压配式或骨水泥杆。
- 磨钻，用于准备宿主骨并对大块同种异体骨塑形。

手术入路

- 手术入路取决于术者选择，以髌旁内侧入路居多。
- 采用可延长的手术入路（如股四头肌斜切或胫骨结节截骨）。
- 铺单范围包括大部分的股骨和胫骨。
- 如有需要，做好术中透视准备。

术前计划

- 模板测量股骨及胫骨假体的大小和位置，以及杆的直径和长度。
- 可用于修复的同种异体松质骨或结构性同种异体骨。

骨、内置物和软组织技术

松质骨打压植骨：

- 常规显露。
- 取出失败的假体。用薄锯片摆锯有助于取出假体，同时能最大限度地减少宿主骨的损伤（图 65.3）。
- 使用刮匙和磨钻彻底清除膜组织、骨水泥和坏死骨。
- 在髓腔内放置试模杆。如果沿骨干进行打压植骨，应先放置一个髓腔塞，然后再放置一个小的试模杆，在杆周围密集打压植骨。如果仅在股骨远端或胫骨近端的干骺端进行打压移植，那么可在髓腔充填更多的试模（图 65.4）。
- 确保将骨密实地填充至缺损部位（图 65.5）。
- 用抗生素骨水泥将骨水泥假体固定到位，将骨水泥压入松质骨中（图 65.6）。
- 试模复位，选择并插入真正的聚乙烯垫，然后按常规操作闭合切口。
- 术后在手术室或苏醒间拍摄 X 线片。

同种异体骨套叠

- 常规显露。
- 取出失败的假体。用薄锯片摆锯有助于取出假体，同时能最大限度地减少宿主骨的损伤。
- 使用刮匙和磨钻清除膜组织、骨水泥和坏死骨。
- 如果累及胫骨结节，可一并行结节截骨，然后将其固定到植入的同种异体骨上。

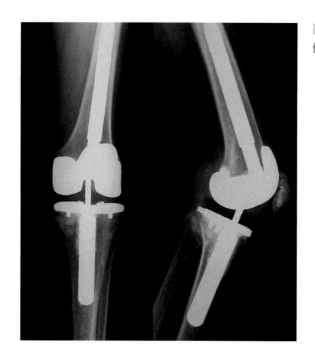

图 65.3　正侧位 X 线片显示在一例年轻患者中预计在移除假体后出现严重的空洞性骨缺损

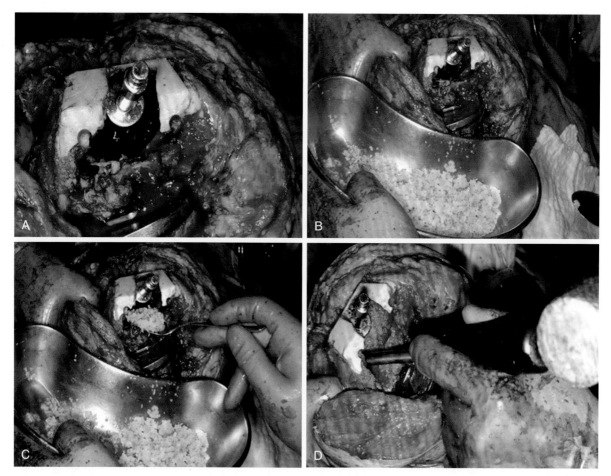

图 65.4　在试模杆周围紧密地打压植入松质骨

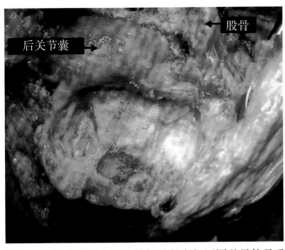
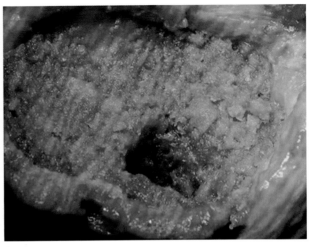

图 65.5 照片显示空腔性缺损及紧密打压同种异体骨重建

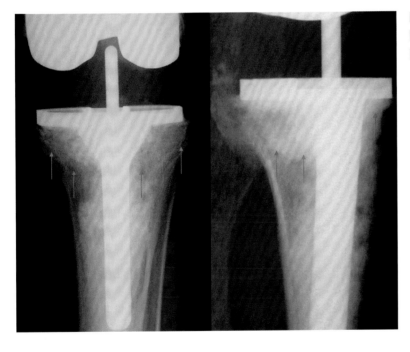

图 65.6 术后 X 线片显示胫骨干骺端同种异体骨重建以及抗生素骨水泥在同种异体骨内嵌合

- 选择合适大小和形状的同种异体骨来填充缺损。作者倾向于选择在解剖上相似的组织，即对股骨缺损使用同种异体股骨，对胫骨缺损使用同种异体胫骨。
- 修整填充缺损处的移植骨的外面。在理想情况下，应尽量使移植骨与宿主骨之间的接触面最大化。
- 准备移植骨的内面，适合放入骨水泥假体。
- 将杆绕过移植物的近端（股骨）或远端（胫骨）部分。
- 用抗生素骨水泥将假体粘到移植骨上。
- 将同种异体骨假体打压到宿主骨中。
- 有时候，必须将杆粘到宿主骨上。注意将移植骨和宿主骨之间的骨水泥嵌合最小化。
- 常规闭合切口。
- 术后在手术室或苏醒间拍摄 X 线片（图 65.7）。

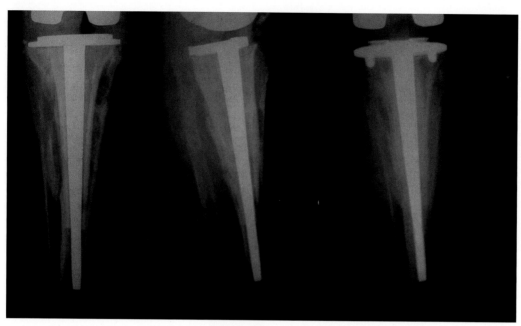

图 65.7　术后 X 线片显示同种异体骨套叠胫骨重建

术后处理

- 接触负重持续 6~8 周，此后逐渐增加负重。
- 48 小时内开始关节运动。
- 常规预防深静脉血栓。

第 66 章
限制型假体

KEVIN I. PERRY

翻译：袁 林　审校：孙 水

关键概念

- 在全膝关节置换术（TKA）后的最初 5 年内，关节不稳和感染是最常见的翻修原因。

- 5 年后，约五分之一需要行全膝关节翻修的病例的病因是关节不稳。

- 翻修所使用的限制型假体通常包括后稳定型（PS）、内翻 – 外翻限制型（VVC）和铰链型假体。

- 不同设计和不同制造商生产的假体的限制性有所不同，并非所有的 PS 或 VVC 假体都具有相同的膝关节稳定性。

- 随着限制性的增加，在减少膝关节不稳和增加假体 – 骨水泥 – 骨界面的应力之间需要权衡。

- 如果存在畸形但副韧带完好，或内、外侧副韧带之间存在严重不平衡，或术中损伤内侧副韧带（MCL）但可以修复时，应考虑使用内翻 – 外翻限制型假体。

- 旋转铰链式全膝关节置换假体的适应证包括感染导致的严重骨质流失（图 66.1）、创伤、骨溶解（图 66.2），或医源性损伤（图 66.3）造成的韧带功能不全、不可纠正的严重屈曲 / 伸直间隙不匹配、肿瘤侵犯侧副韧带、不适合内固定的股骨远端骨折（图 66.4，图 66.5），以及不可纠正的反张等。

- 使用限制型假体时，明智的做法是加同杆和 / 或干骺端锥形填充块、袖套填充块，以减轻假体 – 骨水泥 – 骨界面的应力。

无菌器械和内置物

器械

- 标准全膝关节置换的拉钩和器械。

- 矢状锯。

- 不同宽度的、可弯曲的和刚性的骨刀。

- Moreland 骨刀。

- 6.5 mm 球形磨钻（用于取出假体）。

- 金属切割磨钻（如需要取出假体）。

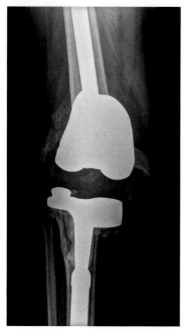

图 66.1　正位 X 线影像显示因感染导致的较大骨缺损

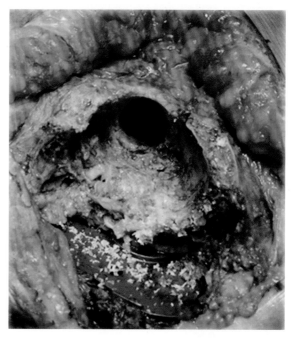

图 66.2　术中 X 线影像显示两个受累的股骨髁有广泛骨溶解

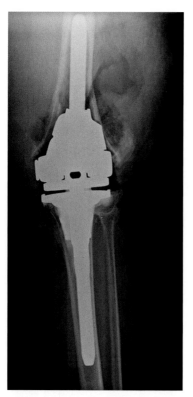

图 66.3　正位 X 线影像显示医源性股骨髁骨折

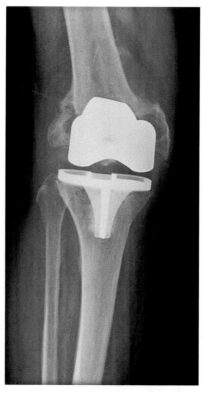

图 66.4　不适合切开复位内固定的股骨远端骨折的正位 X 线影像

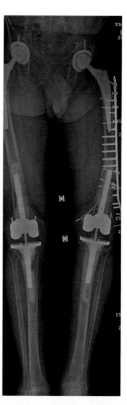

图 66.5　不适合内固定的股骨远端骨折的正位 X 线影像

假体

- 如果存在稳定性问题，则应选择不同限制水平的假体（后稳定型，内翻－外翻限制型和旋转铰链型）。

体位

- 仰卧位。

手术入路

- 在全膝关节翻修术中，最常采用标准的髌旁内侧入路。
- 可以加行股四头肌斜切术，这在僵直膝中通常是必需的。
- 在极少数有严重的低位髌骨、固定良好的长压配或骨水泥杆的病例中，可采用胫骨结节截骨术，以简化假体的取出。
- 如果需要延长显露，可以按照第 61 章的说明进行。

术前计划

- 术前确定在手术时有不同限制水平和类型的假体可以使用。几乎所有翻修手术都需要内翻－外翻限制型假体，而有些翻修则需要使用铰链型假体。
- 检查正位（AP）和侧位 X 线片，以确定当前假体的品牌和固定方法。同时，应通过 X 线片仔细检查骨溶解的程度和部位。如果股骨髁严重受累，则应备用铰链假体。
- 术前进行体格检查，以评估患者侧副韧带的功能和畸形程度。如果畸形和 / 或侧副韧带功能不全的程度增加，建议在翻修手术时应备用完全限制型假体。

骨、内置物和软组织技术

- 标准膝关节入路。
- 第 2 章介绍了可选择的扩大显露技术。
- 如果使用铰链型假体，特别是在僵直膝的情况下，剥离侧副韧带股骨止点有助于更好地显露。
- 按照第 3 章所述的技术取出假体。
- 应从具有预测价值、可多次取样的部位取多份培养标本：
  - 髌上囊滑膜；
  - 股骨髓腔；
  - 胫骨髓腔。
- 按照第 62 章的描述，根据外科医生偏好采用骨水泥固定或非骨水泥固定，准备股骨和胫骨髓腔。
- 与髓腔锉呈 90° 角准备胫骨。如果需要进行固定或者使用限制型假体，则准备非骨水泥干骺端固定（锥形填充块 / 袖套填充块）。
- 进行股骨侧准备时，先在髓内铰刀上行新的远端截骨，随后是新的四合一截骨和髁间截骨，根据每个系统的股骨远端截骨板和四合一截骨模块判断是否需要用垫块。如果有大的骨缺损或判断可能需要提高全膝关节置换的限制性，则在股骨侧准备非骨水泥干骺端固定（干骺锥形填充块 / 袖套填充块）。

- 准备好股骨侧和胫骨侧后，在后台装好试模假体，然后置入膝关节。

- 置入后稳定型聚乙烯试垫，检查屈曲和伸展状态下的软组织平衡。术中评估侧副韧带，以确定内、外侧副韧带的完整性。如侧副韧带已完全失效，则应考虑采用铰链型全膝关节置换设计。

- 在畸形严重但侧副韧带完好，或内、外侧副韧带严重不平衡，或存在可以修复的术中内侧副韧带（MCL）损伤等情况下，应考虑使用内翻 – 外翻限制型假体。

- 旋转铰链型全膝关节置换假体的适应证包括医源性股骨髁骨折，不可纠正的屈曲 – 伸直间隙不匹配和反张。

- 使用限制型假体时，通常加用杆和干骺端锥形填充块或袖套填充块，以改善干骺端固定并减轻假体 – 骨水泥 – 骨界面的应力（见第 64 章）。

- 置入试模后拍摄 X 线片，以确保假体位置合适。

- 确认假体位置合适并且膝关节稳定后，取出试模，将真正的股骨和胫骨假体固定在正确的位置。如果有严重的骨缺损，有时会选择分别固定胫骨和股骨。

- 将两个假体分别固定后，通过试验不同的聚乙烯试垫再次评估其稳定性，然后插入最终的聚乙烯垫。

- 如果使用铰链型假体，则此时应组装铰链装置。

- 彻底冲洗切口并分层缝合。

- 拍摄术后 X 线片。图 66.6 为使用 VVC 假体的术后正侧位片，而图 66.7 为使用铰链式全膝关节置换结构的术后正侧位片。

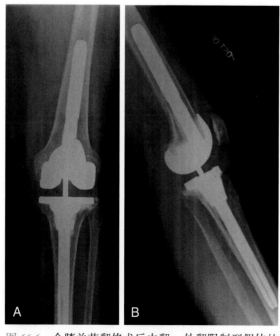

图 66.6 全膝关节翻修术后内翻 – 外翻限制型假体的正（A）、侧位（B）X 线影像

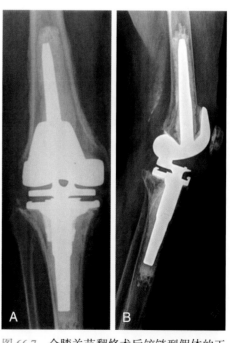

图 66.7 全膝关节翻修术后铰链型假体的正（A）、侧位（B）X 线影像

术后处理

- 如果术中损伤内、外侧副韧带，并且未使用铰链型假体，则患者应在术后 6 周内使用支具进行保护。
- 通常允许患者在可承受范围内负重。
- 鼓励在术后第一天开始进行轻柔的屈伸练习。

第 67 章

胫股关节不稳定

TIMOTHY S. BROWN, MATTHEW P. ABDEL

翻译：袁 林　审校：孙 水

关键概念

- 因胫股关节不稳定而接受翻修术的患者占全膝关节置换术（TKA）总数的 10%~25%。

- 胫股关节不稳定的分型：

  - 由于屈伸间隙不匹配（如屈曲不稳；图 67.2）而引起的矢状位（前后）不稳定（图 67.1）。

  - 冠状位（内翻 – 外翻）不稳定。

    - 医源性：

      - 韧带松解；

      - 股骨髁骨折（图 67.3）。

    - 韧带磨损，如：

      - 聚乙烯磨损滑膜炎（图 67.4）；

      - 胫骨假体脱粘引起的骨水泥性滑膜炎（图 67.5）；

      - 假体周围关节感染。

  - 中度屈曲位不稳定。

  - 多平面不稳定（图 67.6）。

  - 过伸（反张）不稳定（图 67.7）。

- 准确诊断导致不稳定的病因，对于正确处理这种并发症至关重要。

无菌器械和内置物

器械

- 常规的全膝关节翻修器械。

- 大、小矢状锯。

- 大、小可弯曲骨凿。

- 6.5 mm 球形磨钻。

- 方头冲子。

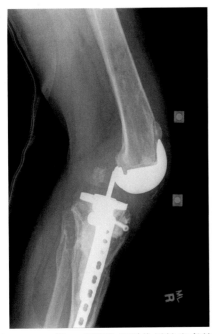

图 67.1 一例 55 岁膝关节脱位男性患者的侧位 X 线片，曾在外院接受过全膝关节翻修术

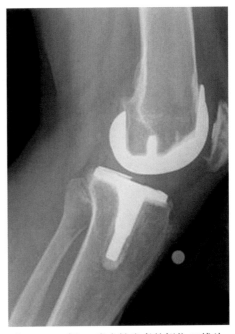

图 67.2 一例 69 岁女性患者的侧位 X 线片，显示膝关节屈曲不稳定，包括胫骨后倾过大和髁偏心距减少

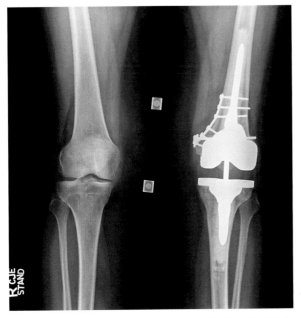

图 67.3 一例 89 岁女性患者在再置入假体时出现术中股骨内侧髁骨折并行切开复位内固定治疗的前后位 X 线片。缺乏足够的治疗将导致冠状位不稳定

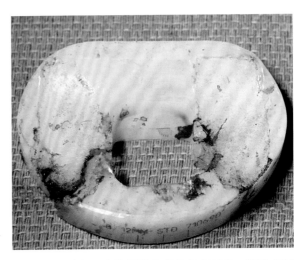

图 67.4 一例 25 岁的男性患者的术中照片，该患者因肿瘤原因接受了股骨远端置换术，术后 8 年有明显的聚乙烯垫磨损。即使采用铰链式结构，也会导致不稳定

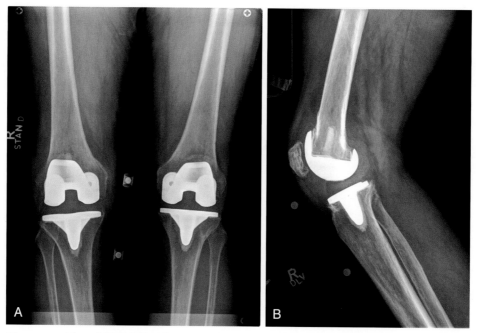

图 67.5　一例 60 岁男子的前后位（A）和侧位（B）X 线片，显示间隙不对称，提示冠状位不稳定

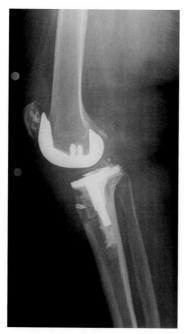

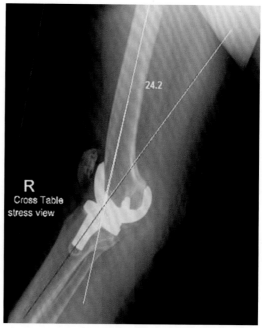

图 67.6　一例 61 岁的患者多平面不稳定的侧位 X 线片，不稳定与伸膝装置破坏有关

图 67.7　一例 84 岁的男性 24° 过伸（反张）不稳定的侧位 X 线片

假体

- 对所有病例，都应准备不同限制水平的假体（包括后稳定型、内翻 – 外翻限制型和旋转铰链型假体）。

手术入路

- 多数情况下，可以采用髌旁内侧入路。有时可能需要延长显露，如股四头肌斜切术。

术前计划

- 建议拍摄完整的膝关节 X 线片，包括髋 – 膝 – 踝 X 线片，站立前后位（AP）X 线片，站立后前位屈曲 X 线片，侧位 X 线片和髌骨 X 线片。
- 与之前 X 线片进行对比，通常非常有帮助。
- 与任何全膝关节翻修术一样，应通过炎性指标（红细胞沉降率和 C 反应蛋白）和关节穿刺排除假体周围关节感染（PJI）。

骨、内置物和软组织技术

- 患者取仰卧位。
- 应在麻醉下对膝关节进行检查，以确定不稳定的真实类型和程度（图 67.8）。

矢状位（前后）不稳定

- 如果存在屈曲不稳定（图 67.9），作者倾向于同时翻修股骨和胫骨组件，并改用 VVC 装置作为加强。
  - 手术矫形包括以下步骤（图 67.10）：
  - 纠正胫骨过大的后倾至中立位后倾。
  - 纠正胫骨组件的旋转不良，使翻修胫骨组件与胫骨嵴对齐。
  - 纠正股骨组件的旋转不良，使其与通髁线共线。
  - 使用较大的股骨组件，以增加后髁偏心距。这通常需要使用后方垫块。由于通常会刻意增加外旋，因此后外侧垫块（如 10 mm）通常会大于后内侧垫块（如 5 mm）。

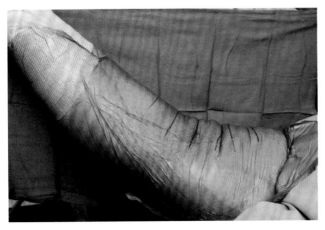

图 67.8　图 67.7 所示患者的术中照片，显示了麻醉状态下关节的明显反张

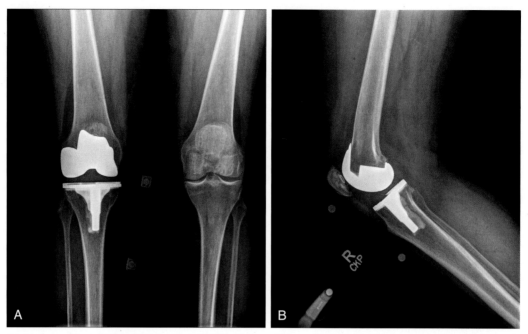

图 67.9　一例 71 岁女性前后位（A）和侧位（B）X 线片，表现为屈曲不稳，包括股骨后倾过大、髌偏心距减小、冠状位对线不良、股骨假体向远端移位

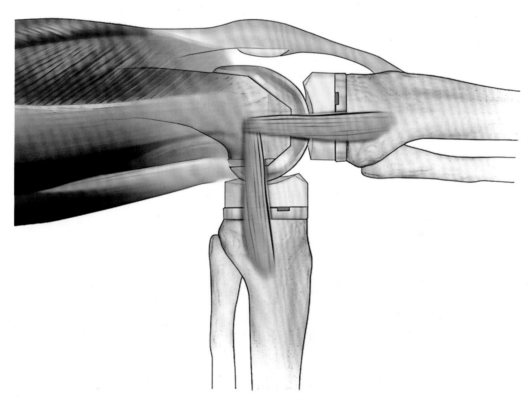

图 67.10　图示为纠正屈曲不稳所需进行的操作，包括纠正胫骨后倾、增加股骨组件大小、加用后方垫块、增加股骨远端截骨和加厚聚乙烯垫（Mayo Foundation for Medical Education and Research 提供）

- 如果屈曲间隙比伸直间隙松，则以2 mm的增量行股骨远端截骨，直到屈曲间隙和伸直间隙一致。
- 用较厚的聚乙烯垫来匹配此时一致的屈曲和伸直间隙。在大多数全膝关节翻修术中，作者倾向于使用内外翻限制型（VVC）聚乙烯垫来加强（图67.11）。

冠状位（内翻－外翻）不稳定

- 导致冠状位不稳定的因素有很多，包括医源性损伤（图67.3）、PJI、聚乙烯磨损及随后的骨溶解，以及由假体松动引起的骨水泥（第三体）碎屑导致的骨溶解（图67.5）。
- 与矢状位不稳定一样，作者倾向于对两个组件同时进行翻修，并使用VVC装置。
- 与矢状位不稳定一样，需要采取逐步手术的方法，包括：
  - 纠正胫骨后倾、冠状位不齐、旋转不良，使其与胫骨嵴对齐。
  - 在使用试模之前，不应使用胫骨垫块。
  - 应该根据骨缺损的位置、深度和范围来处理。作者倾向于使用非骨水泥的多孔胫骨锥形填充块来处理严重的骨缺损（图67.12）。
  - 股骨组件在任何冠状面、矢状面和旋转面的不齐都必须得到处理。在使用试模前一般不使用股骨垫块。
  - 放置聚乙烯试垫，并对膝关节的稳定性进行评估。
  - 如果膝关节在屈曲位和伸直位的松动程度一样，但聚乙烯垫厚度小于20 mm，则不需要胫骨垫块。
  - 如果膝关节在屈曲和伸直位的松动程度一样，但聚乙烯垫厚度大于20 mm，则应在胫骨平台下方放置垫块（如5 mm或10 mm），最大限度地避免使用最厚的聚乙烯垫。在某些翻修手术中，可以使用特定的厚型胫骨托。

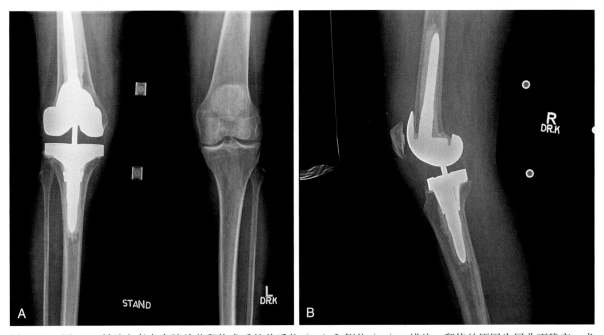

图67.11 图67.9所示患者在全膝关节翻修术后的前后位（A）和侧位（B）X线片。翻修的原因为屈曲不稳定。术中纠正了胫骨后倾，加用后方垫块以增加髁偏心距，纠正冠状位对线不良，使股骨组件近移，并使用了厚的限制内翻－外翻的聚乙烯垫

- 如果膝关节的松动程度在屈位长比伸直位大，则应增加股骨组件大小，并加用股骨后方垫块。如果屈曲松弛持续存在，则可以增加股骨远端截骨，使用加厚的聚乙烯垫，从而平衡膝关节。

- 如果膝关节的松动程度在伸直位比屈曲位大，则应用股骨远端垫块（如 5 mm 或 10 mm）并选择性地向远离关节线移动，同时对松弛的伸直间隙进行填充。

- 此时，术者必须对软组织平衡进行仔细的评估。有时，为了平衡内、外侧间隙，需要进行额外的松解，并且可能需要使用更厚的聚乙烯垫。在这种情况下，外科医生应重新评估是否需要额外的胫骨垫块，以降低即便使用最厚的垫块和 / 或最厚的聚乙烯垫也无法填充关节间隙的风险。

- 一旦内外侧的间隙在膝关节屈曲位和伸直位都实现了很好的平衡，作者倾向于使用 VVC 聚乙烯垫进行加强（图 67.13）。

- 应注意的是，如果内侧副韧带（MCL）完全失效，屈曲间隙没有终点或反张，则需要使用铰链型全膝关节假体（参见后面的讨论）。

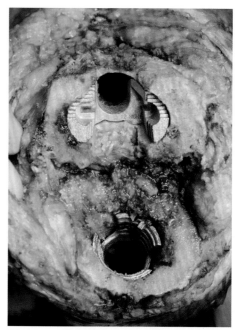

图 67.12　术中照片显示了对图 67.5 所示患有大量骨缺损的患者在翻修手术中使用非骨水泥股骨和胫骨锥形填充块

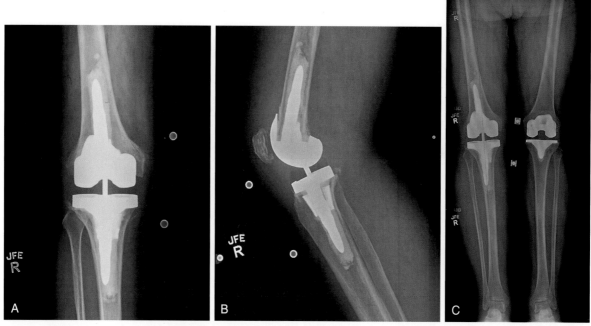

图 67.13　图 67.5、图 67.12 所示患者的前后位（A）、侧位（B）和髋－膝－踝（C）X 线片，显示通过股骨和胫骨组件翻修来纠正冠状位不稳定。翻修手术使用了后内侧和后外侧均有 5 mm 垫块的较大股骨组件、内侧和外侧均有 5 mm 垫块的胫骨组件、股骨和胫骨骨水泥杆、股骨和胫骨非骨水泥锥形填充块，以及较厚的内翻－外翻限制型聚乙烯垫

多平面不稳定

- 除非 MCL 完全失效、屈曲间隙完全没有终点，或存在严重的无法纠正的反张，否则处理与冠状位不稳定的处理类似。在上述情况下，需要使用铰链型全膝关节假体（参阅后面的讨论）。

过伸（反张）不稳定

- 对真正的反张（图 67.14），应使用铰链式全膝关节置换来处理。
- 术者应意识到，并非所有市售旋转铰链装置都能防止和 / 或治疗反张。因此，重要的是选择一种不仅适合冠状位不稳定，而且适合过伸不稳定的装置（图 67.15）。

术后处理

- 通常可以使用标准的全膝关节置换术后方案，包括在承受范围内负重、轻柔地屈伸活动，但是有时会需要微调。
- 继发于曾接受过切开复位内固定的股骨髁骨折的胫股不稳定是一个例外（图 67.3）。此时，前 6 周内的负重仅限于脚尖负重，屈曲限制为 60°。
- 如果患者术前有明显的外翻畸形和 / 或屈曲挛缩，应考虑在术后 1~2 天用非缩窄性的敷料保持膝关节于部分屈曲位，以最大限度地降低发生腓总神经麻痹的风险。

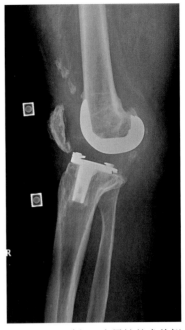

图 67.14 一例 74 岁男性的术前侧位 X 线片。该患者有脊髓灰质炎后遗症并有需要旋转铰链型全膝关节置换术治疗的明显反张

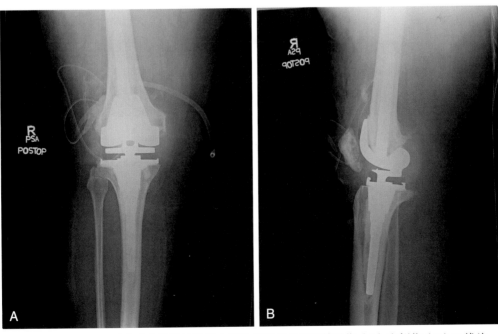

图 67.15 图 67.14 所示患者在旋转铰链型全膝关节翻修术后的前后位（A）和侧位（B）X 线片

推荐阅读

1. Abdel MP, Ledford CK, Kobic A, Taunton MJ, Hanssen AD. Contemporary failure aetiologies of the primary, posterior-stabilised total knee arthroplasty. Bone Joint J. 2017;99-B（5）:647-652.

2. Cottino U, Abdel MP, Perry KI, Mara KC, Lewallen DG, Hanssen AD. Long-term results after total knee arthroplasty with contemporary rotating-hinge prostheses. J Bone Joint Surg Am. 2017;99（4）:324-330.

3. Abdel MP, Pulido L, Severson EP, Hanssen AD. Stepwise surgical correction of instability in flexion after total knee replacement. Bone Joint J. 2014;96-B（12）:1644-1648.

第 68 章

膝关节僵硬

STEPHEN M. PETIS，MARK W. PAGNANO

翻译：袁 林　　审校：孙 水

关键概念

全膝关节置换术（TKA）后的关节僵硬是令患者和外科医生感到沮丧的一个问题。膝关节活动受限的患者很少有对全膝关节置换术结果满意的。根据僵硬的定义，1.5% ~3% 的患者在全膝关节置换术后活动受限。尽管明确导致全膝关节置换术后关节僵硬的原因十分重要，但事实是多数情况下，人们对确切病因知之甚少（图 68.1）。

术后关节僵硬病因明确的患者治疗结果较好，因此识别这些患者是至关重要的。病例研究表明，导致全膝关节置换术后关节僵硬的原因可能是一个很小的技术因素，包括髌骨过度填塞、后交叉韧带过紧、屈曲间隙不匹配、假体位置不正确、关节线抬高、术后疼痛控制不佳以及术后康复不足等。如果只能确定存在一个很小的技术问题，外科医生应对采用翻修手术治疗 TKA 术后关节僵硬保持谨慎，因为在这些情况下手术效果可能很有限。

解决全膝关节置换术后疼痛的实际方法是系统地寻找导致关节僵硬和疼痛的外在原因、内在原因和患者特异性原因。为此建立一个科学流程很有用。在该流程中，对每例全膝关节置换术后僵硬或疼痛的患者，都应获取：①髋 – 膝 – 踝 X 线片，②膝关节透视定位片，③血沉和 C 反应蛋白，④膝关节抽吸液的细胞计数和培养。

导致关节僵硬的外在原因是指那些膝关节之外的原因，主要集中在髋部和脊柱。只关注膝关节局部会很容易忽略晚期髋关节炎或腰椎神经根病变导致的膝关节疼痛和残疾，这种情况并不少见。在这些情况下，髋 – 膝 – 踝 X 线片的帮助很大。

导致僵硬的内在原因包括感染、无菌性松动或骨长入失败，以及手术技术失误。通过检查血沉和 C 反应蛋白，然后进行膝关节穿刺液的检查，可以评估感染状况。若证明是感染，既是好消息也是坏消息——好消息便是僵硬和疼痛的原因明确了，坏消息则是需要的额外的手术干预。骨水泥假体的松动或非骨水泥假体的骨长入失败，通过高质量的系列 X 线片很容易对其进行评估。

导致僵硬的患者特异性原因包括赔偿问题（工人报酬，残疾索赔）、疼痛耐受性较差以及与异常炎症反应相关的关节纤维化。如对此类进行手术治疗，则必须制定单独的策略，从而不会简单地重复之前导致关节僵硬的事件发生。

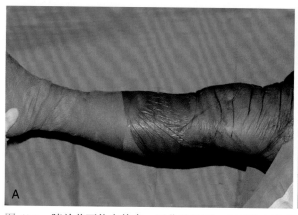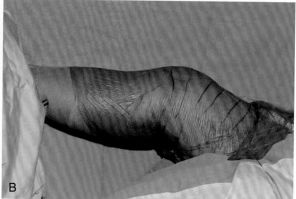

图 68.1　膝关节可能在伸直、屈曲时僵硬，也可能在伸直、屈曲时都僵硬。如图所示，膝关节在 A 图中伸直良好，但屈曲（B）严重受限

　　记录之前用于治疗关节僵硬的干预措施或手术（即麻醉下的手法松解、关节切开松解、更换聚乙烯垫、翻修假体等）。

　　详细的术前评估及严格的 X 线影像评估，有助于确定为解决关节僵硬问题需要对一个还是两个假体进行翻修。要考虑的变量包括：

- 假体位置：冠状面、矢状面和横断面力线；
- 假体大小：髌骨厚度和股骨髁偏心距；
- 关节线位置；
- 残留的骨赘、松动的假体或异位骨化。

　　如果计划保留一个或两个假体以确保模块化选择，那么获取之前的手术记录和假体标签至关重要，方便在需要时可以使用适当的工具取出。

　　采用全膝关节翻修术治疗关节僵硬的结果无法预测。多数研究报告指出，患者的膝关节活动度及患者报告的结果指标均有一定程度的改善。

　　麻醉下闭合或在关节镜下松解通常对术后早期关节僵硬有效，偶尔也对晚期关节僵硬有效。松解通常在短暂的全身麻醉下进行，在松解过程中通过药物麻醉使肌肉完全放松是很有用的。必须小心、逐渐地屈曲膝关节，避免突然的剧烈动作，否则可能导致股骨或髌骨骨折。握住靠近胫骨结节的小腿处而不是脚踝处，可以最大限度地减轻杠杆效应并降低医源性骨折的风险（图 68.2）。通常，维持膝关节屈曲 2~5 min，仔细地听关节内瘢痕组织缓慢撕裂的声音会很有帮助。只要可以听到瘢痕组织撕裂的声音，就可以继续施加压力并继续屈曲膝关节，这样做是安全的。如果选择对接受手术 1 年以上膝关节进行手术，那么明智的做法是使用关节镜，或至少在关节镜的帮助下进行松解。对于非常僵硬的膝关节，可以在膝关节周围建立 2~3 个关节镜通道，并且同时插入标准的膝关节镜工作套管和套芯，然后用工作套管和套芯对瘢痕组织进行破坏，系统性地重建髌上囊、股骨内侧沟和外侧沟，以及髌腱后方的髌后间隙。通常无须插入关节镜即可轻松地进行这些盲视操作。在盲视下通过工作套管和套芯破坏瘢痕组织后，则可以在麻醉下逐步对膝关节进行松解。可以预见的是，麻醉下关节内松解有助于恢复关节屈曲；但是，当尝试恢复伸直关节时，结果既不可预测，又有一定风险。膝关节伸直僵硬的松解有一定的发生股骨远端骨折的风险。

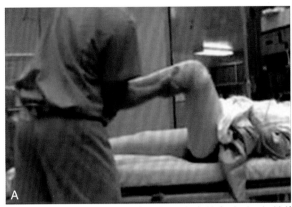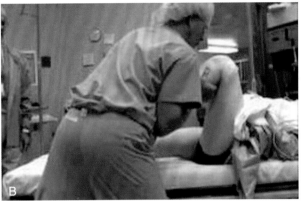

图 68.2　在麻醉下进行闭合松解最安全的方法（A）是将同侧髋部屈曲至 90°，然后握住小腿近端，靠近胫骨结节，以最大限度地减小杠杆效应，并且（B）在听瘢痕组织断裂发出的特征性声音时，将小腿逐渐靠近患者。为了避免出现医源性股骨骨折或伸膝装置破坏，明智的做法是听不到此声音时，就立刻停止屈曲

无菌器械和内置物

器械

- 全膝关节翻修术的特有器械

假体

- 后交叉韧带保留型或后稳定型全膝关节置换术系统。
- 对严重关节僵硬患者，应选择内翻 – 外翻限制型和铰接型膝关节假体。
- 股骨和胫骨杆。

体位

- 仰卧位。

手术入路

多采用正中切口髌旁内侧入路。

外科医生应熟悉特有的可延长入路，防止破坏伸膝装置。许多治疗膝关节僵硬的全膝关节翻修术会采用股四头肌斜切术，而在治疗非常僵硬的膝关节时可能需要胫骨结节截骨术。

术前计划

推荐对膝关节进行完整的 X 线片扫描——站立正位（AP）片、屈曲位站立正位片、站立侧位片、髌骨轴位片和 3 英尺站立位片。

X 线片影像有助于识别松动的迹象，评估假体的位置。

可通过关节穿刺术获取关节液进行分析，排除感染。

体格检查用于记录关节屈曲和 / 或伸直的僵硬。同样，应对伴发的屈曲和伸直间隙不稳定进行评估，手术时可能需要对其进行修正。

骨、内置物和软组织技术

在患者处于麻醉状态时评估并记录膝关节活动度。

取正中切口髌旁内侧入路。至关重要的一点是，切除以下区域多余的瘢痕组织是至关重要的，既可在翻修时既可获得显露，又可降低术后再次发生关节僵硬的风险：

- 向肌四头肌腱上下延伸的髌上囊；
- 内侧沟和外侧沟；
- 髌下区域 / 脂肪垫；
- 沿股骨干骺端的粘连。

使髌骨向外侧半脱位，避免损伤伸膝装置。如果难以移动伸膝装置，则应降低行股四头肌斜切术的标准。通常，向远端和后方延伸胫骨侧的显露，使得膝关节可以同时屈曲并外旋，从而在股骨下方移出胫骨（图 68.3）。

应严格评估假体在冠状位、矢状位和轴位的位置。严重的假体位置不良必须通过翻修来纠正。髌骨表面翻修后需要评估，以确保髌股间隙不会过度填塞。如果保留了后交叉韧带（PCL）且屈曲间隙紧，最明智的方法是切除 PCL 并转为后稳定型设计。

按照先前描述的技术去除需要翻修的假体，最大限度地减少骨丢失。

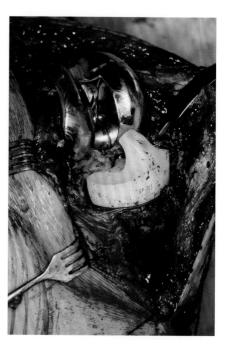

图 68.3　临床照片说明了全膝关节置换术后僵硬翻修时的典型显露。内侧中度至广泛的松解，向远端和后方延伸，使得小腿可以同时屈曲和外旋，从而将胫骨假体从股骨下方移出

去除骨赘、多余的骨水泥和异位骨，因为它们会限制软组织，导致僵硬（图 68.4）。

修正胫骨截骨，确保其垂直于机械轴。至关重要的一点是，胫骨截骨后倾不要过大，因为这会导致伸直相对过紧并加大屈曲间隙。初始截骨必须从最小开始。

修正股骨截骨，确保最佳的冠状位、矢状位和轴位的力线。如果膝关节伸直特别紧，那么通常的做法是增加股骨远端截骨，直至获得完全伸直。对僵硬的膝关节进行翻修，如手术结束时膝关节不能完全伸直，则不能达到手术目的。

应用股骨通髁线和重建矩形屈曲间隙来评估股骨的旋转。如果屈曲过紧，一种解决方法是使用更小的股骨假体。

完成股骨和胫骨截骨后，屈伸间隔块有助于确定需要松解的过紧区域，以达到最佳的冠状面和矢状面平衡。

在膝关节伸直时使用撑开器，有助于确定导致伸直僵硬的后方结构。在这种情况下，通常需要在关节囊后方进行松解。无论使用哪种方法松解后关节囊（如电凝、钝性剥离），都必须沿着股骨后皮质松解，以避免神经血管损伤。

在极少数关节非常僵硬的情况下，可能需要完全松解侧副韧带，或在股骨远端做大量截骨，以致侧副韧带起点受损。在这种情况下，首选使用铰链型膝关节假体。

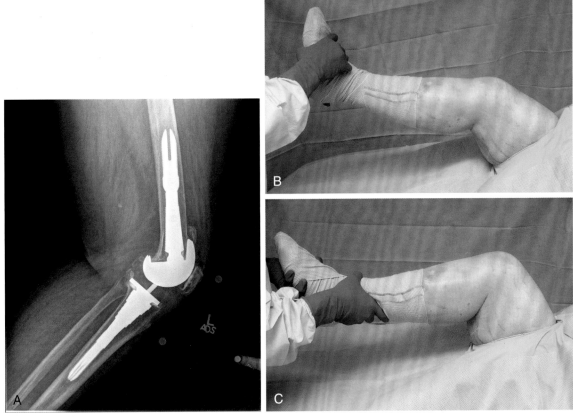

图 68.4 术前侧位 X 线片（A）和临床照片，显示一例全膝关节翻修术后有异位骨化和关节纤维化患者的膝关节伸直（B）和屈曲（C）明显受限

术后处理

鼓励患者进行关节活动度练习并在可承受范围内进行负重。多数患者在术后最初的 6 周内最好接受物理治疗，并由手术团队密切监测所有患者，以确保其治疗进展。对于这些患者，我们通常不采用持续被动运动，也不会在硬膜外长期置管（图 68.5）。

术后应常规使用非甾体抗炎药，以减少关节纤维化的复发。多数情况下，在进行松解或翻修，可以考虑口服强的松 3~6 周。

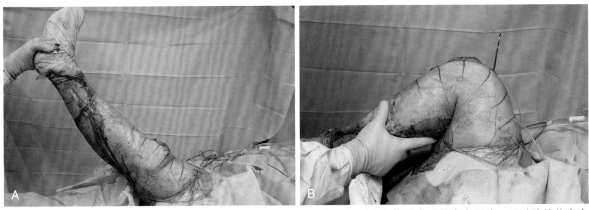

图 68.5 对因异位骨化和关节纤维化而出现明显关节僵硬的患者进行再次翻修手术后的术中照片，显示膝关节完全伸直（A），膝关节屈曲（B）明显改善

第 69 章

感染的二期治疗

TIMOTHY S. BROWN，KEVIN I. PERRY

翻译：袁　林　　审校：孙　水

关键概念

- 彻底清除假体、骨水泥和异物，进行广泛清创，是成功治疗假体周围慢性感染的开始。
- 确定致病菌对于治疗成功至关重要。
- 根据每例患者的需求选择合适的抗生素占位器。
- 再置入假体的决定需要经过仔细考虑。在静脉注射抗生素进行足疗程治疗后须停用抗生素一段时间，再视状况决定是否能进行再置入假体。
- 再置入假体时，应确认患者没有急性炎症，已对关节进行了彻底清创，通过非骨水泥干骺端锥形填充块或袖套填充块以及骨水泥/非骨水泥的杆，获得假体固定牢固且屈伸平衡良好的膝关节。

无菌器械和内置物

- 硬的和可弯曲的骨凿。
- 骨水泥骨凿。
- 小的矢状锯。
- 大的骨圆针（用于静态占位器）。
- 骨水泥枪（用于静态占位器圆榫结构）。
- Luque 钢丝（用于静态占位器）。
- 大的外固定装置。

术前计划

- 成功取出全膝关节置换术（TKA）中假体的关键点：
  - 充分的手术显露：
    - 该关节已进行过多少次手术？以前是否有软组织并发症？是否有必须切除的窦道（图 69.1）？
    - 术前的关节活动度是多少？是否需要进行股四头肌斜切术？

- 是否需要更广泛的显露，如进行胫骨结节截骨术，来取出假体或骨水泥呢（图 69.2）？
- 尽可能获得之前手术的假体记录。
- 有时可以使用特定的假体取出工具来取出假体。
- 某些情况下治疗计划应该更详细：
  - 损坏的模块化假体（图 69.3）；
  - 带偏置杆的假体；
  - 紧邻其他内固定物（接骨板、螺钉、U 形钉）的假体；
  - 先前的伸膝装置重建。
- X 线片：
  - 下肢全长片。
    - 对于确定整体下肢力线有重要意义。
  - 膝关节片。
    - 正位（AP）、侧位、Merchant 轴位和后前位屈曲位片，用于评估假体界面、骨缺损区域及骨溶解情况，也有助于计划占位器的类型以及占位器制作过程中需要增加的区域（图 69.4）。
- 了解之前的手术：
  - 获得之前的手术记录。
    - 手术入路；
    - 是否发生并发症。

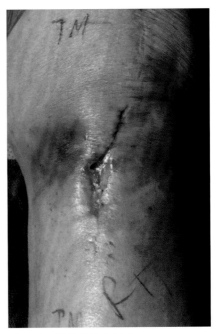

图 69.1　膝关节前方窦道

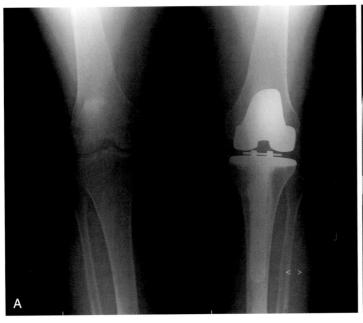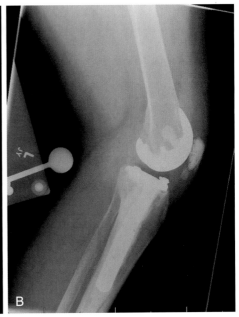

图 69.2　使用骨水泥偏心杆时，在骨水泥鞘内具有组合式假体的多个连接部位

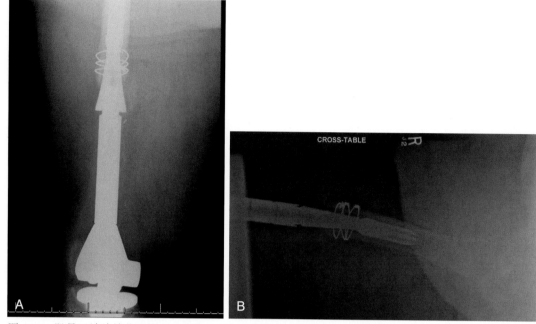

图 69.3　股骨远端膝关节置换术后感染，组合式假体的连接部位发生断裂

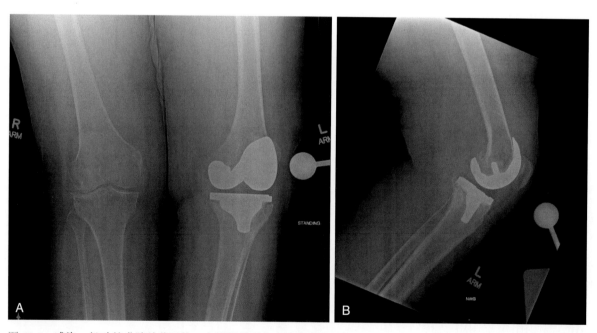

图 69.4　感染、松动的全膝关节置换，内侧胫骨平台有明显骨缺损

- 计划抗生素占位器的类型：
  - 无占位器（仅取出）。
    - 很少采用。
    - 主要用于病情严重、免疫功能低下、软组织覆盖不良或使用抗生素占位器治疗失败的患者。
  - 静态占位器。
    - 有明显骨缺损的［Anderson 骨科研究所（AORI）］2B 型和 3 型，见图 69.5。
    - 侧副韧带不完整。
    - 缺乏伸膝装置。
    - 需要软组织重建手术（皮瓣或移植）。
  - 关节占位器。
    - 最少的骨缺损（AORI 1、2A 型）。
    - 侧副韧带完整。
    - 伸膝装置完整。
    - 软组织覆盖良好。
    - 患者依从性高。

骨、内置物和软组织技术

- 皮肤切口可以使用最外侧的原切口，以保护前方皮肤的血供。应当切除窦道和无血管的、较宽的瘢痕，以促进愈合。
- 深部入路应采用髌旁内侧入路，并可通过股四头肌斜切术或胫骨结节截骨术来延长。
- 按照第 61 章所述的技术，取出股骨、胫骨和髌骨假体。

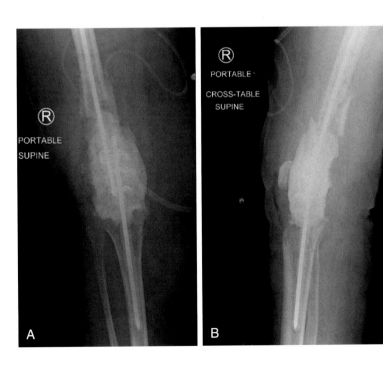

图 69.5　假体周围感染股骨假体骨折，进行清创并取出假体，使用静态占位器的正位（AP）和侧位 X 线片

- 从关节的各处获取多份深层标本进行培养：股骨髓腔、胫骨髓腔、后关节囊。
- 彻底清创，清除关节内的所有骨水泥、瘢痕组织、滑膜和纤维组织。
- 用垂体咬骨钳、刮匙和硬铰刀对股骨髓腔和胫骨髓腔进行清理。
- 依次使用下列溶液进行冲洗：
  - 3 L 生理盐水，脉冲冲洗；
  - 500 mL 生理盐水兑 15 mL 无菌聚维酮碘；
  - 3 L 生理盐水，脉冲冲洗；
  - 500 mL 外用杀菌药、H_2O_2 或氯己定；
  - 3 L 生理盐水，脉冲冲洗。

静态占位器

- 大剂量抗生素骨水泥配方：
  - 1 份 Simplex 骨水泥；
  - 3 g 万古霉素；
  - 3.6 g 妥布霉素；
  - 300 mg 两性霉素 B；
  - 1~2 滴亚甲蓝；
  - 首先将骨水泥单体和聚合物混合在一起，直到它们发生反应并产生液体；
  - 滴入 2 滴亚甲蓝；
  - 慢慢混合粉末状抗生素，直到呈面团样。
- 为髓腔制做 2 个销子：
  - 将 1 份大剂量骨水泥混合后放入骨水泥枪。
  - 将骨水泥推到枪尖并旋开枪管。
  - 让骨水泥硬化，然后从枪管内取出销子（图 69.6）。如果销子被卡住，可用矢状锯锯开一端的塑料，然后用咬骨钳将销子取出。
  - 制作 2 个销子一个销置入股骨，一个置入胫骨。
  - 如果使用静态占位器桥接较大的骨缺损，可用 3/16 英寸的斯氏针作为销子的内芯（图 69.7），或者使用大的外固定杆。
  - 将销子置入股骨和胫骨髓腔中，确保股骨和胫骨髓腔可容纳其直径并长度合适。
- 制做占位器：
  - 按先前的配方混合 2~3 份（或更多份，具体取决于骨缺损的大小）大剂量抗生素骨水泥。需要注意的是，其他骨水泥（如 Palacos）的抗生素洗脱速度更快；为避免出现系统性并发症，可能需要减少抗生素总量。
  - 膝关节完全伸直，并在冠状面保持中立位。将面团状骨水泥置入膝关节中，然后将其塑成能填充骨缺损的形状，并与胫骨和股骨保持良好接触。趁骨水泥未硬化之前用髌骨和伸膝装置覆盖骨水泥，以确保软组织可以闭合。等待骨水泥硬化。

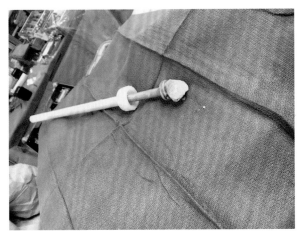

图 69.6 大剂量抗生素骨水泥销

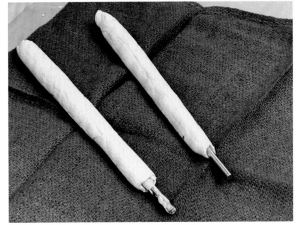

图 69.7 带斯氏针芯的大剂量抗生素骨水泥销，带大的缺损静态占位器

- 如果用斯氏针桥接较大的骨缺损：
  - 将针在关节内连在一起并使膝关节完全伸直，在冠状面保持中立位，然后使用 Luque 钢丝连接 2 个销子（图 69.8）。
  - 将面团状骨水泥放入膝关节中，将其塑形成能填充骨缺损的形状，使其覆盖 Luque 钢丝和斯氏针并与胫骨和股骨保持良好接触。在骨水泥未硬化之前将髌骨和伸膝装置置于骨水泥上，以确保软组织可以闭合。等待骨水泥硬化。
- 如果用外固定架桥接较大的骨缺损：
  - 在膝关节水平用横杆连夹将 2 个横杆固定在一起，使膝关节完全伸直，在冠状面保持中立位，并拧紧连夹。
  - 将面团状骨水泥放入膝关节中，将其塑形成能填充骨缺损的形状，并使其覆盖横杆和夹子的末端并与胫骨和股骨保持良好接触。在骨水泥未硬化前将髌骨和伸膝装置置于骨水泥上，以确保软组织可以闭合。等待骨水泥硬化。
- 选择固定法：
  - 长期使用静态占位器治疗时需要进行外部固定，以预防骨质流失和软组织损伤。
  - 根据患者的体型、骨缺损情况和其他合并症（糖尿病性神经病变），选择使用膝关节固定器、锁定在伸直位的铰链式膝关节支架或长腿石膏。
  - 如果使用了石膏，应在第 3 周进行石膏室随访，更换石膏并检查伤口。

动态占位器

- 制作销子：
  - 将 1 份大剂量骨水泥进行混合后放入骨水泥枪内。
  - 将骨水泥推到枪尖并旋开枪管。
  - 让骨水泥硬化，然后从枪管内取出销子。如果销子被卡住，可用矢状锯锯开一端的塑料，然后用咬骨钳将销子取出。

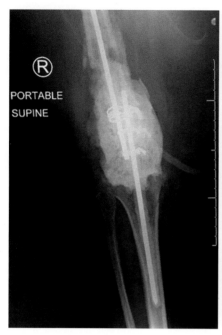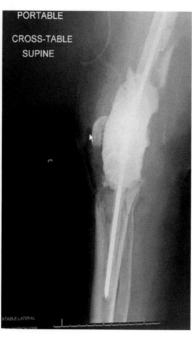

图 69.8　正位（AP）和侧位 X 线片显示较大的骨缺损处有静态抗生素占位器

- 制做 2 个销子，一个置入股骨，一个置入胫骨。
- 将销子置入股骨和胫骨髓腔，确保股骨和胫骨髓腔可容纳且长度合适。
- 制作胫骨和股骨帽：
  - 将膝关节伸直并测量其伸直间隙。
  - 将膝关节屈曲 90° 并测量其屈曲间隙。
  - 通过股骨试模假体确定股骨的大小，用胫骨托试模假体确认胫骨的大小。打开真正的股骨假体（PS 或 CR）。
  - 使用 2 份大剂量抗生素骨水泥（1 份用于胫骨，1 份用于股骨）。
  - 用面团状骨水泥填充胫骨干骺端缺损，建立一个垂直于胫骨轴的水平面。如图 69.9 所示，可以用一小块硬销来支撑大块的、不对称的骨缺损。
  - 用面团状骨水泥填充股骨干骺端缺损。当骨水泥呈面团状时，将真正的股骨假体放在骨水泥上使其成形。在骨水泥硬化前去除真正的股骨假体。
- 将动态占位器黏合到位：
  - 将股骨试模假体放入适当的位置，然后试用不同尺寸的聚乙烯垫。需要确定一个合适的尺寸，使其既能实现足够的骨水泥鞘厚度，又能平衡软组织。
  - 为合适的股骨（PS 或 CR）打开真正的聚乙烯垫。使用 5 mm 的磨钻在聚乙烯垫的下表面钻多个浅孔（图 69.10）。
  - 将股骨假体黏合到位（图 69.11）。
  - 将胫骨聚乙烯垫粘在胫骨骨水泥帽上（图 69.12），将股骨假体粘在股骨骨水泥帽上。在骨水泥硬化时保持膝关节完全伸直。
  - 当骨水泥完全硬化后，使膝关节屈曲 90°，检查关节处有否可刺激软组织的尖锐的骨水泥块。用磨钻把毛边磨平，从关节内取出所有松动的骨水泥块（图 69.13）。

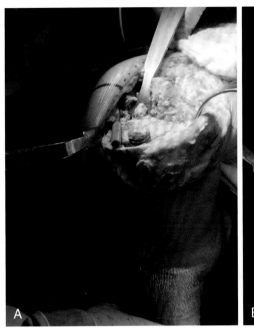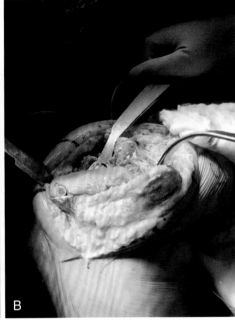

图 69.9 制作胫骨抗生素帽

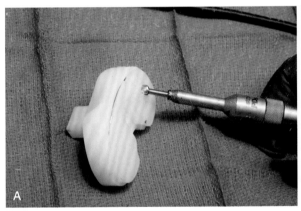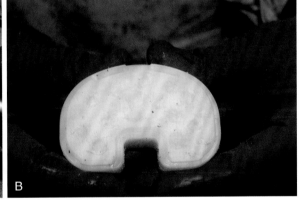

图 69.10 用磨钻打磨胫骨垫的下表面（A）和制备完成后（B）

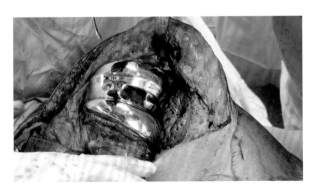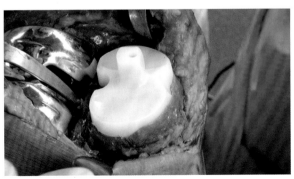

图 69.11 股骨假体黏合到位

图 69.12 胫骨垫黏合后的最终状态

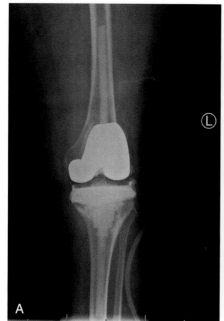
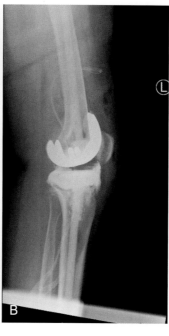

图 69.13　最终的关节式抗生素占位器的正位（AP）和侧位 X 线片

- 切口闭合。
  - 使用 #1 PDS 间断缝合关节囊。
  - 使用 0 号、0-0 号和 0-0-0 号 Monocryl 线缝合皮下软组织。
  - 切口关闭取决于软组织的完整性。作者倾向于使用可吸收缝线进行缝合以维持血供，偶尔也会用 0-0 号或 0-0-0 号尼龙线 / 聚丙烯缝线行褥式缝合来加强。
  - 术后处理：
    - 多数情况下，允许关节占位器在承受范围内负重，并且活动范围不受限。这一点视患者具体情况而定，首先要确保切口愈合，然后才是关节活动度的恢复。

占位器在位后的治疗

- 静脉应用抗生素治疗至少 6 周。
- 随后停用抗生素至少 2 周。
- 8 周时通过实验室检查、临床检查进行随访，也可能需要进行关节穿刺抽吸液检查。
- 实验室检查结果恢复正常且临床检查没有问题时，则可进行假体再置入。如果临床检查结果和实验室检查结果没有改善，应延长占位器的使用时间，返回手术室进行再次冲洗和清创，并更换占位器。

再置入假体

- 如果软组织情况允许，作者会在再置入假体时切除之前的瘢痕。
- 必要时可延长切口进行安全显露，如有需要可使用股四头肌斜切术。
- 按照 IVB3 部分所述的技术小心取出占位器。
- 从具有预测价值和可重复取样的部位获取多份培养标本：
  - 髌上囊滑膜；

- 股骨髓腔；
- 胫骨髓腔。
- 用带倒钩的刮匙和垂体咬骨钳对股骨和胫骨髓腔进行清理。
- 在进行股骨和胫骨准备前，应用 3 L 生理盐水彻底冲洗切口。
- 对股骨和胫骨髓腔进行扩髓，直至匹配合适为止。
- 与髓腔锉呈 90° 角行胫骨截骨，并准备非骨水泥干骺端固定（锥形填充块 / 袖套填充块）。
- 进行股骨侧准备时，先在髓内用铰刀行新的远端截骨，然后是新的四合一截骨和髁间截骨。根据四合一截骨模块判断是否需要增强。如果有大量的骨缺损，则在股骨侧准备非骨水泥干骺端固定（锥形填充块 / 袖套填充块）。
- 在后台装好试模假体，然后置入膝关节。
- 置入后稳定型聚乙烯试垫，检查屈曲和伸展状态下的软组织平衡。
- 将真正的假体黏合到位，再次放入聚乙烯试垫。
- 插入真正的聚乙烯垫，放置引流管后闭合软组织（图 69.14）。
- 针对先前的微生物口服抗生素治疗，直到术后 14 天术中培养结果明确后。

小结

- 成功治疗膝关节假体周围慢性感染，首先要彻底清除假体、骨水泥和所有异物，然后进行彻底冲洗。
- 确定致病微生物对于治疗的成功至关重要，最好是在术前就确定。
- 根据骨缺损状况和患者特征，选择动态占位器或静态占位器。
- 成功治疗感染后再置入假体。
- 再置入假体的目标是获得平衡良好的膝关节，通过联合使用非骨水泥干骺端锥形填充块、袖套填充块以及骨水泥或非骨水泥杆，实现牢固的假体固定。

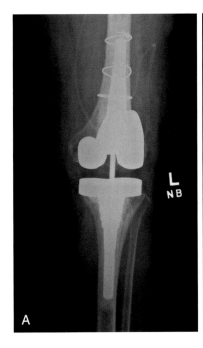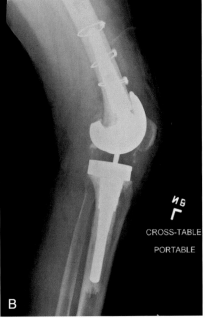

图 69.14 全膝关节翻修术再置入假体后的正位（AP）和侧位 X 线片

第 70 章

假体周围骨折

MATTHEW W. TETREAULT，BRANDON J. YUAN，MATTHEW P. ABDEL

翻译：王文昊　　审校：孙　水

关键概念

- 膝关节假体周围骨折相对不常见。

- 治疗需要考虑骨折的位置和移位、假体的稳定性、骨质量和患者的健康状况。

- 骨折分型系统有助于指导假体周围股骨、胫骨和髌骨骨折的治疗。

- 手术治疗的目标包括：

  - 结构稳定且力线良好，允许早期运动和负重；

  - 最大限度延长假体使用寿命，同时减少远期并发症。

- 股骨髁上骨折仍然是全膝关节置换（TKA）术后最常见的假体周围骨折。

- 锁定接骨板和逆行髓内钉技术的发展降低了手术并发症的发生率，并在假体固定良好的情况下提高了骨折愈合率。

- 出现假体损坏，或无法获得确切固定和骨愈合，或之前的内固定失败等情况时，推荐进行使用延长杆假体行全膝关节置换翻修或股骨远端置换。

- 由于有明显的僵硬倾向，通常不建议进行非手术治疗。

- 对术中胫骨假体周围骨折，应根据骨折位置和骨折类型进行处理。

- 术后胫骨假体周围骨折少见，一般由胫骨假体松动导致，最佳处理方式是 TKA 翻修术。

- 手术治疗假体周围髌骨骨折并发症发生率高，应仅限于伸膝装置破坏和髌骨假体松动的病例。这个问题将在另一章进行讨论。

无菌器械和内置物

器械

切开复位内固定术 / 髓内钉

- 常规膝关节拉钩。

- 骨折复位器械（如骨钩、复位钳、克氏针）。

- 股骨牵开器、无菌外固定架与骨牵引，以临时复位。
- 如果预计需要扩大股骨髁间并用髓内钉（IMN）固定，则需要准备金属切割器械，高速磨钻。

全膝关节翻修术

- 常规膝关节拉钩。
- 完整的 TKA 翻修器械，在保留骨量的同时移除固定良好的假体，包括：
  - 摆锯和往复锯；
  - 高速磨钻（如长、短尖头磨钻、6.5 mm 球形磨钻）；
  - 灵活的骨刀；
  - 清除髓腔内骨水泥用的骨水泥清除器械；
  - 如带柄假体存在，可能需要准备环钻。
- 环形钢缆、钢丝以及钢丝过线器。
- 骨干、干骺端铰刀及 TKA 翻修切割夹具。

内置物

股骨切开复位内固定术 / 髓内钉

- 股骨远端关节周围锁定接骨板和逆行髓内钉通常用于这些骨折的固定。
- 对于远端骨量不足的复杂骨折，采用"混合"结构（使用锁定 / 不锁定螺钉）和多轴锁定螺钉的锁定接骨板优于固定角度锁定接骨板。
- 当计划使用逆行髓内钉时，可使用兼容的聚乙烯衬垫（和试模），因为拆除聚乙烯衬垫可以简化置钉操作。

胫骨切开复位内固定

- 干骺端接骨板、支撑接骨板和 / 或关节周围锁定接骨板（首选）。
- 如果计划固定胫骨结节骨折，应准备钢缆丝。

人工全膝关节翻修术

- TKA 翻修假体系统，包括：
  - 带骨水泥延长杆的胫骨和股骨假体；
  - 增加假体的限制性，包括内翻 / 外翻限制型假体和旋转 / 铰链假体；
  - 常需要准备旋转铰链假体进行股骨远端置换；
  - 基于对骨丢失情况的评估，可选择金属增强块、金属钠和 / 或多孔金属块；
  - 合适的聚乙烯衬垫；
  - 兼容的厂家提供髌骨假体。
- 环扎钢缆 / 钢丝。
- 兼容的厂家提供髌骨假体。
- 同种异体骨。

体位

股骨切开复位内固定 / 髓内钉

- 患者可仰卧或侧卧于可透视手术台上。
- 如果术前发现骨折肢体明显短缩，仅借助骨折牵引床可能很难恢复肢体长度。在准备假体之前，应考虑以下几点：
  - 在患者麻醉并达到充分肌肉麻痹后，应尝试在透视下对骨折进行复位。如果肢体长度难以通过手法复位恢复，则应使用股骨牵开器、外固定架与无菌骨牵引装置，以临时复位。
  - 应检查对侧肢体，以确定正常的肢体长度和旋转。股骨长度可以用 X 线标尺和透视来评估。旋转剖面可以通过术前检查健侧髋部的内外旋和足部的正常休息位来进行测量。
  - 对于切开复位内固定，于同侧髋关节下方放置厚垫子有助于肢体保持内旋；如有需要，无菌止血带应尽量接近大腿近端。铺巾时应显露髂前上棘至踝关节，包括整个髋关节。
  - 于股骨远端骨干区域放置一个可透射 X 线的三角形垫，以帮助复位并简化膝关节成像。
  - 如使用髓内钉固定，应使膝关节至少屈曲 40°。
  - 可以考虑将健侧下肢消毒并置于手术野内，以便在术中行患侧股骨侧位成像时可以将其抬高。
  - 术中透视应从健侧投照。

胫骨切开复位内固定

- 患者仰卧于可透视手术台上。
- 同侧髋关节下方放置厚垫子有助于肢体的内旋。
- 无菌下肢止血带。
- 将三角形垫子垫在下肢远端下方，可方便术中透视。
- 术中透视应从健侧投照。

全膝关节翻修术

- 患者仰卧于可透视手术台上。
- 非无菌下肢止血带置于大腿上部近端。
- 术中放置试模后应进行垂直平面的透视，术中透视应从健侧投照。

手术入路

股骨切开复位内固定

- 通常使用侧方入路显露股骨远端并行切开复位内固定（ORIF）。
- 显露应与计划的复位固定方法一致。对于粉碎性骨折，目标是功能性间接复位，无须直接暴露骨折部位。只要复位可接受，可仅进行远端显露，近端螺钉可经皮置入。对简单骨折计划直接复位时，可采用可扩展的外侧入路，从股四头肌下方到达股骨。
  - 切口远端为弧形，从股骨外侧髁中央到 Gerdy 结节。

- 切口可沿股骨后方向近端延伸。
- 外侧切口和前方 TKA 切口之间的皮桥应尽量大。
- 对皮下脂肪进行浅层剥离，顺纤维走行方向，平行于皮肤切口直线切开髂胫束。
- 将股外侧肌从肌间隔分离并向前方牵开，可以直接看到骨膜。
  - 剥离程度取决于骨折的类型、假体位置以及经皮内固定的方便程度。
  - 对术野的穿支血管进行电凝或结扎。
  - 横断穿支血管会导致血管收缩，会使止血变得困难，建议提前解剖显露穿支血管。
- 有时需要通过前内侧入路显露股骨远端内侧面。
  - 在股内侧肌和股直肌之间的间隙做纵切口。
  - 在远端，通过内侧髌旁入路切开伸膝装置。
  - 该入路可以根据需要向近端延伸：
    - 通过近端剥离，沿纤维走行方向切开股中间肌，并向上牵开显露股骨干。
    - 考虑到邻近收肌腱裂孔内的股血管，在大腿内侧三分之一远端进行解剖时需要格外仔细。

股骨逆行髓内钉

- 股骨逆行髓内钉的进钉点可以通过膝关节前切口建立。
- 建议经髌旁内侧入路切开关节，使髌骨半脱位并去除聚乙烯衬垫（如果有可替换的衬垫），以便进入髁间窝。

胫骨切开复位内固定

- 胫骨近端可通过向远端扩展先前的 TKA 纵切口从前方进行显露，或通过单独的内侧或外侧入路（取决于骨折位置）从前方进行显露。
- 如果采用双切口入路，应尽量使切口相互远离，降低中间皮桥坏死的可能性。
- 切口应该在胫骨结节的内侧或外侧，而不是直接在骨性突起上。

全膝关节翻修术

- 利用之前的 TKA 切口于膝关节前方做可延伸的纵切口，更有利于 TKA 翻修。
  - 如果有多处瘢痕，最好采用最外侧的切口，使其可向近端和远端延伸，同时保持上方皮肤的血供。
- 保守来说，全厚皮瓣也有助于减少皮肤灌注损伤。
- 内侧髌旁关节切开入路是最常用的入路。
- 由于瘢痕增生和髌骨低位，在膝关节翻修时很难使髌骨脱位。
  - 对髌上囊、内侧间沟、外侧间沟、髌腱后方等处的瘢痕粘连组织的精细松解，有助于松动髌骨。
  - 通过向近端延伸切口、松解外侧支持带和斜切股四头肌进一步提高髌骨的活动度。鉴于利于暴露和不需要改变术后康复方案，建议股四头肌斜切应尽量小，以同时兼顾方便显露和术后康复[1]。
  - 移除聚乙烯衬垫有助于松弛伸肌装置。
  - 胫骨结节截骨或股四头肌腱 V-Y 延长等可扩展性显露很少被利用。
  - 避免在膝关节屈曲位时外翻髌骨有利于显露。在膝关节伸直位下去除髌骨假体后，可以安全地将髌骨滑入外侧间沟。

术前计划

- 制订合理的膝关节假体周围骨折治疗方案的关键因素，包括骨折位置和移位情况、当前假体的稳定性和对线、骨质量、相关功能缺陷和患者健康情况等。因此，详尽的病史、体格检查和影像学检查是至关重要的。

病史采集

- 损伤的机制和时间。
- 前期的疼痛程度。
- 功能水平。
- 合并症。

体格检查

- 软组织条件，包括先前的切口或开放性伤口。
- 总体畸形程度。
- 伸膝装置的功能。
- 神经与血管的检查。
- 骨筋膜室的状态。
  - 避免漏诊骨筋膜室综合征，特别是高能量损伤机制。

影像学评估

- 需要对受伤肢体摄取正位全长 X 线片。
  - 包括完整的膝关节序列（正位、侧位和髌骨轴位），以及股骨和胫骨的全长正侧位片，以评估骨折上、下方的关节。
  - TKA 假体的稳定性评估是关键，尤其是：
    - 假体沉降。
    - 内置物周围放射透亮线。
    - 假体位置或对线的改变。
    - 破碎的骨水泥层。
    - 与损伤前 X 线片的对比。
  - 注意髌骨高度，因为这可以有助于评估伸膝装置的完整性。
  - 观察骨丢失和残留宿主骨的质量。
  - 注意假体的对线和旋转、肢体的整体机械力线，以及其他可能影响手术计划的结构或畸形。
  - 老年患者常有病理性损伤，特别是低能量骨折（图 70.1），应予注意。
  - 对于假体周围骨折，骨折类型不明时，有必要行 CT 检查，以更好地评估假体周围的骨量；也可用于无法通过 X 线片确定假体稳定性时。此外，CT 检查还可深入了解假体的旋转。
  - 对于严重的粉碎性骨折、骨折远端不太清楚的股骨远端螺旋形骨折，以及对股骨假体的稳定性有疑问时，需要行 CT 检查。

骨折分型与治疗选择

- 理想的分类方案需要：①便于临床医生之间的沟通，②只包含相关变量，③指导治疗，④具有指导预后功能，⑤使用简单[2]。因此，对于膝关节假体周围骨折，作者推荐以下方案。

股骨

- Lewis−Rorabeck 分型[3]。
  - 考虑骨折移位和假体的完整性。
    - Ⅰ型：无移位骨折，假体完好（图 70.2A，B）。
    - Ⅱ型：移位骨折，假体完好（图 70.3A，B）。
    - Ⅲ型：无移位或移位骨折，假体松动或失效（图 70.4）。

胫骨

- Mayo 分型[4]。
  - 考虑骨折位置、假体的完整性和骨折发生时间（图 70.5）。
    - Ⅰ型：胫骨平台骨折。
    - Ⅱ型：靠近假体柄。
    - Ⅲ型：远离假体柄。
    - Ⅳ型：胫骨结节骨折。

  亚型
    - A：假体固定牢固。
    - B：假体松动。
    - C：术中。

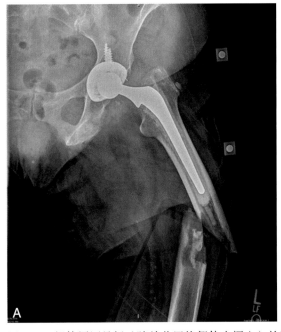
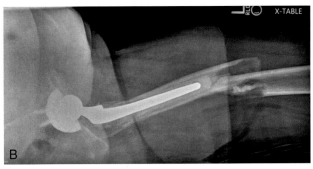

图 70.1 假体周围骨折（膝关节置换假体未摄入）的髋关节正位（A）、侧位（B）X线片，显示骨折部位骨皮质有虫蚀样改变，活检证实为转移灶

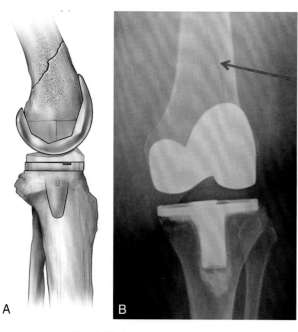
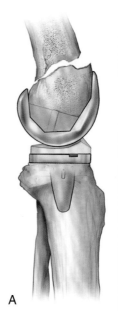
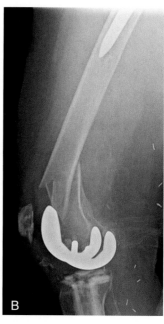

图 70.2　股骨假体周围 Lewis-Rorabeck Ⅰ 型骨折（箭头）的示意图（A）和前后位 X 线片（B）（Mayo Foundation for Medical Education and Research）

图 70.3　股骨假体周围 Lewis-Rorabeck Ⅱ 型骨折（箭头）的示意图（A）和侧位 X 线片（B）（Mayo Foundation for Medical Education and Research）

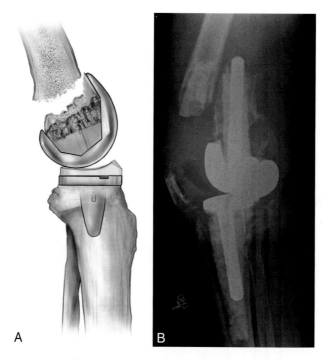

图 70.4　股骨假体周围 Lewis-Rorabeck Ⅲ 型骨折（箭头）的示意图（A）和侧位 X 线片（B）（Mayo Foundation for Medical Education and Research）

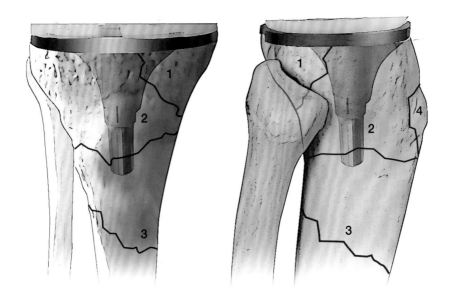

图 70.5　Mayo 胫骨假体周围骨折分型示意图

手术计划与模板测量

- 应尽量获取初次置换手术记录和 TKA 假体型号标签，特别是手术入路和假体位置。
- 股骨和胫骨全长 X 线片对检测任何可能影响治疗的骨异常（如畸形）或其他内置物至关重要。
- 治疗基于股骨和胫骨骨折的分型。

股骨

- Ⅰ型：对假体稳定的股骨远端非移位性骨折，可采用非手术治疗或手术治疗，包括石膏和限制负重，密切进行影像学随访。缺点包括畸形愈合、骨折不愈合以及治疗后功能丧失的风险相当高。以接骨板和螺钉固定或逆行髓内钉的形式进行手术干预，可使患者更早地活动和达到更大的活动范围，但存在固有的手术风险[5]。
- Ⅱ型：多种方法可用于治疗假体稳定伴移位的股骨远端骨折。需要考虑的因素包括骨折类型、是否为粉碎性骨折、骨折部位、股骨假体的设计（保留后交叉韧带或后稳定型）、与股骨假体连接的骨量、宿主骨的质量以及与相对于初次手术的骨折发生时间。在初次 TKA 术中发生的骨折，通常可以单独使用具有延长杆的股骨假体或配合辅助固定物（钢缆或钢丝、接骨板和螺钉或拉力螺钉；图 70.6）越过骨折部位进行处理。
- 对于术后骨折，手术恢复骨折稳定的目标包括解剖复位，恢复下肢长度，促进骨折愈合，早期活动和恢复活动范围。可采用以下固定方式，使用或不使用植骨：
  - 关节周围锁定接骨板。
    - 骨量少和某些股骨假体的设计会造成远端固定不佳。使用可变角度锁定接骨板可实现不同的固定模式，尤其对假体周围骨折。
    - 可以考虑通过有限切口于肌下插入，以尽量减少软组织剥离和对骨折部位血管的损伤。

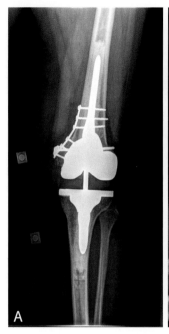
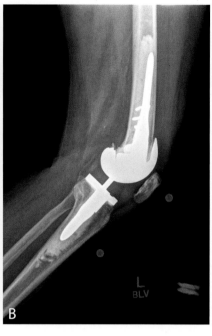

图 70.6　术后膝关节正（A）、侧位（B）
X线片，显示再次置入膝关节假体时发
生了股骨内侧髁轻度移位的骨折。除使
用越过骨折的有延长杆的股骨假体外，
还使用了拉力螺钉固定和支撑接骨板。

- 接骨板长度至少需要保证近端有 4 枚螺钉（八层皮质）。尽量保证较长的工作长度，尤其是在粉碎性骨折的情况下。
- 在假体间骨折治疗计划中，应使接骨板与髋关节假体重叠。此时近端板的偏心距和可变角度锁定螺孔有助于近端的牢固固定（图 70.7）。需要辅助固定时，应准备环形钢缆或钢丝。
- 髓内钉。
  - 偏骨干区的股骨髁上骨折可行顺行髓内钉治疗。对于远端骨折，首选逆行髓内钉。
  - 使用逆行髓内钉的先决条件是股骨假体的设计允许髓内钉于合适的进钉点穿入（图 70.8）。参考文献对不同的 TKA 模型进行了测量，以评估逆行髓内钉固定的兼容性[6]。
    - 多数髓内钉的直径为 10~13 mm，多数保留后交叉韧带的股骨假体有一个 14 mm 的窗口，允许直径小 1~2 mm 的逆行髓内钉通过。
    - 建议尽可能使用较粗的髓内钉，因为这些患者往往髓腔较宽（限制因素往往是假体髁间尺寸而不是髓腔大小）。如需要，可用金属磨钻来加宽狭窄的窗口。虽然有些设计允许后稳定型假体髁间通过髓内钉，但多数设计无法通过。有文献描述了在封闭的髁间磨出穿过髓内钉的窗口的技术[7]（图 70.9），但操作前需谨慎权衡假体破坏和残留金属碎片于膝关节内的风险。
    - 仔细检查股骨假体位置。使用逆行髓内钉固定股骨髁上骨折容易发生过伸畸形，尤其是在股骨假体处于屈曲位的情况下（图 70.10）。
  - 由于没有合宜的进钉点，因此术前屈曲不足 40°~60° 的膝关节僵硬是逆行髓内钉固定的禁忌证。
  - 髓内钉的长度应以延伸到股骨近端小转子为准，避免在转子间区导致不适当的应力升高。
  - 首选具有多种远端锁定选择的逆行髓内钉，至少需要将 3 枚螺钉插入远端骨折块。一般不建议单独使用短的髁上髓内钉，因其可能会增加失败率。

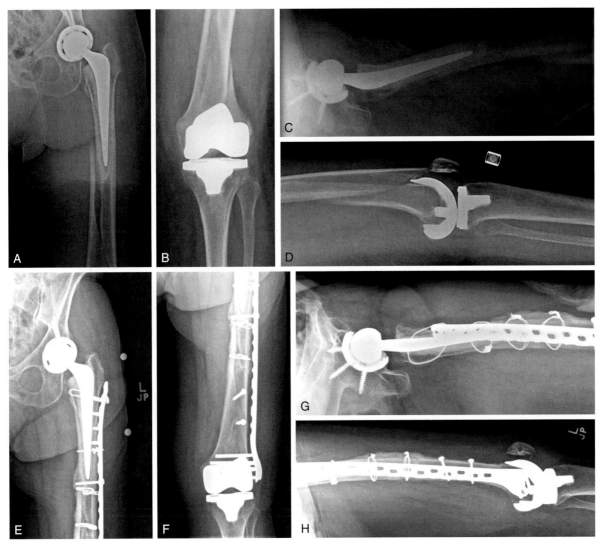

图 70.7　固定良好的全髋关节和全膝关节假体间螺旋形骨折的股骨正（A, B）、侧位（C, D）X 线片。切开复位内固后 6 个月的股骨正（E, F）、侧位（G, H）X 线片显示，使用拉力螺钉对骨折块进行加压，并通过膝关节至小转子以上的股骨外侧可变角度锁定接骨板将骨折置于中心予以保护并与两侧假体重叠。在需要辅助固定的情况下，应准备好环形钢缆或钢丝

- ▪ 虽然有可能在保留聚乙烯衬垫的情况下穿过逆行髓内钉，但建议准备可替换的衬垫。去除衬垫可助于显露，并且在手术结束时更换衬垫有助于确保衬垫不被损坏，维持膝关节处于适当的稳定状态。
- ▪ 计划采用逆行髓内钉固定时，强烈建议使用锁定接骨板。多个不可预见的变量，包括远端固定不充分等，会使逆行髓内钉效果欠佳。
- • 固定角度接骨板。
  - ▪ 有两种固定角度接骨板可用于稳定股骨远端假体周围骨折：角接骨板或螺钉髁接骨板。
    - ▪ 随着现代锁定接骨板的出现，这些内置物已很少使用。缺点包括仅远端固定，有内翻塌陷的倾向。

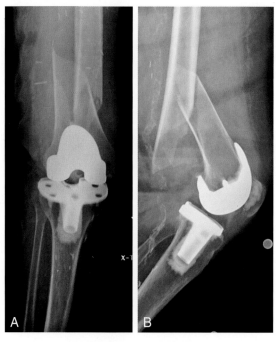

图 70.8　股骨远端假体周围粉碎性骨折的正（A）、侧位（B）X 线片。该骨折位于固定良好的保留后交叉韧带全膝关节假体上方。该假体允许逆行髓内钉通过

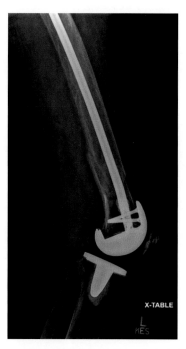

图 70.9　膝关节侧位 X 线片，显示通过在封闭设计的假体髁间制备窗口，使逆行髓内钉穿过以固定股骨髁上假体周围骨折

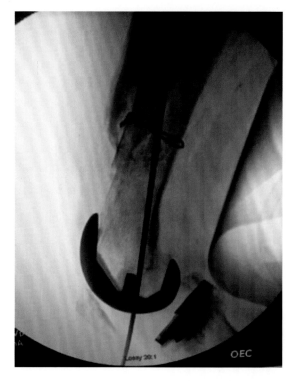

图 70.10　膝关节侧位 X 线片，显示于屈曲位安装的股骨假体迫使逆行髓内钉的进钉点偏后，从而导致股骨髁上假体周围骨折部位出现成角畸形（Marc A. Zussman，MD 提供）

- Ⅲ型：伴股骨假体松动的股骨远端移位性骨折的治疗较为困难。
  - 全膝关节翻修术。
    - 对于假体松动或不稳定（或严重粉碎性骨折或骨折远端分离移位使得无法实现骨折块的稳定固定）的情况，使用延长杆和干骺端锥形块进行翻修是合适的首选治疗方案。
    - 手术需要使用骨水泥延长杆，可能需要使用限制型假体。存在骨丢失时，可能需要结构性植骨、增强块和 / 或干骺端固定（袖套或锥形填充块），通过增加限制性来加强固定的稳定性。
    - TKA 翻修术的优点包括，如果能获得稳定的骨折固定，可以早期恢复活动和进行负重。
    - 术前进行股骨和胫骨的模板测量是必要的。除了评估假体的尺寸外，模板还用于测量截骨水平和评估是否需要增强块，以及骨水泥延长杆的长度、位置和大小。
    - 根据与计划的翻修假体的相容性和预期的假体限制性来考虑选择保留部分假体（如保留固定良好和对线良好的胫骨假体）。
    - 由于通常只有在术中对骨折进行评估后才能确定应选用何种方式进行翻修，因此治疗膝关节假体周围骨折的外科医生必须有专业知识和技术支持，来进行干骺端固定的 TKA 翻修术或使用肿瘤假体进行翻修。
  - 股骨远端置换。
    - 对于不太可能进行进一步翻修手术的高龄患者，在出现明显的粉碎性骨折、骨质疏松和韧带支持丧失的情况下，可以选择股骨远端置换膝关节翻修。
    - 在这种情况下，无须等待骨折愈合，可进行早期的功能锻炼和负重。

胫骨

- ⅠA 型：对假体稳定的非移位性胫骨平台骨折，可以通过限制负重、支具或管型、密切的影像学随访来治疗，同时也可以考虑胫骨平台切开复位内固定。
- ⅠB 型：伴假体松动的胫骨平台骨折是早期翻修的一种适应证，需要使胫骨假体延长杆越过骨缺损。可以使用螺钉对骨折进行固定，伴发骨缺损的治疗应基于缺损深度：<5 mm 可以填充骨水泥；5~10 mm 可以填充骨水泥和螺钉（"钢筋混凝土"）；缺损 >10 mm 可能需要使用增强块。
- ⅠC 型：对术中胫骨平台骨折，常在最后置入假体前用松质螺钉或接骨板复位固定（图70.11）。
- ⅡA 型：假体周围骨折发生在胫骨近端偏骨干区，如果骨折没有移位，可以采用非手术治疗。对于移位性骨折，可以使用传统的接骨板内固定技术以实现坚强固定。如无法实现坚强固定，建议使用胫骨延长杆以越过骨折部位。对于固定良好的胫骨假体，去除假体难度较大并常导致相当大的骨丢失。
- ⅡB 型：胫骨假体柄周围骨折常伴假体松动，最好采用有延长杆的胫骨假体进行翻修。在干骺端骨丢失较严重的情况下，可以使用打压植骨、干骺端袖套或锥形填充块来处理[8]。
- ⅡC 型：在取出胫骨假体或置入有柄假体的过程中，胫骨假体柄附近常会发生骨折。如果术中发现骨折，可以使用较长的假体柄来越过骨折。如果术后发现骨折，轻微移位骨折可采用限制负重保守治疗 6 周来处理。

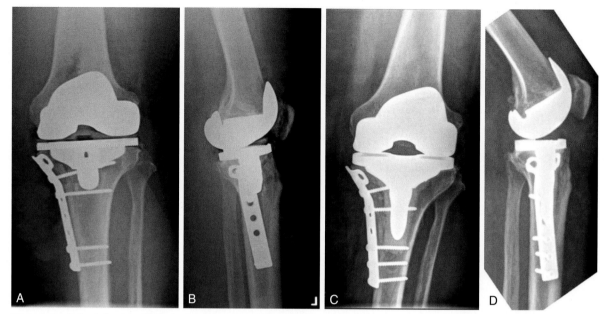

图70.11　术中正（A）、侧位（B）透视，显示在初次全膝关节置换术中使用打桩器时出现胫骨平台内侧骨折。术后 3 个月的正（C）、侧位（D）X 线片显示，用胫骨假体延长杆和内侧接骨板处理后，愈合良好（Kevin I. Perry, MD 提供）

- Ⅲ型：胫骨组件远端骨折可能是由外伤、肢体对线不良或胫骨结节截骨术引起的。如果骨折块移位小于 1 cm 且骨折块间的接触超过 50%，则可采用非手术方法治疗。对不符合这些标准的骨折，应进行切开复位内固定治疗。如果骨折继发于 TKA 对线不良导致的应力增加，则需要使用具有较长延长杆的胫骨假体越过骨折进行纠正性翻修。建议越过骨折至少一个皮质直径。
- Ⅳ A 型：对轻微移位或无移位的胫骨结节骨折，可采用于膝关节伸直位制动进行保守治疗。如有明显移位，需要结合钢丝捆扎、肌腱转位或人工补片重建进行切开复位内固定。
- Ⅳ B/C 型：对术后或术中发生于与松动假体连接处的胫骨结节骨折，需要对胫骨假体进行翻修，用螺钉或钢丝对胫骨结节进行切开复位内固定。

骨、内置物和软组织技术

使用关节周围锁定接骨板行股骨切开复位内固定（Lewis-Rorabeck I、II 型骨折）

- 当对假体稳定的股骨远端假体周围骨折进行切开复位内固定时，仔细检查骨折类型以评估骨折一期或二期愈合至关重要，将决定显露和固定的范围。
  - 对于简单的骨折（图 70.12），最好采用骨折块间加压进行坚强固定，使骨折一期愈合。在这种情况下，前面所述的股骨远端外侧入路向近端延伸切口对骨折的直接显露和解剖复位有帮助，可将锁定接骨板置于骨折块间拉力螺钉的上方。
  - 对粉碎性骨折（图 70.13），可通过恢复骨折的相对稳定性来实现骨折的二期愈合。在这种情况下，可以通过远端微创切口于肌下置入股骨外侧锁定接骨板，经皮拧入近端螺钉形成桥接结构，尽量减少对骨折部位的剥离。

- 使用骨牵引或外固定辅助实现间接复位。位于前方的跨膝关节外固定支架效果良好，可以在维持临时复位的同时允许进行大腿外侧的操作。
- 如前所述，完成股骨远端外侧显露。
- 确认骨折复位满意时，通过透视选择长度合适的股骨远端锁定接骨板。
  - 充分掌握股骨远端解剖知识，对于判断复位是否充分和接骨板的正确定位很重要（图70.14）。
  - 接骨板一般应延伸至小转子上方，并可根据股骨嵴进行塑形。
- 使用插入柄将股骨远端锁定接骨板从膝关节于肌肉下、骨膜外逆行滑入股骨近端。

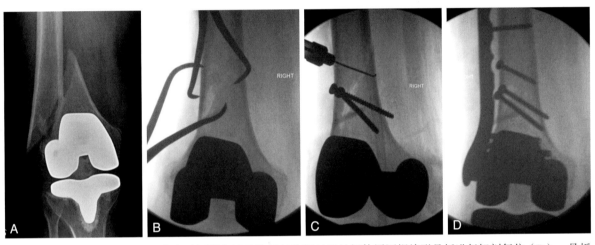

图70.12 骨折前后位（A）和术中透视影像显示使用复位钳对股骨假体周围螺旋形骨折进行解剖复位（B）。骨折块间拉力螺钉固定（C），锁定接骨板置于拉力螺钉的上方实现整体稳定性（D）

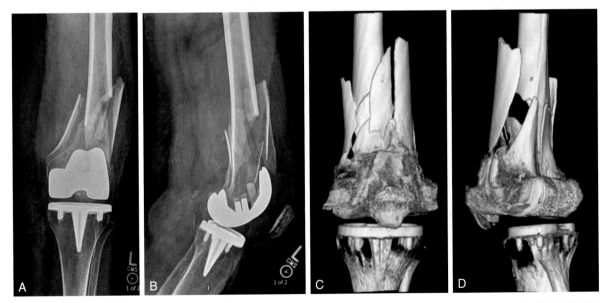

图70.13 正（A）、侧位（B）X线片和三维CT重建（C，D）显示 Lewis-Rorabeck II 型粉碎性股骨假体周围骨折，可以使用肌下锁定接骨板固定

- 通过正侧位透视检查接骨板长度是否合适，在冠状面和矢状面位置是否合适。
  - 避免股骨远端接骨板放置偏后，否则会因股骨髁的膨大而导致股骨髁内移（即所谓的高尔夫球杆样畸形；图 70.15，图 70.14A）。
- 确定了接骨板的长度和位置后，使用导针穿过远端中心钉孔将接骨板固定于股骨远端（图 70.16A，B）。
  - 导针应与关节线平行，可提供对接骨板前后位置进行调整的合适轴点，使其与股骨干轴线对齐（图 70.16C）。值得注意的是，固定角度接骨板的设计目的是重建股骨远端外翻力线。远端螺钉与关节线平行将有助于确保股骨干贴服接骨板，使股骨解剖轴得到恢复。
- 然后可以经皮用克氏针或拉力钻将接骨板固定于股骨近端。
- 建议在置入螺钉前对接骨板位置和骨折复位进行透视检查。
- 使用 2~3 枚全螺纹锁定螺钉将接骨板远端固定于股骨。空心铰刀常置于中心导针外。
- 近端放置至少 1 枚螺钉固定接骨板。

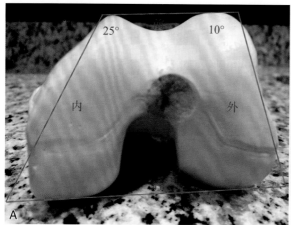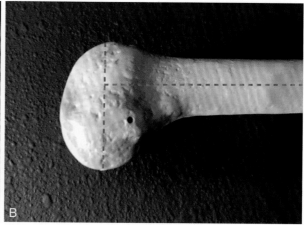

图 70.14　图（A）示股骨远端呈梯形，后方较前方宽。股骨远端干骺端外侧与矢状面夹角为 10°，干骺端内侧与矢状面夹角为 25°。第二张照片（B）从侧面观察股骨远端，可见股骨干与股骨远端髁的前半部相延续

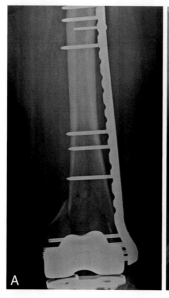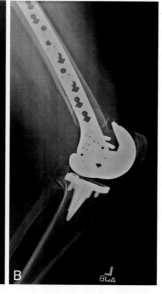

图 70.15　正（A）、侧位（B）X 线片显示股骨远端锁定接骨板切开复位内固定治疗股骨远端假体周围骨折术后出现股骨髁内移（"高尔夫球杆"样畸形）

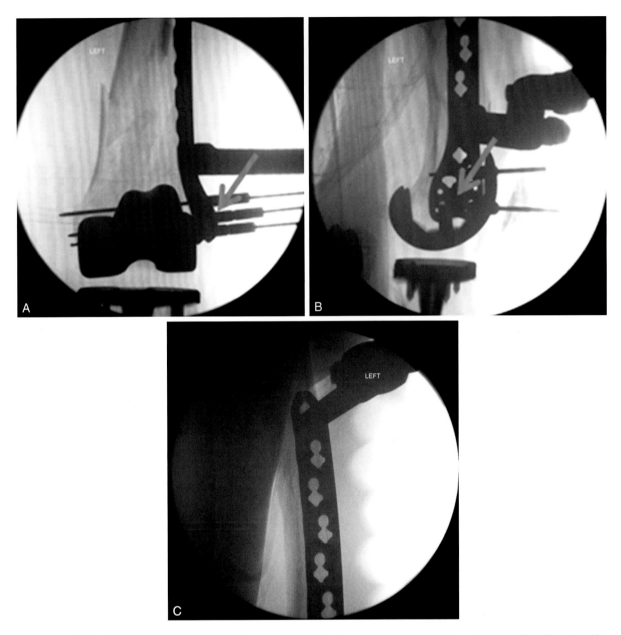

图 70.16 术中股骨远端假体周围骨折（见图 70.13）的正（A）、侧位（B）透视影像，显示导针穿过接骨板远端中心孔（箭头），轨迹与关节线平行。侧位片证实股骨近端接骨板与股骨干对齐（C）

- 第一枚螺钉应该使用非锁定的皮质骨螺钉。锁定螺钉应最后置入。
- 在接骨板的远端置入剩余的锁定螺钉。
  - 由于股骨远端呈梯形，需要将 C 臂内旋 25°~30° 进行正位透视来验证螺钉的长度（图 70.14A）。过长的远端螺钉在标准正位影像中会被误认为在骨内。
  - 对于保留后交叉韧带的假体，髁间透视有助于排除螺钉在髁间后方穿出。
- 近端固定首选双皮质锁定螺钉，通常可以经皮置入。固定接骨板时应避免损伤骨折部位，防止复位丢失。上述全髋关节置换假体的存在使近端固定难以完成，可能需要替代的固定策略（图 70.7E~H），包括单皮质锁定螺钉和 / 或钢丝，以及指向小转子的双皮质螺钉。

- 如果实现了骨折的直接复位和加压，则接骨板发挥"中和结构"保护的作用。因此，可在骨折处的股骨干上临时用 2~3 枚非锁定螺钉固定。不需要在每个螺孔处都置入螺钉（图 70.7E~H）。这些螺钉通常可以通过骨折复位切口或经皮技术置入。然而，外科医生必须意识到，接骨板预塑形后往往与股骨远端外侧皮质的轮廓不能完全吻合。因此，在复位良好的骨折中应用非锁定螺钉可能会导致复位丢失。在这种情况下，锁定螺钉可能有帮助。

- 对粉碎性骨折进行间接复位时，接骨板起桥接作用。因此，在与骨折相邻的位置应仔细置入螺钉以提供足够的张力来诱导骨折二期愈合（图 70.17）。

- 对干骺端骨丢失，可由术者自行决定是否植骨。

- 最后评估膝关节稳定性。

- 彻底冲洗所有伤口，逐层缝合。

股骨逆行髓内钉（Lewis-Rorabeck I、II 型骨折）

- 以图 70.18 所示的病例为例，在固定良好的 TKA 上方置入逆行髓内钉治疗股骨远端假体周围骨折。

- 在膝关节三角固定架上对骨折进行闭合复位。如果骨折不能复位，可能需要进行微创或切开复位。骨折复位的技术如下所述。

- 经膝前切口于髌旁内侧关节切开进入膝关节。

- 通常逆行髓内钉固定应用于髁间开放的股骨假体，因其开放的髁间可以容纳髓内钉。如果决定使用金属磨钻来帮助髓内钉通过（扩大开放的髁间窗口或在封闭的髁间中创建窗口），必须尽量减少对假体的不适当损伤，避免任何金属碎片滞留于关节腔。

- 膝关节屈曲约 40°，通过透视在髁间寻找建立合适的进钉点（图 70.19A 和 B）。去除聚乙烯衬垫（如有可替换的内衬）有助于建立合适的进钉点。合适的进钉点在侧位影像上应位于 Blumensaat 线顶点并与股骨髓腔中心在冠状位和矢状位一致。将导针逆行钻入。将导针钻入髁间窝后方时，用一只手轻微抵消股骨假体倾斜的倾向。导针一旦进入皮质，将手抬起，以便使其与股骨干共线。此时，正侧位透视可见导针位于髓腔中心后将导针钻入远端股骨干。

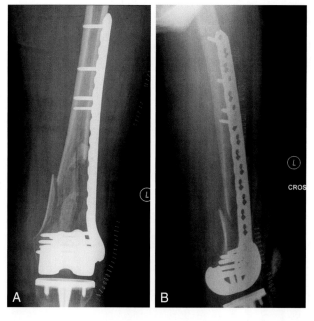

图 70.17　股骨正位（A）、侧位（B）X 线片显示对图 70.13 所示的股骨髁上假体周围骨粉碎性骨折采用侧位锁定接骨板进行桥接固定

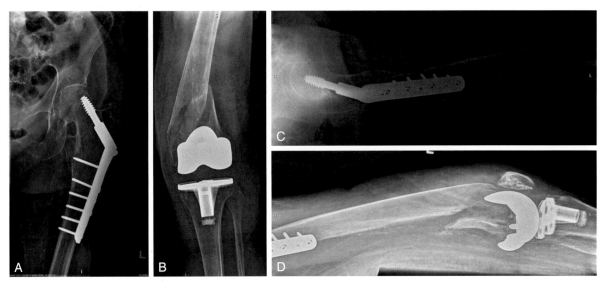

图 70.18 正（A，B）、侧位（C，D）X 线片显示股骨远端假体间骨折，位于固定良好且保留后交叉韧带的全膝关节置换假体和转子间骨折愈合后保留的滑动鹅头钉之间。最终决定采用逆行髓内钉进行固定以保护股骨颈

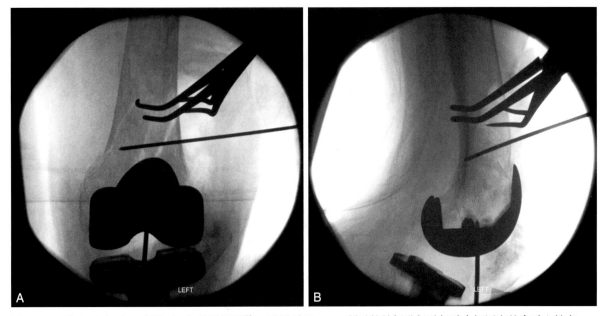

图 70.19 术中正（A）、侧位（B）的透视影像，显示对图 70.18 所示的骨折进行逆行髓内钉固定的合适入针点

- 将软组织拉钩置于导针前端，以保护髌腱和假体。
- 用空心铰刀于股骨远端开髓。
- 确保骨折已复位。
- 再次尝试在膝关节三角固定架上对骨折行闭合复位。
  - 通过牵引恢复肢体长度，确保肌松程度适宜。
  - 在腓肠肌牵拉下，股骨远端骨折多使膝关节处于过伸移位，膝下放置软垫可以减轻这种变形力。远端骨折的阻挡螺钉可在干骺端形成一条与近端骨干相延续的管腔，有助于复位。

- 另外，股骨牵开器有助于取得并维持骨折复位。它可以从外侧置入，近端插入大转子，远端置于股骨髁的后方或胫骨近端。有人建议前路放置，以避免远端骨折后方成角。
- 如果骨折复位失败，推荐采用微创小切口行切开复位，通常可以使用球形顶棒在骨干骨折块上向内侧推和使用骨钩在远端骨折块上向外侧拉来完成。
- 如果上述方法失败，则需要进行正式的切开复位。除非存在开放性骨折伤口，否则最好选择侧切口。
- 必须通过体格检查和影像学检查评估肢体长度是否恢复，旋转畸形是否得到矫正。在没有粉碎性骨折的情况下，可以通过对比近端和远端的股骨内外侧骨皮质厚度，确保它们是相等的，来确认旋转畸形得到矫正。
- 从膝关节穿过一根球头导针至梨状窝下方，确保扩髓空心铰刀将推进至小转子水平以上，并且停在导针的球头以下（图 70.20）。

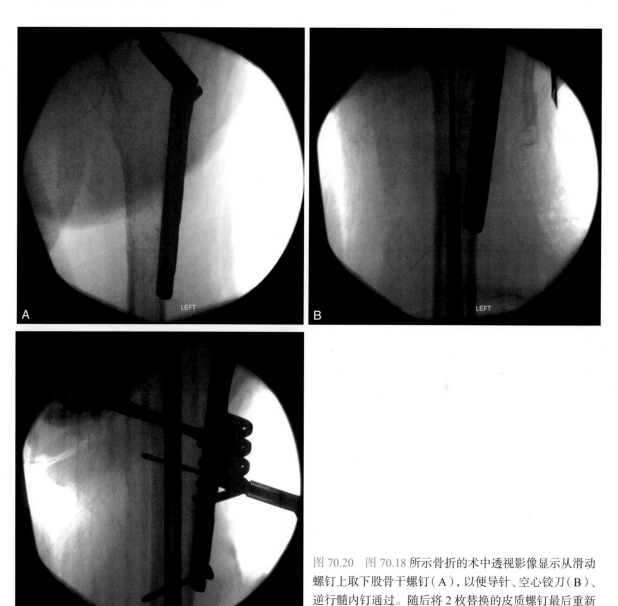

图 70.20　图 70.18 所示骨折的术中透视影像显示从滑动螺钉上取下股骨干螺钉（A），以便导针、空心铰刀（B）、逆行髓内钉通过。随后将 2 枚替换的皮质螺钉最后重新穿过接骨板以避开髓内钉（C）

- 通过导丝确定适当的髓内钉长度。如果测量值在两个尺寸之间，则选择较短的髓内钉。如果需要，可通过不同的末端"端帽"来增加长度。
- 用端切式空心铰刀扩髓。
  - 通常使用 8 mm 或 9 mm 的铰刀开始扩髓。
  - 必须保持骨折复位，避免偏心扩髓。
  - 扩髓铰刀以 0.5 mm 递增，以避免发生热坏死。
  - 根据术前测量股骨峡部最窄的直径来预估髓内钉的大概直径，髓内钉最终直径是用铰刀磨锉皮质开始出现震动的铰刀直径再增加 1.0~1.5 mm。相对于髓腔内径，膝关节置换假体髁间内径可能是限制髓内钉直径的主要因素。
- 将选择的髓内钉穿过导针（多数系统允许髓内钉穿过球头导针，无须更换直头导针）。
  - 髓内钉应通过顺畅；如不顺畅，则应进行透视来评估骨折复位及髓内钉位置。
  - 钉入深度由膝关节侧位片决定。髓内钉末端应接近 Blumensaat 线顶点，以确保它不在膝关节内。这也可通过直接可视化来确认。
  - 透视证实骨折长度和对线合适。
  - 确认所选择的髓内钉顶点在小转子水平或以上。如果低于小转子，可将髓内钉进一步打入；如果髓内钉下沉，可以选择端帽来增加钉的长度。然而这样可能会影响远端骨折的远端固定，也证明了置钉前仔细检查髓内钉合适长度的重要性。
  - 注意保持髓内钉顶点位于梨状窝下方，以防止髓内钉向近端穿出。
- 使用远端交锁导针将髓内钉远端锁定。
  - 建议至少使用 3 枚锁定螺钉固定远端骨折块（图 70.21）。
  - 考虑到股骨远端呈梯形，因此与切开复位内固定一样，需要通过透视仔细检查髓内钉长度（图 70.14A）。

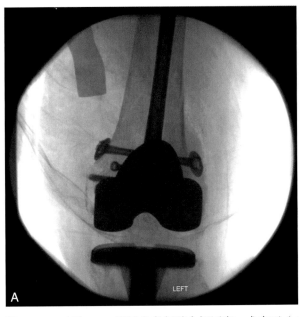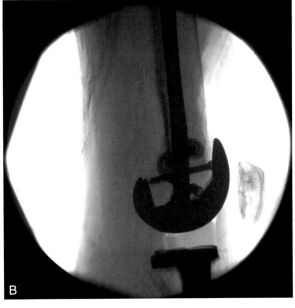

图 70.21 对图 70.18 所示患者行髓内钉固定，术中正（A）、侧位（B）的透视影像显示使用 4 枚远端锁定螺钉固定远端骨折块

- 存在骨质疏松时，可以考虑使用锁定端帽（将最远端锁定螺钉锁定于髓内钉）。
- 在固定远端锁定螺钉后，再次透视重新评估骨折复位情况。
  - 如果发生了缩短，可以通过牵引或向后拍击髓内钉以恢复长度（存在骨质疏松时要小心）。
- 采用同心圆技术放置前后双皮质近端锁定螺钉。
  - 避免从股骨内侧滑出，因为股动脉位于股骨内侧 1 cm 处。
  - 通常近端锁定螺钉长 25~35 mm。
- 最后一次评估膝关节稳定性。如果为便于显露移除了聚乙烯衬垫，此时可以更换衬垫。
- 彻底冲洗所有伤口并逐层缝合（图 70.22）。
- 如肢体没有铺巾覆盖，在患者离开手术室前对长度和旋转进行最后的评估。如果仍然存在明显的下肢长度差异或旋转畸形，则应重新消毒、铺巾并通过改变近端锁定螺钉予以矫正。

使用带延长杆的假体行全膝关节翻修术

- 以图 70.23 所示的病例为例，描述在发生假体周围骨折时使用有延长杆的假体进行全膝关节翻修术。
- 根据 TKA 翻修原则进行显露后取出假体，尽可能多地保留骨量。固定良好的髌骨假体常可保留。
- 彻底清除全部骨水泥和纤维组织。评估骨缺损的程度以验证或调整预期的重建计划（图 70.24）。以下的治疗指南对 TKA 骨丢失的处理提供了基本指导。
  - 包容性骨缺损：
    - <5 mm：骨水泥填充。
    - ≥ 5 mm：多孔金属增强块。
  - 非包容性骨缺损：
    - <5 mm：骨水泥填充。
    - 5~15 mm：多孔金属增强块，金属锥，延长杆。
    - ≥ 15 mm：肿瘤假体或多孔金属增强块，金属锥，延长杆。

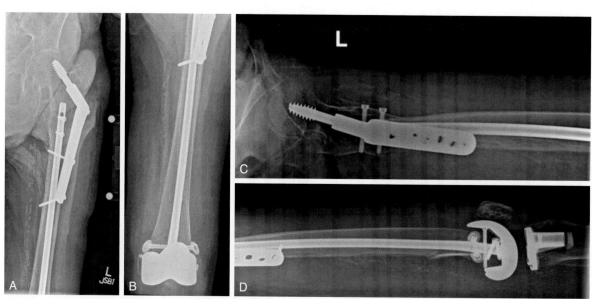

图 70.22　图 70.18 所示患者经髓内钉固定术后的股骨正（A,B）、侧位（C,D）X 线片

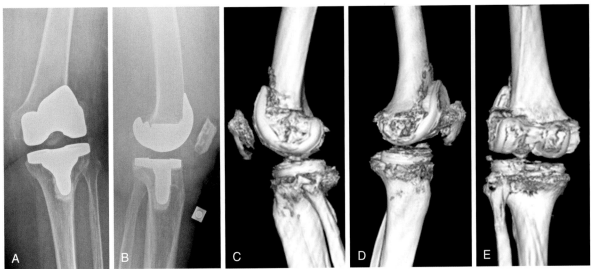

图 70.23 膝关节正（A）、侧位（B）X 线片和三维 CT 重建影像（C~E）显示，全膝关节置换术后股骨远端假体周围骨折位置低且呈粉碎性，不适于行内固定治疗

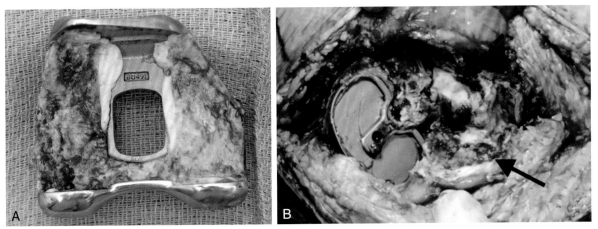

图 70.24 图 70.23 所示患者术中照片，显示取出的股骨（A）和相关的股骨远端非包容性骨缺损（B），包括股骨外侧髁的大部分（实线箭头），但相对保留了内侧柱（虚线箭头），因此骨量足以使用股骨金属锥和铰链膝关节假体进行翻修

- 胫骨准备，包括对胫骨髓腔进行扩髓，并在胫骨近端建立一个与机械轴垂直的骨性支撑平台。

  - 远端磨锉扩髓。

  - 近端为金属锥的置入做准备。

  - 如预计聚乙烯衬垫厚度 ≥ 20 mm，则需要在胫骨使用增强块。

  - 延长杆的长度仍然有争议。存在假体周围骨折时，骨折临时复位后，延长杆应该跨越骨折。一般来说，干骺端骨的损伤越大，重建干骺端骨所需的增强块越大，延长杆应越长。

  - 对于骨量充足的患者，可选用骨水泥干骺端短杆。随着骨丢失的增加，可能需要使用更长的延长杆（>120 mm）。

  - 上述延长杆的使用原则同样适用于胫骨侧和股骨侧。

- 股骨准备。

- 逐步将股骨髓腔扩至适当大小。
- 依据术前模板测量和术中所见选择股骨假体尺寸。
- 确定适当的股骨假体外旋程度。股骨假体的外旋是必需的。在需要进行翻修的病例中，用于确定股骨假体外旋的关键骨性标志物经常受损（如髁间轴、后髁轴和滑车间沟）。在这些情况下，应利用胫骨来确定股骨假体外旋，并确保对称的屈曲间隙平衡。
- 可能需要股骨金属锥（图 70.25）。
- 复位试模并透视。
  - 当达到可接受的间隙平衡时，组装试模假体，包括延长杆和增强块。股骨远端和后方增强块以及胫骨增强块应基于术中对间隙平衡、骨缺损和关节线重建的要求来选择。
  - 置入试模时建议行透视来确认肢体对线、关节线重建，以及髓腔内延长杆的位置满意（图 70.26）。值得注意的是，多数铰链式假体设计外翻偏大，因此股骨假体应轻微内翻。
- 建议术后行 X 线检查（图 70.27）。

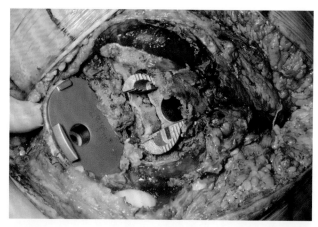

图 70.25　图 70.21 所示患者术中照片，显示用多孔干骺端金属锥重建非包容性股骨骨缺损

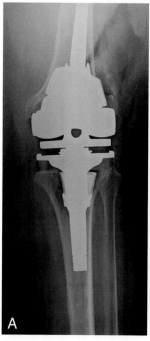
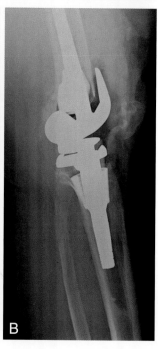

图 70.26　图 70.21 所示患者术中正（A）、侧位（B）透视影像，显示铰链假体试模和股骨胫骨干骺端多孔金属锥。值得注意的是，多数铰链系统有过多的外翻，所以我们更倾向于将股骨假体和延长杆置于轻度内翻的位置以弥补这一缺陷

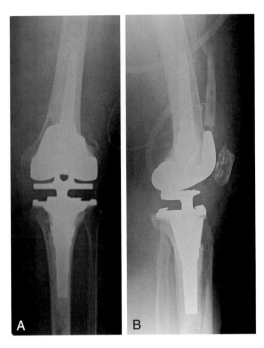

图 70.27 图 70.21 所示患者术后正（A）、侧位（B）X 线片，该患者使用了骨水泥型组配式铰链膝关节假体、干骺端锥形块和胫骨延长杆进行膝关节翻修

参考文献

1. Garvin KL, Scuderi G, Insall JN. Evolution of the quadriceps snip. Clin Orthop Relat Res, 1995,（321）:131−137.

2. Rorabeck CH, Taylor JW. Classification of periprosthetic fractures complicating total knee arthroplasty. Orthop Clin N Am, 1999, 30（2）:209−214.

3. Rorabeck CH, Taylor JW. Periprosthetic fractures of the femur complicating total knee arthroplasty. Orthop Clin N Am, 1999, 30（2）:265−277.

4. Felix NA, Stuart MJ, Hanssen AD. Periprosthetic fractures of the tibia associated with total knee arthroplasty. Clin Orthop Relat Res, 1997,（345）:113−124.

5. Culp RW, Schmidt RG, Hanks G, et al. Supracondylar fracture of the femur following prosthetic knee arthroplasty. Clin Orthop Relat Res, 1987,（222）:212−222.

6. Thompson SM, Lindisfarne EA, Bradley N, et al. Periprosthetic supracondylar femoral fractures above a total knee replace−ment: compatibility guide for fixation with a retrograde intramedullary nail. J Arthroplasty, 2014, 29（8）:1639−1641.

7. Maniar RN, Umlas ME, Rodriguez JA, et al. Supracondylar femoral fracture above a PFC posterior cruciate−substituting total knee arthroplasty treated with supracondylar nailing. A unique technical problem. J Arthroplasty, 1996, 11（5）:637−639.

8. Beharrie AW, Nelson CL. Impaction bone−grafting in the treatment of a periprosthetic fracture of the tibia: a case report. J Bone Joint Surg Am, 2003, 85−A（4）:703−707.

第 71 章

髌骨不稳

TIMOTHY S. BROWN，RAFAEL J. SIERRA

翻译：姜 鹏 审校：孙 水

基本概念

- 髌骨不稳是全膝关节置换（TKA）术后膝前疼痛和关节僵硬的最常见原因。
- 最常见的原因在于股骨部件、胫骨部件或两者均有旋转不良。
- 矫正髌骨不稳的翻修手术，应该矫正部件的位置不良，经常需要将股骨和胫骨部件一并翻修。

无菌器械和内置物

- 翻修 TKA 的器械和假体。

术前计划

诊断

病史

- 曾有过髌骨不稳或脱位病史。
- 曾有过膝外翻畸形并髌骨半脱位的病史。
- 爬楼梯困难或坐位起立困难。
- 膝前痛显著，且不同于上次手术前的膝关节疼痛。

体征与症状

- 膝前痛，上下楼时明显。
- 屈膝位髌骨外侧脱位。
- 主动伸膝困难，但是复位髌骨后主动伸膝容易。
- 如果髌骨持续半脱位或合并股四头肌部分撕裂，会出现伸肌迟滞。
- 膝关节外翻畸形。
- 下肢的过度外旋，可能意味着胫骨部件过度内旋。

检查

体格检查

- 髌骨外移恐惧。
- 髌骨全活动范围的推挤痛。
- 患者将腿完全伸直时，可将脱位的髌骨手动复位。
- 过度足外旋。
- 力线外翻。

影像学检查

- 膝关节正位（AP）侧位片。
- 髋膝踝全长片。
- 双侧髌骨的 Merchant 轴位片。
- 影像学检查可用于：
  - 指导假体的安装（包括髌骨安装）；
  - 骨溶解，聚乙烯磨损；
  - 部件旋转；
  - 髌骨轨迹和倾斜；
  - 下肢力线；
  - 髌骨半脱位或脱位；
  - 髌骨的厚度和截骨的对称性；
  - 髌骨高度（高位 / 低位）；
  - 伸膝机制破坏；
  - 髌骨血管坏死；
  - 髌骨骨折。

CT

- 下肢 CT 检查涵盖从髋到膝（CT），用于评估股骨和胫骨的旋转。仔细阅读 CT 片才不会低估或高估。

非手术治疗

保守治疗

- 轻到中度的膝前痛可以进行物理治疗。对于不太严重的不稳也可以进行髌骨固定。固定无效的不稳最好进行手术治疗，尤其是在明确不稳的病因后。

骨、内置物和软组织技术

手术操作

- TKA 术后髌骨不稳的手术方法取决于不稳的原因。
- 对撕裂的内侧支持带或关节囊进行修复（图 71.1）。
  - 少数急性髌骨不稳是内侧髌旁入路切口愈合失败的结果，单纯软组织修复手术就可能恢复稳定性。前方触及缺损有助于诊断，但是有时修复的软组织被拉伸，故而缺损不明显。
  - 选择先前的内侧髌旁入路进入膝关节，于屈膝位将髌骨半脱位。按照惯例，先检查股骨和胫骨假体的旋转，随后确认髌骨安装和截骨的是否对称。髌骨轨迹通过巾钳或临时缝合关节腔来测试。
  - 如果髌骨部件轨迹良好，关闭内侧支持带，无须其他处理；如果髌骨轨迹偏外，可能需要松解外侧支持带。
- 股骨和胫骨部件位置不良（图 71.2）。
  - 如果股骨和胫骨或两者都出现内旋，那么不推荐单纯翻修髌骨部件或软组织矫正，需要进行全膝关节置换术，以实现合适的旋转和力线。
  - 安放假体试模测试髌骨轨迹。如果外侧支持带、髂胫束或髌股韧带紧张，则都要进行松解。

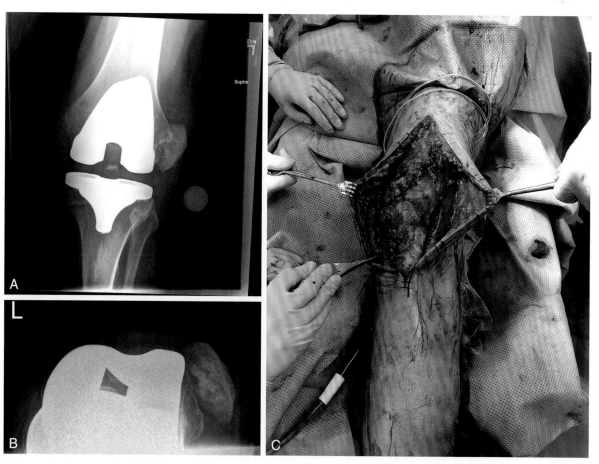

图 71.1　初次 TKA 术后 2 周急性外侧髌骨不稳，前后位（A）和 Merchant 位（B）X 线片。C. 术中照片显示撕裂的内侧髌旁入路切口，进行了缝合修复和广泛的外侧松解

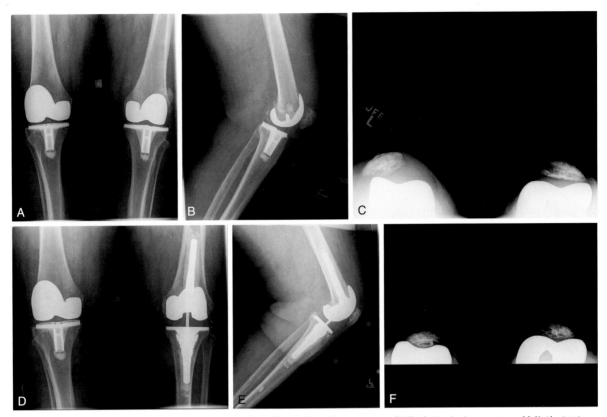

图 71.2　髌股关节不稳和疼痛的患者，股骨部件内旋，术前正位片（A）、侧位片（B）和 Merchant 轴位片（C）。对该患者进行了 TKA 翻修术和髌骨调整，术后正位 AP（D）、侧位（E）和 Merchant 轴位片（F）

- 如果股内侧肌过度拉伸，对伸肌装置的缝合要采用重叠缝合的方式来加强。
- 如果慢性半脱位导致伸肌装置失效，笔者喜欢使用 Marlex 补片重建并加强股四头肌伸肌装置（见第 73 章）。
- 髌骨部件的松弛或位置不良。
  - 对于胫股关节没有旋转或成角畸形的病例，可以单独翻修髌骨部件。
  - 取出髌骨假体（见第 61 章）。
  - 为了将骨损失降到最低，修整髌骨截骨，更换标准的聚乙烯表面假体。
  - 对于中、重度的骨缺损，可以选择双凸面髌骨、髌骨植骨、骨小梁髌骨假体（Zimmer），或仅仅进行再次截骨。对于髌骨半脱位的患者来说，髌骨部件再截骨并非最佳选择。

术后护理

- 多数患者术后即可进行完全负重活动。
- 最初 6 周进行物理治疗以改善主动活动。
- 如果对伸肌装置进行了重建和调整，术后 2~6 周膝关节保持伸直位固定制动，有助于软组织愈合。

第72章

髌骨骨缺损

KEVIN I. PERRY，ARLEN D.HANSSEN

翻译：姜 鹏　　审校：孙 水

关键概念

- 髌骨翻修主要使用标准或双凸面髌骨部件。不到 10% 的 TKA 翻修由于严重的髌骨骨缺损，需要用到数种重建技术。
- 严重的髌骨骨缺损，仅残留所谓的髌骨壳（图 72.1），可以使用髌骨切除置换术、鸥翼截骨术、专用的多孔金属聚乙烯翻修假体，或松质骨植骨等技术（本书推荐并讲解）。
- 最重要的概念：如果股骨或胫骨部件并不在合适的旋转位置，不能只局限于某一种髌骨重建技术。

无菌器械和内置物

- 包括胫骨和股骨的标准 TKA 翻修器械。
- 不可吸收 #1 线。
- 高速磨钻。

手术入路

- 标准内侧髌旁入路。

术前计划

- 确定是否只进行股骨或胫骨的部分翻修，确认有合适的假体可用。

骨、内置物和软组织技术

- 如有严重的髌骨骨缺损，要对髌骨进行植骨（图 72.2）。完成关节置换之后，完整保留髌骨周围组织，包括股四头肌腱下表面厚厚的纤维壳，这部分组织可以作为容纳松质骨植骨的组织袋。
- 小心地取下松弛的或失败的髌骨假体，以免造成更多的骨缺损。

- 确保胫骨和股骨部件旋转位置合适，这样才能保证髌骨轨迹位于中心，否则髌骨重建很可能失败。

- 如果在 CR 假体翻修过程中，股骨也需要翻修，那么在股骨的中央部可以取得充足的松质骨。如果使用带延长杆的股骨假体，在处理股骨髓腔时，从干骺端也可以获得额外的松质骨。

- 在股四头肌腱下面从近端向远端分离软组织瓣，仔细操作避免组织脱落和髌骨上缘撕裂（图 72.3，图 72.4）。

- 如果髌骨剩余骨量不足 10 mm，无法进行标准的髌骨翻修手术，可用高速磨头去除髌骨表面的纤维组织（图 72.5）。

- 用多根不可吸收缝线将组织瓣间断缝合到髌骨边缘的纤维组织上，内侧留一个植入松质骨的开口（图 72.6）。

- 如果局部没有足够的可用组织，那么用附近阔筋膜或髌上囊的纤维壳制作游离皮瓣也是可行的。如果这些组织来源仍然不令人满意，也可以使用商业组织补片。

- 松质骨植骨，可以选择自体骨或储存的同种异体骨，将其植入所谓的"皮塔饼"口袋的内侧口（图 72.7）。

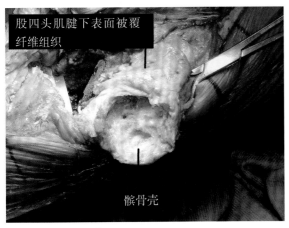

图 72.1 术中照片显示仅存髌骨薄壳，髌腱的下表面覆盖纤维组织

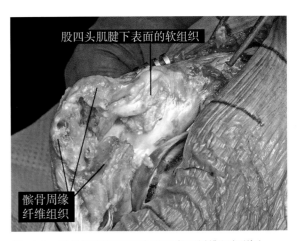

图 72.2 髌骨周围和股四头肌下表面纤维组织增生

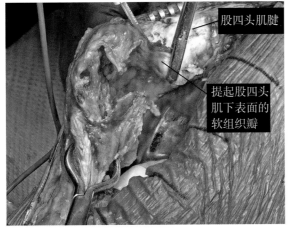

图 72.3 分离股四头肌腱下表面的软组织瓣

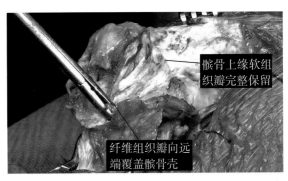

图 72.4 向远端提拉，纤维组织瓣以覆盖仅存的髌骨壳

- 植骨的同时，将口袋内的骨块向外侧、上方、下方填塞压紧。
- 填满组织口袋约需要 50 mL 松质骨颗粒，最终髌骨高度大于 25 mm。
- 达到这个最终高度非常重要，因为松质骨颗粒在术后进入股骨滑车轨道内后会再次压缩 3~5 mm。
- 植骨并压紧后，用不可吸收缝线间断缝合关闭髌骨口袋（图 72.8）。仔细检查髌骨边缘的缝合情况，确保密闭。
- 检查髌骨轨迹，确认其位于中心（图 72.9）。跨过引流口，用多根不可吸收缝线间断缝合关节囊。

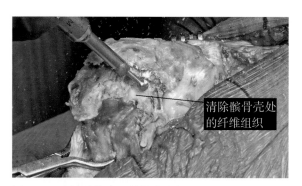

图 72.5　去除髌骨壳上的纤维组织

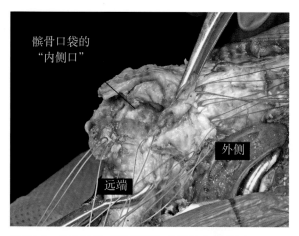

图 72.6　术中显示 "皮塔饼" 口袋的内侧开口

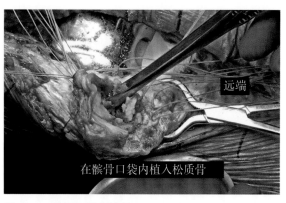

图 72.7　髌骨口袋内植骨

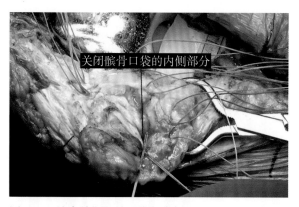

图 72.8　缝合关闭髌骨口袋的内侧口

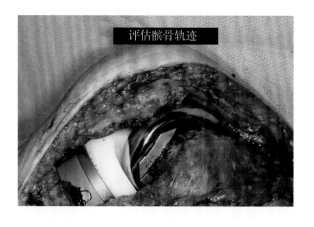

图 72.9　植骨后缝合关闭髌骨口袋，术中评估髌骨轨迹

术后护理

• 髌骨植骨术后不需要专门的康复治疗或限制负重。

推荐阅读

1. Hanssen AD. Bone-grafting for severe patellar bone loss during revision knee arthroplasty. J Bone Joint Surg Am. 2001;83-A（2）:171-176.
2. Hanssen AD, Pagnano MW. Revision of failed patellar components. Instr Course Lect. 2004;53:201-206.

第73章

伸膝功能缺陷

MATTHEW P. ABDEL, ARLEN D. HANSSEN

翻译：王文昊　　审校：孙　水

关键概念

- 全膝关节置换术（TKA）后，髌腱或股四头肌腱的断裂或灾难性的髌骨骨折可能导致伸膝功能缺陷。每种情况下的解剖重建方法都略有不同。
- 重建原则取决于伸膝装置不连续是急性、亚急性还是慢性的。如果是慢性的，股四头肌可向近端回缩并与邻近软组织和股骨粘连，形成瘢痕组织。
- 假体的旋转和固定状态应在术前或术中显露后立即确定，因为松动或旋转不当的假体需要同时翻修。
- 部分慢性伸膝功能缺陷的患者会出现不同程度的多向不稳定，可能需要更换为更厚的聚乙烯衬垫。
- 如果同时伴有深部假体周围感染，建议采用二期手术治疗。多数情况下，由于伸膝装置损伤，关节型抗生素骨水泥占位器很容易导致胫股脱位，因此需要使用非关节型间隔器。
- 伸膝装置的重建多采用同种异体髌韧带或同种异体跟腱移植物。然而，目前作者的首选技术是使用人工补片进行重建。使用补片的基本原理是多股缝线同时穿过脆弱的宿主组织和人工补片会更加稳定和安全。

无菌器械和内置物

器械

- 膝关节翻修术常规无菌器械和内置物。
- 部分翻修需准备特定假体和衬垫。
- 高速磨钻。
- 松质骨螺钉。
- 5-0 和 #1 不可吸收缝线。
- 10 英寸 ×14 英寸单丝聚丙烯编织补片（约 25.4 cm×35.6 cm，Marlex mesh; C.R. Bard, Inc., Murray Hill, NJ, USA；图 73.1；重要提示：应该选择允许软组织长入的补片，而不是软组织无法长入的新型补片）。

- 建议使用无菌止血带，以使切口尽量靠近端。

手术入路

- 选用最新且合理的皮肤切口，并且切口应尽量向近端延伸，以充分显露以识别和松解股四头肌，这一点在慢性病例中尤为重要。

术前计划

- 确定现有的假体是否固定良好和 / 或位置良好。
- 获取假体置入相关记录并准备相应型号的假体，以备在重建伸膝装置时进行部分翻修。
- 如果初次手术使用了同种异体组织移植，则应获得手术记录并回顾手术医生对操作的描述，有助于完全去除同种异体移植组织。

骨、内置物和软组织技术

- 根据伸膝机制受损情况选择如何进行关节切开是至关重要的。
- 髌韧带断裂患者的远端组织通常是薄弱且冗余的。做正中切口并将内、外侧组织瓣翻开直至髌骨下极，对最终的切口闭合和远端补片的覆盖非常重要。
- 如髌骨缺失，则仅需继续正中切开关节囊；否则，应需进行标准的髌旁内侧关节切开。
- 股四头肌腱断裂患者的股四头肌内侧半和外侧半部分通常向近端和两侧缩回。在这种情况下，应于股外侧肌内侧缘附近进行关节切开，以最大限度地保留与股内侧肌相连的组织，这对最终缝合时使股内侧肌向远端和侧方移位很有帮助。
- 如髌骨仍存在，可将髌旁关节切口向远端延伸；否则，可正中切开关节囊向下至胫骨结节。

  重要提示：不要切除任何多余的健康组织，尤其在远端，因为通常这些组织是闭合关节囊和补片覆盖所必需的。
- 确定胫骨和股骨的假体是否需要翻修，是否需要更换衬垫，以保证足够的关节稳定性。
- 将 10 英寸 × 14 英寸（约 25.4 cm × 35.6 cm）的补片折叠成宽 15 mm、厚 8 层的形状（图 73.1），然后用 #5 不可吸收缝线沿游离边缘进行连续锁边缝合。
- 如果保留胫骨假体，则需通过使用高速磨钻在胫骨近端开槽来实现补片的远端稳定（图 73.2）。

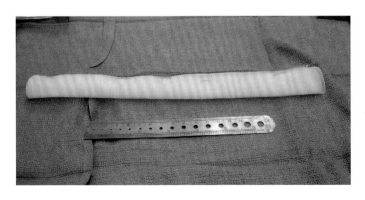

图 73.1　10 英寸 × 14 英寸的 Marlex 补片折叠 8~10 次，然后用 #5 不可吸收缝线缝合

- 用骨水泥注射器将骨水泥注入胫骨骨槽内（图 73.3，图 73.4）。在注入骨水泥前，将 1 英寸的补片于湿骨水泥内预浸通常是有帮助的。将补片插入胫骨槽，深 3~5 cm。当骨水泥完全硬化后，用 4.5 mm（体格小的患者）或 6.5 mm（体格较大的患者）松质骨螺钉穿过胫骨、骨水泥和补片进行固定。
- 如需翻修胫骨假体，则在置入新胫骨假体的同时将补片插入髓腔（图 73.5）。
- 因患者多为慢性病例，须向近端延伸切口以松解股内侧肌和股外侧肌腹侧和背侧的瘢痕组织（图 73.6）。通常股外侧肌回缩轻于股内侧肌，而股内侧肌近端回缩可非常严重。
- 然后尽可能远地向远端牵拉股外侧肌，将补片经小孔从股外侧肌由内向外穿出，用多根不可吸收缝线缝合固定（图 73.7）。
- 用多重间断缝合和（或）连续 Krackow 缝合法将补片牢固固定于股外侧肌腹侧表面（图 73.8）。
- 股内侧肌现在以一种"外扎腰"的方式向补片的远端和外侧推进（图 73.9）。重要的是要确保补片完全被股内侧肌覆盖，这样补片就不会将血液和关节液引入皮下组织。

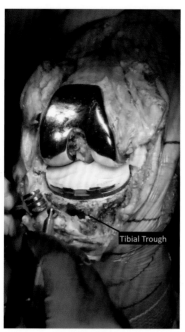

图 73.2 胫骨嵴前制备 1 英寸 ×1 英寸 ×1 英寸英寸胫骨槽，该患者胫骨假体予以保留

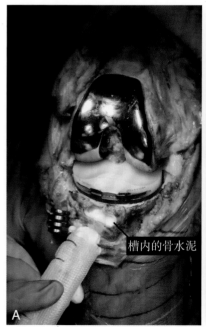

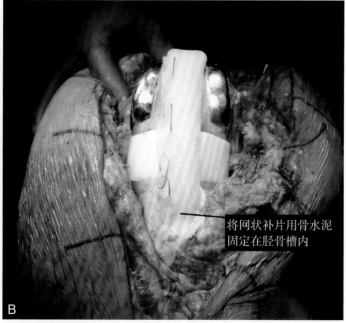

图 73.3 A. 用骨水泥注射器将骨水泥注入胫骨骨槽内。Marlex 补片的尖端在插入之前应于骨水泥中预浸。
B. 将预浸骨水泥的补片插入胫骨槽，等骨水泥固化后进行下一步操作

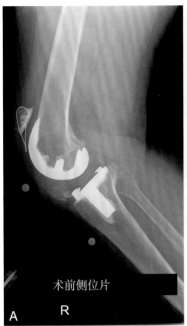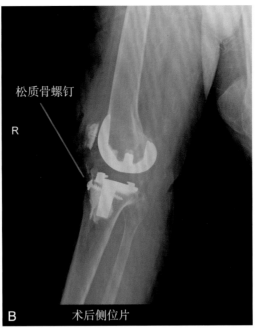

松质骨螺钉

R

R

术前侧位片

A R

B 术后侧位片

图 73.4 A. 侧位影像示高位髌骨，提示在外院修复后发生髌腱断裂。B. 侧位影像显示髌骨在 Marlex 补片重建后恢复解剖位置，用松质骨螺钉穿过网片、固化骨水泥和宿主骨进行固定

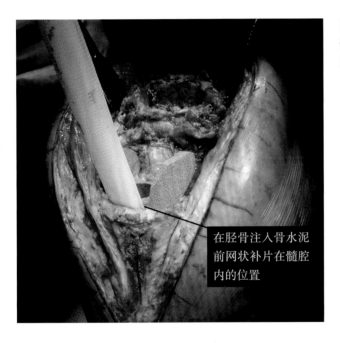

在胫骨注入骨水泥前网状补片在髓腔内的位置

图 73.5 使用 Marlex 补片进行重建的同时，对胫骨假体进行了翻修。在这种情况下，补片放置在髓内而无须在胫骨开槽

- 在进行远端闭合时，内侧或外侧边缘的多余软组织应置于补片和胫骨假体之间，使补片不直接接触假体（图 73.10）。有时这需要从膝关节髌上获取纤维组织瓣来完成。
- 用多根 #5 和 #1 不可吸收缝线穿过股内侧肌和补片，确保每根缝线都与补片固定（图 73.11）。
- 通常情况下，股内侧肌的推进和闭合从远端到近端进行，因此在最后的近端闭合前可以插入多根深部引流管。不应进行屈膝测试，闭合后膝关节通常只能屈曲 30° ~ 40°。
- 常规缝合皮下组织和皮肤，使用棉垫对肢体进行加压包扎后进行后方石膏固定。

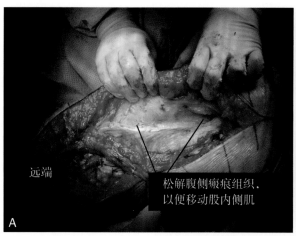
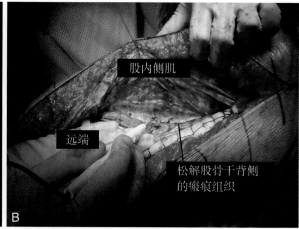

图 73.6　松解股内侧肌腹侧（A）和背侧（B）的瘢痕组织，以便能将股内侧肌向远端移动

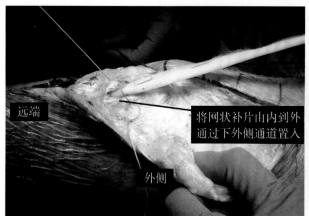

图 73.7　Marlex 补片由内而外经小孔穿过并用多根不可吸收缝线缝合

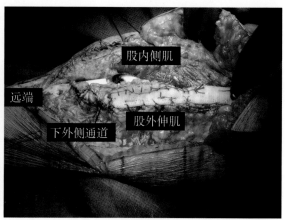

图 73.8　用多根不可吸收缝线将补片牢固固定于股外侧肌腹侧表面

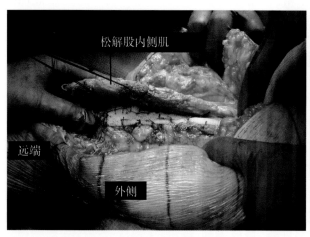

图 73.9　在 Marlex 补片表面向远端和外侧以"外扎腰"的方式松解腰内侧肌

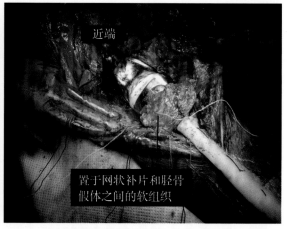

图 73.10　用剩余的瘢痕组织覆盖补片的腹侧和背侧，避免假体接触皮下组织

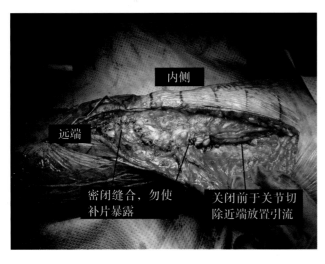

内侧

远端

密闭缝合，勿使
补片暴露

关闭前于关节切
除近端放置引流

图 73.11　使用 #1 不可吸收缝线缝合关节囊

术后处理

- 术后 48 小时对伤口进行评估，将腿放入包括足的长腿石膏中，将膝关节屈曲至 5°。
- 对于极度肥胖的患者，可使用定制双瓣型全下肢支具，该矫形器可在术前进行安装。
- 术后 2~3 周拆线并更换石膏。石膏固定 12 周。
- 手术 3 个月后移除石膏，使用铰链式膝关节支具固定肢体持续 3 个月。仅允许患者在支具保护下进行对抗重力的主动屈曲运动，每个月调整一次，第一个月为 45°，第二个月为 60°，第三个月为 90°。在这段时间内，患者可以在 0° 位支具固定保护下负重。
- 在这段时间以及移除支具后，建议患者使用拐杖等辅助工具来预防跌倒，以免膝关节过度屈曲并损伤重建的伸膝装置。

推荐阅读

1. Browne JA, Hanssen AD. Reconstruction of patellar tendon disruption after total knee arthroplasty: results of a new technique utilizing synthetic mesh. J Bone Joint Surg Am. 2011;93（12）:1137-1143.
2. Nam D, Abdel MP, Cross MB, et al. The management of extensor mechanism complications in total knee arthroplasty. AAOS exhibit selection. J Bone Joint Surg Am. 2014;96（6）:e47.